作業療法学全書［改訂第3版］
第1巻　作業療法概論

杉原素子　編集
社団法人　日本作業療法士協会　監修

協同医書出版社

装丁……エイブルアート・カンパニー

改訂第3版の発刊にあたって

社団法人　日本作業療法士協会
会長　杉原　素子

　日本の作業療法士によるはじめての教科書「作業療法学全書」は，1990年に編集作業を開始し，6年かけて完成した．その後1999～2000年に改訂第2版を刊行したが，以来9年が経った．その間に日本の保健医療福祉を取り巻く状況は大きく変化した．入院医療から地域生活移行へという流れ，医療保険，介護保険，自立支援制度の改定などを背景に，医療のみならず保健・福祉等の領域で作業療法の実践が求められるようになった．このような状況の中で，様々な課題に対して最善の成果を導くことのできる問題解決能力を有する人材が求められるようになってきている．一方で，作業療法士養成を担う教育領域では，養成校数の増加，学生数の増加，学生層の多様化，教員の不足等が当面の課題となっている．

　このような背景を踏まえて，専門職としての作業療法士の今後の発展を考えると，質の高い人材を養成することが重要な課題の一つでもあり，この課題解決に向けて着実に取り組むことが社団法人日本作業療法士協会の責務であると考える．協会は，作業療法士養成教育への取り組みを重要事項と捉え，2006年に養成教育部を創設した．作業療法の将来を担う人材を育てるためには，モチベーションの高い学生，教育能力の高い教員，基礎能力および応用能力を育成する上で充実した教育課程，豊かな教育研究環境の整備などが必要となる．しかしながら，現状は作業療法士養成校が数多くあり，各々の養成課程の内容もまた様々である．

　専門職として，責任をもって世の中に学生を送り出すために，協会は一定水準以上の教育内容を確保することを目指し，WFOT教育最低基準と併せて協会独自の教育水準を置き，この水準以上の教育が各養成校で行われることを奨励している．また，2008年の協会5カ年戦略には，これまでの養成教育課程について，臨床教育のあり方等を含め，見直しを行うことが明示され，具体的には教育内容の達成目標としてコアカリキュラム（学習者の臨床実践での問題解決の学習を中核に置き，その周辺に基礎的な知識・技術を学習する課程を配する教育課程）の作成や教員の教育力向上を挙げ，今後の人材養成に対する取り組みを掲げている．

　「作業療法学全書」の改訂は，これまでの作業療法の知識を集積し，その時代が求める知識および技能を再確認し，わかりやすく系統立ててまとめていく作業である．したがって，学生が最新の知識・技能を学ぶことができるよう，「全書」は今後も5年の間隔で改訂が行われることが必要である．学生は，3～4年間という限られた期間で多くの知識を得なければならず，また，自主学習が必要とされる領域も多い．「全書」は，作業療法の基本的なすべての知識を系統立ててまとめてあるので，効率的な教育・学習のための重要なツールとなる．是非，多くの教員が養成教育に活用し，学生が作業療法を理解するための良い道案内にしていただくとともに，すべての巻に目を通し，系統立った作業療法の知識・技能の構築に役立ててほしい．

2008年7月

改訂第2版の発刊にあたって

社団法人　日本作業療法士協会
会長　　寺山久美子

　社団法人日本作業療法士協会会長として，この度「作業療法学全書」改訂第2版を読者の皆様にお届けできることを心より喜んでいる．このことをまず申し上げたい．
　「作業療法学全書」シリーズ全12巻の初版が日本作業療法士協会編著の形ではじめて世に出たのは1990年3月であった．「作業療法概論」（第1巻）からであった．以来，12巻目の「作業療法用語解説」を刊行した1996年11月まで，本シリーズの完成までに実に6年半をかけたことになる．それまでは外国人の手になる作業療法教科書をどの学校でも使用しており，「日本人による初の作業療法教科書づくり」ということで，日本作業療法士協会の総力を挙げての長期間に亘る苦闘の作業が続いた．
　作業療法養成施設の指定規則が変わり，新しい教育カリキュラムが始まる時期とちょうど一致した時ということで，本シリーズの構成も新カリキュラムと整合性をとった枠組みとなった．おかげさまで，できあがったシリーズは多くの学校で採用され，この書を糧としつつ多くの作業療法士が誕生していった．また，臨床に働く多くの作業療法士や関係保健医療福祉職の方々にご愛読いただいた．一方で，はじめての刊行ということで，教員の先生方，臨床の作業療法士，リハビリテーション医学や精神医学を専門とする医師の方々，そして作業療法学生の方々からの意見，叱正，批判，要望，感想等をたくさんいただいた．ありがたいことである．
　こうした，いわば「9年間に亘るユーザーサイドからの本シリーズへの反応」を土台としつつ，改訂第2版の作業が始まったわけである．この度も，作業療法養成施設の指定規則の改正と時期を一にしている．すなわち，1999年4月よりの改正である．本改正のポイントは大きくは「教育内容の規制緩和，大綱化」をねらいとしている．「基礎分野」「専門基礎分野」「専門分野」の3つの教育分野を示し，分野毎に必要な単位数を示し，細かい授業科目や時間数等は各学校の自由裁量権とするというものである．その他，教育の質上げもねらった改正をしている．
　日本作業療法士協会は，こうした「作業療法教育の規制緩和，大綱化」に賛意を表しつつも，一方で「作業療法士の教育水準を落としてはならない．また国際的にも通用する教育内容を各養成校でも実施して欲しい」と切に願っている．今回の改訂第2版では，こうした日本の作業療法教育の変動と専門職教育の水準確保というニーズに対応できる内容に改訂できるよう努力したつもりである．
　改訂版の編集のポイントを述べると，以下の如くとなる．
　1．読者対象を「学生」とした．
　初版では，「はじめての日本人作業療法士のみによる作業療法書の刊行」ということで，執筆者一同大張りきりであったが，一方で「教科書のレベルをはるかに越えた内容」となっている巻も多かった．今回はこのバラツキをなくし，今や100校に迫る勢いで増えている養成校の学生を主な読者対象とした．
　2．したがって，卒前教育で知っておくべき必要最小限の知識や技術についてまとめて記述した．
　3．各章の冒頭に「学習課題」欄を設けた．
　4．各章の末尾に「演習問題」欄を設けた．
　5．全書全体を通じ，重複をできるだけ避け，ボリュームも均一にするように心がけた．
　6．本のサイズを一回り大きくし，読みやすくした．
　7．責任編集者を決め，執筆者も初版より少なくし，統一のとれた内容をねらった．

ともあれ，日本作業療法士協会の一大事業である教科書編纂の改訂作業が協会事業部，初版編集委員会，改訂版責任編集者，執筆者，そして協同医書出版社の編集担当の皆様の多大のご尽力によりここに完結した．第 12 巻を除く 11 巻の改訂の各巻が読者の皆様に大きな貢献をすることを願う．また，初版同様，忌憚のないご批判，ご助言を賜れば，さらに第 3 版への大きな弾みとなろう．

1999 年 2 月吉日

「作業療法学全書」（初版）の発刊にあたって

社団法人　日本作業療法士協会
会長　　矢谷　令子

　はじめて我国に作業療法の教官の任をもって来日されたのは，米国の Elizabeth Fucks 氏であって，1964 年の夏のことであった．彼女は大きなトランクに作業療法の教材を山と詰めて来られた．その国にはじめての仕事を手懸けようとすれば，「教育」は成長，発展の源泉であり，教材は不可欠，必需品となる．大自然に学び，先輩にならい，患者諸氏を師と仰いで学ぶ，という医の原点に則って，作業療法は教えられていく．海を渡ってやってきた師は英語を語り，学生の手にした教材も，また英語であった．教え，教えられる両者の努力は一方ではなかったと，容易にうかがえるのであるが，このような現状の中で，我国の作業療法の歴史はその一頁を繰っていった．教科書は勿論のこと，何を教示するにも専門的解釈のついた教材一つにも事欠き，英文の資料に依存せざるをえない時期を過ごした．
　間もなく米・英国で用いられていた教科書の日本語訳が出版され，教育の現場で大きな役割を果たすようになった．国会における作業療法士・理学療法士の養成増の提議が採択され，国の方針としても養成校設置は急増を示した．昭和 38 年の初校発足後の 10 年間には，わずか 4 校であったものが，その後の 10 年間には 17 校設立された．
　「日本人による日本語の教科書を」との要請は，教育現場の者には切実なものがあり，臨床現場の会員からも広く，その要望が高まるに至った．1981 年の国際障害者年を迎え，日本作業療法士協会は社団法人となり，専門職団体としての責任を自覚すると共に，一層，作業療法の専門性を内外共に明確にする必要性を痛感した．当初より最も高い会員の関心や要望は，専門職の知的，技術的向上であり，それらに関する情報の取得であった．協会は社団法人化を期して，協会出版による機関誌の発行に踏み切った．一方，学術部は年々研修会，講習会の開催を活発化し，その内容を盛り込んだ冊子の発行に力を入れた．1985 年 10 月には教育部の企画，編集による「作業―その治療的応用」が協同医書出版社より出版された．これら一連の活動は作業療法の専門資料，専門書として待望された会員諸氏の要望の一端に応えるものとなった．
　この間，米国を主体とした 40 名を越える先輩諸氏がいれかわりたちかわり来日され，教鞭をとられた．教職についた者は彼らに学び，自らも育つ，育てることの使命を内に培い今日に至った．臨床実習教育に携わる多くの作業療法士もまた，教育機関と臨床教育機関の指導に必要な教育基準に関心を高め，教科書作りに認識を高めてきた．
　これらの背景をふまえ，協会は昭和 60 年に寺山久美子副会長を委員長として「作業療法書作成検討委員会」を発足し，昭和 62 年から「作業療法書編集委員会」と会の名称を改め，作業開始に入った．折しも厚生省・文部省によるカリキュラム改正が行なわれ，平成 2 年春の実施にあわせ，教科書編集も足並をそろえてきた．現在は森山早苗委員長が引き継ぎ，7 名の委員の協力により，全巻 12 巻を

以て，作業療法の全専門科目に及ぶ内容を網羅するよう企画された．以下はその全容である．

第 1 巻　作業療法概論
第 2 巻　基礎作業学
第 3 巻　作業療法評価法
第 4 巻　作業治療学 1　身体障害
第 5 巻　作業治療学 2　精神障害
第 6 巻　作業治療学 3　発達障害
第 7 巻　作業治療学 4　老年期障害
第 8 巻　作業治療学 5　高次神経障害
第 9 巻　作業療法技術論 1　義肢・装具学，リハビリテーション関連機器
第 10 巻　作業療法技術論 2　日常生活活動
第 11 巻　作業療法技術論 3　職業前関連活動
第 12 巻　用語解説・演習問題集

　何分，初版であり不備な点は多くあるものとふまえ，今後，版を改めつつ，より充実した「書」へとつくりあげてゆきたい．

　総勢110名に及びます著者にかわりまして，日頃より作業療法をご支援，ご指導下さっておられます諸先生，関係諸氏，そして異国日本の作業療法発展に情熱を注がれた諸先輩に，この書の出版にあたり心より感謝を申し上げます．また，日々臨床の場において未熟な私共を受け入れ，師となり友となって教えて下さった多くのクライエントの皆様に心より御礼を申し上げます．そして，この書の出版を20年来待ち続けて下さった協同医書出版社に厚い感謝を述べさせていただきます．

（1990年）

改訂第3版の編集にあたって

社団法人　日本作業療法士協会
養成教育部　作業療法学全書編集委員会
委員長　澤田　雄二

　「作業療法学全書　改訂第2版」の刊行から9年．この間，作業療法は，社会情勢や諸制度の変化に現実的に対応しながら，その専門性を向上させてきた．新たな実践成果も集積され，学術的な進歩もみられている．近年は「全書」改訂の要望も高まり，2006年に養成教育部に作業療法学全書編集委員会が設置され，第3版の編集作業にとりかかることとなった．

　今回の改訂にあたっては第2版の編集方針を継承して，まず全体の巻の構成は変えず，主な読者である養成校の学生に卒前教育で知っておくべき必要最小限の知識や技術を確実に伝えること，その到達目標は国家試験合格レベル以上とした．使いやすい，学習しやすいを念頭に，各章の冒頭には全体像をわかりやすく把握できるよう「この章の概要」や「キーワード」「学習課題」，章の末尾には「演習問題」を設ける形式とした．また学生の関心を引き出す目的でコラムや，演習問題とは別に理解を促すための質問（☆印の文章）を文中に適宜挿入するようにした．各執筆者には，協会の定めた「作業療法ガイドライン」における用語，分類との整合性に留意し，学生が基本的な概念および知識を学び，応用力を養えるよう，理論および臨床（実践）例なども多く含めるようにお願いした．また，教科書としてわかりやすい文章を心がけ，図・表を効果的に入れ，さらに制度も含めて時代に合った情報も提供することなどを要請した．その上で各巻ともそれぞれ編集責任者が全体をみて，統一のとれた内容になるように努めた．教員や学生の皆さんにはこの教科書を是非，教育・学習に役立てていただきたいと思う．

　全13巻の構成は下記の通りである．第2版で「義肢・装具・リハビリテーション機器，住宅改造」としていた9巻を内容から2巻に分け，別巻としていた「地域作業療法」を加えた．

　　第1巻　作業療法概論　　　　　　　　第2巻　基礎作業学
　　第3巻　作業療法評価学　　　　　　　第4巻　作業治療学1　身体障害
　　第5巻　作業治療学2　精神障害　　　　第6巻　作業治療学3　発達障害
　　第7巻　作業治療学4　老年期　　　　　第8巻　作業治療学5　高次脳機能障害
　　第9巻　作業療法技術学1　義肢装具学　第10巻　作業療法技術学2　福祉用具の使い方・
　　　　　　　　　　　　　　　　　　　　　　　　　　　　　　　　住環境整備
　　第11巻　作業療法技術学3　日常生活活動　第12巻　作業療法技術学4　職業関連活動
　　第13巻　地域作業療法学

　多くの執筆者の方々には，本務をもちながらの短い期間でのお願いで，大変なご苦労があったと推察されるが，快く引き受けていただき心より感謝したい．またこれまで「全書」を使用して多くのコメントを寄せてくださった方たちにも深く感謝し，この第3版にもまたご意見をたくさんいただいて，皆さまと一緒にさらによい次の教科書につなげていきたいと願っている．

2008年7月

「作業療法概論」の編集にあたって

杉原　素子

　「作業療法概論」は，作業療法領域全体のあらましを述べることが課せられている．おそらく作業療法養成課程の1年次の前期にこの科目の履修を位置づけている養成校が大部分だと思う．作業療法という専門領域をほとんど知らない1年生に，作業療法という専門領域と，作業療法士という専門職を理解してもらうためのテキストが本書になる．

　本書は，第1章で作業療法領域の日本における活動の広がりといくつかの現場の紹介を導入部分として編んだ．作業療法実践の場にまず目を向け，第2章において，作業療法の定義，手段としての作業活動，生活と作業との関係を学び，日本作業療法士協会が作成し，会員に公に提示している作業療法ガイドラインについての説明を加えた．第2章を通して，作業療法の専門性について，わかりやすく教員の考えを通して位置づけてもらえることを期待したい．第3章では，日本と世界の作業療法の歴史を通して，現在の日本の作業療法を位置づける努力を教員と学生はしてもらいたいと思っている．なぜならば，日本においても世界においても作業療法がその時代のどのようなニーズのもとに，知識や技術を移り変えてきたのかを知ることが，将来の作業療法を考える上で大切なことであると思うからである．作業療法の対象は，主にICF（国際生活機能分類）を用いて第4章として位置づけた．ICFの考え方は，その人の障害を左右する因子が疾病・障害だけではなく，むしろ大切にしなければならないのは個人因子や背景・環境因子の存在であるというものである．このことを理解してもらうために，教員は多くの例を挙げて学生に伝えてほしい．第5章の作業療法の実際は，医療・福祉・教育支援・就労支援の領域別や病期別の視点を用いて，作業療法の内容の特性を示した．特に病期別の特性を示すことによって，作業療法がよりわかりやすいものになると考える．第6章の作業療法の過程は作業療法そのものの技能であり，机上で学ぶ作業療法過程が，実際の作業療法の現場で求められる思考や時間的制約とかけ離れたものにならないよう臨床現場の実態を学生に伝えてほしい．第7章は作業療法部門の管理運営であり，近年，作業療法士は作業療法部門の責任者にとどまらず，他職種を含む大きな組織の責任を担う者も増えてきている．それら管理者たちの実績を通して管理運営の知識・技術を身近に感じてほしい．第8章は養成教育，第9章は作業療法成果の発表，第10章は職能団体，日本作業療法士協会の活動について示した．これらの章は，作業療法そのものから少し離れ，作業療法教育，学術研究，そして職能団体活動の水準を相対的に眺めてみるのに役立ててほしい．

　本書を通して，作業療法・作業療法士の存在が，人々の健康と安全な生活の保持を促し，作業療法・作業療法士の質を高めることによって，医療・福祉・教育・就労領域の作業療法の連携を円滑にし，その結果，高齢者や障害者を含む多くの人々が，住み慣れた地域でその人らしい生活を営むことができることを学生は学んでほしい．

2009年12月

■**第1巻　編集者・執筆者一覧**■（五十音順，○は編集者）

池田　望（いけだ・のぞむ）札幌医科大学保健医療学部作業療法学科
石川　隆志（いしかわ・たかし）秋田大学大学院医学系研究科保健学専攻
岩﨑テル子（いわさき・てるこ）新潟医療福祉大学名誉教授
岩瀬　義昭（いわせ・よしあき）鹿児島大学名誉教授
大熊　明（おおくま・あきら）デイサービスセンター　あおぞらケア・リハビリ
太田　睦美（おおた・むつみ）元竹田健康財団介護福祉本部
小野　和美（おの・かずみ）国際医療福祉大学成田保健医療学部作業療法学科
加賀谷　一（かがや・はじめ）元淑徳大学総合福祉学部社会福祉学科
楜澤　直美（くるみさわ・なおみ）横浜市青少年相談センター
毛束　忠由（けつか・ただよし）元目白大学保健医療学部作業療法学科
小林　毅（こばやし・たけし）日本医療科学大学保健医療学部リハビリテーション学科
佐藤　陽子（さとう・ようこ）元信州大学医学部保健学科
佐藤　善久（さとう・よしひさ）東北福祉大学健康科学部リハビリテーション学科
澤田　雄二（さわだ・ゆうじ）元名古屋大学医学部保健学科
繁野　玖美（しげの・くみ）ケアセンターふらっと
澁井　実（しぶい・みのる）国際医療福祉大学成田保健医療学部作業療法学科
新川　寿子（しんかわ・ひさこ）国際医療福祉大学福岡保健医療学部作業療法学科
○杉原　素子（すぎはら・もとこ）国際医療福祉大学大学院保健医療学専攻作業療法学分野
土井　勝幸（どい・かつゆき）介護老人保健施設　せんだんの丘
永田　穣（ながた・みのる）三重県身体障害者総合福祉センター診療課
奈良　篤史（なら・あつし）東京大学医学部附属病院リハビリテーション部
本多ふく代（ほんだ・ふくよ）東北文化学園大学医療福祉学部リハビリテーション学科
三澤　一登（みさわ・かずと）愛媛十全医療学院作業療法学科
三沢　幸史（みさわ・こうじ）多摩丘陵病院リハビリテーション技術部
森山　早苗（もりやま・さなえ）元東北文化学園大学
吉川ひろみ（よしかわ・ひろみ）県立広島大学保健福祉学部保健福祉学科

目　次

改訂第3版の発刊にあたって　i
改訂第3版の編集にあたって　v
「作業療法概論」の編集にあたって　vii
編集者・執筆者一覧　ix

第1章　作業療法の紹介 …………… 1

Ⅰ．作業療法士の活動の場（奈良篤史） …… 3
1. 作業療法の職域の広がり ……………… 3
2. 作業療法の対象障害領域 ……………… 5
3. 作業療法士が関わる時期と場所，サービス内容 ……………………………… 7
4. 取り巻く情勢の動向 …………………… 8

Ⅱ．作業療法の実践の簡単な紹介 ………… 10
1. 病院〈回復期・身体障害〉の作業療法（三沢幸史） ………………………… 10
    1-1 身体障害領域での回復期リハビリテーション ………………………… 10
    1-2 作業療法の実際 …………………… 11
2. 病院〈社会復帰支援・精神障害〉の作業療法（梱澤直美） ………………… 12
    2-1 事例紹介 …………………………… 14
3. 地域生活を支える作業療法（土井勝幸）… 15
    3-1 事例紹介 …………………………… 15
    3-2 地域生活支援とは ………………… 18

第2章　作業療法とは …………… 21

Ⅰ．作業療法の定義（毛束忠由） ………… 23
1. 健康に対する国の姿勢と関連法規 …… 23
    1-1 作業療法の法的根拠 ……………… 23
    1-2 業務独占と名称独占 ……………… 24
2. 作業療法の定義 ………………………… 24
    2-1 定義するということ ……………… 24
3. 健康の概念と作業療法 ………………… 26
    3-1 「主観としての健康・客観としての健康」 …………………………… 26
    3-2 「理想としての健康」 …………… 26
    3-3 「過程としての健康」 …………… 27
    3-4 「資源としての健康」 …………… 27

Ⅱ．作業の定義（藤田和美・杉原素子） …… 28
Ⅲ．作業の治療的意味（藤田和美・杉原素子） ………………… 31
Ⅳ．作業の分類（澁井　実） …………… 37
Ⅴ．生活と作業 …………………………… 41
1. ライフサイクルと作業（新川寿子） …… 41
    1-1 ライフサイクルとは ……………… 42
    1-2 各ライフステージにおける作業 …… 42
    1-3 作業と生活時間 …………………… 45
2. 健康と作業（藤田和美・杉原素子） …… 47
3. 環境と作業（澁井　実） ……………… 50
    3-1 環境とは …………………………… 50
    3-2 人の生活と環境の相互作用 ……… 51
    3-3 障害と環境との関係を考えるときの留意点 …………………………… 51

Ⅵ．作業療法ガイドライン（澤田雄二） …… 52
1. 作業療法（士）とは …………………… 52
2. 作業療法の対象 ………………………… 53
3. 作業療法の目的 ………………………… 54
4. 作業療法を行う場所 …………………… 55
5. 作業療法の治療手段 …………………… 56
6. 作業療法と倫理・個人情報の保護 …… 57
7. 作業療法の知識および技術の維持および向上 ………………………………… 57
    7-1 生涯教育制度 ……………………… 57
    7-2 事例報告登録制度 ………………… 59
    7-3 課題研究助成制度 ………………… 59
8. 資料 ……………………………………… 59

第3章　作業療法の歴史 ………… 61

Ⅰ．リハビリテーション医療の歴史（加賀谷一） ……………………………… 63
1. 「リハビリテーション」という言葉 …… 63
2. 米国におけるリハビリテーション医療 …… 64
3. 欧州におけるリハビリテーション医療 …… 65
4. 戦前のわが国における整形外科を中心とする「リハビリテーション医療」の取り組み ……………………………… 66
5. 「作業療法」を中心とする「リハビリテーション医療」の歴史 ……………… 67
    5-1 精神病に対する「作業療法」 …… 67
    5-2 結核に対する「作業療法」 ……… 70

Ⅱ．日本の作業療法の歴史（加賀谷一） …… 73
1. 作業療法（士）制度化への道 ………… 73
    1-1 リハビリテーション厚生省内研究会 … 73
    1-2 PT・OT身分制度調査打合会と名称問題 …………………………………… 74
    1-3 リハビリテーション学院創立の背景 … 75
2. 作業療法と作業療法士の歩み ………… 78
    2-1 開拓から確立へ：1966～1981年 …… 78
    2-2 作業療法の学問性と固有性への問いかけ：1982～1991年 ……………… 80
    2-3 医療モデルから地域・福祉モデルへ：

1992年～現在 ──── 84
　3. 歴史的視点からみた作業療法 ──── 87
　　3-1 作業療法(士)と制度 ──── 87
　　3-2 作業療法における普遍性と歴史性 ──── 87
Ⅲ. 世界の作業療法の歴史（佐藤善久）──── 88
　1. 作業療法誕生以前の歴史：養生法として
　　の作業の活用(手段としてのルーツ) ──── 88
　2. 作業療法の思想的ルーツ(道徳療法) ──── 89
　3. 作業療法専門職としてのルーツ ──── 94
　　3-1 作業療法専門職の誕生(米国の歴史
　　　　より) ──── 94
　　3-2 米国における作業療法士の誕生と
　　　　経過 ──── 94
　　3-3 作業療法士の誕生と発展 ──── 95
　4. 各国作業療法の歴史 ──── 96
　　4-1 欧州の作業療法の歴史 ──── 96
　　4-2 アジアの作業療法の歴史 ──── 96
　　4-3 その他の地域 ──── 99
　5. 国際組織としての歴史 ──── 99
　　5-1 世界作業療法士連盟(WFOT)の歴史
　　　　と役割 ──── 99
　　5-2 欧州作業療法士協議会(COTEC)の
　　　　歴史と役割 ──── 99
　6. 日本の作業療法士と国際交流・協力 ──── 100
　　6-1 日本の作業療法士養成と国際交流 ──── 100
　　6-2 日本の作業療法士による国際貢献
　　　　(青年海外協力隊JOCV) ──── 100
Ⅳ. 作業療法の現状と課題 ──── 102
　1. 日本の作業療法の現状（池田　望）──── 102
　　1-1 作業療法士の資格と資格者数 ──── 102
　　1-2 養成教育 ──── 103
　　1-3 作業療法士の職域と作業療法を取り
　　　　巻く状況 ──── 104
　2. 世界の作業療法の現状（佐藤善久）──── 109
　　2-1 作業療法士の現状(有資格者数・協
　　　　会会員数，養成校の状況・学位) ──── 111
　　2-2 作業療法士の教育システム(養成
　　　　課程) ──── 114
　　2-3 作業療法士の職域と作業療法を
　　　　取り巻く状況 ──── 115
　　2-4 作業療法の課題 ──── 116

第4章　作業療法の対象
（吉川ひろみ）──── 121

Ⅰ. 障害の理解 ──── 123
　1. ICFとは何か ──── 123
　2. ICFと作業療法 ──── 124
　3. ICFの活用法 ──── 124
　4. 共通用語をもつ意義 ──── 126
　5. ICFの限界 ──── 129

Ⅱ. 諸外国における作業療法の対象の
　　捉え方 ──── 131
　1. 作業療法の対象者 ──── 131
　2. 作業療法の強調点 ──── 131
　3. 伝統的な作業療法の対象とアプローチ ── 134
　4. これからの作業療法の対象と
　　アプローチ ──── 134
　5. 作業療法の対象の拡大 ──── 136

第5章　作業療法の実際 ──── 139

Ⅰ. 作業療法の原理（岩﨑テル子）──── 141
　1. 作業は人間にとって不可欠なもので
　　ある ──── 141
　2. 作業は内的・外的要請に応じて変化
　　する ──── 141
　　2-1 発達的変化 ──── 141
　　2-2 適応的変化 ──── 141
　　2-3 環境調整 ──── 142
　3. 作業療法士は健康と幸福増進のために
　　作業を治療の手段として使用できる ──── 142
　　3-1 治療(remediation) ──── 142
　　3-2 代償(compensation) ──── 142
　　3-3 社会に対する対象者の擁護・代弁
　　　　(advocacy) ──── 142
Ⅱ. 作業療法の理論（岩﨑テル子）──── 143
　1. 理論とは ──── 143
　2. 理論は専門職を導く羅針盤である ──── 143
　3. 理論の役割 ──── 143
　4. 理論のレベル ──── 144
　5. 代表的な作業療法理論 ──── 145
　　5-1 「作業行動」の視点から導き出さ
　　　　れた理論 ──── 145
　　5-2 リハビリテーションの視点から導
　　　　き出された理論 ──── 148
　　5-3 発達的・神経学的視点から導き出
　　　　された理論 ──── 148
　　5-4 学習の視点から導き出された理論 ── 148
Ⅲ. 領域別作業療法の実際 ──── 149
　1. 医療領域（永田　穣）──── 149
　　1-1 医療領域の作業療法の対象と目的 ── 149
　　1-2 医療領域の作業療法の内容の特性 ── 151
　2. 福祉領域（永田　穣）──── 153
　　2-1 福祉領域の作業療法の対象と目的 ── 154
　　2-2 福祉領域の作業療法の内容の特性 ── 156
　3. 教育支援領域（三澤一登）──── 158
　　3-1 教育支援領域の現状 ──── 158
　　3-2 日本の作業療法の現状 ──── 159
　4. 就労支援領域（杉原素子・三澤一登）── 166
　　4-1 職業関連活動領域と作業療法 ──── 166
　　4-2 障害者と就業 ──── 167

- 4-3 職業関連活動領域と作業療法の内容 — 170
- 5. その他の領域（小林 毅） — 172
  - 5-1 作業療法の臨床を支える領域 — 172
  - 5-2 作業療法の専門性を活かした領域 — 172
- Ⅳ. 病期別作業療法の実際 — 175
  - 1. 急性期の作業療法の実際（小林 毅） — 175
    - 1-1 急性期の定義―発症・受傷からの日数 — 175
    - 1-2 急性期の作業療法介入の必要性 — 177
    - 1-3 作業療法の概要 — 177
    - 1-4 作業療法の目的，評価，手段と方法 — 177
    - 1-5 身体的な障害に対する急性期の作業療法 — 178
    - 1-6 精神・心理的な障害に対する急性期の作業療法 — 179
    - 1-7 急性期作業療法の課題と展望 — 180
  - 2. 回復期の実際（小林 毅） — 180
    - 2-1 回復期の定義―発症・受傷からの日数 — 181
    - 2-2 回復期の作業療法介入の必要性 — 181
    - 2-3 作業療法の概要 — 181
    - 2-4 作業療法の目的，評価，手段と方法 — 183
    - 2-5 身体的な障害に対する回復期の作業療法 — 183
    - 2-6 精神・心理的な障害に対する回復期の作業療法 — 184
    - 2-7 回復期作業療法の課題と展望 — 184
  - 3. 維持期の作業療法（大熊 明） — 185
    - 3-1 維持期の定義 — 185
    - 3-2 維持期リハビリテーションの社会的背景 — 186
    - 3-3 維持期の作業療法の概要 — 187
    - 3-4 作業療法の目的，評価，手段・方法 — 189
    - 3-5 身体障害領域における維持期リハビリテーションの効果 — 189
    - 3-6 精神障害領域における維持期 — 190
    - 3-7 維持期の作業療法の課題 — 190
  - 4. 終末期の作業療法（大熊 明） — 191
    - 4-1 終末期の作業療法の定義 — 191
    - 4-2 ターミナルケアと緩和ケア — 192
    - 4-3 緩和ケアの流れと作業療法 — 192
    - 4-4 終末期における作業療法の実践と役割 — 193
    - 4-5 終末期の作業療法の実践場面 — 195
    - 4-6 終末期作業療法とリスクマネジメント — 195
    - 4-7 終末期と作業療法の核 — 196
- Ⅴ. 圏域別作業療法の実際（繁野玖美） — 197
  - 1. 圏域とは — 197
    - 1-1 医療における圏域 — 197
    - 1-2 福祉における圏域 — 197
    - 1-3 介護における圏域 — 199
    - 1-4 教育における圏域 — 199
    - 1-5 就労支援における圏域 — 199
  - 2. 圏域別作業療法 — 200
    - 2-1 単一区市町村圏域 — 202
    - 2-2 複数区市町村圏域 — 203
    - 2-3 都道府県圏域 — 204

第6章 作業療法過程
（本多ふく代・森山早苗） — 209

- Ⅰ. 作業療法の流れ — 211
- Ⅱ. 作業療法の開始：処方，依頼，紹介 — 212
- Ⅲ. 情報収集，作業療法適応の判断（情報の解釈とニーズ把握） — 213
- Ⅳ. 作業療法評価計画立案と評価実施 — 213
  - 1. 作業療法評価計画 — 213
  - 2. 作業療法評価の実施 — 213
    - 2-1 他部門からの情報収集 — 214
    - 2-2 観察 — 214
    - 2-3 面接 — 214
    - 2-4 検査・測定 — 214
    - 2-5 全体像の把握 — 215
- Ⅴ. 作業療法計画立案と作業療法実施 — 215
  - 1. 作業療法計画 — 215
    - 1-1 リハビリテーション目標と作業療法目標 — 215
    - 1-2 長期目標と短期目標 — 215
    - 1-3 作業療法治療計画 — 216
  - 2. 作業療法実施 — 217
    - 2-1 準備 — 217
    - 2-2 時間：いつ・どのくらい — 217
    - 2-3 場所：どこで — 218
  - 3. 作業療法再評価 — 218
- Ⅵ. 作業療法の終了と成果 — 218
- Ⅶ. フォローアップ — 218
- Ⅷ. 作業療法過程上の管理事項 — 219
  - 1. 緊急事態への対応 — 219
  - 2. 報告・連絡・相談 — 219
  - 3. 関連法制度 — 219
  - 4. 作業療法の質的向上に向けて — 219

第7章 作業療法部門の管理運営 — 223

- Ⅰ. 組織：目的，機能・役割，地域貢献
  （太田睦美） — 225
  - 1. 組織 — 225
    - 1-1 集団と組織の違い — 225
    - 1-2 組織区分 — 225
  - 2. 目的 — 225
    - 2-1 組織には目的が不可欠 — 225

xiii

- 2-2 目的を達成するには計画的事業展開が必要 —— 226
- 2-3 具体的な目標設定 —— 226
- 2-4 実施計画書に基づいて実行する —— 227
- 3. 役割と機能 —— 227
  - 3-1 役割について —— 227
  - 3-2 機能について —— 228
- 4. 地域貢献 —— 228

Ⅱ. 組織の構成：縦の関係・横の関係，職種間連携のあり方（太田睦美） —— 229
- 1. 縦の関係・横の関係 —— 229
  - 1-1 縦の関係 —— 229
  - 1-2 横の関係 —— 229
- 2. 連携 —— 229

Ⅲ. 部門管理と運営（太田睦美） —— 230
- 1. 管理運営 —— 230
  - 1-1 人事管理 —— 230
  - 1-2 財務管理 —— 231
  - 1-3 物品管理 —— 231
  - 1-4 情報管理 —— 231
  - 1-5 業務管理 —— 232

Ⅳ. 作業療法士の職業人としての責任（太田睦美） —— 233
- 1. 技術の維持・向上 —— 233
- 2. 研究 —— 233
- 3. 広報・普及 —— 233
- 4. 後輩の育成 —— 233

Ⅴ. 職業人としての倫理（佐藤陽子） —— 234
- 1. 倫理について —— 234
- 2. 学生としての倫理 —— 234
- 3. 日本作業療法士協会の倫理綱領 —— 234
- 4. 作業療法士の職業倫理指針 —— 236
- 5. 作業療法士の社会的責任 —— 239
- 6. 個人情報保護 —— 239

第8章　作業療法士の養成（岩瀬義昭） …… 243

Ⅰ. 作業療法士養成施設 —— 245
- 1. 日本における作業療法士の養成 —— 245
  - 1-1 日本の作業療法士の養成課程 —— 245
  - 1-2 養成課程数の動向 —— 245
  - 1-3 「理学療法士及び作業療法士法」と「理学療法士作業療法士学校養成施設指定規則」 —— 246
  - 1-4 国家試験 —— 250
  - 1-5 資格等 —— 250
- 2. 世界作業療法士連盟による作業療法士教育の最低基準 —— 251

Ⅱ. 卒後教育：生涯教育制度 —— 252

Ⅲ. 作業療法士養成のこれまで —— 254
- 1. 養成施設設置以前 —— 254
- 2. 理学療法士及び作業療法士法の施行後（需給計画含む） —— 254

Ⅳ. 作業療法士養成におけるこれからの課題 —— 256

第9章　作業療法の知見（研究）と公表（石川隆志） —— 261

Ⅰ. 作業療法と研究 —— 263

Ⅱ. 研究の様式 —— 263
- 1. 研究の具体的な形による分類 —— 264
  - 1-1 文献研究 —— 264
  - 1-2 調査研究 —— 264
  - 1-3 実験研究 —— 264
  - 1-4 事例研究 —— 264
- 2. 研究デザインによる分類 —— 265
- 3. 質的・量的区分による分類 —— 265

Ⅲ. 研究の実行 —— 266
- 1. 研究の進め方 —— 266
- 2. 研究計画立案に必要な知識 —— 266
  - 2-1 作業療法におけるクリニカルリーズニング —— 266
  - 2-2 エビデンスに基づく実践と作業療法 —— 267

Ⅳ. 研究の公表 —— 267

Ⅴ. 作業療法の学術研究の概観 —— 267
- 1. 学会発表にみる研究活動 —— 268
- 2. 機関誌「作業療法」にみる論文の概観 —— 269
  - 2-1 発行年別，領域別論文数 —— 269
  - 2-2 研究様式別論文数 —— 269
- 3. Asian Journal of Occupational Therapy —— 270

Ⅵ. 学術研究活動のさらなる発展のために —— 271
- 1. 事例報告登録制度 —— 271
- 2. 課題研究助成制度 —— 272

Ⅶ. 研究の倫理 —— 272

第10章　職能組織・専門職組織（岩瀬義昭） —— 277

Ⅰ. 作業療法士の組織：その目的と機能 —— 279

Ⅱ. 社団法人日本作業療法士協会の歩み・発展と活動 —— 281
- 1. 職能組織としての発足とその目的の達成 —— 281
- 2. 公に認められた組織として―法人格の取得 —— 281
- 3. 社団法人としての発展と公益活動 —— 282

Ⅲ. 職能組織としてのこれからの課題 —— 284

キーワード説明　287
索引　299

第1章
作業療法の紹介

✏ 学習課題
1. 作業療法士の職域の広がりと関連する法令・制度について説明できる．
2. 作業療法の対象障害領域および関わる時期について説明できる．
3. 回復期リハビリテーションの目的を説明できる．
4. 回復期リハビリテーションにおける作業療法の流れを説明できる．
5. 精神科作業療法の目的について説明できる．
6. 介護保険制度の施設系サービス（介護老人保健施設）や居宅系サービス（通所リハビリテーション・訪問リハビリテーション等）を有効に活用しながら地域生活を維持・継続することの意味を理解することができる．

🔔 キーワード
職域　　障害領域　　対象疾患　　診療報酬制度　　急性期　　回復期
回復期リハビリテーション病棟　　移動手段　　日常生活動作（ADL）
チームアプローチ　　慢性化などの二次障害　　統合失調症（schizophrenia）
地域活動支援センター　　ホームヘルプサービス（居宅介護）
ケアマネジメント会議　　障害者自立支援法　　ピアサポーター　　超高齢社会
介護保険制度　　介護老人保健施設

📖 この章の概要
　作業療法の学習にあたり，本章では作業療法士の活動の場を紹介する．医療福祉体制の変化に伴い，作業療法が対象とする疾患・障害も広がりをみせ，これに対応して作業療法士が活動する場所も広がりをみせている．その実態を簡潔に紹介する．また，作業療法のサービス内容に対する世の中の要請を反映して多様となってきた，そのサービスの枠組みを示すとともに，医療（身体障害および精神障害）から地域生活を支える作業療法の実践を紹介し，作業療法の全体像を提示する．

I. 作業療法士の活動の場

1. 作業療法の職域の広がり

　2008（平成20）年4月に，日本では有資格者である作業療法士が4万人を超えた．10年前に比べて有資格者は約3.8倍に増え，社会的な認知，活動の機会も拡大している．

　作業療法士は「理学療法士及び作業療法士法」により1965（昭和40）年に国家資格として位置づけられた職種である．作業療法は，病院では医療，居宅では訪問などの保健・福祉，および社会復帰施設などでは就労支援関連など，様々な領域で提供されている（図1.1）．

　作業療法士の勤務先で最も多いのは医療機関で，一般病院，精神病院や大学病院などの特定機能病院，地域の診療所といった医療法関連施設等が挙げられる．

　福祉の領域で働く作業療法士も増えており，介護老人保健施設や特別養護老人ホーム，訪問看護ステーション，老人デイサービスセンター，肢体不自由児施設や重症心身障害児施設などの児童福祉施設に勤務している．

　病院および施設で作業療法を開設・実施するための法律に基づき，作業療法の職域を分類すると図1.2のようになる．この分類からも，作業療法士の多様な領域への広がりが読み取れる．

　近年，日本では少子化と高齢化が同時に，かつ急速に進行し，本格的な少子高齢化社会が到来した．このような社会構造の急激な変化に対応するため，作業療法に関連する部分でも，養成校の増加とそれによる有資格者数の急激な増加（図1.3），関連法の改正などを中心に，様々な変化があった．これらの変化の中で，作業療法サービスが提供される機会やサービス利用者は増加傾向となり，次第に職域も拡大してきている．

　一方，作業療法士の勤務施設の開設根拠法[*1]別にみた日本作業療法士協会会員数の割合（図1.4），

[*1] 例えば病院であれば病院を開設・運営するための規定が医療法にあり，この条件を満たすことで，病院として認可され，診療報酬の請求などが可能になる．特別養護老人ホームであれば老人福祉法がそれに該当する．このように施設を開設・運営するための認可規定を示す法律をここでは開設根拠法と表現している．

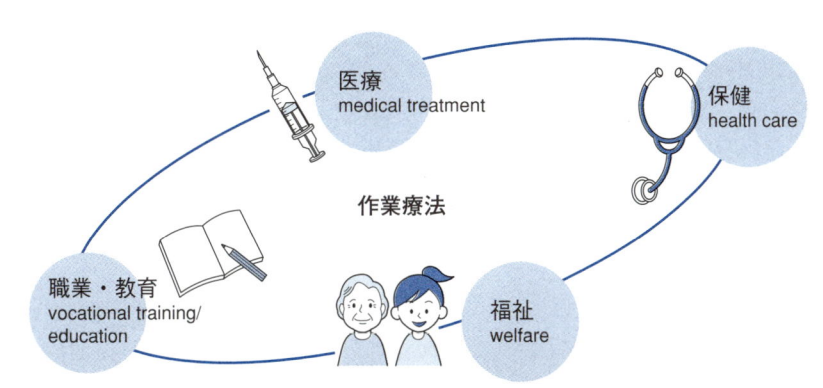

保健	居宅，地域の介護保険関連施設の居室，地域の集会所，作業療法室，その他
医療	病室，病棟，作業療法室，デイケア，居宅（訪問），その他
福祉	生活棟，機能訓練室，デイルーム，居宅，各種入所・通所施設，その他
教育	プレイルーム，教室，運動訓練室，その他
職業関連	職場，社会復帰施設，作業療法室，デイケア，ナイトケア，その他

図1.1　作業療法が展開されている領域と場所（文献1, p.9. 文献2）

医療法関連施設

大分類 / **中分類**
- 病院
  - 一般病院（一般病床/療養型病床群）
  - 特定機能病院
  - 精神病院
  - 結核病床
  - 感染症病床
  - 地域医療支援病院
- 診療所
  - 一般診療所（有床/無床/療養型病床群）
- 老人性認知症疾患センター

身体障害者福祉法関連施設

大分類 / **中分類**
- 身体障害者更生援護施設
  - 身体障害者更生施設
  - 身体障害者療護施設
  - 身体障害者授産施設
  - 身体障害者センター
- 身体障害者更生相談所

児童福祉法関連施設

大分類 / **中分類**
- 児童福祉施設
  - 知的障害児施設（知的障害児施設・自閉症児施設）
  - 知的障害児通園施設
  - 肢体不自由児施設（通園、療護施設含む）
  - 重症心身障害児施設
- 心身障害児総合通園センター
- 併設・重症心身障害児通園モデル事業施設

精神保健福祉法関連施設

大分類 / **中分類**
- 精神障害者社会復帰施設
  - 精神障害者生活訓練施設
  - 精神障害者授産施設
  - 精神障害者地域生活支援センター
- 精神保健福祉センター
- 精神障害者社会復帰促進センター
- 精神障害者小規模作業所

知的障害者福祉法関連施設

大分類 / **中分類**
- 知的障害者援護施設
  - 知的障害者更生施設
  - 知的障害者授産施設
- 知的障害者更生相談所

老人福祉法関連施設

大分類 / **中分類**
- 老人福祉施設
  - 特別養護老人ホーム（介護老人福祉施設）
  - 養護老人ホーム
  - 軽費老人ホーム（ケアハウスも含む）
  - 老人デイサービスセンター（通所介護）
  - 老人福祉センター
  - 老人短期入所施設
- 有料老人ホーム
- 在宅介護支援センター
- 高齢者総合相談センター

高齢者医療確保法関連施設

大分類
- 老人保健施設
- 老人訪問看護ステーション

介護保険法関連施設

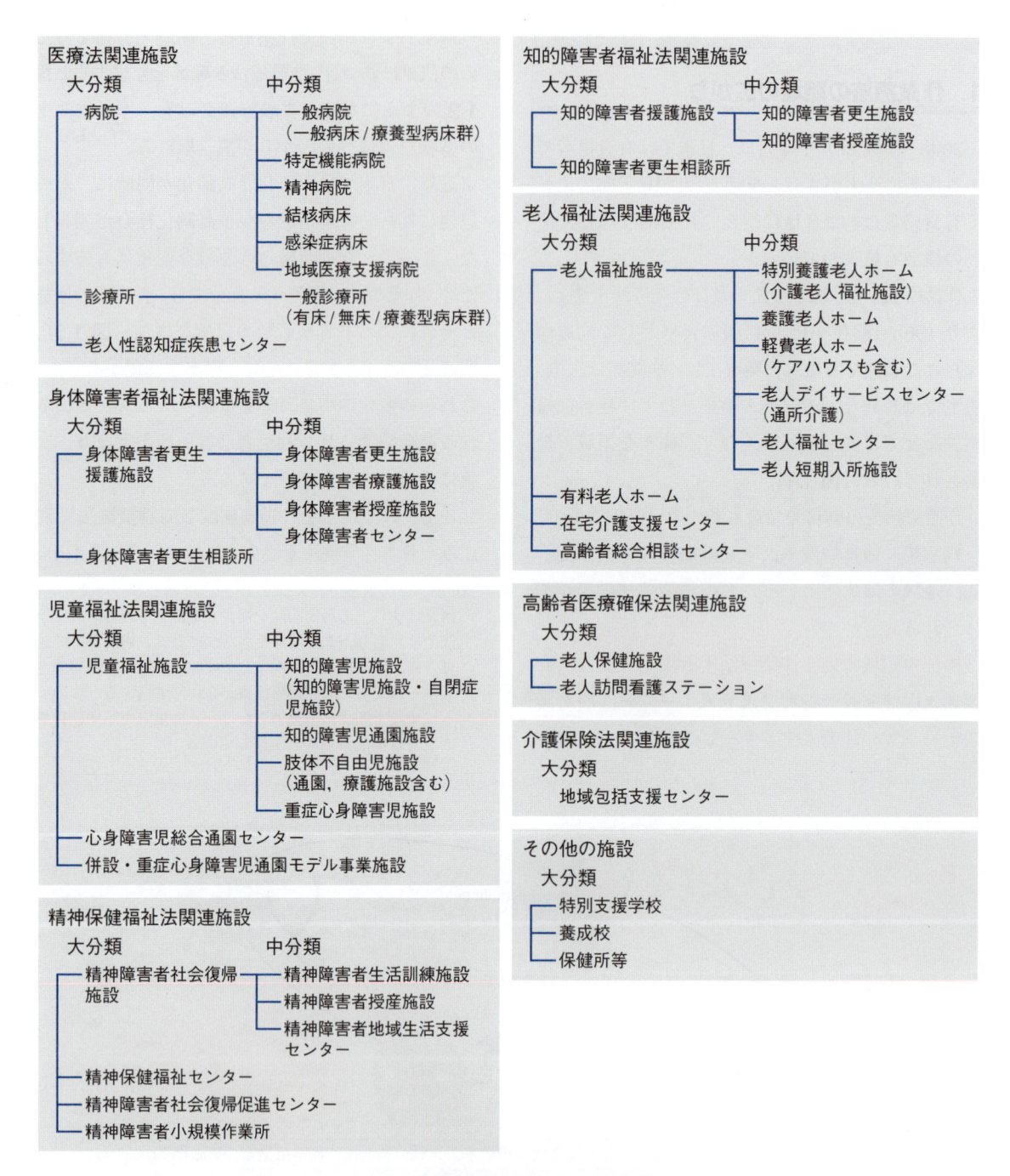

大分類
- 地域包括支援センター

その他の施設

大分類
- 特別支援学校
- 養成校
- 保健所等

図 1.2　勤務施設の関連法別領域分類
（平成 20（2008）年度版日本作業療法士協会会員属性分類より抜粋，一部改変）

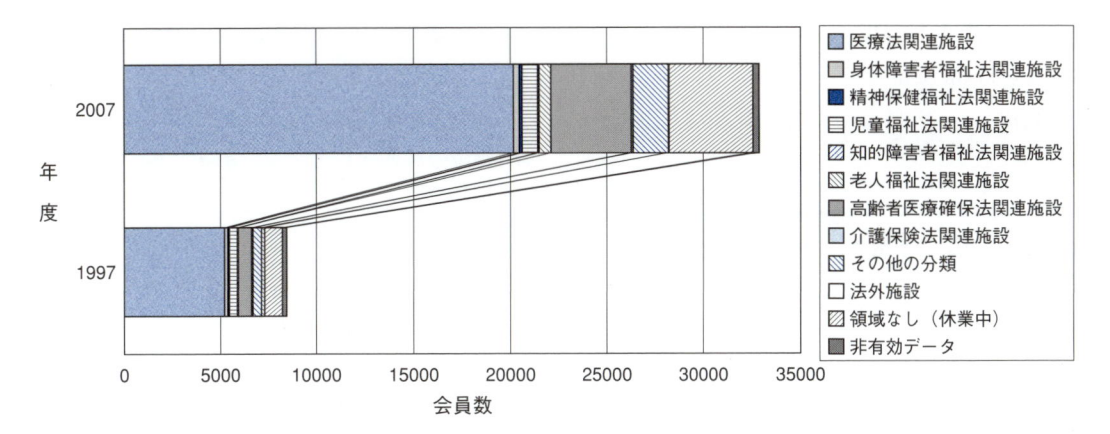

図1.3 勤務施設の開設根拠法別会員数（文献3，pp.469-470．文献4，pp.332-333）

図1.4 勤務施設の開設根拠法別会員数割合（文献3，pp.469-470．文献4，pp.332-333）

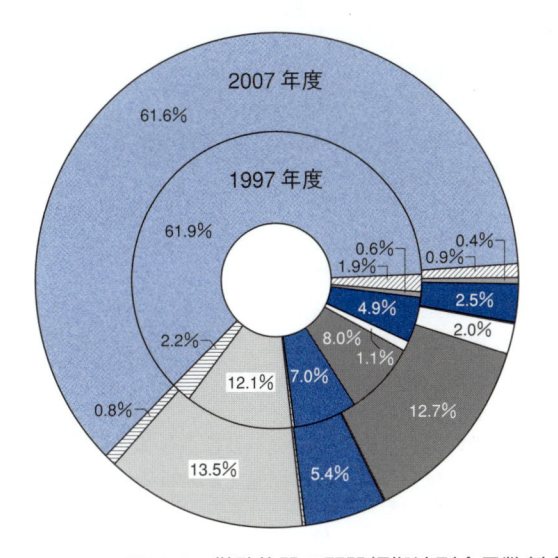

	1997年度	2007年度
医療法関連施設	61.9%	61.6%
身体障害者福祉法関連施設	1.9%	0.9%
精神保健福祉法関連施設	0.6%	0.4%
児童福祉法関連施設	4.9%	2.5%
知的障害者福祉法関連施設	0.0%	0.1%
老人福祉法関連施設	1.1%	2.0%
高齢者医療確保法関連施設	8.0%	12.7%
介護保険法関連施設		0.1%
その他の分類	7.0%	5.4%
法外施設	0.3%	0.2%
領域なし（休業中）	12.1%	13.5%
非有効データ	2.2%	0.8%

注：小数数点第2位以下は四捨五入してあるため必ずしも合計は100％とならない．

つまり作業療法サービスが提供されている施設の職域種別の割合は，実はこの10年間，医療法関連施設がおよそ6割を占めており，ほとんど変化なく推移している．割合に変化がみられる領域は，「高齢者の医療の確保に関する法律」（旧老人保健法）関連施設の割合が増加，逆に児童福祉法関連施設，身体障害者福祉法関連施設での割合が減少傾向にあることが挙げられる．

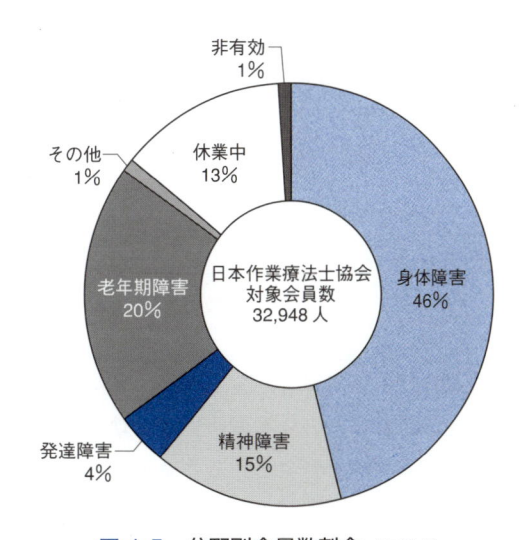

2. 作業療法の対象障害領域

作業療法が対象とする障害領域は，大きく分け

図1.5 分野別会員数割合（文献5）

第1章 作業療法の紹介　5

表 1.1 対象疾患別分類表（平成 20（2008）年度版日本作業療法士協会会員属性分類より抜粋）

感染症及び寄生虫症 　　結核 新生物 　　悪性新生物（部位不問） 　　良性新生物及びその他の新生物 血液及び造血器の疾患並びに免疫機構の障害 　　貧血 　　その他の血液及び造血器の疾患並びに免疫機構の障害 内分泌，栄養及び代謝疾患 　　甲状腺障害 　　糖尿病 精神及び行動の障害 　　血管性及び詳細不明の認知症 　　精神作用物質使用による精神及び行動の障害 　　統合失調症，統合失調症性障害及び妄想性障害 　　気分[感情]障害（躁うつ病を含む） 　　神経症性障害，ストレス関連障害及び身体表現性障害精神遅滞 　　その他の精神及び行動の障害 神経系の疾患 　　パーキンソン病 　　アルツハイマー病 　　てんかん 　　脳性まひ及びその他の麻痺性症候群 　　自律神経系の障害 　　その他の神経系の疾患 眼及び付属器官の疾患 　　眼及び付属器官の疾患 循環器系の疾患 　　高血圧性疾患 　　虚血性心疾患 　　その他の心疾患 　　脳血管疾患 　　その他の脳血管疾患 　　動脈硬化症 　　痔核 　　低血圧 　　その他の循環器系の疾患	呼吸器系の疾患 　　呼吸器疾患 消化器系の疾患 　　消化器疾患 皮膚及び皮下組織の疾患 　　皮膚組織疾患 筋骨格系及び結合組織の疾患 　　炎症性多発性関節障害 　　関節症 　　脊椎障害（脊椎症を含む） 　　椎間板障害 　　頚腕症候群 　　腰痛及び坐骨神経痛 　　その他の脊柱障害 　　肩の障害 　　骨の密度及び構造の障害 　　その他の筋骨格系及び結合組織の疾患 尿路性器系の疾患 　　泌尿・生殖器疾患 妊娠，分娩及び産褥 　　妊娠，分娩及び産褥 周産期に発生した病態 　　周産期に発生した病態 先天奇形，変形及び染色体異常 　　心臓の先天奇形 　　その他の先天奇形，変形及び染色体異常 症状，徴候及び異常臨床所見・異常検査所見で他に分類されないもの 損傷，中毒及びその他の外因の影響 　　骨折 　　頭蓋内損傷及び内臓の損傷 　　熱湯及び腐食 　　中毒 　　その他 介護保険分類 　　虚弱老人 　　その他の介護保険分類によるもの

注1：ICD-10 による分類は，原因疾患優先である．例えば「切断」は，原因疾患として，糖尿病による壊疽ならば，内分泌・栄養及び代謝疾患の「糖尿病」を選択，外傷性ならば損傷，中毒及びその他の外因の影響の「その他」が選択される．脳腫瘍は，原因疾患である，新生物の「悪性新生物（部位不問）」か「良性新生物及びその他の新生物」が選択される．

て，身体障害，精神障害，発達障害，老年期障害に分類される．一人の作業療法士が，勤務する施設において複数の分野にわたる作業療法サービスを提供することは少なくないが，主に関わる分野をひとつ選んで回答してもらうと，身体障害分野を主たる専門分野とする作業療法士が多いことがわかる（図 1.5）．

作業療法が具体的にどのような疾患を対象としているかを ICD-10（International Classification of Diseases 10th revision）に準拠した分類で見る

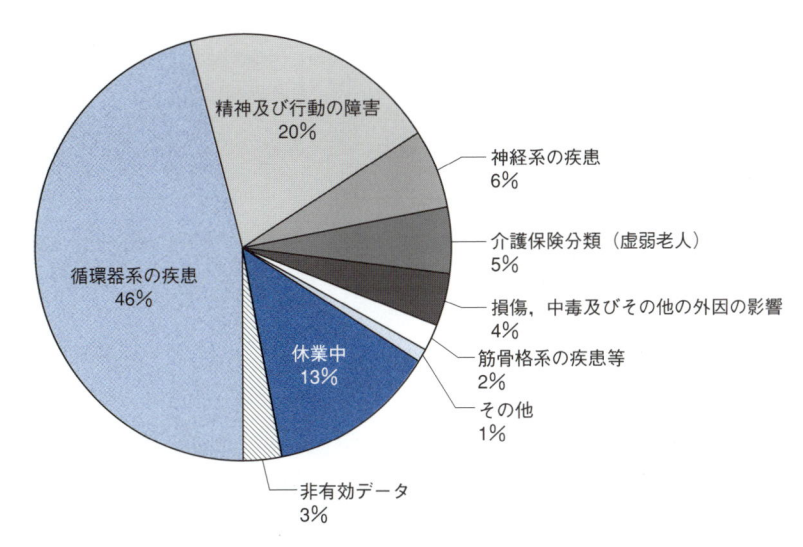

図 1.6　対象疾患別会員数割合（過去1週間で対応した主な疾患一つを集計）（文献4, pp.467-468）

と表1.1のようになる．この中で多いのは順に，「循環器系の疾患」「精神及び行動の障害」「損傷，中毒及びその他の外因の影響」である．下位項目が具体的な疾患で，「循環器系の疾患」では，「脳血管疾患」と「その他の循環器系の疾患」の割合が大きい．「精神及び行動の障害」では「統合失調症，統合失調症性障害及び妄想性障害」と「血管性及び詳細不明の認知症」が，そして「損傷，中毒及びその他の外因の影響」では「骨折」の占める割合が大きい．このほかにも様々な疾患が作業療法の対象となっている（図1.6，表1.1）．

3．作業療法士が関わる時期と場所，サービス内容

作業療法は，障害の発生を予防する時期から人生の終末期に至るそれぞれの時期において対象者に関わっている．

疾病の症状とその回復経過から発病→急性期→回復期→維持期→終末期という流れで捉えることができる（図1.7）．

そして作業療法の治療・指導・援助内容は，それぞれの時期により，ICF（International Classification of Functioning, Disability and Health：

予防期	心身機能の低下などにより将来的に日常生活に支障が予測される時期．
急性期	疾病発症により心身機能に障害が出現し，積極的な医学的管理が必要な状態で，二次的な障害も予測される時期．
回復期	障害の改善が特に期待できる時期で，心身機能・身体構造，活動，参加の能力の回復・獲得を援助する時期．
維持期（二次予防期）	疾病や障害が安定・固定化し，心身機能・身体構造，活動，参加の能力の維持・獲得を援助し，社会参加を促進する時期．
終末期	人生の仕上げの時期でもあり，心身機能，活動，参加能力の維持をはかり，尊厳ある生活への援助を行う時期．

図 1.7　作業療法が関わる時期（障害の経過による）
（文献1, p.6，一部改変）

疾病の症状およびその回復経過により患者のニーズが異なってくることから，各時期に対する作業療法のサービス内容も上記のように推移する．

国際生活機能分類）に則って，対象者の生活機能と障害の各要因，および背景因子の相互関係について十分に吟味して提供される（第4章参照）．このため実際に提供されるサービスの種類は多岐にわたっている（図1.8）．

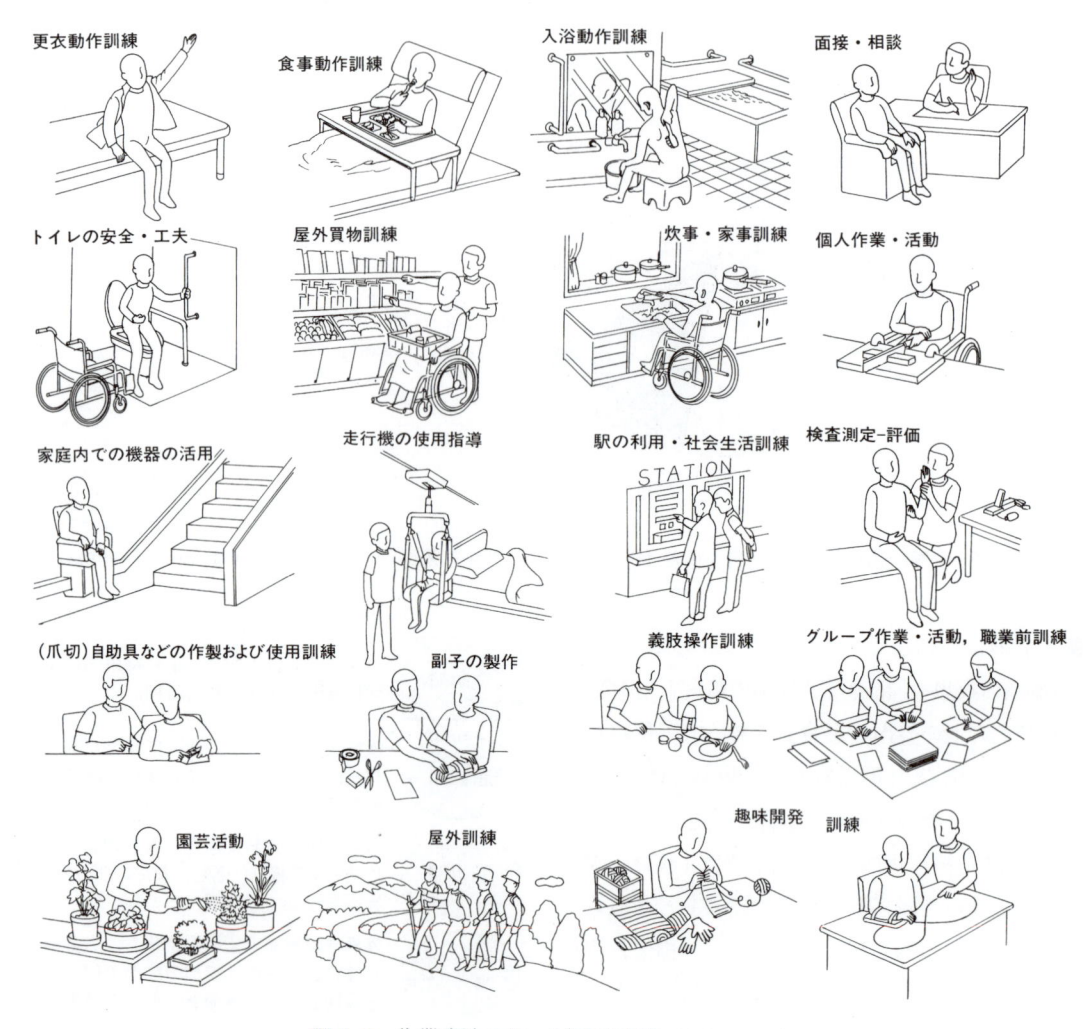

図 1.8　作業療法のサービスの内容 (文献 6, p.2)

4. 取り巻く情勢の動向

2006（平成18）年に第5次医療法改正があり，診療報酬改定がなされた．これにより作業療法の診療報酬は，疾患別リハビリテーション料に再編成された．集団療法の廃止，算定日数上限およびこれの適用除外対象となる患者を設定し，介護保険との役割分担が押し進められた．

2008（平成20）年4月からは後期高齢者医療制度が施行された．同年の診療報酬改定では，疾患別リハビリテーションに算定日数による逓減制とADL加算，リハビリテーション医学管理料が廃止となる一方で早期加算が追加された．また，作業療法で算定可能な疾患別リハビリテーションに呼吸器リハビリテーションが加わった．

一方，回復期リハビリテーション病棟入院料においては，重症患者の受け入れ割合と転院以外の退院患者割合が一定以上などであることを要件に，二つに区分されるなどの改定がなされた．重症患者の日常生活機能が改善していることを要件に，重症患者回復病棟加算が新設された．また，回復期リハビリテーション病棟入院料の施設基準で，専従医師1名以上の要件が，専任医師1名以上と改定され，緩和されている．

表 1.2　関連する主な法制度

法律名		公布年
健康保険法		1922 年
地域保健法	旧 保健所法	1947 年
児童福祉法		1947 年
医療法		1948 年
身体障害者福祉法		1949 年
精神保健福祉法[*1]	旧 精神衛生法 精神保健法	1950 年
生活保護法		1950 年
社会福祉法	旧 社会福祉事業法	1951 年
知的障害者福祉法	旧 精神薄弱者福祉法	1960 年
障害者雇用促進法[*2]		1960 年
老人福祉法		1963 年
理学療法士及び作業療法士法		1965 年
障害者基本法	旧 心身障害者対策基本法	1970 年
高齢者医療確保法[*3]	旧 老人保険法	1982 年
介護保険法		1997 年
医療観察法[*4]		2003 年
発達障害者支援法		2004 年
障害者自立支援法		2005 年

注：改正された法律の場合は，旧法の公布年で示した．
なお，正式名称は以下の通り．
[*1]：精神保健及び精神障害者福祉に関する法律
[*2]：障害者の雇用の促進等に関する法律
[*3]：高齢者の医療の確保に関する法律
[*4]：心神喪失等の状態で重大な他害行為を行った者の医療及び観察等に関する法律

表 1.3　診療報酬・介護報酬に関係する認可・指定等一覧（2008 年現在）

診療報酬	介護報酬
脳血管疾患等リハビリテーション料（I）（II）（III）	指定介護老人福祉施設
運動器リハビリテーション料（I）（II）（III）	指定介護療養型医療施設
呼吸器リハビリテーション料（I）（II）	指定訪問看護
障害児（者）リハビリテーション料	指定訪問リハビリテーション
精神科作業療法	指定通所介護
精神科ショート・ケア（大規模）	指定通所リハビリテーション
精神科デイ・ケア（大規模）	指定短期入所生活介護
精神科ナイト・ケア	指定短期入所療養介護
老人性認知症疾患治療病棟	指定特定施設入所生活介護
老人性認知症疾患療養病棟	指定居宅介護支援
重度認知症患者入院治療	指定介護老人保健施設
重度認知症患者デイ・ケア	指定痴呆対応型入所者生活介護
精神科ショート・ケア（小規模）	指定認知症対応型共同生活介護
精神科デイ・ケア（小規模）	指定地域密着型特定施設入居者生活介護
精神科デイ・ナイト・ケア	指定地域密着型介護老人福祉施設入居者生活介護
精神療養病棟（1）	
難病患者リハビリテーション料	
回復期リハビリテーション病棟入院料	

保健福祉分野では，2006（平成18）年10月より「障害者自立支援法」が全面施行され，障害の種類（身体障害，知的障害，精神障害）にかかわらず，障害者の自立支援を目的とした同種の福祉サービスは共通の制度により提供されることになった．障害者へのサービス体系が「自立支援給付」と「地域生活支援事業」の二本立てになり，サービス提供主体は市町村に一元化された．

　このように法制度はここ数年だけをみても，見直しや改定が短いサイクルで行われている．個々の作業療法士に直接関係する法制度だけでなく，領域や圏域をまたいで見渡し，その流れを俯瞰することも重要である．今後の医療施策だけでなく，福祉施策および特別支援教育施策の分野，就労支援などの分野でも，作業療法が貢献できる機会が増えていくことが期待される．

　表1.2，表1.3に作業療法に関連する主な法律，施設基準やサービス認可の一覧を示す．

まとめ

　作業療法は，人間の生活の営み（生活行為）を支援するサービスであり，それ故に日常の生活が展開されている様々な病期，場所，場面で提供される必要性がある．そしてまたそれらを踏まえた上で，個々の利用者の要請に適切に応えられるようにサービスの幅と質を向上させていく努力も求められている．一人ひとりの作業療法士の着実なサービス提供により，今後もその活躍の場が増え，ひいてはより堅実な職域の拡大に結びついていくと考えられる．

▶引用文献
1) 日本作業療法士協会学術部・編：作業療法ガイドライン実践指針．日本作業療法士協会，2008，pp.3-13．
2) 日本作業療法士協会：作業療法ガイド（パンフレット版）．
3) 日本作業療法士協会調査部：2007年度日本作業療法士協会会員統計資料．作業療法 27(4)：457-474，2008．
4) 日本作業療法士協会調査部：1997年度日本作業療法士協会会員統計資料．作業療法 17(4)：325-335，1998．
5) 日本作業療法士協会・編：2007年度作業療法士協会会員統計資料．日本作業療法士協会「WEB版会員用掲示板」（http://www.jaot.or.jp/web-keijiban.html）2008年10月17日掲載．
6) 日本作業療法士協会・監（矢谷令子・編）：作業療法学全書 改訂第2版　第1巻 作業療法概論，協同医書出版社，1999，pp.1-10．

II. 作業療法の実践の簡単な紹介

1. 病院〈回復期・身体障害〉の作業療法

1-1　身体障害領域での回復期リハビリテーション

　病院に入院してから地域での生活に戻るまでの過程を，疾病や障害の経過とリハビリテーションの内容を重ね合わせていくつかの段階に分けて考えることができる（p.7，図1.7参照）．回復期とは急性期に続く，概ね発症・受傷後2カ月以内から3〜6カ月の期間を指し，疾病を安定させ機能障害を改善させる，身体障害領域におけるリハビリテーションの過程で最も集中的にリハビリテーションが実施される時期である（回復期リハビリテーション）．また，実際の生活の場で行い社会参加を促していく維持期リハビリテーションへつなげていく，重要な時期でもある．

　急性期では急性期病床で疾病の医学的管理や治療が中心に行われるが，これに続く回復期では食事，更衣，排泄，移動，会話などのADL（Activities of Daily Living：日常生活動作）の向上による寝たきり防止と家庭復帰の推進を目的としたリハビリテーションが行われ，その専門病棟が回復期リハビリテーション病棟である．回復期リハビリテーション病棟では，リハビリテーションプログラム

表 1.4　回復期リハビリテーションを要する状態及び算定上限日数
（平成 20（2008）年 3 月 5 日　厚生労働省告示第 62 号　別表第 9）

回復期リハビリテーションの算定対象患者	算定上限日数
1　脳血管疾患，脊髄損傷，頭部外傷，くも膜下出血のシャント手術後，脳腫瘍，脳炎，急性脳症，脊髄炎，多発性神経炎，多発性硬化症，腕神経叢損傷等の発症後若しくは手術後の状態（発症後又は手術後二か月以内に回復期リハビリテーション病棟入院料の算定が開始されたものに限る．）又は義肢装着訓練を要する状態	算定開始日から起算して 150 日以内．（ただし，高次脳機能障害を伴った重症脳血管障害，重度の頸髄損傷及び頭部外傷を含む多部位外傷の場合は，算定開始日から起算して 180 日以内．）
2　大腿骨，骨盤，脊椎，股関節若しくは膝関節又は二肢以上の多発骨折の発症後又は手術後の状態（発症後又は手術後二か月以内に回復期リハビリテーション病棟入院料の算定が開始されたものに限る．）	算定開始日から起算して 90 日以内．
3　外科手術又は肺炎等の治療時の安静により廃用症候群を有しており，手術後又は発症後の状態（手術後又は発症後二か月以内に回復期リハビリテーション病棟入院料の算定が開始されたものに限る．）	算定開始日から起算して 90 日以内．
4　大腿骨，骨盤，脊椎，股関節又は膝関節の神経，筋又は靱帯損傷後の状態（損傷後一か月以内に回復期リハビリテーション病棟入院料の算定が開始されたものに限る．）	算定開始日から起算して 60 日以内．

をリハビリテーション医・看護師・理学療法士・作業療法士等が共同で作成し，これに基づくリハビリテーションを集中的に行う．

回復期リハビリテーション病棟は 2000 年度に制度化され，全国回復期リハビリテーション病棟連絡協議会の調査では，2009（平成 21）年 4 月には全国で 957 病院 53,124 床となり[1]，医療保険におけるリハビリテーションの中心的存在となっている．なお，回復期リハビリテーション病棟の入院対象は，「回復期リハビリテーションを要する状態及び算定上限日数」として厚生労働省によって疾患ごとに定められているので留意する必要がある（表 1.4）．

回復期リハビリテーションの過程では様々な関連職種が関わるチームアプローチが重要となる．作業療法士は，リハビリテーション医・理学療法士・言語聴覚士・医療ソーシャルワーカー・看護師だけでなく，臨床心理士・管理栄養士・薬剤師・介護福祉士等とも必要に応じて連携し，家庭復帰が近づいたら住宅改修や介護保険サービスの調整等について病院外の介護支援専門員（以下，ケアマネジャー）・介護保険関連業者等と協力しあって，対象者の家庭復帰へ向けて援助を行っていく．

1-2　作業療法の実際

回復期の作業療法の目的は，心身機能の障害改善をはかりつつ，これに応じた ADL・IADL（Instrumental ADL：手段的日常生活動作）能力を獲得することで，対象者が応用的能力や社会的適応能力を高め，家庭復帰のための物理的・人的環境調整をしていくことである．

作業療法を実施する場所は作業療法室だけでなく，入院生活の主な場である病棟（廊下，トイレ，浴室，デイルーム，洗面室，洗濯室等）や，病室（ベッド周辺，ロッカー，トイレ，浴室等）でも実施する．さらに，買い物や公共交通機関の利用のための院外指導や，家庭復帰に向けての退院前訪問指導として居宅で住宅改修へのアドバイスや家族への介助指導も行う．作業療法室では，作業を用いた機能回復訓練や利き手が麻痺した場合の利

き手交換，認知機能に障害が生じた際の高次脳機能障害に対するアプローチ，家事動作指導等の治療・援助を集中的に行う．

以下，回復期リハビリテーションの主要な対象疾患である脳血管疾患を例にして，家庭復帰までに必要となる作業療法の内容や作業療法士の役割を簡単に紹介していく．発症2カ月以内で回復期リハビリテーション病棟に入院する脳血管疾患ケースの年齢は多様であるが，平均的には70歳代前半で，入院期間は機能回復の程度によるが，住宅改修を要する場合120日前後となることが多い．

脳血管疾患の対象者が回復期リハビリテーション病棟に入院する発症後2カ月前後は，心身機能の回復が十分望める時期であり，脳血管疾患の回復期における作業療法に際しては，まず可能な限りの心身機能回復をはかるべきである．これと同時に，病院内でのADL拡大，家庭で必要となるADL・IADL能力の獲得，社会（家庭）復帰への人的・物理的環境の準備等を，作業療法の過程で順次治療・援助・指導をしていくことになる．

具体的には，開始時にスクリーニングを行い看護師や理学療法士と起居・移乗・移動等に関して，自立度や介助方法について相談して決定する．このことにより，入院中統一した方法論で患者に接することが可能になり，短期間での動作学習が可能になる．続いて1～2週間で様々な情報収集や検査測定を経て作業療法評価を実施し，リハビリテーションチームによるカンファレンスを行ってゴールを設定していく（p.212，図6.1参照）．評価と同時に作業療法を実施していくが，入院当初は心身機能の回復が期待できる一方で起居・移動が自立していない例が多く，心身機能への治療的な作業活動とともにベッド周辺の生活動作への指導を重点的に行っていく．

姿勢保持の実用性が座位保持レベルから立位保持レベルへと改善していくのに合わせて作業活動やADL動作を座位から立位中心に変更し指導していき，病棟生活に定着させていく．例えば，整容動作では洗面台で椅子や車いす座位で行っていたものを立位での実施を基本にするよう指導していく．また，障害の程度によって，麻痺側上肢機能，高次脳機能や利き手交換等を集中的に治療・指導することも必要となる．

徐々にゴールとなる実用的な移動手段（車いすから屋外歩行自立まで幅がある）が獲得されてきたところで，自宅や屋外など実際の生活環境を想定してADL・IADL動作を安全かつ確実になるまで繰り返し指導していく．

家族に対しては，起居・移動や排泄の介助方法を病棟で指導していきながら住居の情報を収集し，環境調整の準備をしていく．さらに関連職種や家族・対象者と住宅改修計画の検討を行い，改修案に基づいた動作・介助指導を行い，自宅へ訪問して指導を行う．必要とされる家庭内の役割に応じて，家事動作や生活管理，職業復帰のための指導・援助を行っていく．

退院時には対象者と家族に対して自主トレーニングや介助方法等の指導を行い，ケアマネジャーや通所リハビリテーション施設等へ情報提供を行う．また，必要に応じて外来作業療法を継続していく．

▶引用文献
1) 全国回復期リハビリテーション病棟連絡協議会：全国回復期リハビリテーション病棟連絡協議会機関誌 8（1）：57，2009．

2. 病院〈社会復帰支援・精神障害〉の作業療法

精神科作業療法は，「① 個々の障害特有の心の動きを理解した精神的サポート，② 対象者に応じた生活再建・自律へのサポート，③ 適応的な生活技能の習得へのサポート，④ 環境の調整など対象者を取り巻く総合的なサポートにより，病気の再燃再発を防ぎ，その人なりの生活再構築と社会参加の援助を行うリハビリテーションの技法」である．

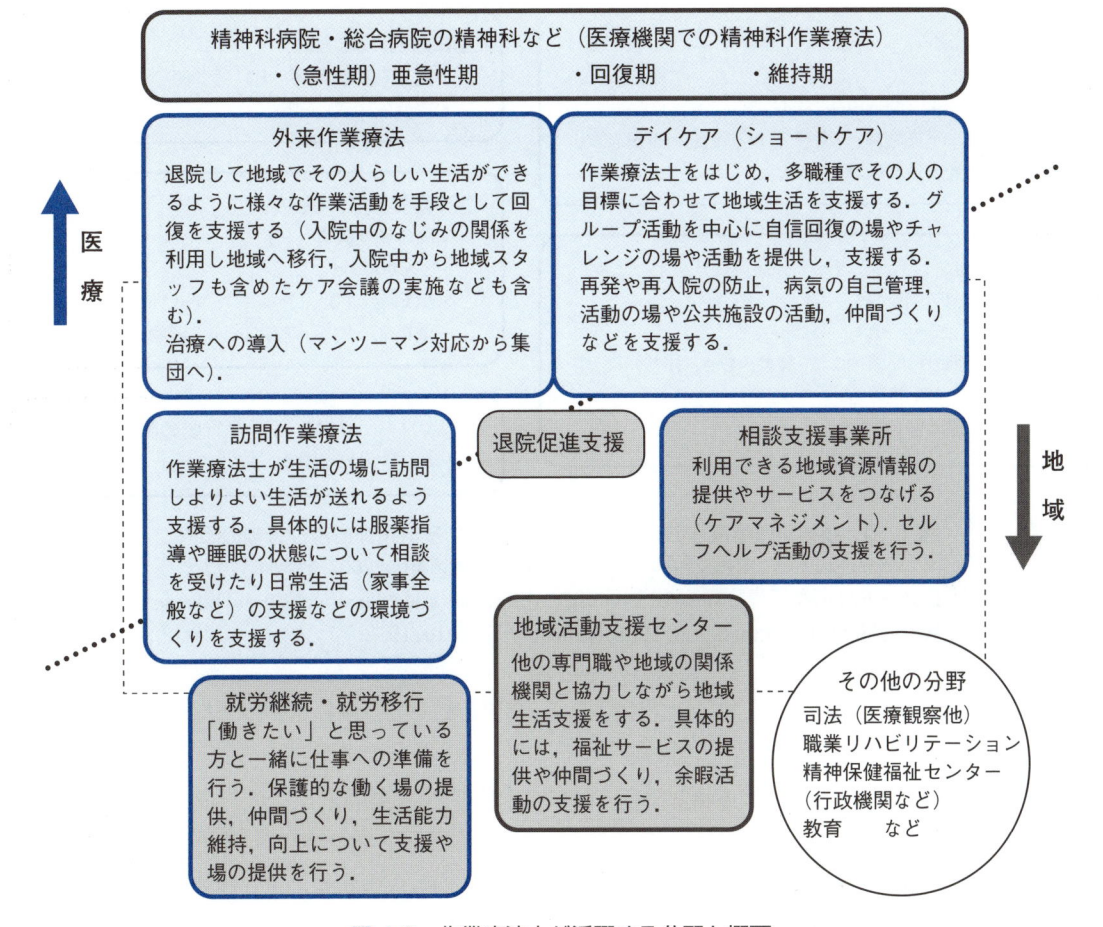

```
┌─────────────────────────────────────────────────────────┐
│  精神科病院・総合病院の精神科など（医療機関での精神科作業療法）│
│   ・（急性期）亜急性期  ・回復期  ・維持期                │
└─────────────────────────────────────────────────────────┘
```

外来作業療法
退院して地域でその人らしい生活ができるように様々な作業活動を手段として回復を支援する（入院中のなじみの関係を利用し地域へ移行，入院中から地域スタッフも含めたケア会議の実施なども含む）．治療への導入（マンツーマン対応から集団へ）．

デイケア（ショートケア）
作業療法士をはじめ，多職種でその人の目標に合わせて地域生活を支援する．グループ活動を中心に自信回復の場やチャレンジの場や活動を提供し，支援する．再発や再入院の防止，病気の自己管理，活動の場や公共施設の活動，仲間づくりなどを支援する．

訪問作業療法
作業療法士が生活の場に訪問しよりよい生活が送れるよう支援する．具体的には服薬指導や睡眠の状態について相談を受けたり日常生活（家事全般など）の支援などの環境づくりを支援する．

退院促進支援

相談支援事業所
利用できる地域資源情報の提供やサービスをつなげる（ケアマネジメント）．セルフヘルプ活動の支援を行う．

就労継続・就労移行
「働きたい」と思っている方と一緒に仕事への準備を行う．保護的な働く場の提供，仲間づくり，生活能力維持，向上について支援や場の提供を行う．

地域活動支援センター
他の専門職や地域の関係機関と協力しながら地域生活支援をする．具体的には，福祉サービスの提供や仲間づくり，余暇活動の支援を行う．

その他の分野
司法（医療観察他）
職業リハビリテーション
精神保健福祉センター（行政機関など）
教育　など

↑医療　↓地域

図1.9　作業療法士が活躍する分野と概要
青色の網かけの部分は診療報酬の対象となる医療分野での作業療法．灰色の網かけの部分は「障害者自立支援法」に基づく地域生活支援分野での作業療法．

　精神科作業療法の目的は，生活の中にある具体的な作業活動を用いて，対象者の健康な側面に働きかけ，対象者自身が主体的に体験し，生活の自立と適応をはかることである．精神科作業療法では安静が必要な急性期を除き，関わり方，作業種目，個別と集団プログラムを組み替えることが特徴であり，対象者の回復状況に応じたプログラムが提供される（図1.9）．実際には，亜急性期といわれる，急性期を脱した後の心身の疲れなどの不安定な状態に対して，安全・安心を保障し，病状からの早期離脱と慢性化などの二次的障害の防止を目的に行われる．活動に伴うリズムや身体感覚など作業の生理学的レベルの作用を利用し，症状の軽減をはかるものである．感覚・リズム・運動といった作業活動の身体性を利用することで，不用意に侵襲しない心理的距離を保ちながら，機能障害の軽減，二次障害を防止する[1]．

　回復期は，心身の基本的な機能低下や生活リズムの乱れが残る時期である．この時期は，ゆるやかな現実への移行を促すための作業療法が行われる．具体的には，身辺処理や生活管理など日常生活技能の改善・習得，様々な社会資源の利用，就労・就学に向けた準備などを，具体的な活動を通して行う．回復の兆しがみえれば，作業活動のもつ合目的性や具体性を利用し，個人のもてる能力を生かし，自立と適応に向けて援助と指導をする．

主に心因によるもの
- 心身症
- 神経症・ストレス関連障害　F4
  適応障害，不安障害（外傷後ストレス障害＝PTSD　他）
- 睡眠・摂食・性関連障害　F5

児童・青年期
- 情緒と行動の障害　F9
- 分離不安，チック 他
  社会的行動の諸問題 ⇒ 不登校，ひきこもり
- 注意欠陥・多動性障害
- 広汎性発達障害（アスペルガー障害 他）　F8

主に内因によるもの
- 気分（感情）障害　F3　うつ病
- 統合失調症　F2

主に器質因によるもの
- 脳の急性障害　F3
- てんかん　d
- 認知症　F0　（アルツハイマー 他）
- 依存症　F1　（アルコール，薬物）

成人のパーソナリティおよび行動の障害
- パーソナリティ障害　F6

図 1.10　精神科作業療法の分野で遭遇することの多い精神および行動の障害
（山下 格：精神医学ハンドブック 第6版．日本評論社，2007 を参考に作成）
Fコードは国際疾患分類第10回改訂版（International Classification of Diseases, World Health Organization, 10th Revision；ICD-10, 1992）

そして，取り囲む環境に目を向け，生活の再建・自律と社会生活への参加を支援する[1]．この期の作業療法は外来やデイケアなど，医療機関で行う場合が多い．

維持期は，病状は安定しているが，再発への不安や生活の質（QOL；Quality of Life）の低下，地域生活上の支援が課題となる時期である．施設など保護的な環境下や実際の地域生活を営む上で，生活の質（QOL）の維持・向上を目的に行う．

以上のように，精神科作業療法は，回復段階に応じて「病を生きる」「自分なりの生活の獲得」「人間らしく生きる権利の回復」に視点を置き，精神科医療保健福祉など幅広いフィールド（図1.9）で，様々な対象（図1.10）に対しその役割を果たしている．

2-1　事例紹介

【事例1：亜急性期】

Aさん（男性19歳）．統合失調症で精神科病院に入院して数週間が経過．入院直後は疲労感が強く，身体的な違和感や，「何をどうしていけばよいのかわからない」という状態であった．その後担当医の勧めで，病棟ホールで行われている作業療法に参加しはじめた．

【事例2：回復期】

Bさん（男性30歳）．仕事上での対人関係のストレスからうつ状態になり精神科病院に入院．退院後，精神科デイケアに通って約半年が経過した．様々なプログラムを体験することで，少しずつ自信も回復してきた．睡眠のリズムも安定し，そろそろ復職を考え始め，担当作業療法士に今後の計画を相談している．

【事例3：維持期】

Cさん（女性42歳）．20代後半に統合失調症の診断を受け，10年間は入退院を繰り返していたが，回復期に入院中の作業療法で，「病気や薬，社会資源についての心理教育プログラム」に参加し学んだことがきっかけとなって，現在は地域活動支援センターに通いながら，安定して暮らしている．

【事例4：維持期】

Dさん（男性53歳）．統合失調症．生活保護を受けながら単身アパート生活を13年間続けている．ホームヘルプサービスや相談支援事業所を利用しながら，自らは回復者として，ピアサポート

活動で週1回精神障害の当事者や家族からの相談ボランティアとしても活躍している．

　Aさんには亜急性期の作業療法として安全な安心できる場所で，リラクゼーションやストレッチ，ちぎり絵など本人のペースに合わせた作業療法が行われた．

　Bさんのように，自信が回復し，再び社会へ踏み出そうとする人への支援も作業療法士の大切な仕事である．この場合，Bさんの思いを尊重しながら，Bさんの了解のもと関係者を集めてのケアマネジメント会議を行う場合も多い．

　Cさんは，自分の病気について正しい知識を得たことや，利用できる資源や制度を作業療法のプログラムで学んだことがきっかけで，地域生活が安定できている．また，Cさんの利用している地域活動支援センターは，地域生活を支える拠点として，障害者自立支援法により位置づけられた社会資源であり，そこで活躍する作業療法士も少なくない（図 1.9）．

　Dさんは，自らの「病」の体験を活かしてピアサポーターとして活躍している．Dさんを支えているのは，何かあったときSOSを出せる関係にある相談支援事業所の作業療法士である．このような地域の現場で活躍する作業療法士も今後ますます増えることが期待される．

　これ以外にも司法の分野や職業リハビリテーション分野，教育分野など，作業療法の活用の場は展開してきている．

▶引用文献
1) 香山明美, 小林正義, 鶴見隆彦・編：生活を支援する精神障害作業療法―急性期から地域実践まで. 医歯薬出版, 2007, p.16.
2) 日本作業療法士協会：(パンフレット) 精神に障がいがある方の生活・就労を支援する作業療法. 2008年3月.

3. 地域生活を支える作業療法

　わが国は現在，超高齢社会にあるが，2015年から高齢者人口がいっそう増加し，2025年には高齢者人口がピーク（約3,500万人）を迎えるとされる．高齢者がもつ問題点（老年期障害）として，生活不活発状態から起こる廃用症候群や疾病による後遺障害，さらに認知症等があり，高齢者の急増が予測される中，老年期障害に対する社会的対策が急務である．高齢者施策は，保健・福祉・医療の領域において幅広く重複してはいるが，これら領域の壁を越えて統合的に支援する仕組みが必要な状況にある．介護保険制度は，まさにこのような現状に対応するための施策といえる．なかでも，介護保険施設のひとつ，介護老人保健施設にはリハビリテーション専門職種の配置が唯一義務づけられ，自立した日常生活の促進・居宅生活への復帰，地域生活支援がその役割として大きく期待されている．

　2006年度末現在，3,542人の作業療法士が介護老人保健施設に勤務し，障害高齢者の地域生活を支える役割の一翼を担っている．今後さらに，この分野への作業療法士の進出が期待されるところである．

　老年期障害に対し，様々な地域生活支援を行っている介護老人保健施設を取り上げ，訪問リハビリテーションや通所リハビリテーションなどの複合的サービスを活用している事例を紹介する．

3-1　事例紹介

1) 基本情報（入所時）

・氏名：T.T
・年齢：92歳（男性）
・入所日：H.12.5.24
・傷病名：左大腿骨骨折，多発性脳梗塞，脳腫瘍，狭心症，前立腺肥大症，銃創（戦争時）による左股関節強直
・要介護度：5

・HDS-R：20/30
・入所時 ADL：基本的に全介助
　　食事—ベッド上腹臥位にて摂取可
　　　　（疲労時背臥位で全介助）
　　排泄—おむつにて全介助
　　入浴—リフト浴にて全介助
　　更衣—全介助
　　整容—全介助
　　移動—左股関節強直により車いす座位不可

2）作業療法経過（表1.5）
(1) 導入期
　入所時は基本的に寝たきり，全介助であり，生活全般に意欲低下がみられていた．股関節が屈曲45°の制限で，車いす座位も不可能であった．
　表1.5にあるように，居室内ベッドサイドでのアプローチから開始，座位保持は困難だが，姿勢変換の機会を他職種とともに増やし，臥位の状態から端座位，立位へと誘導する工夫を繰り返す．時に応じ，福祉機器を導入し身体機能の補完をしながら，活動性の向上をはかった．常に，座位保持，立ち上がり，立位保持を何のために行うのか，本人，作業療法士，他職種と確認し，目的的に環境設定を行うよう作業療法士として心がけた．

(2) 活動期
　6カ月を過ぎた頃，過重負担を軽減する歩行器を導入し，少しずつ歩行を開始するが，これが転機となり，生活意欲に変化がみられるようになった．特に排泄に関し，おむつからの脱却を希望し，トレーニングを開始する．歩行も，少数頻回訓練を他職種と組むことで，日常的に移動の機会が増え，筋力の向上とともに，杖歩行へとステップアップした．様々なADL場面に作業療法士は介入し，一つずつ課題を克服し，18カ月頃には，ほぼ入浴時の見守り以外のADLが自立するまでに至った．この間，市販の福祉機器や独自に製作した自助具も含め，道具を有効に活用し，自立度の維持・向上をはかってきた．対象者が最も喜んだのは，座位保持用に作製・改良した木製椅子であり，これにより，食事が座位姿勢にて自立した．

(3) 精神的自立期
　ADLの自立度が全般的に向上し，特にパンツタイプおむつからふんどしに変わった頃より，生活全般の活性化を目的に，生活関連動作や趣味活動への参加の機会を設けた．プログラムは，本人，作業療法士，他職種との話し合い（ケアカンファレンスという）で決めたことで，無理なく継続して取り組めるものとなった．この頃から外出への意欲が高まり，施設外のポストまで投函に行ったことがきっかけとなり，自宅へ帰りたいとの意欲が芽生え始めた．

(4) 在宅復帰
　在宅復帰の意欲の芽生えにより，家族と本格的に調整を開始するが，介護への不安で難色を示した．まずは，1泊の外泊を提案し，事前に作業療法士による自宅訪問で，現在の身体機能と家屋環境との適応を見定める機会を設けた．外泊前に，想定される課題を家族と確認し，外泊を開始．何度か繰り返しながら，福祉機器導入の検討，住宅改修の斡旋をし，外泊時の課題を修正するための施設内プログラムを導入し実施．本人，家族ともに多少の不安は感じていたが，背中を押す形で，入所から27カ月ぶりの自宅復帰を果たす．
　在宅復帰後は，当施設の通所リハビリテーション，訪問リハビリテーションを利用し，作業療法士が継続して身体機能のアセスメント，環境調整，家族支援を他の居宅サービスとともに行い，4年半近く在宅生活を継続した．

(5) 再入所から在宅復帰へ
　81カ月目に，大腸がんの手術，人工肛門造設のため医療機関への入院となる．1カ月の入院期間中，廃用性の機能低下がみられ，退院時に当施設への再入所となる．98歳という高齢ではあるが，以前の経過に加え，継続して通所，訪問により作業療法士が経過を把握していたので，入所初日より他職種と連携しながら短期集中的に作業療法プ

表 1.5 作業療法プログラムと他職種連携によるアプローチの経過

期間	生活の場の広がり	作業療法プログラム	福祉機器による環境調整	作業療法プログラムと他職種連携アプローチによる症例の変化
入所 (H.12.5)〜	施設入所 ⇒ 居室ベッド上	○姿勢変換訓練 ○座位保持訓練	○電動ベッド ○移動介助バー	おむつ交換、食事介助等の日常生活場面を活用した姿勢変換の機会を増やし、ベッド上端座位による食事自力摂取につなげる。
3カ月〜	居室ベッド上 ⇒ 共有スペース (施設内食堂)	○車いす座位による活動の拡大 ○立ち上がり ⇒ 立位保持訓練	○リクライニング型車いす ○立ち上がり支援バー ○歩行器	車いすでの食事介助、レクリエーションへの参加を通じて、離床時間の拡大をはかり他者との交流機会が増える。歩行器を活用し立位保持状態での活動参加の機会を共有スペースで設ける。
6カ月〜	居室内 ⇔ 共有スペース	○立位保持・耐久性の向上 ○歩行の安定性の獲得を目指す	○過重免荷式歩行器	下肢の負担を軽減する吊り上げ式歩行器の導入により居室 ⇔ 共有スペースへの移動が可能となる。行動範囲の拡大がトイレ誘導につながり、トイレでの排泄が増え始める。
12カ月〜	フロアー全体へ	○歩行の安定性・耐久性の向上 ⇒ 杖歩行による自立 ○具体的な生活場面の中で行う日常生活動作訓練	○歩行器 ⇒ 杖 ○リハビリシューズ ○食事用木製椅子の作製 ○入浴・排泄関連の福祉用具	歩行器による歩行訓練を開始し、安定性・耐久性の向上に伴い、杖による自立歩行を獲得。トイレでの排泄が自立し、ふんばりによる食事の自立、家庭用浴槽での入浴と日具によるの自立等、日常生活の自立度が飛躍的に向上する。
18カ月〜	フロアー全体 ⇔ 屋外へ	○継続した日常生活動作訓練 ○生活の幅を広げるための日常生活関連動作訓練 ○作業活動の導入	○ルーペ・補聴器の再調整 ○その他、各種自助具の活用	プランター野菜の管理、新聞管理、食後の食器洗い、居室清掃、ゴミ出し等の役割の設定や、趣味の俳句・川柳を通じ、投稿目的におポストまでの歩行を実施。主体的活動の広がりとともに自宅復帰への意欲への芽生えをする。
24カ月〜自宅復帰	施設 ⇒ 自宅	○家屋評価や外泊訓練の実施 ○福祉用具等の環境調整	○住宅改修 (段差解消、手すりの設置、トイレの改装)	外泊時に課題となった、排泄動作と車両への移乗動作を集中的に訓練し自宅復帰への意識がより高まっている。
27カ月〜80カ月	自宅生活の継続	○居宅サービス間の情報を共有し定期的な作業療法評価、生活上の課題を随時修正	○定期的な生活環境調整	○居宅サービス利用 (通所リハビリテーション・訪問リハビリテーション、訪問介護、ショートステイ)。
81カ月〜	大腸がんのための医療機関入院 (切除、人工肛門造設)	○居宅系サービス利用中止		
82カ月〜	退院後再入所	○一時的に低下した歩行機能の再訓練	○各種福祉用具の再調整	一時的に在宅生活に対する意欲の減退がみられたが、意欲を失わないよう、日常生活動作・日常生活関連動作訓練を積極的に実施。
83カ月〜	再入院 (人工肛門閉鎖)			
84カ月〜	退院後再入所	○集中的な排便動作訓練 ○外泊訓練	○排便用に歩行器改良	排便動作の自立が在宅復帰への大事な条件であり、本人は意欲的に取り組み3週間で排便動作自立。
86カ月 (H.19.7)〜	自宅への再復帰	○居宅サービス間の情報を共有し定期的な作業療法評価、生活上の課題を随時修正	○福祉用具の再検討	一時的な体調不良等による機能低下時にはショートステイを活用し、集中的なリハビリを受けながら意欲的に自宅生活を過ごしている。

▓：在宅生活期間

第 1 章 作業療法の紹介

ログラムを開始．入院前のADLレベルには比較的早期に回復する．しかし，人工肛門ではなく自力排便を強く願う本人の意思を，医療機関，家族，施設側で話し合い，人工肛門埋設のための再入院を決める．

約1カ月の入院後，再入所となる．

作業療法士は，最も大きな課題となっていた排便の肢位確保のため，歩行器を改造し，自力排便トレーニングを開始．再入所後1カ月半で，自力排便を獲得し，在宅復帰を果たす．

3-2 地域生活支援とは

この事例は，最初の出会いから7年2カ月にわたり作業療法士が中心となり，生活支援を継続してきた事例である．介護老人保健施設の役割とは地域生活支援であるが，その中で作業療法士の果たす役割は，直接的な生活上の課題に具体的に向き合うことである．そして，生活の一つひとつの場面を線でつなぎ，主体的に生きる力を支援することにある．地域の中で途切れることのない支援を行えるのが介護老人保健施設の強みであり，生活支援をする作業療法士の活躍の場である．

▶参考文献
1) 全国老人保健施設協会・編：介護老人保健施設職員ハンドブック．厚生科学研究所, 2007.
2) 杉原素子：作業療法士．総合リハビリテーション 35 (6)：545-547, 2007.
3) 土井勝幸：訪問を中心とした介護老人保健施設．地域リハビリテーション 1 (5)：386-390, 2006.
4) 作業療法ジャーナル編集委員会：テクニカルエイド．作業療法ジャーナル 36 (6), 2002.
5) 作業療法ジャーナル編集委員会：居住支援ガイドブック．作業療法ジャーナル 39 (7), 2005.
6) 大田仁史，三好春樹：新しい介護．講談社, 2003.
7) 土井勝幸：生活の連続性を支援する作業療法．作業療法ジャーナル 39 (4)：305-310, 2005.

演習問題

❶ 作業療法士が勤務している職域と勤務施設の開設根拠法別会員数の傾向について説明しなさい．

❷ 作業療法の対象となる代表的な疾患を挙げなさい．

❸ 作業療法に関連する法律をいくつか挙げ，最近の動向について述べなさい．

❹ 回復期リハビリテーションにおいて作業療法士が連携しチームアプローチを行う関連職種を挙げなさい．

❺ 回復期の作業療法の目的を挙げなさい．

❻ 精神科作業療法の各期の特徴とそれぞれに応じた作業療法の目的をまとめなさい．

❼ 精神障害のある人々を地域支援する上で，作業療法士の果たす役割について述べなさい．

❽ 事例（p.15）では，主として身体機能の低下が顕著な事例を提示し，施設サービスと在宅サービスの連携による地域生活支援のあり方を整理した．これを参考に，身体機能はある程度維持されているが，認知症等で見当識障害（時間や場所の概念がわからなくなる）が顕著にみられる等，認知機能の低下している高齢者の場合にどんな支援のあり方が必要か考えなさい．

❾ 作業療法プログラムと他職種連携や用具の活用（福祉用具）との関連性や連続性について，表1.5の流れを理解しながら他職種連携の意味について考えなさい．

第 2 章
作業療法とは

📝 学習課題

1. 作業療法の定義を述べることができる．（Ⅰ）
2. 作業療法における，作業の範疇を述べることができる．（Ⅱ）
3. 作業の治療的意味や価値を引き出す要素を説明できる．（Ⅲ）
4. 作業分析とは何か，またその目的を説明できる．（Ⅲ）
5. 自分の普段の 1 日を作業（作業活動）に分け，それらを分類できる．（Ⅳ）
6. 日々の生活が様々な作業（作業活動）から構成されていることを理解できる．（Ⅳ）
7. 時代や価値観，習慣等の違いにより，作業（作業活動）の分類が異なることを説明できる．（Ⅳ）
8. 作業（作業活動）を分類することの意義を説明できる．（Ⅳ）
9. 各ライフステージにおける作業・作業活動の特性について説明できる．（Ⅴ）
10. 人間は作業を通して自らの健康に影響を与えることができることを，理解できる．（Ⅴ）
11. 環境因子とは何かを説明できる．（Ⅴ）
12. 人の生活と環境の相互作用を説明できる．（Ⅴ）
13. 障害と環境との関係を考えるときの留意点を説明できる．（Ⅴ）
14. 社団法人日本作業療法士協会が作成した作業療法ガイドラインの意義について説明できる．（Ⅵ）
15. 作業療法の法的根拠について示すことができる．（Ⅵ）
16. 作業療法の目的および対象について説明できる．（Ⅵ）
17. 作業療法が行われる場所について説明できる．（Ⅵ）
18. 作業療法の治療的流れと用いられる手段を説明できる．（Ⅵ）
19. 作業療法の資格取得後，知識および技術を維持・向上するためにどのような努力が必要か説明できる．（Ⅵ）

🔔 キーワード

Well-being　　　障害者　　　応用的動作能力または社会的適応能力
ライフサイクル　　　健康生成的（salutogen），疾病発生的（pathogen）
生命システム　　　自然治癒力（spontaneous cure）
健康生成論（salutogenesis）　　　健康志向と疾病志向
リスクファクター（危険要因）　　　サリュタリーファクター（健康要因）
作業（作業活動）　　　目的としての作業　　　手段としての作業　　　作業分析

分類	生活	発達課題	生活時間	健康	作業欲	環境
障害	相互作用	生活者	理学療法士及び作業療法士法
国際生活機能分類（ICF）	健康状態	心身機能	身体構造	活動
参加	環境因子	個人因子	圏域	治療計画	生涯学習
事例報告登録制度	課題研究助成制度

📖 この章の概要

　作業療法を初めて学ぶ人にとっては「作業療法とはどのような専門職か」を理解することが必要である．わかりやすく作業療法を説明するために，作業療法をいくつかの視点から捉えてみる．作業療法は，対象者の機能障害や能力障害の改善・軽減を目指すのみでなく，対象者を「生活者」すなわち「生活する主体」として捉え，その生活障害の軽減をはかり，より満足のできる生活を構築（再編）するために，治療・指導・援助を行うものである．したがって，対象となる人の理解，手段としての作業の理解，作業療法が目指す生活の理解が重要になる．さらに専門職として働くために必要な法的根拠の視点，また作業療法の治療手段である作業活動の意味とその分類の理解，また生活者の主体性を理解するために，ライフスタイル，健康および環境との関連性を通して解説する．

I. 作業療法の定義

作業療法とは，言うまでもなくわが国の国家資格に基づく医療行為である．ここでは最初にその法的根拠に触れ，その後作業療法の定義について述べる．また現在は医療のみならず保健・福祉領域にも領域は拡大しており，その前提となる基本的な理念，すなわち健康の概念について述べる．

1. 健康に対する国の姿勢と関連法規

1-1 作業療法の法的根拠

「日本国憲法」は，わが国の基本的な国家の形を規定しているものであり，その中で表2.1のように，すべての国民は，健康で文化的な最低限度の生活を営む権利を有しており，国はその義務を負っていることを明記している．さらに，国は社会保障制度審議会により勧告を受け，その勧告では以下のように規定されている．

社会保障制度とは，「疾病，負傷，分娩，廃疾，死亡，老齢，失業，多子その他困窮の原因に対し，保険的方法又は直接公の負担において経済保障の途を講じ，生活困窮に陥った者に対しては，国家扶助によって最低限度の生活を保障するとともに，公衆衛生及び社会福祉の向上を図り，もって，すべての国民が文化的社会の成員たるに値する生活を営むことができるようにすることをいう」(社会保障制度審議会「社会保障制度に関する勧告」，1950).

また，病気になった際の経済的保障として，国民皆保険制度によってすべての国民は医療保険に加入し，必要な医療保障を受けることができる．なお障害者とは，病気等により何らかの後遺症を伴った場合に，「身体障害，知的障害又は精神障害があるため，継続的に日常生活又は社会生活に相当な制限を受ける者をいう」(障害者基本法 第2条).

上記の理念に基づいて医療について規定しているのが「医療法」(表2.2) である．この中で医療は，国民の健康の保持を目的とし，その内容は治療のみならず予防およびリハビリテーションを含み，医療の提供者と受ける者との信頼関係に基づいて行われなければならないと規定されている．

表2.1 日本国憲法

第二十五条
　すべて国民は，健康で文化的な最低限度の生活を営む権利を有する．
　二 国は，すべての生活部面について，社会福祉，社会保障及び公衆衛生の向上及び増進に努めなければならない．

表2.2 医療法

医療の基本理念
　第一条　この法律は，医療を受ける者による医療に関する適切な選択を支援するために必要な事項，医療の安全を確保するために必要な事項，病院，診療所及び助産所の開設及び管理に関し必要な事項並びにこれらの施設の整備並びに医療提供施設相互間の機能の分担及び業務の連携を推進するために必要な事項を定めること等により，医療を受ける者の利益の保護及び良質かつ適切な医療を効率的に提供する体制の確保を図り，もって国民の健康の保持に寄与することを目的とする．
　第一条の二　医療は，生命の尊重と個人の尊厳の保持を旨とし，医師，歯科医師，薬剤師，看護師その他の医療の担い手と医療を受ける者との信頼関係に基づき，及び医療を受ける者の心身の状況に応じて行われるとともに，その内容は，単に治療のみならず，疾病の予防のための措置及びリハビリテーションを含む良質かつ適切なものでなければならない．

表 2.3 理学療法士及び作業療法士法

> 第一章　総則
> 　第一条　この法律は，理学療法士及び作業療法士の資格を定めるとともに，その業務が，適正に運用されるように規律し，もつて医療の普及及び向上に寄与することを目的とする．
> 　第二条
> 　4　この法律で「作業療法士」とは，厚生労働大臣の免許を受けて，作業療法士の名称を用いて，医師の指示の下に，作業療法を行なうことを業とする者をいう．

1965年に「理学療法士及び作業療法士法」(表2.3)が制定され，医療法に基づいた専門領域の治療法として正式に作業療法が行われることになった．

1-2　業務独占と名称独占

わが国の法体系においては，「医業」(広義には医療行為全般を指す)は医師のみが，「療養上の世話又は診療の補助」は看護師のみが行えることになっており(業務独占)，「理学療法士又は作業療法士は，保健師助産師看護師法(昭和二十三年法律第二百三号)第三十一条第一項及び第三十二条の規定にかかわらず，診療の補助として理学療法又は作業療法を行なうことを業とすることができる」(理学療法士及び作業療法士法　第15条)となっている．現在，「診療の補助」が認められているのは看護師，保健師，助産師，歯科衛生士，臨床検査技師，理学療法士，作業療法士，視能訓練士，臨床工学技士，義肢装具士，言語聴覚士，救急救命士がある．

また「作業療法士でない者は，作業療法士という名称又は職能療法士その他作業療法士にまぎらわしい名称を使用してはならない」(同，第17条)と規定されている(名称独占)．

業務独占とは有資格者でなければ行ってはいけない業務であり，同時に名称独占である(診療行為は，医師のみが行える行為であり，かつ資格のない者が医師という名称を使用することはできない)．作業療法士の場合は名称独占であり，資格のない者が作業療法士という名称を名のることは違法であるが，作業療法そのものを行っても違法とはならない．なお「医師の指示」とは，処方箋の交付である(医師法　第20条)．

しかし現実問題としては，医療という枠内で考えれば，作業療法を行うには「医師の指示」が必要であり，なおかつ診療報酬を請求できるのは「施設基準」を満たしている施設だけであることを考えると，限りなく業務独占に近いと考えることができる．

2．作業療法の定義

2-1　定義するということ

作業療法の定義を考えるにあたって，定義することとはどのようなことなのかをみておきたい．

まずなぜ定義するのかということである．言うまでもなく定義とは，ある概念の内容や意味を他の概念や言葉と識別できるように明確に限定することである．例えば，日本の法律では作業療法が理学療法と識別されるのは，対象者では精神障害が含まれていること，目的では理学療法が基本的動作能力の回復であるのに対して作業療法は応用的動作能力と社会的適応能力の回復であること，治療手段では治療体操その他の運動・電気刺激・マッサージ・温熱その他の物理的手段を加えることに対して手芸・工作その他の作業を行わせること，によってである．

この目的や手段を大きく捉えすぎると理学療法との識別が不可能になり，小さくしすぎると現実との乖離が大きくなってしまうことになる．そのどちらの場合にも，作業療法を適切に定義したことにはならない．

さらにその定義が果たすべき役割によって，辞書的定義(それぞれの語の公共的に使用されてい

表2.4 作業療法の定義

理学療法士及び作業療法士法（1965）
　この法律で「作業療法」とは，身体又は精神に障害のある者に対し，主としてその応用的動作能力又は社会的適応能力の回復を図るため，手芸，工作その他の作業を行なわせることをいう．

日本作業療法士協会（1985）
　作業療法とは，身体又は精神に障害のある者，またはそれが予測される者に対し，その主体的な生活の獲得を図るため，諸機能の回復，維持及び開発を促す作業活動を用いて，治療，指導及び援助を行うことをいう．

世界作業療法士連盟（WFOT）（2004）
　作業療法は，作業（occupation）を通して健康と安寧（well being）を促進することに関心をもつ専門職である．作業療法の基本目標は，人々が日常の活動（activities）に参加することができるようにすることである．
　作業療法士は，人々が能力を高めることを可能にするようなことをしたり，より参加しやすくするように環境を変更することによって，日常の生活に参加するという成果を達成する．

表2.5 対象者・目的・手段・形式

対象者
　「身体又は精神に障害のある者」（法）
　「身体又は精神に障害のある者，またはそれが予測される者」（協会）
　「日常の活動に参加することができない人々」（WFOT）

目的
　「応用的動作能力又は社会的適応能力の回復」（法）
　「主体的な生活の獲得」（協会）
　「人々が日常の活動に参加することができるようにすること」（WFOT）

手段
　「手芸，工作その他の作業を行なわせること」（法）
　「諸機能の回復，維持及び開発を促す作業活動を用いること」（協会）
　「人々が能力を高めることを可能にするようなことをしたり，より参加しやすくするように環境を変更すること」（WFOT）

形式
　なし（法）
　「治療，指導および援助」（協会）
　なし（WFOT）

る意味を集約した報告的役割），約定的定義（ある表現についてそれぞれの文脈で特定の表現の意味を任意に約定する制度的役割）や説得的定義（ある表現を特定の意味で使用することを相手に勧める役割）などがある[1]．

　法律や日本作業療法士協会などの公的な機関による定義は，辞書的定義であると同時に国や協会の意思を反映しているという意味で説得的定義でもある．

　この意味することは，定義といえども時代や状況によって変化するということである．

　表2.4に代表的な作業療法の定義を示す．またそれぞれの定義から作業療法の対象者・目的・手段・形式を表2.5に示した．

　それぞれについて特徴をみると，対象者では理学療法士及び作業療法士法（以下，法）では，現に「障害」を有している者であるが，社団法人日本作業療法士協会（以下，協会）では「予測される者」を含んでいる．これは協会の定義の制定時期には，わが国では人口の高齢化が現実のものになりつつあり，予防という観点の導入が必要であったためである．世界作業療法士連盟（World Federation of Occupational Therapists：以下，WFOT）[2,3]では，「人々が日常の活動に参加することができるようにすること」と規定されており，障害者という直接的な表現はなくなっている．逆にいえば，作業療法の対象者は「日常の活動に参加すること」ができない，あるいは制限されているすべての人々ということを意味している．

　目的では，法は「応用的動作能力又は社会的適

応能力の回復」であり，医療という前提で考えれば客観的な表現である．それに対して協会は「主体的な生活の獲得」，WFOT は「人々が日常の活動に参加することができるようにすること」と規定している．三者ともに大きな違いはないが，定義の成立時期と状況の違いが反映されている．法が規定しているのは「医療」という枠内であり，必然的に障害の「回復」が目的である．協会や WFOT では保健・医療・福祉にまたがる作業療法の現実を踏まえた目的となっており，障害の軽減の先にある，あるいは同時にある対象者の生活に目が向けられている．

手段では，法は「手芸，工作その他の作業」という手段の例示とともに「行なわせる」という第三者的あるいは対象者の「行動」に視点が合わせられている．協会では「諸機能の回復，維持及び開発を促す作業活動を用いて」という中間的な目的とセットになっており，具体的な例示はない．WFOT では「能力を高めることを可能にするようなこと」と「より参加しやすくするように環境を変更すること」という対象者と環境への働きかけの二つの手段を示している．

形式的側面でみると，法と WFOT には特別な表現はないが，協会では「治療，指導及び援助」となっている．これは作業療法の職域や対象者の拡大に伴い，対象者本人の障害の軽減や機能の向上を目的とした狭義の治療や訓練だけではなく，本人や家族あるいは関連する他の職種と連携する上で必要な，様々な指導や援助もまた作業療法士の重要な仕事になったためである．

3. 健康の概念と作業療法

憲法にもあるように，作業療法も「健康で文化的」な「生活」を実現するために存在することを考えれば，作業療法にとって「健康」という概念は大きな比重を占めてきたし，今後ますます重要になってくることが予想される．

つまり，作業療法はその初めから障害の軽減が最終的な目的ではなく，「主体的な生活の獲得」や「日常の生活に参加」することが目的であった．たとえ障害の軽減が不可能であったとしても，作業療法士は人々が「主体的な生活」を獲得し，「日常の生活に参加」できるように援助してきたのである．

このような作業療法の信念は，障害の原因とその軽減にのみ関心を集中するのではなく，障害の存在を受け入れつつ日常の生活を主体的に切り開いていくことにも関心を集中させているはずである．そしてこの生活を切り開いていくための資源となるものが，「健康」という概念である．

以下，この健康という概念について考えておきたい．

3-1 「主観としての健康・客観としての健康」

北澤[4]によれば，「健康」という言葉がわが国で用いられるようになったのは「十八世紀の後半から江戸時代のおわり」にかけて西洋医学が積極的に移入されるときに「解剖学や生理学と一緒に入ってきた言葉」であり，health の訳語として高野長英と緒方洪庵が創った語であると述べられている．

江戸時代まで使われていたのは「丈夫」や「健やか」という言葉であったが，「健康」との違いは，前者が「主観的な判断に任されていた」のに対し，後者は「医学的根拠に基づき，客観的に判定されるもの」だった．

3-2 「理想としての健康」

世界保健機関（World Health Organization：以下，WHO）によれば，健康とは「身体的・精神的および社会的に完全に良好な状態（well-being）であって，単に病気や虚弱でないだけではない」と定義されている．

砂原[5]は，病気や障害は「健康」の反対概念であるが，健康そのものの定義は難しいと述べている．その理由として，人が「違和感」を自覚する程度には個体のバラツキもあるし，がんはそもそも自

覚症状が現れる前に「病気」はかなり進行している．またある精神病では病識はなく，自分は健康だと思っていても周りからはそう思われず，社会生活もうまく送れない人もいる．あるいは逆に違和感は強いものの対応する客観的な症状や原因が特定できない場合もある．

突き詰めると，WHOによる健康の定義は「理想としての健康」を表しているともいえる．理想としての健康は，最終的に到達したい目標であり，望ましい状態だということができる．理想としての健康は，理想である以上簡単に実現できるものではない．誰しもなにがしかの身体的不調（違和感）や心理的不安，緊張をときには抱えているであろうし，社会生活には困難な問題が多く存在している．ライフサイクル論における発達課題では，ある時期の課題を達成してもすでに次の課題が示されており，これでおしまいということはない．そして最終的に人間は死を避けられない以上，理想としての健康は達成されることはない．

3-3 「過程としての健康」

過程としての健康観は，健康を「結果」としてではなく「過程」であるとする見方である．Schüffelら[6]は，それを「生涯にわたって健康生成的（salutogen）な力と疾病発生的（pathogen）な力が対立し合う過程の結果である．これら両方の力はあらゆる人で，あらゆる時点に存在する」と述べている．

具体的に考えると，例えば骨折したとする．多くはギプスで固定して不必要な外力を避けることができれば，数カ月の後には骨折が「治る」と経験的にはいえる．しかし，骨折した両端から骨芽細胞が増殖し石灰化して結果的に骨折が「治る」のは，ギプスが行ったわけではなく，生命システムがもっている本質的な働き（過程）である．

星野[7]は，「元来，医療というものは，病人の持つ自然治癒力がその力を発揮できるように，医療手段を使い分けて支援するのが，その基本的目的で あると信じている」と述べている．これらの考え方の基本にあるものは過程としての健康観である．

3-4 「資源としての健康」

WHOが提唱した「ヘルスプロモーションのためのオタワ憲章」（1986）では，「健康とは，毎日の生活のための資源と見なされるものであって，人生の目的ではない．健康とは，身体的能力と同じく，社会的・個人的な面での資源を重視するという前向きな考え方である」と述べられている．このような健康観に影響を与えたものにAntonovsky A[8]の健康生成論（salutogenesis）がある．

健康生成論は，健康志向（health-oriented）と疾病志向（disease-oriented）という二分法を超えて，健康と疾病を「健康－健康破綻の連続体」（health ease/dis-ease continuum）として理解しようとするものである．

疾病生成論（pathogenesis）が，疾病の成り立ちとそのリスクファクター（危険要因）に関心を集中させるのに対して，健康生成論は健康の維持，回復，増進とそのサリュタリーファクター（健康要因）から「健康－健康破綻の連続体」としての人間を捉えようとしている．

▶引用文献

1) 廣松 渉，他・編：哲学・思想事典．岩波書店，1998，p.1104.
2) 世界作業療法士連盟：WFOT Information（online，〈http://www.wfot.org/information.asp〉，accessed 2008-9-26）．
3) 吉川ひろみ：作業療法研究・作業療法の理論的枠組みに関するこの10年と今後．OTジャーナル 40（3）：257-265，2006．
4) 北澤一利：「健康」の日本史．平凡社，2000，pp.12-38．
5) 砂原茂一：リハビリテーション．岩波書店，1980，pp.12-13．
6) Schüffel，他：健康生成論．Schüffel，他・編（橋爪 誠・訳），健康生成論の理論と実際―心身医療，メンタルヘルス・ケアにおけるパラダイム転換，三輪書店，2004．

7) 星野一正：医療の倫理，岩波書店，1991，p.93.
8) Antonovsky A（山崎喜比古，吉井清子・訳）：健康の謎を解く―ストレス対処と健康保持のメカニズム．有信堂高文社，2001．

II．作業の定義

「理学療法士及び作業療法士法」[1]における作業療法の定義で述べられている，作業療法の手段である「作業」とは，何を指すのであろうか．

一般的な社会通念では，「作業」という日本語は，肉体労働や使役を連想させる場合が多いかもしれない[2]．本来「作業」は，「肉体や頭脳を働かせて仕事をすること．また，その仕事」と定義されている[3]．作業療法で扱う「作業」には，この「仕事をすること」よりも広い意味があり，一般的な日本語の「作業」が指すものは，作業療法における「作業」の一部ではあるけれどもすべてではない．

呉　秀三（1865-1932）は日本の公立精神病院で作業療法を組織的に実施した最初の人であるが，彼は著述「移導療法」（1916）[4]で，作業およびレクリエーションを治療の手段とみなし，「よく心身を興発して，而も疲労せしめざる程度のものを可とす．愉快なる読本，簡浄なる教科書籍，遊戯，音楽，手工及び労作等これに適す．耕作もよし，園芸もよし，豚を畜ひ鶏を飼ふもよし，通路を掃除し，諸物を運搬するもよく，裁縫，製本，製靴，錠前，大工，左官，指物など工場を作り各これに入って仕事をなさしめ，婦人は又，専ら，家事を扱はしむ．炊爨・洗濯・野菜の洗条・皮むき・足袋縫・編物・皺のし・つぎあて・裁縫，色色のことをなさしむべし」と述べている．作業が指しているものが幅広いことがわかる．

「作業療法」という名称は，英語の「occupational therapy」を和訳したものである．「理学療法士及び作業療法士法」が成立した1965（昭和40）年に，「occupational therapy」は「作業療法」と定められた（上記呉の功績を含め詳しくは第3章を参照）．この，「作業」と定められた「occupation」は，実は非常に意味深い単語である．「occupation」の動詞形である「occupy」は，①場所や時間を占める，占有する，②部屋や家，建物内で生活する，働く，仕事をする，③時間を満たし，何かをして忙しくしている，という意味である[5]．「occupy」から派生した「occupation」という単語は，「**何かをして時間や場所，心，身体を満たしていること**」といえ，これがすなわち作業療法が扱う「occupation＝作業」に相当する．

作業の範疇を示したものを挙げると「作業の範疇は仕事のほかにも人間のすることのほとんどを指す」[6]，「ひとの生活や一生を構成するすべての行為，行動の形態を作業とする」[7]，「作業は作業活動の総称」[8]，「作業とは，生活を構成しているもので，身体と精神を通して，物理的，生理的，社会的，文化的結果を生み出すこと」[8]，などがある．これらすべてに共通していえることは，作業療法における「作業」というものは，「生活の中で人間が行うすべてのこと」である．

鎌倉[2]は，「作業」とは何かについて，カナダ作業療法士協会が編纂した作業療法ガイドライン「作業とは，日々の生活の中で行われている一群の活動や課題で，個人と文化によりその価値と意味が形成され付加されたものをいう．作業とは，自分の身の周りのことを自分で行うセルフケア，生活を楽しむレジャー，社会的，経済的活動に貢献する生産活動など，人が行うすべての営みのことである」を取り上げている．そして，「ひとが生活の中でおこなうセルフケア（自己維持）活動，楽しみ活動，仕事活動のすべてを作業と見なしている」ことを踏まえ「ひとが生きて行う目的活動のすべてを作業と見なしている」と述べている．

このように，作業療法で扱う「作業」は，作業という言葉から浮かぶ一般的なイメージよりも非常に広い．「作業」を「人が生きて行う目的活動の

表 2.6 作業療法における作業，作業活動・活動の関係

名称	定義	含まれるもの
作業	人が生きて行う目的活動のすべて 作業療法で扱う範疇 occupation	各種作業活動 時を共有する 場所を共有する 役割がある　など
作業活動・活動	作業療法の手段 作業療法で用いる道具 activities	日常生活・日常生活関連活動 仕事・生産的活動 遊び・余暇活動

すべて」とみなすこの見解は，今日，多くの作業療法士のもつ見解の代表的なものである[2]．

ところで，今日の日本の作業療法場面では「作業」のほかに，「活動」「アクティビティ（activity）」「作業活動」などの類似語も，作業療法の手段を表す用語として用いられており，それぞれの定義は，実は明確でなく曖昧なまま使用されている場合もある[9]．

「作業」という言葉と並んでよく使われる「活動」という言葉は，「さかんに元気に働くこと」と解釈されているが，これはactivityという英語のもつ意味合い，acting, workingという「忙しく何かをしている」という意味合いをもち，作業療法ではよく使われてきた[6]．英語の「activity」は，活動状態，活動，働きを意味し，active（能動的な，積極的な）は，passive（受動的な，消極的な）に対応する．日本語の「活動」は辞書によると「働き動くこと，いきいきと行動すること」[3]であり，たいへん漠然とした意味である[8]．

日本作業療法士協会では，「作業」という言葉のイメージがあまり適当でないことや「活動」という言葉が意味するものが漠然としていることを踏まえ，「作業活動」という用語を採用した．協会の公式な定義は「作業療法とは，身体又は精神に障害のある者，またはそれが予測される者に対し，その主体的な生活の獲得を図るため，諸機能の回復，維持及び開発を促す作業活動を用いて，治療，指導及び援助を行うことをいう」（下線引用者）であり，この中で作業療法において用いられる手段の名称を「作業活動」としている[1]．

作業療法で用いる手段についての用語の定義が曖昧なのは，作業や作業活動が日常の生活と関わりが深く，かつその要素が多いからだと推察できる．しかし，作業療法の手段を示す用語がどうであっても，作業や作業活動を用いて働きかけることの現象は変わらない[10]．

ここでは前述の諸定義の大方を踏襲し，「作業活動：activities」は「活動」と同意語であり，作業療法の手段（ツール）と定義する．「作業活動」には，各種の活動，日常生活・日常生活関連活動，仕事・生産的活動，遊び・余暇活動といったものが含まれる（表 2.6）．作業療法の手段（ツール）には，作業活動のほかに，用具の提供・環境整備や相談・指導・調整も含まれる（図 2.1）．作業療法ではこれらの手段（ツール）を用いて，作業療法

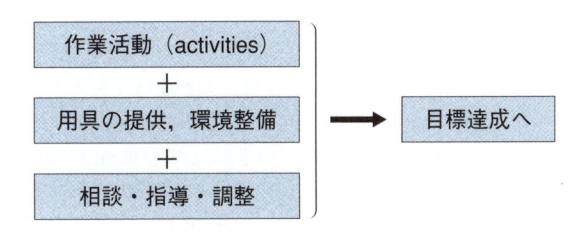

図 2.1 作業療法の手段

作業活動（activities）
＋
用具の提供，環境整備
＋
相談・指導・調整
→ 目標達成へ

これらの手段を用いて，対象者それぞれの目標達成を援助する．

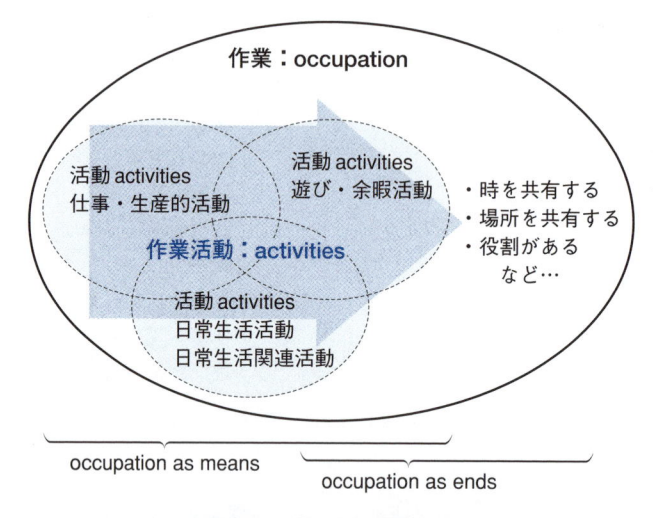

図 2.2 「作業」の関係図

作業：occupation は，人が生きて行う目的活動のすべてを含む．作業活動：activities は，日常生活・日常生活関連活動，仕事・生産的活動，遊び・余暇活動などの諸活動のことであり，作業療法の手段として（occupation as means）用いられる．時・場所を共有することや役割があることは，作業療法における目的として（occupation as ends）用いられる．つまり，作業：occupation は，手段として用いられるものと，最終的な目的そのものまでのすべてを含む．作業療法では，この「作業：occupation」すべてを扱う．

の対象となる人それぞれの目標達成に向けた援助が行われる．

　作業（occupation）とはこれら作業活動のほか，人が生きて行う目的活動のすべてで，これが作業療法で扱う作業の範疇である（表2.6）．作業活動（activities）は，作業（occupation）に含まれる．この関係を図に示したので参照されたい（図2.2）．

　では，作業療法の手段である作業は，作業療法場面においてどのように用いられるのだろうか．

　よく引用される分類は，Trombly が提案した「手段としての作業（occupation as means）」または「目的としての作業（occupation as ends）」という作業の分類である[11]．

　「手段としての作業」は，障害のある遂行要素に対して変化をもたらすような治療を行うために用いる作業である．したがって，詳細な作業分析を通じてその障害を明らかにすることが大前提になる[11]．機能障害の回復や軽減が見込まれる急性期や回復期の前半において，機能の回復・軽減を促すために作業が要素的に用いられる．障害の特性を考慮しながら，よりよい機能回復・障害軽減のために作業を適切に提供しつづけるのは有用なことである[12]．しかし，こうした要素的利用であっても，その作業（作業活動）が個人にとって意味があるのか，どのように意味づけされるのかなどが大きく治療効果に影響するため[13]，常に対象者自身が興味をもって目的的かつ主体的に行うことのできる作業を用いることが重要となる．

　一方，「目的としての作業」は，対象者がもっている能力を使って，活動，課題，役割を達成するために用いる作業である．したがって，そのような作業がその人にとって意味があるかどうかは，その人の文化的背景や，家族からの影響や価値観などによって決まる[11]．機能障害の回復や軽減に限界がみえてくる回復期の後半から，地域や施設で生活する維持期・慢性期において，自分の心身の状態に応じた日々の生活を組み立てるとき，また回復レベルとは関係なく，自分の生活を豊かにす

る趣味や生きがいとして作業を行うような場合に，多く用いられる[13]．作業をできるようにすること（＝作業の技能を獲得すること）や，何らかの作業を行い豊かな時間を過ごすことが重要である，という用い方である[12]．この場合，作業療法士は必要な補助具を勧めたり，段階づけや状況設定を適切に行い，対象者がその作業を習得するように援助する役割を担う[11]．

目的としての作業，手段としての作業どちらにしても，臨床場面で作業を用いるときは，何を用いるかではなくどのように用いるかが大切なのである．例えば同じ調理活動であっても，主婦業復帰などを目的として用いられる場合もあれば，立位耐久性の向上など機能障害軽減の手段として用いられる場合もある．

作業療法士にとって作業は核である．作業療法士は，作業療法における作業の範疇や定義を正しく理解し，作業を適切に用いることが求められている．作業の適用に関しては，次の節で述べる．

▶引用文献
1) 日本作業療法士協会学術部・編：作業療法ガイドライン（2006年度版）．日本作業療法士協会，2006, p.24.
2) 鎌倉矩子：作業療法が扱う「作業」の範囲．鎌倉矩子，山根 寛，二木淑子・編，作業療法の世界 第1版，三輪書店，2001, pp.115-116.
3) 新村 出・編：広辞苑 第5版．岩波書店，1999.
4) 秋元波留夫：作業療法の源流 初版．金剛出版，1975, pp.189-206.
5) オックスフォード大学出版局・編：オックスフォード現代英英辞典 第7版．旺文社，2005.
6) 矢谷令子：「作業」と人とのかかわり．日本作業療法士協会・監，作業療法学全書 改訂第2版 第1巻 作業療法概論，協同医書出版社，1999, p.5.
7) 山根 寛：作業・作業活動の意味—作業療法の視点．鎌倉矩子，山根 寛，二木淑子・編，ひとと作業・作業活動 第2版，三輪書店，2005, p.4.
8) 鷲田孝保：作業療法における作業．日本作業療法士協会・監，作業療法学全書 改訂第2版 第2巻 基礎作業学，協同医書出版社，1999, pp.2-3.
9) 文献7) p.5.
10) 文献7) p.6.
11) 鷲田孝保：作業の治療的応用．日本作業療法士協会・監，作業療法学全書 改訂第2版 第2巻 基礎作業学，協同医書出版社，1999, p.220.
12) 鎌倉矩子：作業療法における作業の意義．鎌倉矩子，山根 寛，二木淑子・編，作業療法の世界 第1版，三輪書店，2001, pp.110-111.
13) 山根 寛：作業をどのように用いるか．鎌倉矩子，山根 寛，二木淑子・編，ひとと作業・作業活動 第2版，三輪書店，2005, p.163.

Ⅲ．作業の治療的意味

日本作業療法士協会の「作業療法ガイドライン（2006年度版）」には，作業療法で用いられる手段として，感覚・運動活動，生活活動，創作・表現活動，仕事・学習活動といった各種作業活動や，用具の提供，環境整備や，相談・指導・調整などが挙げられている．これら作業療法で用いられる手段は通常，作業療法の実施される領域や場所により，適切に選択され対象者に提供される．用いられる作業は対象者の興味や関心などを考慮して決定され，それらの活動は目的に応じて，個別または集団，あるいは個別と集団の併用という形態で提供される[1]．

作業は，人の発達や成長，学習，生活すべての根幹となるもので，その効用は包括的なものである[2]．包括的であるがゆえに，治療や教育の現場においては，その効用の科学的根拠，客観性といった問題が常に問われてきた[2]．

ここでは，作業療法の手段としての作業（あるいは作業活動）が作業療法場面でどのような治療的意味をもち，用いられているかについて述べる．なぜ，作業と呼ばれる何でもない毎日の生活の活動が治療の一手段であり，作業療法が医療の一分野として医学に属するようになったのかは興味あるところである[3]．

West[4,5]は，手工芸と患者の相互関係に対する「活

表 2.7 作業活動に伴う効用の例 (文献 2, p.82)

	効　　果
身体的機能	自律神経系の適度な賦活 呼吸, 心肺機能の維持改善 循環器系の機能の維持改善 血圧の安定 感覚系の賦活 運動器官, 機能の維持改善 　　筋骨格, 関節可動域 　　基本的体力, 身体的持久力, 耐性 　　移動機能, 姿勢保持, バランス, 巧緻動作, 目的動作の協応性 代謝機能の維持改善 内分泌機能の賦活 身体図式 body schema の形成
精神的機能	リラクセーション, 発散, 解放, カタルシス 鎮静と賦活 不安の軽減 気力の回復 感情のコントロール 注意力, 集中力, ストレス耐性の改善 記憶・学習の補助 知覚・認知機能, 感覚統合機能などの賦活 達成感, 有能感の充足, 自信の回復 自己能力の現実検討 身体自我 (bodily ego) の強化 普遍的体験, 有用感, 愛他性 実存的受容 時間の概念, 管理, 季節感の回復 自己認識, 自己概念の育成
社会的機能	共有体験を通したコミュニケーションの成立 二者関係技能, 集団内関係技能 (参加, 協調, 協同, その他) の育成 くらし (生活) の構成 生活技能, 対処技能の獲得 生 (一生) の構成

動」の治療的価値は, どの手工芸がどの患者に価値があるというのではなく, 患者の必要に適合した手工芸を選ぶことにある, と述べている. 例えば, もし患者の治療的価値が筋持久力の増加であれば, 持久力を必要とする手工芸を選び治療として行うことが求められることになる. また, 重要なことは, 何を治療の媒体として使うかではなく, なぜ使うのかであるということ, 何を使おうとも, 治療者は対象者の疾患に関する十分な知識をもっているべきであること, 治療効果を上げるために, 手工芸をいかに使いこなすかが決め手であること等を述べている.

また山根[2]は, 作業療法では作業をあたかも道具のように使って治療・援助を行うと述べ, 作業の中に実在する意味や価値を, 意味性, 具体性, 投影性, 能動性, 身体性, 操作性, 目的性, 没我性, 共

有性といった，様々な切り口から捉えている．そして，人の基本的心身機能に対する効用を身体的機能，精神的機能，社会的機能といった側面から述べ，表に示している（**表2.7**）．

矢谷[5]は，作業療法の治療手段として用いられる活動の治療的意味や価値を最も効果的に引き出すための要素として，①作業や活動のそれ自体が備えもった自然な性格が，治療目的に沿って適用された場合，②作業療法の治療理論に適合する作業，活動のもつ要素が，治療目的に沿って適用された場合，③作業療法士の作業，活動を治療的に活用する能力が十分に発揮された場合を挙げ，これらの要素が成立した上でさらに，④選択された作業，活動が，対象者に受容され，活用された場合などを挙げている．

つまり，対象者の治療目標に応じた適切な作業を適切な用い方で適用することに治療的意味がある．それには大前提として，用いられる作業の特性を十分把握することが重要である．この，作業の特性を把握する手法を作業分析という[6]．

作業分析とは，作業の力学的，心理的，工程等の成り立ちを明らかにし，人がその作業を行うために必要な運動学的機能および能力を明らかにすることである．その作業に必要な道具が（形態・重さ・使用法等を明らかにした上で）どのように使われるのか，どのような作業環境（空間的広さ・温度・湿度・隣接して置かれている物等）で行われるのか，その作業をどのような作業障害がある人が行うのか，その個人にとってその作業を行うことが身体的・心理的・人間関係等にどのような意味をもつのか（患者のニーズ），それがどのように使われるのか，といったことなどについて十分把握し，作業を捉える手法のことである[6]．行う作業に治療的意味をもたせるためには，作業療法士はその作業によって何が改善されるのかといった質問に答えられなければいけないし，その作業を詳しく分析し，対象者に適応・適用して初めて治療的な効用を見出せるはずである．

表2.8 作業分析の目的（文献6, p.114）

- 対象者にとって興味関心があり，治療や援助の目的にあった作業を選択する．
- 対象者の心身機能に合わせて作業を工夫したり，治療の経過に応じて作業の負荷を段階づける．
- 対象者の心身機能の状態に合わせて，作業遂行に必要な道具や作業環境を調整する．
- 作業を通して対象者の心身機能や活動の遂行特性を把握（評価）する．

作業分析という用語は，活動分析，課題分析など様々な視点から類似した表現で用いられている．また，鷲田[7]は，作業分析とは，作業と人間の作業行為を生物的・心理的・社会的・文化的関係の中で構成する要素に分け，またその相互関係を明らかにするプロセスである，としている．作業分析の目的を**表2.8**に示した[6]．作業分析には，作業と対象の関係を観察し考察する力が必要とされる．

作業分析の手法にはまず，対象が限定されていない状態においては，作業そのものの特性や人と作業活動の一般的な関連，作業の工程，作業が行われる環境などについて全般的に把握する一般的分析がある[6]．分析項目は様々あるが，**表2.9**に例を挙げた[8]．

対象がある程度決まると，目的や理論に必要な要素がその作業にどの程度あるかを把握する限定的分析がある[6]．分析項目の一例として，風船トスの操作分析例を挙げた[9]（**表2.10**）．作業分析の詳細は『第2巻 基礎作業学』に記載されているので，そちらを参照されたい．

このような作業分析手法を用いて作業を分析し，作業の治療的意味と評価で得られた対象者の治療目標とを合致させ適用することは，作業療法士にとって非常に重要な技術のひとつである[10]．

例えば，「うどんを作る」作業について具体的に考えてみる．うどん作りの作業には，様々な工程があり各工程で要する能力が異なるという特性がある（**表2.11**）．作業療法士はうどん作りのこの

表 2.9 一般的分析の主要項目 (文献 8, p.124)

項　目	内　容
基礎項目	作業名（一般的名称と分類） 作業に必要な道具，材料 完成までの所要時間，回数 対象年代，性 必要な費用（基本的な設備や器具などは除く） 作業環境（物理的環境，人的環境，社会・文化的環境） 工程（作業工程の分類，各工程の内容）
運動機能	運動の粗大度，巧緻度 運動の部位，作業時の肢位の変化と大きさ 運動の速さ 運動にともなう抵抗 リズムの有無と内容 繰り返し動作の量と内容 運動の対称性 主動関節と可動範囲 主動筋群，筋作用，筋力
感覚・知覚・認知機能	主に入力される感覚，必要な感覚 必要な知覚−認知機能 注意，集中，持続がどの程度必要か 理解，判断，あらたな学習がどの程度必要か 計画性がどの程度必要か
道具・材料	道具の種類とそれに象徴されるもの 道具の扱いやすさ 材料に象徴されるもの 材料の特性（可塑性，抵抗，統制度など）
作業過程・作品	表現の自由度，独創性 作業活動によって誘発されやすい感情 作業活動にともなう自己愛充足の機会 作業活動の難易度 作業活動の結果の予測性 作業活動の結果の種類と再生産性 作業活動および作品の社会的・文化的な意味・価値
交流・コミュニケーション	対人交流の特性 必要なコミュニケーションと形態
リスク	身体的リスクの可能性と内容 心理的リスクの可能性と内容

ような作業特性を把握した上で，発症後まもない片麻痺の対象者に対して立位の能力を高めるための手段として，手指の細かい動きを可能にするための手段として，また，発症・発病から年月が過ぎ，障害をもちながら地域で暮らす対象者に対してうどんを作り食べることそのものを目的として，認知症の対象者に対して余暇を楽しみ満足感を得る目的として適用する．このように，実際の作業を治療的な手段として用いるにあたっては，作業の特性を把握した上で治療に最も適した用い方を

表 2.10 風船トスの操作分析例 (文献 9, p.157)

項　目	内　容
対象	ビーチバレーのボール程度以上の大きさの風船
操作	片手でたたいて相手に打ち返す（バレーボールのようなトス）
特性　入手 　　　素材 　　　操作 　　　段階	・安価で入手しやすい. ・軽くて弾力がある. ・手に持ったとき，少し暖かく感じる. ・操作時の抵抗，身体への衝撃はほとんどない. ・打ち返す力による速度変化は通常のボールのようには大きくない. ・強く打ち返しても空中ですぐに速度が落ち，滞空時間が長い. ・まっすぐ打っても一定の方向にはとびにくい. ・風船の大きさ，形状，素材により，速さや方向の変化，飛距離が変わる.
感覚・知覚・認知系	・風船の動きを予測する. ・動きの予測から打ち返すために必要な姿勢やタイミングを判断する. ・必要な姿勢を整える. ・打ち返すタイミングをはかり，手の振りの強さと打ち返す方向を決める.
運動と感覚の相互性	風船の緩やかな動きを追視し，自分との位置関係を判断して打ち返す相手と打ち返すタイミングをはかる．手に触れたときに手の振りの強さと方向を決め，風船を打ち返す．姿勢の調整は床や座面との接触（触圧覚），深部感覚，前庭覚，視覚からフィードバックされる情報でおこなう．
治療援助への応用	・立位や座位バランスのコントロールや耐久性の改善・促進 ・心肺機能や循環器系の改善 ・追視機能と目と手の協調性の改善 ・上肢の粗大な動きや可動範囲の改善 ・他者との交流 ・療養生活における気分の転換，発散
治療者による補助	感覚・知覚・認知系の機能の促進にあたっては， ・風船を持つ，押す，突くという動作に対し，言葉で重み，触覚，弾力などの感知を促す. ・風船を目で追う追視のサポート 感覚運動機能の促進は，感覚・知覚・認知系の機能の促進と同じプロセスにおいて， ・追視や手で打つときの体幹のバランスを徒手的に調整，補助 ・声をかけて打つタイミングの判断を補助

せねばならない．

　作業を治療的に用いるには，作業特性の把握と同様に対象者の状態の把握も大切である．疾患・障害の各障害領域によって対象者の目標設定に対する視点が異なるため，作業の治療的意味も異なってくる．

　身体障害領域の対象者に対して，作業は，機能の維持・改善や二次障害の予防，心理的ならびに心理社会的資産の獲得を目指して選択される[11]．身体的回復に必要な条件を満たすためには，諸作業は ① 姿勢の維持よりも動きをもたらすこと，② 運動の反復を要求すること，③ 運動域，抵抗，協調性の段階的調整が可能であること，という基準に合致する必要がある[11]．

　精神障害領域の対象者には，自己概念を明確にし，現実検討能力を高め，社会の中でより自立して生活を送ることを目標に，健康な面を引き出し育てていく働きかけを行う[12]．作業の選択では，①

表2.11　うどん作りの分析例（作業療法学全書（初版）第2巻　基礎作業学．pp.141-143を参考に作成）

作業名：うどん作り　　　　　　　　平均必要時間：1時間程度		
概要：粉と水を分量どおりに合わせてこねる．こねた生地を広げ，均一の太さに切る．大きななべにたっぷりのお湯でゆでて，食す．（成功の決め手となる事柄を含む）		
特性：様々な工程があり，各工程で要する能力が異なる．		
1. 運動		長時間の立位能力，両上肢の粗大な動きと筋力，手指の細かい動き 立位バランスと下肢の筋力（足で踏んでこねる場合） 目と手の協調性
2. 感覚		生地の滑らかさなど判別能力，味覚，嗅覚，視覚
3. 認知		工程を理解・把握・記憶し，実行する力 注意集中力
4. 知覚		生地を扱うときの触・圧覚，温・冷覚，抵抗感覚 手先の微細な感覚，包丁を持つ重量覚
5. 情動		出来上がっていくことへの満足感，こね続けることへの根気
6. 社会的特性		グループで行うことでのコミュニケーション能力，リーダーシップ，役割の獲得や満足感
7. 文化的特性		身近な食べ物を作る楽しさ，未経験または，経験により捉え方が異なる うどんが出来上がり，それを食べるというわかりやすい目的がある
8. 共通事項		男性・女性どちらでも受け入れやすい，包丁などの刃物や，火，お湯を用いることへのリスク管理，比較的広い空間と，道具を要する

素材の特性（つるつる，ざらざらなど），②活動の複雑さ（活動を構成する工程の数など），③準備の必要性（材料の調達など），④指示の量と種類（何回口頭指示を要するかなど），⑤活動の構成と内的法則（ルールなど），⑥結果予測度（先を見越すなど），⑦必要な学習のタイプ（新たに学習が必要かなど），⑧患者側に要求される決断力，⑨注意の持続度（分または時間単位），⑩交流の程度（単独・並行など），⑪コミュニケーション（言語・非言語など），⑫モチベーション（充実感・達成感など），⑬時間，などの作業特性を考慮せねばならない[11]．

発達障害領域の対象者の場合は，正常発達のある側面を促すために作業が必要とされることがあり，作業の複雑さや要求される器用さが年齢に十分見合ったものでなければならない[11]．

各障害領域により同じ作業を用いた場合でも治療目標に違いはあるが，一般的にどの領域であっても，作業療法で用いられている作業の条件には，①対象者の興味と結びついたものであること，②活動自体がひとつの目的をもつものであること，③対象者の機能レベルと合致したものであること，④段階づけができること，⑤対象者の生活状況に合致していることが必要である[10]．また，対象者の背景を作業の選択に反映させることは非常に重要である．治療に用いる作業を選択するにあたっては，①どのように作業を行うか，②その状況に最適の作業は何か，③なぜその作業を選ぶのか，④その作業をどこで行うのか，⑤その作業はいつ行うか，について，明確にしておかなければならない[11]．先に例に出したうどん作りについていえば，うどん作りは，ある料理人にとっては収入を得るための生業であり，ある主婦にとっては日課であり役割であり，ある高齢者にとっては楽しみであり余暇であり懐古であり，ある子どもにとっては遊びである．つまり，対象者の性別や年齢等，社会的背景等によって，用いる作業やその用いられ方が変わることは当然である．

作業の用いられ方には，作業そのものの特性を活かしそのまま目的として用いる場合（occupation

as ends) もあれば，人が作業を行うことの特性を手段として用いる場合（occupation as means）もある（「II．作業の定義」参照）．作業療法の場面ではいずれの用いられ方においても，作業は治療的な意味を含んでいる．作業を適切に分析し作業特性を把握する，そして，対象者の目標に合わせ障害の回復・軽減のために，またはその作業の技能を獲得するために，何らかの充実した時間を過ごすために作業を適用する[13]．これが作業の治療的な用いられ方であり，ここに作業の治療的な意味があるといえる．

▶引用文献
1) 日本作業療法士協会学術部・編：作業療法ガイドライン（2006年度版）．日本作業療法士協会，2006．
2) 山根　寛：道具としての作業・作業活動．鎌倉矩子，山根　寛，二木淑子・編，ひとと作業・作業活動　第2版，三輪書店，2005，pp.62-84．
3) 矢谷令子：「作業」と作業療法とのかかわり．日本作業療法士協会・監，作業療法学全書　改訂第2版　第1巻　作業療法概論，協同医書出版社，1999，p.6．
4) West W: Psychiatric occupational therapy. AOTA, USA, 1959, p.62.
5) 矢谷令子：作業，活動の治療的価値．日本作業療法士協会・編，作業—その治療的応用　第1版，協同医書出版社，1991，pp.10-19．
6) 山根　寛：作業分析とは．鎌倉矩子，山根　寛，二木淑子・編，ひとと作業・作業活動　第2版，三輪書店，2005，pp.106-117．
7) 鷲田孝保：作業分析と作業構造論．日本作業療法士協会・監，作業療法学全書　改訂第2版　第2巻　基礎作業学，協同医書出版社，1999，p.38．
8) 山根　寛：一般的分析と試み．鎌倉矩子，山根　寛，二木淑子・編，ひとと作業・作業活動　第2版，三輪書店，2005，pp.122-135．
9) 山根　寛：限定的分析と試み．鎌倉矩子，山根　寛，二木淑子・編，ひとと作業・作業活動　第2版，三輪書店，2005，pp.138-158．
10) 杉原素子：治療計画の立案．日本作業療法士協会・編，作業—その治療的応用　第1版，協同医書出版社，1991，pp.46-50．
11) H.L. Hopkins, H.D. Smith・編著（鎌倉矩子，他・訳）：活動の選択に必要な要因．作業療法　第6版　上巻．協同医書出版社，1996，pp.286-288．
12) 池松洋子：精神分裂病．作業—その治療的応用　第1版．日本作業療法士協会・編，協同医書出版社，1991，pp.365-370．
13) 鎌倉矩子：作業療法における作業の意義．鎌倉矩子，山根　寛，二木淑子・編，作業療法の世界　第1版，三輪書店，2001，pp.108-112．

IV．作業の分類

作業療法で用いられる作業（作業活動）の分類には様々なものがある．諸外国を含め作業療法士によるいくつかの分類は下記のようなものである．

英国のE.M. Macdonaldらは，1970年に"Occupational Therapy in Rehabilitation, third edition"[1]を著した．彼女はこの中で，治療手段として用いられる作業（作業活動）を次のように分類した．

① 日常生活における個人的活動（Personal Activities of Daily Living）
② 表現・創作活動（Expressive and Creative Activities）
③ 知的・教育的活動（Intellectual and Educational Activities）
④ 産業的・職業的活動（Industrial and Vocational Activities）
⑤ レクリエーション活動（Recreational Activities）

各項目内の具体的な作業活動名のすべては述べられていないが，①の日常生活における個人的活動の中には，更衣，排泄，食事，移動，読むこと，書くこと，生計を営む上での雑事などが，②の表現・創作活動には，収入目的でない籐細工や刺繍などのクラフトが，③の知的・教育的活動には，芸術や建築の歴史や史学，地理学，数学や科学などの趣味的な学習といった性格のものが含まれるとしている．④の産業的・職業的活動には，ガーデ

ニングやブロック敷き，オフィスワーク，タイピング，コンピューター操作，縫い物，編み物，木工，金工，籐細工，印刷，靴の修理，時計の修理などクラフト等も含まれるが，②と違い，職業に結びつく活動や職場指導としてのものである．

アメリカ作業療法協会 American Occupational Therapy Association（AOTA）は，2002年に「作業療法実践のフレームワーク（枠組み）：領域とプロセス Occupational Therapy Practice Framework: Domain & Process」[2]を公表した．その中で，人々が日頃行う作業（Performance in Areas of Occupation）を，以下の七つの領域に分類した．
① 日常生活活動（Activities of Daily Living）
② 手段的日常生活活動（Instrumental Activities of Daily Living）
③ 教育（Education）
④ 仕事（Work）
⑤ 遊び（Play）
⑥ 余暇活動（Leisure）
⑦ 社会参加（Social Participation）

わが国の作業療法における作業（作業活動）の分類には，鷲田の分類（表2.12）[3]や，山根の分類（表2.13）[4]などがある．

鷲田は作業（occupation）を作業活動の総称とし，「作業とは，生活を構成しているもので，身体と精神を通して，物理的，生理的，心理的，社会的，文化的結果を生み出すこと」と定義し，以下のように大きく三つに分類した．
① 個体の生存に必要な作業活動としての「日常生活活動」
② 社会的に必要な義務的作業活動としての「仕事・生産的活動」
③ 自由な時間における作業活動としての「遊び・余暇活動」．

さらにこれらを中項目・小項目と分類した．

山根は作業（作業活動）を「ひととくらし（生活）」の視点から捉え，

① 日常生活（いきる・くらす）
② 仕事（はたらく・うむ）
③ 遊び・余暇（あそぶ・つくる・たのしむ）
④ 社会生活（つながる・ひろがる）
⑤ 休養・熟成（やすむ）

の五つに分類した．

日本作業療法士協会は，「作業療法ガイドライン（2006年度版）」[5]の中で，作業療法で用いられる手段としての作業活動例を挙げ，
① 感覚・運動活動
② 生活活動
③ 創作・表現活動
④ 仕事・学習活動

の四つに分類した（表2.14）．

日本作業療法士協会の分類は，英国のE.M. Macdonaldの分類に近く，作業療法の手段として用いられる作業を分類している．

鷲田の分類は，行為者の主観に重きを置き，大分類に各々「生きる」「働く」「楽しむ」というキーワードを当て，分類の判断基準としている．山根の分類は「ひと」と「くらし（生活）」という視点を重視した分類であり，「いきる・くらす」「はたらく・うむ」「あそぶ・つくる・たのしむ」「つながる・ひろがる」「やすむ」という言葉をあてている．また，アメリカ作業療法協会の分類を含め三者の分類は，人の日々の生活を分類したものと考えられ，作業療法で手段（means）として用いられる作業のみならず，目的（ends）として用いられる作業を含んでいると考えられる．鷲田と山根は，その中に睡眠を含めている．

以上，様々な作業（作業活動）の分類を示したが，作業（作業活動）は，視点を変えればこれ以外にも様々に分類できる．また，作業（作業活動）の分類は，時代や行為者の主観，個人の価値観や生活史，生活する場の民族・習慣等の要因によっても異なる．例えば，食事という行為は，第一義的には個体の生存に必要なエネルギー摂取行動である

表 2.12 鷲田の分類 (文献 3, p.5)

大分類		中分類	小分類	具体例
日常生活活動 ：個体の生存に必要な作業活動	生きる	睡眠	睡眠	30 分以上連続した睡眠，仮眠，昼寝
		食事	食事	朝食，昼食，夕食，夜食，給食
		身のまわりの用事	身のまわりの用事	洗顔，歯磨き，髭そり，化粧，散髪，トイレ，入浴，着替え，布団敷きなど
		療養・静養	療養・静養	医者に行く，治療を受ける，入院，療養中
仕事・生産的活動 ：社会的に必要な義務的作業活動	働く	仕事関係	仕事	何らかの収入を得る行動（就労，残業，アルバイト，内職，自営業の手伝いなど），仕事の準備・片づけ・移動などを含む
			仕事のつきあい	上司・同僚・部下との仕事のつきあい，送別会
		学業	授業・学内の活動	授業，朝礼，掃除，学校行事，部活動，クラブ活動，運動会，遠足など
			学校外の学習	自宅や学習塾での学習，宿題など
		家事	炊事・掃除・洗濯	食事の支度・後片づけ，掃除，洗濯，アイロンがけ，布団干し，洗濯物の整理整頓など
			買い物	食料品・衣料品・生活用品などの買い物など
			子どもの世話	授乳，おむつ交換，幼児の世話，勉強をみる，送り迎え，付き添い，授業参観，遊び相手など
			家事雑事	整理・片づけ，銀行・役所に行く，家計簿記入，車の手入れ，家具の手入れ，日曜大工，病人や老人の介護など
		通勤	通勤	自宅と職場の往復，自宅と仕事場（田畑など）の往復
		通学	通学	自宅と学校の往復
		社会参加	社会参加	PTA，地域の行事・会合への参加，冠婚葬祭，奉仕活動，公共ゴミ置き場の清掃など
遊び・余暇活動 ：自由な時間における作業活動	楽しむ	会話・交際	会話・交際	家族・友人・知人・親戚とのつきあい，デート，おしゃべり，電話，会食，知人との飲酒など
		レジャー活動	スポーツ	体操，運動，各種のスポーツ，ボール遊び
			行楽・散策	行楽地・繁華街へ行く，街をぶらぶら歩く，散歩，釣りなど
			趣味・娯楽・教養	趣味，けいこごと，習いごと，観賞，観戦，遊び，ゲームなど
		マスメディア接触	テレビ	
			ラジオ	
			新聞	朝刊・夕刊・業界紙・広報紙を読む
			雑誌・マンガ	週刊誌・月刊誌・マンガ・カタログを読む
			本	
			CD・テープ	CD・テープ・レコードなどのラジオ以外で音楽を聴く
			ビデオ	ビデオ・ビデオディスクを見る
		休息	休息	休憩，おやつ，お茶，特に何もしていない状態

表 2.13 山根の分類 (文献 4, p.9)

日常生活（いきる・くらす）	
身辺処理	食事，排泄，睡眠，整容，衛生，更衣，身辺の移動，など
生活管理	金銭，時間，貴重な品物，服薬，安全，健康などの管理
仕事（はたらく・うむ）	
職業	専門的・技術的職業，事務，販売，林業，農業，漁業，運輸・通信，製造業，修理業，保安，サービス業，など
学業	授業，自習，宿題など学生の学業に関するもの
家事	炊事，洗濯，掃除，裁縫，整理整頓，献立，買い物，家族の世話，など
育児	授乳，おむつ交換，着せ替え，沐浴，など
遊び・余暇（あそぶ・つくる・たのしむ）	
原初的遊び	身体（感覚）遊び，探索遊び，ごっこ遊び，社会的遊び，など
余暇活動	
趣味・娯楽	囲碁，将棋，オセロ，トランプ，その他ゲーム類，観覧・観賞，茶道，華道，その他習い事，ハイキング，キャンプ，カラオケ，収集，など
スポーツ	卓球，ゲートボール，ソフトボール，テニス，サッカー，など
創作・表現	陶芸，粘土細工，革細工，木工，彫刻，籐細工，紙細工，貼り絵，切り絵，デコパージュ，七宝，絵画，音楽，写真，マクラメ，刺繍，染色，編み物，書道，など
知的活動	読書，文芸活動，劇，ワープロ，パソコン，など
社会的活動	ボランティア，宗教活動，政治活動，社交，など
社会生活（つながる・ひろがる）	
生活拡大	移動機器，交通機関の利用，公共機関や銀行など社会資源の利用，など
情報伝達	電話，手紙，電子メール，など通信，その他のコミュニケーション活動，など
休養・熟成（やすむ）	
休養	目的のあることをせずに過ごす，散歩，軽い眠り，など
熟成	睡眠，休息，間をとる，など

が，職場の同僚との食事行為は，この行為を通しての社会的に必要な仕事上のつきあいに重きを置かれるだろう（例えば情報交換や人間関係の改善）．デートでの食事行為は，自由な時間における子孫を増やすための求愛行動か余暇活動の一部と捉えることができるだろう．野球はそれを部活動で行う子どもにとっては学業の一部（学内活動）であり，休日に大人が楽しむ野球は遊び・余暇活動であり，プロ野球の選手にとっては仕事そのものである．高齢者にとっての草むしりは日常生活活動（身の回りの用事）であるかもしれないが，大学生にとっては義務的作業であるかもしれない．園芸は一般には余暇活動であり創作活動であるが，農家の人にとっては仕事であり生産的活動である．

さて，作業（作業活動）を分類すること，分類を学ぶことの意義は何であろうか．作業（作業活動）が一人ひとり異なった意味のあるものであることを理解し，作業（作業活動）を治療（介入）手段として用いるとき，適切に選択し，対象者に適用するためである．また，作業療法評価を生活レベルで行うとき，評価指標を適切に分類する一助となりうる．さらに，いずれの分類も，作業療法で用いられる作業（作業活動）の範囲の広さを理解することの助けとなる．

▶引用文献

1) Macdonald EM, Maccaul G, Mirrey L : Occupational therapy in rehabilitation, third edition.

表 2.14　作業療法で用いられる手段の例（文献 5, p.14）

各種作業活動	感覚・運動活動 （準備活動を含む）	・物理的な感覚・運動刺激 ・ブランコ，滑り台，トランポリン，スクーターボード，サンディングボード，プラスティックパテ，その他の感覚・運動遊び ・ゲートボール，風船バレー，ダンス，体操，その他の軽スポーツ活動 ・その他
	生活活動	・食事，更衣，排泄，入浴，整容，衛生等のセルフケア ・起居，移動，移乗，物品・道具・遊具の操作 ・家事，安全，金銭の自己管理を含む生活維持管理活動 ・コミュニケーション ・その他
	創作・表現活動 （準備活動を含む）	・革細工，木工，陶芸，編み物，モザイク，籐細工，はり絵等の手工芸 ・絵画，音楽，写真，書道，生け花，茶道，俳句・川柳等の芸術活動 ・囲碁，将棋，ペグボード，訓練用プラスティックコーン等の各種ゲーム ・花壇作り，菜園作り等の園芸 ・その他
	仕事・学習活動	・書字，計算，ワードプロセッサ，コンピュータ ・生活圏拡大活動 ・各種社会資源の利用 ・公共交通機関の利用，一般交通の利用 ・その他
用具の提供，環境整備		・自助具，スプリント，義肢，装具，福祉用具等の考案・作製・適合 ・住宅等生活環境の整備，指導 ・その他
相談・指導・調整		・家庭内関係相談・指導・調整 ・職場内関係相談・指導・調整 ・母親・家族相談・指導 ・住宅改善相談・指導 ・その他

Bailliere, Tindall and Cassell, London, 1970, pp.23-29.
2) American Occupational Therapy Association：Occupational therapy practice framework: Domain and process. American Journal of Occupational Therapy 56：609-639, 2002.
3) 日本作業療法士協会・監（鷲田孝保・編）：作業療法学全書 改訂第 2 版　第 2 巻 基礎作業学，協同医書出版社，1990．
4) 山根 寛，二木淑子，加藤寿宏：ひとと作業・作業活動．三輪書店，1999．
5) 日本作業療法士協会学術部・編：作業療法ガイドライン（2006 年度版）．日本作業療法士協会，2006．

V．生活と作業

1．ライフサイクルと作業

　作業療法では，「主体的な生活」「生活障害の改善」など，生活という用語がしばしば使用されている．

　この生活と作業をどのように関連づけて理解したらよいのだろうか．澤は，「生活（くらし）をつくるのが作業である」と捉え，「生活は，生産的作業（社会生活に必要な義務的な作業）と日常生活

作業（個体の生存に必要な作業）と余暇作業（自由な時間における作業）から成り立っている」[1]と述べている．また，「作業や作業活動は，人の日々のくらし（生活）や生（一生）を構成するもの」（山根）[2]，「作業は時間を満たしたり，刻むだけでなく，時間の経過の中で自分の生活を形作る」（Kielhofner）[3]といった説明もあるが，いずれも，作業や作業活動が生活を構成していると考える点で一致している．

1-1 ライフサイクルとは

人が誕生してから死に至るまでの一連の変化の過程を周期的に捉える考え方を，ライフサイクルという．またライフサイクルは，一定の特徴をもった人生のある時期（段階）であるライフステージで構成されている[4]．

人として生まれてから人生の終局を迎えるまで，個人の作業内容および量や質は，生まれた家庭や地域の環境，国の政治的経済的状況，性別，人種，身体的精神的発達状態，職業選択，結婚生活などの諸条件によって種々の影響を受ける．

しかし，人の一生涯にわたるライフサイクルの各ステージでは，その時期に習得しておかなければならない発達課題[5,6]があり，人はその人の発達段階に応じた発達課題を達成し，次の課題に向かって成長していく．人は課題を達成するために作業活動を行うことから，作業は人の発達を促す役割をもっていると考えることができる．

1-2 各ライフステージにおける作業

ここでは，人の一生におけるライフサイクルを，就学や就業などの社会的役割の変化の観点から，乳幼児期，学童期，青年期，成人期，老年期の五つのライフステージで捉え，各ステージにおける作業の特徴について達成すべき発達課題と社会的行動から述べていく．

1) 乳幼児期

この時期には，身辺処理技能が基本的生活習慣として身につくことが重要な発達課題となる．また，他者との交流やコミュニケーションなどといった社会的な行動の基盤づくりも重要となる．乳児期初期の子どもは，生活のほとんどを両親（特に母親）やそれに代わる保護者に委ねており，身辺処理動作や遊びなどほぼすべての作業に援助を要している．しかし四つ這いや歩行，対象に能動的に働きかけて遊ぶなどの作業を通して，粗大運動や手を伸ばして握る・つまむなどの上肢機能を獲得していく．また周囲との関わりという作業から，より応答性のよい母親や家族と他人を区別できるようになり，特に母親との結びつきを強くしたり，他者の話す言葉に耳を傾け，音声の意味を理解・模倣することで，言語を獲得していく．

幼児期後半には，食事，排泄，睡眠，更衣，整容などの基本的な身辺処理動作がほぼ自立する．ブランコや滑り台などの遊具を使ったダイナミックな運動遊びにより，さらに運動能力は発達する．また対象とは違うものを見立てたり，子どもたちの実際の生活上にはない役割や想像的なテーマを設定して遊ぶごっこ遊びなどを通して認知・思考の発達も促進される．多くの子どもは保育園や幼稚園に通い，家庭以外の場所で家族以外の他人と生活する中で，集団のルールを学習したり，他人との違いを認識していく．

2) 学童期

この時期の発達課題として，読む・書く・計算などの基礎的能力や学校などの社会的集団の中で要求される態度を身につけることが重要となる．家庭では身辺処理動作の遂行だけではなく，家事や買い物など，家族の中の役割を担えるようになる．また，家庭だけではなく学校という規律のある集団の一員として行動することを求められる．学校や，学習塾やスポーツクラブなどの家庭以外の場面では，学習の基礎（読む・書く・計算等）や，教

師や友人（主に同性）との交流から社会的技能を身につけていく．身体的には体力が増大し，移動手段として自転車に乗ったり，バスや電車などの公共交通機関の利用が可能となり，行動範囲も広がる．

乳幼児期から学童期の子どもが体験するこれらの作業は，人として自立していくための基本的な身体・心理的機能の発達や，基本的な社会的技能の獲得を促すための重要な役割を果たしている．

☆「ままごと遊び」はどのような機能や技能の発達を促進できると考えられるか？

3）青年期

青年期には，急激な身体の発育による外見の変化や性的成熟により，成人同様の容姿や身体的機能を備える．また自身の内面を意識することで，それまでに親や周囲からの働きかけや期待などを通して外から与えられていた自分のイメージを客観的に見つめ直し，自我同一性（自分が独自であるという自己認識）を確立[6]することが，この時期の重要な発達課題となる．

このような身体的にも精神的にも成熟的変化を遂げる時期の作業は，青年が個人としての自分を認識することや，次の成人期に開始される就業などの社会生活に向けた準備活動としての役割を担っている．

例えば，青年期前期には親や年長者の管理下から外れようとして反抗的な行動をとったり，喫煙や飲酒などの社会的な規範を破る活動が行われることがあるが，これは大人のもつ価値基準や行動規範に疑問をもつことから生じているとも考えられる．

青年期中期には，音楽やスポーツなどの活動が，自分の内面に目を向けそれを表現したり発散するための手段として行われる．

青年期後期には，単なる反抗ではない自己主張がなされ，精神的自立に対する志向性が現れてくる．その人らしさが獲得され，学業だけではなく，アルバイトや旅行・ボランティア活動などの社会経験からも，成人期に生産的役割を担えるための必要な能力を身につけていく．

4）成人期

日本では法制上，成年を満20歳としており，成年に達すると身体的・精神的に成熟したとみなされる．現在の成人期の家庭生活の様式は，核家族化，子どものいない世帯の増加，晩婚・非婚化，離婚や再婚などにより多様性をみせているが，一般的にこの時期の発達課題は家族から経済的に独立し，新しい家庭や自分のライフスタイルを確立することである．

成人期前半は，就業により親から経済的に独立した生活を目指し，生活面では必要に迫られたとき，家事の段取りや技術について習得していく．また結婚により新しい家庭を構築していくことを選択すれば，夫婦としての役割が生じ，さらに子どもを授かれば，子育てをしながら親の役割を学び果たすことになる．仕事や子育てを通して，社会的な交流はさらに広がることになる．

女性が職業をもつことに対し，男女ともに，「子どもができてもずっと働きつづけるほうがよい」という考え方が増えてきており[7]，1997（平成9）年以降は共働きの世帯数が片働き世帯数を上回っている[8]．この女性の社会進出とともに男女が家庭生活における出産，育児，家事等をそれぞれ分担しあうことが求められるようになってきた．しかし，実情では，妻の就業の有無にかかわらず，夫が家事や育児，介護などにかける時間は妻と比べて著しく短いことが報告されている[9]．

成人期後半は，家族を支える担い手としてだけではなく，職場・社会における役職など，責任ある役割の遂行が求められてくる．親への経済的支援や介護が必要な場合もある．身体的には生理学的な老化の徴候を受け入れ，適応していかなければならない．また，仕事から自分を解放したり，趣

表 2.15 ライフサイクルと作業活動の関係 (文献 11, p.30)

平均的暦年齢	1 3 6 12				20		60	
発達段階	乳児	幼児前	幼児	学童	青年期	前成人期	成人期	老年期
心理・社会的課題と危機	信頼 不信	自律性 恥疑惑	自主性 罪悪感	勤勉性 劣等感	同一性 同一性の混乱	親密 孤立	生殖性 停滞性	統合性 絶望

一日の作業活動の比率：生活維持関連活動など／遊び・余暇／仕事

作業活動の役割		乳児〜学童	青年期	前成人期・成人期	老年期
	身辺処理 生活管理	身辺処理活動は基本的生活習慣として身につけることが，社会から期待される課題.	生活管理活動は社会参加にあたって，自立の基盤として他者から求められる課題.	何らかの障害がないかぎり，自立していることが社会の一員としての前提.	基本的に機能を維持することが課題.
	仕事	乳幼児期には期待されない． 学童期に学業，家事の一部が課題となる.	学業や就労前訓練が，生産的な役割を担う準備，職業選択のはじまり.	職業が選択され，自分や家族の生活を支えるとともに，自己充足，自己実現につながる.	徐々に社会的役割としての生産活動からは退き，退職すると家事が中心となる.
	遊び・余暇	原初的遊びを通して心身の基本的機能や対人関係の基礎が作られる.	自己愛を満たし自己同一性を支える創造的活動から芸術，趣味と多様な経験がなされる.	最大の勤労の時期にあたり，人間性の回復を遊びに求める.	人生の余暇として，個人の趣味やボランティアなどの社会的活動がおこなわれる.
	生活拡大 情報伝達	基本的機能として歩行を中心とした移動が自立の課題． 家庭内や近隣，学校が範囲.	自分探しのため仲間や外界とのつながりを求め，もっとも活発．学校と近隣が主範囲.	大半が職業に関連した活動． 職場と地域社会が主範囲.	個人的な生活を中心としたものになる． 家庭と近隣が主範囲.
	休養・熟成	乳幼児期はこの時間が一日の大半を占める.	わき起こるようなエネルギーにより，わずかな休養で活動を始める.	休養・熟成のもっとも必要な時期でありながら，もっとも時間的ゆとりがない.	比較的ゆったりとした時間が人生経験の統合機能を果たす.

＊心理・社会的課題と危機は Erikson EH (1982) による

味を追求する手段として余暇活動が行われる．

5) 老年期

老年期では，自らの身体的な衰えや退職，配偶者や親しい人との死別といった状況に適応したり，自らの死に対し受容していくことが発達課題となる．

この時期の作業には，心身の機能を維持したり社会とのつながりを保つための役割がある．しかし加齢による心身機能の低下は避けられず，特に病気に罹患するとさらなる機能低下を引き起こし，基本的な身辺動作の遂行にも支援が必要となる可能性もある．

一方で，積み重ねた経験から得た知恵や理解力などといった結晶的知能のように保たれる機能もあり，それを活かしたボランティア活動などに新しい生きがいをみつけ生活を送る人もいる．また，

表 2.16 生涯にわたる仕事と遊びのバランスの相互関係 (Kielhofner, 1980)（文献 12, p.207)

		児童期	青年期	成人期	老年期
仕事と遊びのバランス	覚醒時に占める仕事と遊びの時間	遊びに費やされる時間		仕事に費やされる時間	
	遊びの産物	現実は有能な行動のルールを求めて，好奇心を経て探索される．	有能な行動はゲームや個人的趣味，社会的出来事のなかで学習され，経験される．	休養とレクリエーションが勤労者としての役割を支えている．目新しい状況の探索は新たにとられる役割をもたらす．	遊びは興味を追求するレジャーを通して過去の達成と未知なる未来の探索および，有能性の維持をもたらす．
	遊びと仕事の関係	探索 模索と想像を通して生産のための技術が獲得され労働の役割が探索される．	有能性 個人的および個人間の有能性は，スポーツマンシップという習慣をもたらす協同という場のなかで発達される．	達成 遊びは一時的な若返りの場を提供することによって勤労者としての役割を支える．新奇な状況は労働のための新たな有能性の発達の続行をもたらす．	探索 退職者のレジャーは社会への生産的義務が果たされているしるしである．過去の仕事は個人がレジャーを行う権利をもたらす．レジャーは生活の満足をもたらす主要源として労働にとって代わる．
	仕事の産物	生産的行動は家庭内の雑用や学校生活を通して練習される．	仕事の役割が練習され，作業選択の過程が始まる．	生産的で自己満足を与える職歴を確立し，維持するという要求をもって，勤労者の役割をとる．	退職は生産性への期待の減少をもたらし，生産活動のための個人的能力は減退する．

これまで仕事に費やしてきた時間を利用して，創作的な活動や語学学習などの新しい作業を始めたり，旅行やスポーツを楽しむ人もいる．

1-3 作業と生活時間

作業を通して人は日々の時間を一定のパターンに従った使い方をし，習慣的作業や役割を果たしている[10]．ライフサイクルにおける作業の時間構成（生活時間の配分；作業バランス）の変化について山根は，「ライフサイクルと作業活動の関係」（表 2.15）で，1 日の日常生活関連活動と遊び・余暇および仕事の比率を示した[11]．また Kielhofner の「生涯にわたる仕事と遊びのバランスの相互関係」（表 2.16）[12]では，遊びと仕事に費やされる時間について図示されている．また，「現代日本人の生活時間」は総務省社会生活基本調査[13]からグラフ化を行ったものである（図 5）．

新生児の生活時間は睡眠や哺乳などの「生きる」ための活動がすべてである．やがてそこから遊んで「楽しむ」ことが分化し，その後遊びの中から，社会的に必要な義務的作業活動「働く」ことが分化してくる．小，中，高，大学生時代の仕事・生産的活動の中心は学業であり，学校卒業後の仕事・生産的活動の中心は仕事関係になる．老年期にな

第 2 章 作業療法とは 45

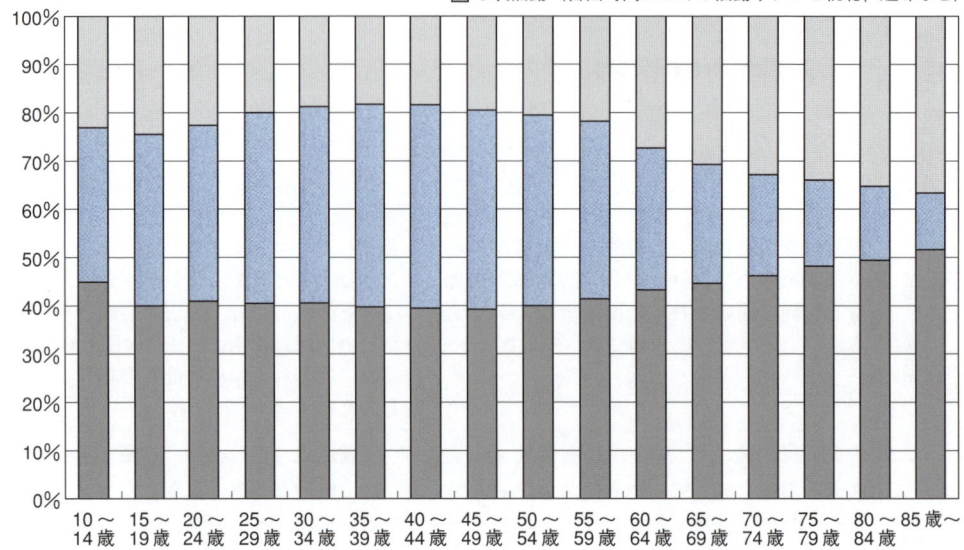

図 2.3 現代日本人の生活時間（平成 18（2006）年社会生活基本調査より作成）

ると仕事・生産的活動が減少し，身辺動作に代表される「生きる」ことと余暇活動を「楽しむ」ことが中心になる．死を迎える時期には，新生児のように「生きる」ことに生活時間のすべてを費やす人もいる．

▶引用文献

1) 澤 修二：日常生活（daily life）評価のコツ 総論．OT ジャーナル 31：37-41, 1997.
2) 山根 寛：1. 作業・作業活動とは．ひとと作業・作業活動 第 2 版．三輪書店, 2006, p.4.
3) Kielhofner G：人間作業モデルの概略．Kielhofner G (ed)，(山田 孝・監訳)，人間作業モデル 改訂第 3 版，協同医書出版社, 2007, p.2.
4) 庄司順一：ライフステージと心の発達．母子保健情報 54：19-23.
5) 山内光哉，青木多寿子：発達の諸問題．山内光哉・編，発達心理学 周産・新生児・乳児・幼児・児童期，ナカニシヤ出版, 2004, pp.21-23.
6) 曽根美恵：Appendix2 エリクソン (Erikson FH)．青柳 肇，野田 満・編，ヒューマン・デベロップメント，ナカニシヤ出版, 2007, pp.234-241.
7) 内閣府：第 1 部 第 2 章 第 2 節 雇用の分野における女性，男女共同参画白書 平成 17 年版（on line, ⟨http://www.gender.go.jp/whitepaper/h17/danjyo_hp/danjyo/pdf/DKH17H01.pdf⟩, accessed 2007-7-30), pp.61-62.
8) 内閣府：第 1 部 第 2 章 第 3 節 雇用環境の変化，男女共同参画白書 平成 19 年版（on line, ⟨http://www.gender.go.jp/whitepaper/h19/zentai/danjyo/pdf/DKH19H01.pdf⟩, accessed 2007-7-30), p.69.
9) 総務省統計局：5. 各種属性別の生活時間，平成 13 年度社会生活基本調査結果（on line, ⟨http://www.stat.go.jp/data/shakai/2001/jikan/pdf/zokusei.pdf⟩, accessed 2007-7-30), pp.21-22.
10) カナダ作業療法士協会（吉川ひろみ・監訳）：第 3 章 作業療法の中心概念．作業療法の視点 作業ができるということ，大学教育出版，岡山, 2005, p.45.
11) 山根 寛：2. ひとと作業・作業活動．ひとと作業・作業活動 第 2 版, 三輪書店, 2006, pp.29-30.
12) Miller RJ（山田 孝・訳）：ギャリー・キールホフナー人間作業理論．Miller RJ, et al (eds)（岩崎テル子・監訳），作業療法実践のための 6 つの理論，協同医書出版社, 1998, p.207.
13) 総務省統計局：平成 18 年社会生活基本調査結果表一覧―生活時間に関する結果（on line, ⟨http://www.e-stat.go.jp/SG1/estat/List.do?bid=000001008020&cycode=0⟩, accessed 2008-2-15).

2. 健康と作業

世界保健機関（WHO）はその憲章前文の中で，「健康」を「完全な肉体的，精神的及び社会的福祉の状態であり，単に疾病又は病弱の存在しないことではない」（"Health is a state of complete physical, mental and social well-being and not merely the absence of disease or infirmity."）と定義している．「健康である」ことと「作業をする」ことには，何か関連があるのだろうか．

まず健康である個体，人間と作業との関係について矢谷[1]は，「人間，人類の歴史をさかのぼると，人間が生まれて生活するうえで始めにしてきたことは，食生活の確立といってよいだろう．食物採取，動物の捕獲，漁労，農耕作，さらに工業，産業へと発展してきた．我々の祖先は住を構え，環境やその時代に沿って，脳で考え，手で道具をつくり体で働き，それぞれの生活を成立，発展させてきた．このために多くの種類の作業が生まれ，文化が築かれてきた．つまり，人間と作業は生活の中で相互に共存共栄してきた実に密接な仲であったといえる」と述べている．

現在，文化的背景や職業の種類は多岐にわたり，個人のライフスタイルは千差万別である．人間の1日の生活の時間配分は，その人が生きて生活している時代や文化的背景，ライフサイクルの段階（年齢），職業の種類によっても大きく異なり，それぞれの段階における発達課題を達成するために，自身で時間配分を考え，決定している．生活の中で基本的なこと，すなわち生活維持に必要な食事，整容，更衣，排泄，入浴，睡眠など身辺処理（セルフケア）に関連すること等は，すべての人間に共通した生活習慣である．また，発達段階（年齢）に応じた遊びや勉強，仕事・家事・育児のような役割の遂行や，外出，人との交流，金銭・時間の管理，服薬の管理，自分の安全や健康の管理等，生活に必要な自分の周辺のことも，人間に共通した毎日の生活習慣である．人間は自発的かつ主体的に毎日これらの生活習慣を繰り返している[2,3]．

前述の通り，作業療法では，生活の中で人間がある課題を達成するために自発的かつ主体的に営むことすべてを「作業」と捉えているが，この「作業」を日々の生活の中でバランスよく構成し習慣化させることで，その人なりの生活習慣が組み立てられる．個々人の生活のリズムを安定させ健康を保つためには，基本的な生活習慣が種々の作業によってバランスよく構成されている必要がある．そのバランスのよい生活習慣が遂行されることで自然と人間は健康になり，生活は豊かなものになる．生活習慣のバランスが何らかの原因で崩れた場合は，生活リズムは不安定となり，人間の健康は脅かされる[3,4]．

また，人間はそれぞれの地域で生活を営んでいる．特に，社会の中で働くという役割を終えた後，多くの時間をもつことになる高齢者において，日常の生活の中で自発的かつ主体的に行う作業は，健康で生き生きした高齢期の生活を目指す上で非常に大切である．地域で生活する高齢者には，いま現在自発的かつ主体的に作業し生活しているようにみえる場合でも，実は地域で役割活動に興味・意欲を見出せず，家に閉じこもりがちになることも考えられ，今後の介護状態を予防する視点が重要である．今まで日常的に行ってきた作業である身辺処理をはじめとして，食事の準備や後片づけ・掃除や整理整頓・洗濯干しやたたみ，庭いじり・草むしりなど家庭の周辺に関する生活習慣の継続は，地域で健康的な生活を継続するために必要なことである．加えて，昔からなじみのある裁縫や編み物などの趣味活動や新たに興味がもてる趣味活動に取り組むことや，気心が知れた仲間とのふれあい等の作業を新たに生活に取り入れることは，介護状態を予防できるとして推奨されている．健康的な生活の継続には，地域社会における長年の生活で培った作業遂行の継続が重要であり，ここでも健康と作業は密接なつながりがある[5]．

作業療法の父といわれる医師ダントン（William

Rush Dunton）は，作業療法士の信条を次のように述べている．「作業は食物と水のごとく生活に不可欠なものなり．何びとも心身両面の作業を有すべきものなり．万人が喜びある作業，すなわち趣味を持つべきなり．生活の糧を得る生業が退屈し，好まざるものであれば，なおのこと必要なものなり．個々人が少なくとも2つの趣味，1つは戸外で，1つは室内で行えるものをもつべきなり．趣味が豊かであるほど，より広い興味と，より普遍的な知性が作り出されるものなり．病におかされた心，体，そして魂は作業により癒されるものなり」[6]．ダントンの「人間にとって作業は水や食物と同じように必要なものである」という言葉はまさに読んで字のごとく，作業を人が生きることと結びつけており，作業は人間の健康な生活に欠かせないものであるとしている[7]．作業を行うことができない状態は，生活のリズムを不安定にし，ひいては人間の健康を損なうことになる．

メアリー・ライリー（Mary Reilly）は1962年の記念講演（Eleanor Clarke Slagle Lecture）の中で「人間は，精神と意志とによって活力を与えられた両手の使用を通して，自らの健康状態に影響を及ぼすことができる（Man, through the use of his hands as they are energized by mind and will, can influence the state of his own health)」と述べ，これを作業療法士の共通の信念であり，専門職としての作業療法士の拠って立つ仮説であるとした．「精神と意志とによって活力を与えられた両手を使用」するということはまさに作業をすることであり，人間は作業を通して自らの健康に影響を与えることができるということである．作業をするということは人間性そのものであり，人間の基本的欲求である[8,9]．

鎌倉[7]は，ダントンの思想やライリーの思想をまとめて「作業療法の大前提は，『人間は作業を希求する存在だ』と考えるところにある」と述べている．人間は健康でいたいと望み，何かしら目的のある作業に従事していたいと望むものである．このことは，健康に恵まれ普通の生活を送っている限りはほとんど意識されないが，何かの理由で誰かが「作業ができない」事態に陥ってみると，それが当事者と周囲にどんなに深刻な問題を引き起こすかがわかる．適度な作業は人間の身体と精神の健康を維持するのに有効なのである．

菅　修（1901-1978）は，都立松沢病院の女子病棟で作業療法を実践した医師で，臨床現場で具体的な研究を重ね，作業療法がどのような治療効果をもつかを実証した人物である[10]．菅は「作業療法の奏効機転」[10]（表 2.17）の中で，「作業欲は本来人間の基本的欲求の一つである」とし，「それを満足さすか，させないかは，心身の健康や障害に大きな影響がある」と述べている．

山根[11]は，「こうした奏効機転の多くは，あまりにも人間の生活の中で自然に生じるものであるため，作業を行うことの効用とは気づかれないことが多い．きれいな水や空気がふんだんにあるとき，水や空気が意識されないように，作業があまりにも人間の日常の生活に関わりが深いため，日常的にはその機能が意識されずに行われる．しかし，その意識されずに行われることが，作業活動を用いる最大の効用でもある．この特性を生かして，意図して作業や作業活動をもちいるのが作業療法である」と述べている．菅の論文「作業療法の奏効機転」を読むと，作業には人間の様々な心身機能や心理機能に対するよい効能があり，健康と作業には密接な関係があることや，作業の治療的作用について理解できる．

▶引用文献

1) 矢谷令子：「作業」と人とのかかわり．日本作業療法士協会・監，作業療法学全書 改訂第2版 第1巻 作業療法概論，協同医書出版社，1999，pp.4-6.
2) 山根　寛：「ひととくらし」の視点による分類．鎌倉矩子，山根　寛，二木淑子・編，ひとと作業・作業活動 第2版，三輪書店，2005，pp.9-22.
3) 山根　寛：ひとの進化＝生活と作業・作業活動．鎌倉矩子，山根　寛，二木淑子・編，ひとと作業・

表 2.17　作業と健康（菅 修による「作業療法の奏効機転」）(精神神経学雑誌 77 (11)：770-772, 1975)

1. 作業欲は本来人間の基本的欲求の一つであるから，それを満足さすか，させないかは，心身の健康や障害に大きな影響がある．

   作業欲は食欲や性欲などと同じように，本来人間の基本的欲求の一つでありますから，その欲求を阻止するときは，心身に何かの違和をもたらすか，または障害を引きおこします．もしも，その欲求を適当に満足させますと，心身の機能の調和が保たれ，健康が保持されるか，または障害の治癒機転が促進されます．

   精神病院では，患者の反社会的症状などのために，この正常な作業意欲が抑止されることが多く，そのために，二次的に，刺戟性，暴行，常同性，不潔症などの不愉快な症状がしばしば発現します．したがって，ここでは，作業療法は人間の本来の意欲を満足さすことによって，心身の調整を保つという一般的効果と，その意欲を阻止するためにおこった二次的症状を，消滅もしくは軽減するという特殊効果とがあります．一般に，作業意欲は人間の基本的な欲求の一つであることが，とかく看過されており，この欲求が無雑作に阻止されることが多いので，注意しなければならないと思います．

2. 作業は，それが適度であれば，心身諸機能の活動を促進し，作業のないことから生ずる機能低下を防止する．

   人体の諸機能は，使用することで発達し，休止することで低下するものですから，作業は心身の活動を促し，体力の低下や痴呆化を防止します．

3. 作業は新陳代謝を増進し，食欲，便通，睡眠その他の体調をととのえ，基礎気分を快適に維持することができる．

   これは前頁と似たことですが，それをもっと具体的に示したものです．作業療法を受けた患者は，新陳代謝がさかんになり，食欲は増進し，便通はととのい，睡眠は良好になり，気分も快調になります．

   このような卑近な身体的条件の改善が，案外，作業療法の効果の中から見のがされています．

4. 作業は，生活のリズム化をはかるのに，有効である．

   作業療法は，生活のリズム化をはかるのに，もっとも有効な手段です．レクリエーション活動などでは，一時的には，生活を豊富にしたり，うるおいを持たせたりすることはできますが，くりかえしができないので，生活のリズム化をはかるには不便です．これに反して，作業は毎日続けることができますので，生活のリズムを維持するのに便利です．この生活リズムを保つことは，健康増進や，情緒の安定の上にきわめて重要であります．

5. 作業は，それによって，病的観念より正常観念に注意を向けることができる．

   この作用があるために，精神内界で，正常観念の勢力が勝ち占め，日常生活で，その態度がより正常化されます．妄想も消褪するのが普通です．

6. 作業は，病的な意志行為に向けられるエネルギーを正常行為におきかえることができる．

   この作用があるために，本療法によって，たとえば，常同症，衒奇症，収集症，不潔症，自傷癖などに向けられるエネルギーを，正常な作業行為に向けることができるので，それらの症状は，いちじるしく減少するか，またはなくなります．一般に作業療法をさかんに実施している病院では，上記のような症状はいちじるしく少ないのが普通です．

7. 作業は，支離滅裂な行動を正常な軌道にのせることができる．

   観念連合の支離滅裂な患者は，その行動も同じくまとまらないものでありますが，その患者に一定の軌道にのった作業をさせますと，その行為が，次第にまとまってきます．たとえば，車の後押しをさせますと，頭は支離滅裂でも，行動の方は軌道にのっておることができ，それをくりかえしてつづけるうちに，一般に行動が，次第にまとまってくるものです．

8. 作業は意志減退した患者をして，徐々に，その活動性を恢復させる．

   病室の隅に，何年もうずくまっているような意志減退患者でも，また緊張病の昏迷状態でも，毎日規則正しく，適当な作業，たとえば，短距離のところに土の運搬などをさせることで，次第に活動性を恢復させることができます．

9. 作業は患者をして，その効果をみることで，満足感を味わせ，自信を取り戻させ，劣等感を弱めさせることができる．

   精神障害者は，一般に劣等感におちいっているものですが，作業の効果をみることで，自信をとりもどし，満足感を覚えるものです．このことが，その日常生活に，張りを持たし，延いては，心身の健康保持に役立ちます．

10. 作業は，それによって，患者に他人との連帯感を養わせ，社会性をとりもどさせ，さらに積極的に，他人への寄与的生活を可能にさせる．

    精神障害者は，自己の世界にとじこもりがちですが，作業療法によって，他人との連帯感を養うことができ，延いては社会性を恢復します．さらに積極的に他人に感謝されるような仕事をすることで，依存生活から寄与生活へ移ることができます．

11. 作業は，一般に，感染症やその他の疾病に対する抵抗力をたかめる．

    毎日規則正しい生活，外気に常にふれる生活，心身の各機能が毎日はたらいている生活，これらの生活は，一般に疾病に対する抵抗力を強くします．特に感冒とか，赤痢等の流行の時など，本療法を受けていない患者に比べて，それらに対する抵抗力の強いことを経験します．

作業活動 第2版，三輪書店，2005，pp.26-36.
4) 矢谷令子：「作業」とその生活周辺とのかかわり．日本作業療法士協会・監：作業療法学全書 改訂第2版 第1巻 作業療法概論，協同医書出版社，1999，p.3-4.
5) 杉原素子：要支援者および軽度要介護者の介護サービスの計画および標準化に関する研究．長寿科学総合研究事業，平成16年度～平成18年度総合研究報告所，2007.
6) H.L. Hopkins, H.D. Smith・編著（鎌倉矩子，他・訳）：作業療法 第6版 上巻，協同医書出版社，1996，pp.12-14.
7) 鎌倉矩子：作業療法の前提概念．鎌倉矩子，山根 寛，二木淑子・編，作業療法の世界 第1版，三輪書店，2001，pp.120-123.
8) Reilly M：The Elenor Clarke Slagle Lecture. Occupational therapy can be one of the great ideas of 20th century medicine. AJOT 16 (1)：1-9.
9) 鷲田孝保：健康と作業．日本作業療法士協会・監，作業療法学全書 改訂第2版 第2巻 基礎作業学，協同医書出版社，1999，pp.11-13.
10) 秋元波留夫，冨岡詔子・編著：新作業療法の源流 第1版．三輪書店，1991，pp.362-368.
11) 山根 寛：作業・作業活動の効用．鎌倉矩子，山根 寛，二木淑子・編，ひとと作業・作業活動 第2版，三輪書店，2005，pp.83-84.

3. 環境と作業

3-1 環境とは

環境は今日，「環境アセスメント」「環境汚染」「環境ホルモン」など，現代社会のキーワードと認識されている．2001年に世界保健機関（WHO）が策定したICF（国際生活機能分類；International Classification of Functioning, Disability and Health）[1)]にも環境因子が加えられ，リハビリテーション分野でもキーワードのひとつとなっている．環境は，生態学，生物学，現象学，心理学，工学などの多くの学問領域で扱われ，その対象や範囲は主体をどのように捉えるかで異なる．一般に環境とは，「① めぐり囲む区域．② 四囲の外界．周囲の物事．特に，人間または生物をとりまき，それと相互作用を及ぼし合うものとして見た外界．自然的環境と社会的環境とがある」（『広辞苑 第6版』岩波書店），とされている．

ICFに個人因子とともに環境因子が加えられたのは，能力障害が機能障害を生みだす，という従来のICIDH国際障害分類（International Classification of Impairments, Disabilities and Handicaps）の障害モデル（線形モデル）から，活動制限は機能障害が回復しなくとも，環境因子や個人因子と互いに影響しあいながら良循環を形成したり悪循環を形成したりしうる，という新しい障害モデル（循環モデル）への変換を示す．すなわち，本人の努力や工夫とともに，環境側の工夫次第で活動制限は減じうるということであり，環境要因は障害を捉えていく上で重要な要因である．

ICFでは，環境因子 environmental factors を，「人々が生活し，人生を送っている物的な環境や社会的環境，人々の社会的な態度による環境を構成する因子のこと」と定義し，① 製品と用具 products and technology，② 自然環境と人間がもたらした環境変化 natural environment and human-made changes to environment，③ 支援と関係 support and relationships，④ 態度 attitudes，⑤ サービス・制度・政策 services, systems and policies と分類している．これを一般的に，① 人的環境，② 物理的環境，③ 自然環境，④ 社会資源（サービス・制度等を含む）と分類すると理解しやすい．人的環境の中には，家族，友人・知人，ボランティア・NPO法人等の支援グループなどが含まれる．物理的環境には，住居の構造，道路のつくりや公園等の住宅外の環境，様々な生活機器や道具，交通機関，学校・職場の環境が含まれる．自然環境は，緑が多いか，山間地方か，海岸地方か，坂道が多いかなどである．社会資源には，利用できるあらゆるものが含まれるが，ハードウェアとしての病院や施設など，ソフトウェアとしての介護保険や障害者自立支援法等の公的制度が含まれる．

作業療法と環境を結びつけて考えるとき，人は環境との相互作用の中で発達し成長し適応しながら生活していると考えれば，人が障害を負ったとき，どのような環境の変化や調整があれば一度失った生活の一部を改善できるかといった，「環境資源の調整」や「環境適応」の視点が重要であろう．

3-2　人の生活と環境の相互作用

車いすで単身生活をしている高齢者を想定してみよう．移乗のための福祉機器（物理的環境）があるか，誰かの介助（人的環境）がなければ，その人は車いすへの移乗ができないかもしれない．廊下の幅が車いすの幅より狭ければ部屋間の移動は難しいが，車いすが通れる廊下の幅が確保できていれば（物理的環境）それは容易である．その人が沖縄県で生活していれば，ほぼ一年中一人で外出し買い物ができるかもしれないが，北海道で生活していれば，雪の降り積もる冬季には一人では外出できない（自然環境）．同じ沖縄県で生活していても，道路の段差や車いす用のエレベーターやトイレが完備されている都市部では自由な買い物ができるが，近くの商店まで1キロの道のりがあって砂利道ばかりの農村部ではなかなか一人で買い物に出かけられない．また，いくら道路整備が進んでいても坂道の多い丘陵地や山間部（物理的環境・自然環境）で生活していれば，一人での買い物は困難である．このような場合でも，介護保険のホームヘルプサービス（ソフトウェアとしての社会資源）を利用し，近隣のショッピングセンターまでリフト付きの自動車（ハードウェアとしての社会資源）で送迎してもらえば買い物は可能である．家族や友人が車への移乗を援助してくれ送迎してくれて（人的環境）も可能である．

また両下肢の麻痺がある若い脊髄損傷患者であれば，上肢だけで運転できる自動車（物理的環境）は生活の場を広げる．さらに自動車から車いすへの移乗を容易にする広い駐車場や，車いすの移動を容易にするフラットで段差のない床や車いす用のトイレを設置する勤務先（物理的環境）であれば，障害を負ったのちに再び仕事ができるかもしれないし，そこの人々が身体障害者に対する理解が深ければ（人的環境），さらに仕事への復帰は容易であろう．

あるいは残遺期症状としての思考弛緩[2]（思考のまとまりの悪さ）を抱えADLを十分遂行できない統合失調症患者でも，家族の支援（人的環境）や日中活動できるデイケア施設（社会資源）があれば，退院して在宅生活を送れるかもしれないが，これらが不十分であれば長期入院を強いられるかもしれない．

このように同じ障害を抱えていても，環境との相互作用の中で，人の生活は制限を受けるかもしれないし，逆に，環境を調整することで生活を広げられる可能性もある．

3-3　障害と環境との関係を考えるときの留意点

障害者の生活を考えるとき，まず機能障害を直接治療的に軽減することで生活の制限は減少する．しかし，機能障害が軽減できない場合には，人的・物理的環境を変えることや社会資源を利用することで生活の制限を減少させることができる．ここに，後者も前者に劣らないリハビリテーションとしての介入の意義がある．

ただしここで留意しておかなければならないことがある．例えば歩道につけられた点字ブロックは，視覚障害者の自宅外生活の幅を広げる．しかし同時に，車いす利用者にとっては車いす操作上の困難となりうる．自転車に乗れず生活範囲の狭かった高齢者が3輪自転車を利用することは，生活範囲を広げるが，同時に交通事故に遭遇する可能性を高める．車いす操作が困難で生活範囲の狭かった身体障害者が電動車いすを利用することは，生活範囲を広げるが，使わなくなった身体機能の一部が低下する可能性がある．旧来の介護老人保健施設での生活は，車いす利用者にとっては広く

明るく衛生的で安全な場を提供する．しかし一方で，今までの在宅生活との違いから，特に認知症がある利用者にとっては困惑から症状を増強する可能性がある（「空間」の落差，「時間」の落差，「規則」の落差，「言葉」の落差，「役割」の喪失）[3]．環境を変えることは，ある人にとっては生活の促進因子に働くが，ある人にとっては阻害因子に働く可能性がある．また，できなかったことができるようになったことで，他の能力や生活の一部を失う可能性をも含んでいる．

障害があり生活に制限がある人に対して，どのような環境要因が生活の阻害因子になっているか，どのような環境設定が生活の促進因子として働くかを考えるのと同時に，他者への影響はないか，本人にとって利益となることと同時に不利益となることはないか等を考えながら，環境設定を工夫し支援することが，リハビリテーションを提供する上での留意点である．

▶引用文献
1) 障害者福祉研究会・編：ICF 国際生活機能分類．中央法規出版，2002．
2) 中安信夫：分裂病症候学．星和書店，1991．
3) 外山 義：自宅でない在宅—高齢者の生活空間論．医学書院，2003．

VI. 作業療法ガイドライン

作業療法士は，国で定められた養成課程を修了し，作業療法士国家試験に合格した者のみが有する資格である．したがって作業療法士は，社会や国民が求める知識や技能を常に有し，しかもそれらを保持し，かつ向上させていく専門職であることが期待されている．社団法人日本作業療法士協会（以下，協会）が掲げる倫理綱領にあるように，「作業療法士は，知識と技術に関して，つねに最高の水準を保つ」ことが要請されている（「第7章 V．職業人としての倫理」参照）．そのことにより，急速な時代の変化や，新しい様々な情報に基づいた対応として作業療法の基本的な知識の更新が求められてくる．このことから作業療法士として共通した認識を維持していく必要があり，それを示していくためにガイドラインが必要となる．

協会（担当：学術部）では，平成3（1991）年に「作業療法ガイドライン」第1版を作成し，2009年現在は，改訂第4版にあたる2006年度版となっている．作業療法は，対象者の機能障害や能力障害の改善・軽減を目指すのみでなく，対象者を「生活者」＝「生活する主体」として捉え，その生活障害の軽減をはかり，本人がより満足のできる生活を構築（再編）していくために，様々な治療・指導・援助を行うものである．このガイドラインでは，作業療法の基本的な視点をICFの概念枠組みとの関連で提示することによって（図2.4），作業療法士が一定の技術や知識を共有するだけでなく，作業療法を学ぶ養成校の学生，関連職種，行政機関または公共団体などの読者には作業療法および作業療法士に関する正確な知識を伝達することができる．平成20（2008）年には，「作業療法ガイドライン」をより実践的具体的な内容にした「作業療法ガイドライン実践指針」を作成し，共通の言葉，枠組み，そして考え方等を示し，具体的な説明や事例等の提示も行った．

この節では，協会が示している「作業療法ガイドライン」の概要を解説していく．作業療法の詳細については，他の箇所を参照することが望まれる．

1. 作業療法（士）とは

1985年に協会は，「身体又は精神に障害のある者，またはそれが予測される者に対し，その主体的な生活の獲得を図るため，諸機能の回復，維持及び開発を促す作業活動を用いて，治療，指導及び援助を行うことをいう」と作業療法を定義した．

社会の中で，責任をもって作業療法を行うため

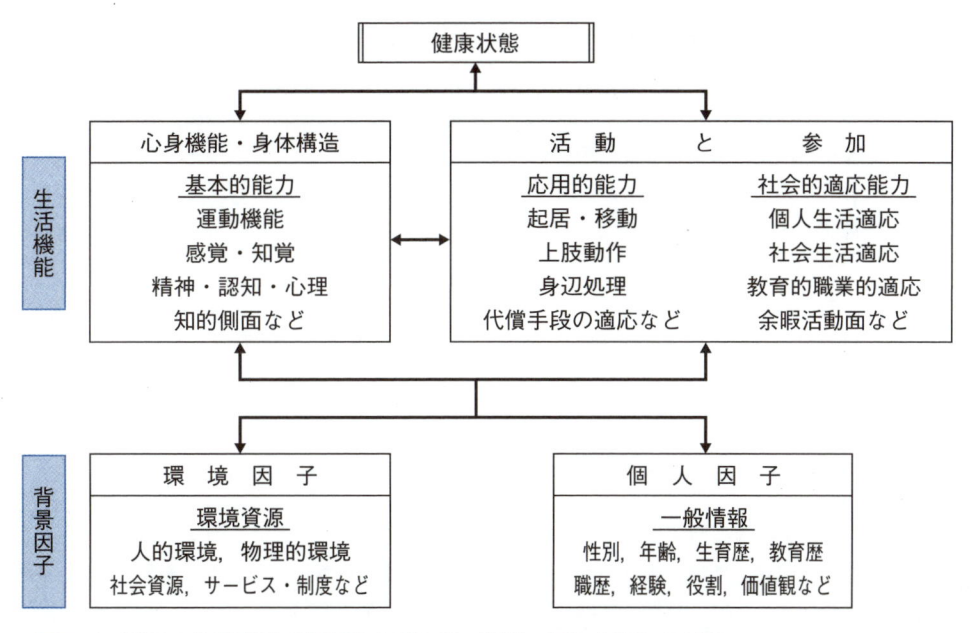

```
                    健康状態
                       ↕
  ┌─────────────────┐   ┌─────────────────────────┐
  │  心身機能・身体構造  │   │   活 動  と  参 加      │
  │   基本的能力      │↔  │  応用的能力   社会的適応能力 │
  │   運動機能       │   │  起居・移動    個人生活適応   │
  │   感覚・知覚     │   │  上肢動作     社会生活適応   │
  │   精神・認知・心理 │   │  身辺処理     教育的職業的適応│
  │   知的側面など    │   │  代償手段の適応など 余暇活動面など│
  └─────────────────┘   └─────────────────────────┘
           ↕                        ↕
  ┌─────────────────┐   ┌─────────────────────────┐
  │    環 境 因 子    │   │      個 人 因 子         │
  │    環境資源      │   │      一般情報           │
  │  人的環境，物理的環境│   │  性別，年齢，生育歴，教育歴 │
  │  社会資源，サービス・制度など│ │  職歴，経験，役割，価値観など│
  └─────────────────┘   └─────────────────────────┘
```
(生活機能 / 背景因子)

図 2.4　ICFと作業療法の評価および治療，指導，援助内容との対応 （文献 1, p.4. 一部改変）

　の法律が制定されており，これらの法律に基づいて作業療法の実際も規定されている．作業療法に関連する主な法制度は表 1.2（p.9）を参照してほしい．この中には作業療法士の身分に関連する法律として，理学療法士及び作業療法士法（昭和 40（1965）年 6 月 29 日法律第 137 号）がある．この法律では作業療法の定義，免許，試験，業務，罰則等が規定されている．具体的な内容を示すと，作業療法士は名称独占であり，免許を受けた者でなければ名称を使用してはならないこと，保健師助産師看護師法（昭和 23（1948）年法律第 203 号）第 31 条第 1 項および第 32 条の規定（看護師及び准看護師以外は診療の補助をしてはならない）にかかわらず，診療の補助として理学療法または作業療法を行うことを業とすることができることや，試験を受けるには文部科学大臣・厚生労働大臣の指定した学校や養成施設を卒業しなければならないことなどが規定されている．表 1.2（p.9）の理学療法士及び作業療法士法以外の法制度は，作業療法士が勤務する病院や施設，作業療法が関与する制度の根拠となるとともに，作業療法の対象者および対象者を支援するサービスについて規定しており，直接的，間接的に作業療法の業務や役割に影響している．これらの法制度と作業療法との関連について，理解を深めることが重要である．

2. 作業療法の対象

　作業療法は定義に規定されているように，対象者を「生活者」＝「生活する主体」として捉え，病気ではなく障害を対象にしている．対象者は，心身機能の障害や活動・参加に制限や制約がある，あるいは起こる可能性がある者および健康な者である．しかし障害には多様性があり，いまだ障害についての科学的な分析による分類が行われておらず，障害は疾患に大きく影響を受けることから，対象を考える場合，一般に，疾患による分類を用いている（表 2.18）．生活をする上で，環境因子が重要であることから，対象者の健康状況に影響を及ぼす二つの背景因子も作業療法の対象となる（表 2.19）．

表 2.18　対象となる主な疾患 (文献 1, p.8)

身体障害領域	脳血管障害（脳梗塞，脳出血，くも膜下出血など），高次脳機能障害，脳・脊髄腫瘍，脊髄損傷，多発性硬化症，パーキンソン病，脊髄小脳変性症，末梢神経障害，骨折，切断，関節リウマチ，熱傷，廃用症候群，その他
精神障害領域	統合失調症，気分（感情）障害，神経症性障害，ストレス関連障害，精神作用物質使用による障害（アルコール依存症など），器質性精神障害（認知症など），成人の人格および行動障害，その他
発達障害領域	脳性麻痺，脳形成不全，小頭症，水頭症，奇形症候群，二分脊椎，低酸素性脳症，脳炎・脳症・髄膜炎，知的障害（精神遅滞），多動性障害，行為障害，学習障害，その他
老年期障害領域	器質性精神障害（認知症），脳血管障害，骨折，骨関節障害，廃用症候群，その他

表 2.19　対象者の健康状況に影響を及ぼす二つの背景因子 (文献 1, p.8)

環境因子	人的環境，物理的環境，自然環境，社会資源，医療的サービス，社会制度等
個人因子	性別，国籍，年齢，体力，ライフスタイル，習慣，生育歴，教育歴，職歴，経験，対処能力，行動様式，性格，心理，役割，価値観，その他の個人特性

表 2.20　作業療法の主な目的 (文献 1, p.9)

1. 基本的能力（ICF：心身機能・身体構造）	健康管理，全身調整，協調性・巧緻性の改善，筋力強化・筋再教育，関節可動域拡大，姿勢・肢位の改善，全身持久力改善，感覚・知覚再教育，感覚・運動の統合向上，精神・認知機能の改善，心理社会的機能の改善，情動のコントロール，身体運動，感覚・知覚機能の代償促進，その他
2. 応用的能力（ICF：活動と参加）	姿勢の変換と維持，起居・移動・歩行の改善，上肢運動機能の改善，セルフケアの改善，精神・心理的な安定，生活リズムの改善，コミュニケーション・対人関係技能の改善，車いすの適用，各種装具の適用，自助具の適用，リハビリテーション関連機器の適用，代償方法の獲得，その他
3. 社会適応能力（ICF：活動と参加）	生活活動のシミュレーション訓練，生活諸活動の経験，地域活動への参加支援，社会的関係の改善・維持・低下防止，職業準備状態の強化・維持，就労支援，余暇活動への動機づけと指導・援助，代償方法の指導・援助，その他
4. 環境資源（ICF：環境因子）	人的支援環境の調整，物理的環境（福祉用具・住環境等）の調整と利用，社会資源の活用，各種サービス・制度の利用援助，その他

3. 作業療法の目的

　作業療法では，対象者を「生活者」＝「生活する主体」として捉え，心身機能の向上・維持を含めた生活での障害の軽減，生活の安定的な維持をはかり，本人がより満足のできる生活を構築（再編）していくことを目的に行う．そのために，対象者本人やその家族等と連携しながら，対象者の評価を行い，評価結果に基づいて治療・指導・援助の計画を立案し実行する．

　対象者の生活機能を再構築するために，作業療法は基本的能力，応用的能力，社会適応能力および環境資源の各要素の改善や維持を目的として行われる（具体的な例を表 2.20 に示す）．また，疾患の経過により作業療法を行う目的が異なってくる（その内容の主なものは，p.175, 表 5.12 を参照）．

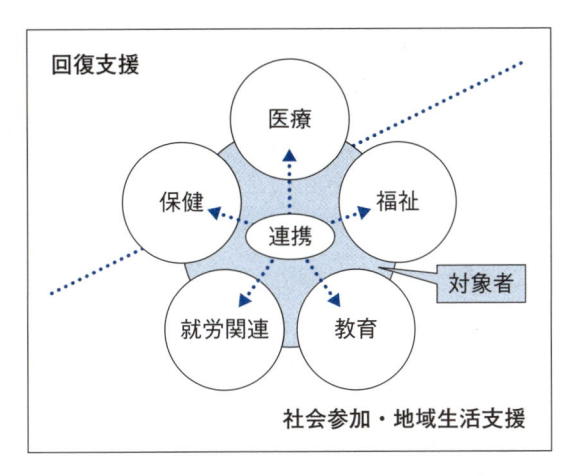

図 2.5　作業療法の関わる領域と相互連携

作業療法の対象者は保健，医療，福祉，教育，就労関連の各領域におけるサービスを受け，サービスを提供する作業療法士は相互に連携をはかって，対象者の回復の支援や社会参加，地域生活の支援を行う．

表 2.21　圏域による作業療法実施施設区分 (文献 1, p.7)

都道府県圏域	特定機能病院，国立病院機構，大学附属病院，公立病院，内部障害更生施設，肢体不自由者更生施設，身体障害者更生相談所，重症心身障害者更生援護施設，障害者職業総合センター
複数区市町村圏域	一般病院，総合病院，精神病院，回復期リハビリテーション病棟，テクノエイドケアセンターを含む各種の保健・福祉・教育・職業関連施設
単一区市町村圏域	診療所，各種の保健・福祉・教育・職業関連施設

4. 作業療法を行う場所

作業療法士が対象者と関わる場所は，様々な要因（問題点，年齢，疾病，生活場所等）により異なってくる．作業療法が関わる領域を大きく分類すると，保健，医療，福祉，教育，就労関連に区分することができ (p.3, 図 1.1 参照)，作業療法は対象者の居宅，病院，地域における各種施設等の様々な場において提供される．また，対象者はその状態に応じて，同時期に複数の領域における作業療法サービスを受けることもある．また，時間的な流れの中で，保健，医療，福祉，教育および就労関連領域の連携が重要になってくる．それぞれの領域に勤務する作業療法士は，対象者のニーズに応じて相互に連携をはかり，回復の支援や社会参加，地域生活を支援することが求められる（図 2.5）．

作業療法士が対象者と関わる場所は，圏域によっても区分できる．通勤圏や生活圏という言い方もあるが，作業療法を実施する上での圏域とは，その施設がどの範囲に住む対象者を主にカバーするかを表すもので，行政単位を基本とする．したがって，作業療法を実施する施設を都道府県圏域，複数区市町村圏域，単一区市町村圏域に分類できる（表 2.21）．近年の市町村合併によって，単一区市町村圏域は広範囲になり，複数区市町村圏域レベルの施設を有する地域も出てきている．対象者はその状態や発症からの経過に応じて，各圏域にある作業療法実施施設で作業療法サービスを受けることになる（図 2.6）．

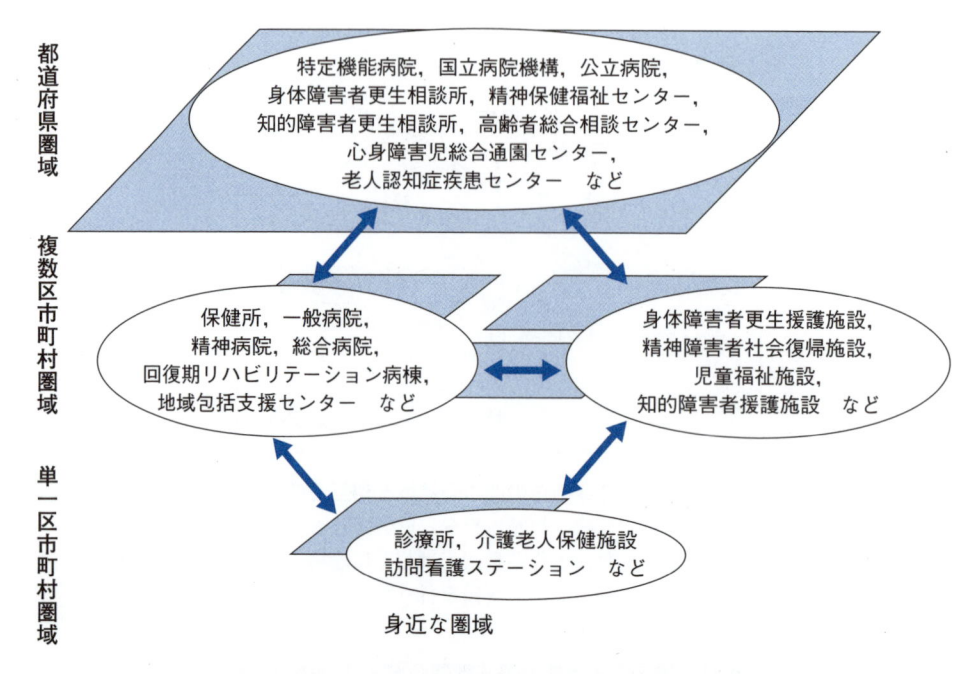

図 2.6 各圏域における作業療法実施施設と対象者の流れ

都道府県圏域，複数区市町村圏域，単一区市町村圏域（身近な圏域）ごとに，作業療法を実施する施設があり，対象者はその状態や発症からの経過に応じて，それぞれの施設において作業療法サービスを受けることになる．単一区市町村圏域にはそのほか，通所介護，通所リハビリテーション，居宅介護，共同生活介護，自立支援法生活介護，地域密着型認知症対応デイサービス，小・中学校などがある．

5. 作業療法の治療手段

作業療法には一連の過程があり，作業療法への処方・依頼・紹介に始まり，スクリーニング，評価，障害の把握，治療計画立案そして作業療法の実施，終了となる（p.212，図 6.1 参照）．流れの中で，必要に応じて常に再評価，再計画立案，再実施が行われる．また，いずれの段階においても対象者へのインフォームドコンセントの手続きがなされていること，十分なクリニカルリーズニング（臨床的な理由）と根拠に基づいた作業療法介入が行われることが重要である．

作業療法の治療・指導・援助を行うにあたって作業療法士が留意する点を表 2.22 に示す．

評価は以下の点に留意して行う．

① 対象者，家族，介護者の期待，要求などを把握し評価の目的を明確にすること．
② 対象者がもっている作業遂行能力（基本的能力，応用的能力，社会適応能力）を明らかにすること．
③ 対象者にとって意味のある目的をもった作業活動へと導くものであること．
④ 環境・年齢・健康状態等，作業活動の遂行に影響する要因も重視すること．
⑤ 評定に際してクリニカルリーズニングを重視すること．

作業療法士，対象者および対象となる作業の間に起きる相互作用を十分に考慮して行う必要性がある．

作業療法の評価・治療・指導・援助の項目を ICF に対応させてまとめると表 2.23 のようになる．作業療法の領域や場所の違いはあっても，これらの項目は共通している．作業療法で用いられる手段の具体例は表 2.14（p.41）に示されている．対象者のニーズと作業療法の目的，実施される領域や場所により，適切な手段が選択され対象者に提供される．用いる作業は，対象者の興味や関心など

表 2.22　作業療法の主な援助内容 (文献 1, p.9)

1. 対象者にとって有意義であり，かつ目的に適応した作業活動を使用すること．
2. 対象者が有意義で価値のある作業活動に関与できるような働きかけを行うこと．
3. 活動への関与を通じて，障害を予防し，健康を促進すること．
4. 対象者の能力に適した作業活動の難易度を設定すること．
5. 対象者が周囲の環境に適応できるように福祉用具の適応や住環境の整備などを行うこと．
6. 対象者やその家族・介護者等に指導・教育すること．
7. 作業活動すなわち，日常生活活動（ADL），仕事・生産的活動，遊び・余暇活動等に関する技能を獲得・改善・維持すること．
8. 作業活動を遂行するために必要な各要素，すなわち運動的，感覚・知覚的，認知・心理的などの各要素を獲得・改善・維持すること．
9. 自助具・装具等のデザインや作成を行い，実際の適合や使用訓練を行うこと．
10. 作業活動の準備として，各種治療器具の使用や徒手的治療を行うこと．
11. 対象者が地域で豊かな生活が送れるよう，地域の社会資源の調整，活用を行うこと．

も十分考慮し選択する．また，それらの活動は目的に応じて，個別または集団，あるいは個別と集団の併用という形態で提供される．

6. 作業療法と倫理・個人情報の保護

協会では「作業療法士業務指針」(1989（平成元）)，「倫理綱領」(1986（昭和61）)，「作業療法士の職業倫理指針」(2005（平成17）)において，作業療法士が遵守すべき倫理事項を定め，「臨床作業療法部門自己評価表」(1997（平成9）)を利用して，会員個々が自己評価することを推奨している．また，協会では倫理的な問題に対処し，会員の倫理観を高めるための部門として倫理委員会を設けている．

2003（平成15）年よりの「個人情報の保護に関する法律」に基づき，プライバシーと個人情報の保護のため，日本作業療法士協会も組織的な取り組みを行うよう求められている．また2005（平成17）年の厚生労働省による「医療・介護関係事業者における個人情報の適切な取扱いのためのガイドライン」に基づき，作業療法士自身も個人情報の適切な取り扱いを行うよう求められている．

7. 作業療法の知識および技術の維持および向上

作業療法士は養成校を卒業後，自分の知識や技術を維持・向上させ，専門職として社会的責任を果たさなくてはならない．その方法としては職場の勉強会や卒業した養成校の同窓生での研修など様々なものが考えられる．加えて，協会は，個々の作業療法士の知識や技術の維持および向上をはかるために，作業療法学会，各領域での研究会および研修会など様々な機会を設けている．以下にそれを示す．

7-1　生涯教育制度

作業療法士資格取得後も継続的に学習機会が得られるよう，協会では生涯教育制度を設けている．この制度の目的は，

① 保健・医療・福祉の発展に寄与する作業療法士の知識・技術の質の向上，
② 学習意欲の喚起と持続，
③ 資格制度の構築と人材育成：専門性の追求，
④ 後輩指導，
⑤ 社会的貢献，

である．この制度は，自己研鑽を支援するための

表 2.23　作業療法の主な評価および治療・指導・援助項目 (文献 1, pp.12-13)

1．基本的能力 (ICF：心身機能・身体構造)	運動	運動に関連する器官，筋力，筋持久力，全身持久力，筋緊張，姿勢・肢位，関節可動域，随意性，反射・反応，協調性，動作学習
	感覚・知覚	感覚・知覚に関連する器官，視覚，聴覚，平衡感覚，味覚，嗅覚，固有感覚，表在覚，視知覚，聴知覚，触知覚，視空間知覚，立体知覚，その他
	心肺機能	心血管，呼吸器，心機能，呼吸機能
	摂食・嚥下機能	口唇・口腔，口腔から咽頭・食道，姿勢，認知
	精神・認知・心理	意識水準，見当識，知的機能，気質・人格，意欲，睡眠，注意・集中，記銘・記憶力，感情・情緒，思考，視空間認知，時間認知，自己同一性，音声・文字言語の表出および理解
2．応用的能力 (ICF：活動と参加)	起居・移動	ベッド上移動，起き上がり，座位保持，寝返り，這う，移乗，立ち上がり，立位保持，伝い歩き，歩行（含む杖補装具歩行），階段昇降，車いす移動
	上肢動作	リーチ，把握（握り・摘み），保持，離し，両手動作，巧緻性，道具・遊び・機械操作
	身辺処理	食事，排泄，更衣，整容・衛生，入浴
	コミュニケーション	理解，表出，会話
	生活リズム	生活時間の構造化，活動と休息のバランス
	知的・精神面	学習能力，計算能力，論理的思考，問題解決能力，意思決定，行為・企画能力，理解力・判断力，防衛機制，自己統制，現実検討，課題の遂行，ストレスへの対処，障害の受容，その他
	代償手段の適用	車いす，電動車いす，上肢装具，下肢装具，義手，義足，自助具，福祉用具，リハビリテーション機器
3．社会的適応能力 (ICF：活動と参加)	個人生活適応	調理，食事の片づけ，買い物，洗濯，整理・整頓，掃除，ゴミ処理，金銭管理，安全管理，健康管理，時間管理，来客対応，電話メモ，家庭設備の使用，家周りの管理，住居管理，サービスの利用，他者への援助，一般交通機関の利用，運転・操作
	社会生活適応	言語的コミュニケーション，非言語的コミュニケーション，対人関係，集団内での人間関係，場面適応，役割行動，社会参加
	教育的・職業的適応	通勤・通学，作業耐久性，指示理解，作業習慣，作業習熟，集団内での協調性，心理的耐久性，正確さ，迅速性，仕事の獲得・維持・終了
	余暇活動面	自由時間の内容，活動意欲，興味対象の有無，活動量の変化
4．環境資源 (ICF：環境因子)	人的環境	家族による支援，友人・知人による支援，ボランティア・NPO法人等の支援グループ，公的支援の利用
	物理的環境	住居（アプローチも含む），住宅外の環境，機器・道具，交通機関，学校・職場の環境

「生涯教育基礎研修」，さらに臨床実践，教育，研究および管理運営に関する一定の能力を習得するための「認定作業療法士取得研修」および高度かつ専門的な作業療法実践能力を習得するための「専門作業療法士取得研修」からなっている．生涯教育基礎研修には現職者研修（必修）と基礎研修自由選択（基礎ポイント研修）が含まれており，5年以上の実務経験を経て各研修を終了すると認定作業療法士取得研修に進むことが可能となる．認定作業療法士になるためには，共通研修のほかに，さらに症例報告の必要がある．認定作業療法士の育成は急務であり，作業療法サービスの質を保証する重要な位置づけになっている．協会では，認定作業療法士が会員の30％になることを目標にしている．さらに，認定作業療法士を取得した後，専門作業療法士取得研修を受講することができるようになるが，専門作業療法士取得研修は準備段階であり，現在（2009年）三つのコースが準備中である．整備されれば，さらに専門性の高いコースが設けられることになる．

7-2 事例報告登録制度

協会では2005（平成17）年9月1日より「事例報告登録制度」を開始した．本制度の目的は，
① 事例報告の作成によって会員の作業療法実践の質的向上をはかる，
② 事例報告の分析によって作業療法成果の根拠資料を作成する，
③ 事例報告の提示によって作業療法実践の成果を内外に示していくこと，

である．本制度への事例登録は生涯教育制度の「認定作業療法士」申請の要件でもある「症例報告」を兼ねているが，事例報告は，基礎コース・専門コースの受講の有無にかかわらず，いつでも登録することができる．事例報告登録の手引きは，協会ホームページの「会員向け情報」または「学術部」より参照できる．

7-3 課題研究助成制度

医療・保健・福祉の制度改革の中で，作業療法の対象領域は病院医療から区市町村圏域における在宅保健福祉サービスへと拡大しており，それぞれの領域において作業療法サービスの有効性や介入効果を提示していくことが求められている．協会では，こうした時代の要請に応え，作業療法の成果根拠を作成していくことを目的に，作業療法効果を検証する研究に対して研究費を助成する「課題研究助成制度」を2006（平成18）年度より開始した．本制度によって蓄積される研究成果は，作業療法の学術的基盤を強化し，実践技術の質的向上を促進するものであり，よって，広く国民の健康増進に寄与するものである．研究課題を研究Ⅰと研究Ⅱに分けて募集している．研究Ⅰは協会が指定するテーマに関する研究課題であり，作業療法の効果を明らかにする研究である．研究Ⅱは作業療法に関わる研究テーマ（基礎，評価法，地域貢献等）を自由に選べるもので，1年間で行えるものである．

8. 資料

「作業療法ガイドライン」では，以下の資料も掲載している．
1. 作業療法の定義．
2. 作業療法士業務指針．
3. 倫理綱領．
4. 作業療法士の職業倫理指針．
5. 臨床作業療法部門自己評価表．
6. 作業療法士が勤務する施設分類．

作業療法を学ぶ上で重要なものである．ぜひ機会あるごとに読み直していくことを強く推奨したい．

▶引用文献
1) 日本作業療法士協会学術部・編：作業療法ガイドライン（2006年度版）．日本作業療法士協会，2006．

演習問題

❶ 事例報告から作業療法の対象者，目的，手段，形式を当てはめなさい．（Ⅰ）
❷ 目的としての作業，手段としての作業をそれぞれ説明しなさい．（Ⅱ）
❸ 作業療法士が作業分析を行う理由を説明しなさい．（Ⅲ）
❹ 自分の普段の1日を作業（作業活動）に分け，それらを分類しなさい．（Ⅳ）
❺ 「食事すること」について，各ライフステージで求められる課題を述べなさい．（Ⅴ）
❻ 成人期に展開される特有の作業・作業活動について，なぜ必要なのか，その結果どのような成果が得られるのか述べなさい．（Ⅴ）
❼ 「作業欲は本来人間の基本的欲求の一つである」ことについて，説明しなさい．（Ⅴ）
❽ 車いすで生活する者にとって，生活上どのような障害があるか，どうすればその障害を軽減できるかを説明しなさい．（Ⅴ）
❾ ガイドラインがどのような構成になっているか調べなさい．（Ⅵ）
❿ 作業療法に関する法律を検索し，どのような内容なのか調べなさい．（Ⅵ）
⓫ 作業療法士は何を対象に，誰を対象に，どのように作業療法を進めるのか調べなさい．（Ⅵ）
⓬ （社）日本作業療法士協会が示している職業に関する倫理について調べなさい．（Ⅵ）
⓭ 作業療法士がチームを組む他の職種について調べ，どのような仕事をするのか調べなさい．（Ⅵ）

第3章

作業療法の歴史

📝 学習課題

1. リハビリテーション医療はどのような社会的・医学的背景から生まれてきたかを述べることができる．（Ⅰ）
2. 戦前のわが国において，特に精神病と結核に対して作業療法が必要とされた事情を述べることができる．（Ⅰ）
3. 歴史的に作業療法を始めた人々の思想について述べることができる．（Ⅰ）
4. 戦後の作業療法が誕生した過程とその内容について述べることができる．（Ⅱ）
5. 現在の作業療法の歴史的位置づけについて述べることができる．（Ⅱ）
6. 世界各国の作業療法の誕生と歴史に関して概要を述べることができる．（Ⅲ）
7. 作業療法を築き上げてきた先人たちの思考を説明することができる．（Ⅲ）
8. 世界作業療法士連盟（WFOT）の役割と加盟国の状況を説明できる．（Ⅲ）
9. 世界各国（地域ごと）の作業療法の歴史や実践領域の特徴を述べることができる．（Ⅲ）
10. 日本における作業療法有資格者の現状を述べることができる．（Ⅳ）
11. 日本の作業療法教育の現状について述べることができる．（Ⅳ）
12. 作業療法士の職域の変化と，今後期待される活動領域を挙げることができる．（Ⅳ）
13. 作業療法に関連する制度改正を挙げ，それぞれについて作業療法との関係を踏まえて説明できる．（Ⅳ）
14. 世界の作業療法士の現状について説明できる．（Ⅳ）
15. 作業療法実践領域の変化の特徴について説明できる．（Ⅳ）
16. 世界の作業療法士教育の変化の特徴を説明できる．（Ⅳ）
17. 作業療法の国際化に関して説明できる．（Ⅳ）
18. 作業療法の将来を見据える視点に関して述べることができる．（Ⅳ）

🔔 キーワード

「作業療法」の歴史的定義　　「作業療法」と外国体験　　国立身体障害者更生指導所
養生法　　道徳療法　　アーツアンドクラフツ運動
全米作業療法推進協会（NSPOT）　　作業療法再建助手
世界作業療法士連盟（WFOT）　　欧州諸国作業療法士協議会（COTEC）
青年海外協力隊（JOCV）　　理学療法士及び作業療法士法　　日本作業療法士協会
介護保険法　　精神保健及び精神障害者福祉に関する法律の改正
国際生活機能分類（ICF）　　心神喪失等の状態で重大な他害行為を行った者の医療及

び観察等に関する法律（医療観察法）　　診療報酬制度　　障害者自立支援法
実践領域　　高等教育化　　作業療法士教育の最低基準　　作業療法戦略

📖 この章の概要

　作業療法は専門職として社会の要請に応えながら発展してきている．したがって，作業療法を理解するためには，社会的な要請を背景にその歴史的変化に対し，どのように作業療法が応えてきたかを理解することが重要になる．社会が疾患・障害をどのように捉えているのか，それに対する社会の取り組みはどうであったのか，またリハビリテーションや作業療法の考え方はどのように対応し，変化してきたのか等の疑問は，社会的な視点から作業療法の理解に役立つ．また歴史を理解することは，将来作業療法がどこに向かっていくのか理解するための参考になる．加えて，日本だけでなく国際的な視点から，現在存在する課題を理解することも重要である．

I. リハビリテーション医療の歴史

　リハビリテーションあるいは作業療法の歴史を学ぶことにはどのような意義があるのだろうか．簡単にいえば，その仕事の原点が示されているからであり，その発展あるいは消長がどのような背景によるものか，さらに残されている課題と将来の展望など，現在の姿をみるだけでは困難な，多くのことをそこから学ぶことができるからである．

　特に作業療法は単なる技術だけでなく，それが登場するに至った背景とその創始者の思想と実践との関わりなしに，その全体も真の意義も理解することは難しい．ここでは紙数の制約から一つひとつの事柄をつまびらかに述べることはできないので，主にその大要を述べ，創始者が作業療法と関わるに至った社会的背景と，それらの人々の思いを中心に取り上げ，またその後の作業療法がどのような変遷をたどったかを単に事実を羅列するのではなく，その背景についても触れるようにした．

　＊リハビリテーション医学がリハビリテーションと医学の結びつきを表していることは，その文字の示すところである．しかし，「リハビリテーション」と呼ばれる活動が医学と歩みを最初からともにしていたわけではなく，また「リハビリテーション」と呼ばれる活動が，そのような名前を最初から身にまとっていたわけではない．リハビリテーションとはひとつの思想であると同時に運動であり，それが技術としての医学と結びつく中から，「リハビリテーション医学」は生まれた．
　ただ，現在医学界で「リハビリテーション医学」と呼ばれている分野は，主に運動器疾患による障害を対象としており，今日のリハビリテーションの重要な対象である精神障害はその範疇に入っていない．
　したがってこの節では，精神障害者のリハビリテーションに重要な役割を果たしてきた作業療法を含む内容を扱うことを示すため，「リハビリテーション医療」という言葉を使うようにした．

1.「リハビリテーション」という言葉

　「リハビリテーション」という言葉がわが国で使われるようになった最初の例は，1951（昭和26）年に当時の大阪市立医科大学整形外科教授の水野祥太郎によるWHO（World Health Organization：世界保健機関）フェローとしての欧米視察レポートや雑誌での使用といわれている[1]．砂原茂一が「更生（Rehabilitation）」と「日本結核臨床」10巻8号で触れたのも，1951年のことである．

　しかし，1951年頃より清瀬病院（東京都）で，当時作業療法を担当していた小林義徳医師が退所結核患者の社会復帰の世話をしていた活動をきっかけに，1955（昭和30）年に設立した「日本レハビリテーション協会」（下線筆者）の名前をみると，まだその頃は日本語の表記もはっきりと定まっていなかったことがうかがえる．

　言葉についていえば，その考証の丹念さにおいて抜きんでていたのは，東京病院院長の砂原茂一で，当時"rehabilitation"の訳語として広く用いられていた「更生」あるいは「社会復帰」という言葉に異を唱え，「これを『社会復帰』と訳したのでは医学的な側面が落とされている感じで物足りない．言葉というのは大切なものであって，『社会復帰がどうして医者の仕事なのか』というような云い方が現在社会事業の関係の人によってしばしば行われているから，特に指摘して置きたい」[2]と早くも，医学とリハビリテーションの関係について注意を促している．

　「リハビリテーション」というのは，砂原の理解によれば，その核心は医療（入り口）から社会復帰（出口）まで，一貫して行われる障害者のための一連の活動，ということになる．

ここでは,「リハビリテーション」をこの意味に用いて,米国を中心とする「リハビリテーション医学」成立の過程と,精神障害や結核(内部障害)に対するリハビリテーションの歴史を中心にみていきたい.

2. 米国におけるリハビリテーション医療

新たな医学の分野としての今日の「リハビリテーション医学」はどのようなところから,どのようにして芽生え,今日に至ったのだろうか.

まずこれを,現在の「リハビリテーション医学」の米国における代表的雑誌である Archives of Physical Medicine & Rehabilitation の誌名の変遷を通して考えてみたい(以下の数字はその誌名が採用された年を示している).

Journal of Radiology 1920
Archives of physical therapy, x-ray, radium 1926
Archives of Physical Therapy 1938
Archives of Physical Medicine 1944
Archives of Physical Medicine & Rehabilitation 1952

これによると雑誌が創刊された当時の誌名は,リハビリテーションとはほとんど縁のないように思える「放射線学」であり,その傾向は1944年の physical medicine すなわち物理医学まで続き,1952年に至ってようやく rehabilitation という言葉が登場してくる.すなわち,その源をたどると,第一次世界大戦直後の1920年の「放射線学」にさかのぼり,徐々にその対象領域を広げながら発展してきたことがわかる.なお先の砂原の雑誌論文での rehabilitation の初出は1951年のことであるから,この誌名の変更に1年,先んじており,それより以前にすでに rehabilitation なる言葉が広く用いられていたことがうかがえる.

医学雑誌の誌名を離れて, rehabilitation という言葉をみると,その医学界における最初の例は第一次世界大戦を契機として,米国陸軍病院の中に設けられた「身体再建およびリハビリテーション部門」(Division of Physical Reconstruction and Rehabilitation)(1917)であろう[3].そして翌1918年には傷痍軍人の職場復帰を促すための「傷痍軍人リハビリテーション法」(The Soldiers Rehabilitation Act)が成立した.

さらに1920年には,「職業リハビリテーション法」(Federal Handicapped Vocational Rehabilitation Act)が成立し,職業訓練や職業斡旋が広く一般市民を対象に行われるようになった.

ただしこの法律は,組織の不備から,1920年から23年までの間に職業補導を受け,就職した者は10,125名にすぎず,その目的を十分に果たすまでには至らなかった.この問題を解決したのが1943年に成立した「バーデンラフォレット法」(The Barden La-Follete Amendment to the Handicapped Vocational Rehabilitation)で,組織的にも連邦職業補導部(Federal Office of Vocational Rehabilitation)が各州の活動を統括するようになり,法律制定後5年間で職業補導を受け,就職した者は219,039名に及んだ.

＊なお,1917年にはアメリカ作業療法協会(American Occupational Therapy Association;AOTA)の前身であるNSPOTが(p.94参照),1922年にはリハビリテーション・インターナショナル(Rehabilitation International;RI)の前身である国際肢体不自由児協会が米国のシカゴで結成をみた.

一方,この間の今日のリハビリテーション医学に連なる動きとしては,1929年にクルーゼン(F.H. Krusen)によって米国初の物理医学講座がテンプル大学に,また1943年にはディーヴァー(G.G. Deaver)によってニューヨーク市立病院に物理医学・リハビリテーション科が開設され,リハビリテーション医学は着実にそのすそ野を広げてい

った．

しかしその中でもリハビリテーション医学の発展において重要な足跡を残したのは今日，「リハビリテーション医学の父」ともいわれているラスク（H.A. Rusk, 1901-1989）であろう．

ラスクは医大卒業後，内科医として16年間，セントルイスで仕事をしていたが，1942年7月に軍医少佐として空軍に勤務することとなった．彼の書いた自伝によれば，彼がそこで取り組んだのは多くの傷病兵（両足切断，両手片足切断，両手足切断，対麻痺，失明，聴力喪失，顔貌損傷，情緒障害など）が，ベッド上で退屈な毎日を送っており，少しよくなって退院してもその9割が48時間以内に再入院してくる現実であった．

そこでラスクは，天井で蜘蛛が巣を張る様子を見て退屈をしのいでいた患者の話をヒントに，そのひまな時間を活かし，ベッド上でできる活動（天井から吊るした飛行機の模型の機種を識別し，敵か味方かを判断する）を与えることにより，傷病兵の士気を高められることを経験した．彼はそれに刺激され，さらに組織的な「空軍回復期患者訓練計画」を立案し，1943年に最初の空軍リハビリテーションセンターをニューヨークのパウリング（Powling）にある使われなくなっていた校舎を利用して設立した．その数は最終的に12箇所に及び，次々と生きる希望を取り戻した若い兵士が，社会に，軍隊に巣立っていった．

それまで，病状が治まれば退院させられていた人々が，十分に心身を回復させ，退院後の生活に役立つ仕事の準備をしてから退院するようになった．それは，当時2,000万人ともいわれていた障害者を単に障害の部分だけをみるのではなく，全人間的なリハビリテーションを必要とする人，障害に伴う情緒問題から職業の問題までを含めた様々な問題を抱えている人，と考えるラスクの信念に支えられていた．この意味で彼が今日においても「リハビリテーション医学の父」と呼ばれているのは，決して不思議なことではない．

3. 欧州におけるリハビリテーション医療

欧州においても，障害者は長く社会の偏見，迫害，差別により悲惨な生活を強いられ，その保護は長く慈善事業の一部として行われてきた．しかしそれが次第に救済のみでなく，教育や職業訓練に及ぶようになった．

例えばドイツでは1833年，ミュンヘンに身体障害者のための職業学校がカトリック教会によって創設され，1902年にはプロイセンにおいて，肢体不自由児に関する一斉調査が行われ，それに基づいて建設された多数の施設で療育が行われるようになった．また1909年には，全ドイツ肢体不自由者保護連盟が創設され，そこに参加した医師，教育家，施設長らの働きかけにより，1920年，プロイセンにおいて肢体不自由者保護法が制定された[4]．

しかしドイツにおいてもその発展の契機となったのは，米国と同じく第一次大戦による202万人に上る戦傷者（含む四肢切断者69,000人）の存在と，それらの人々の社会復帰をいかに進めるか，という問題であった．その中でリハビリテーション技術の一部として治療体操（Krankengymnastik）が考案され，さらに理学療法，義肢装具の研究開発が加わり，現在のリハビリテーション医学の原型ができあがっていった[5]．

同じくフランスにおいても，二人のベルギー人の発案によって，負傷兵のための再訓練学校が第一次大戦中に設立された．

英国においては，米国と同じく第一次大戦中に医師 Sir. Robert Jone は戦時局（War Office）を動かし，治療的作業所（curative workshop）を設立し，戦傷者のリハビリテーションを開始した．

なお英国では1934年に第1回イギリス作業療法学会が開催され，1936年にはイギリス作業療法士協会（British Association of Occupational Therapists）が設立され，1936年に最初の公認作業療法士資格試験が実施された．この動きはさらに第

二次世界大戦による戦時下養成コースの働きによって加速されることになった[6]．

以上のように欧米のリハビリテーションの発展をみると，それが組織的には戦傷者の社会復帰を促すものとして始められ，やがて平時にも引き継がれて発展を遂げてきたことがわかる．

4. 戦前のわが国における整形外科を中心とする「リハビリテーション医療」の取り組み

わが国において，戦前は障害者に対する現在のような社会福祉制度はなかった．1929（昭和4）年に制定された救護法にしても，初めて「障碍者」がその対象として明記はされていたが，その対策は生活困窮者の一部として捉えられているにすぎなかった[7]．その中で，高木憲次のような先覚者によって，医療から教育，職業訓練を含む療育のごとく今日の医学的リハビリテーションに匹敵する構想がなされ，その一部は戦時中に実現をみた例があったことは特筆される（わが国初の肢体不自由児施設「整肢療護園」は1942（昭和17）年に創設されている）．

しかし，「リハビリテーション医学」が戦傷者（傷痍軍人）の社会復帰支援の必要によって組織的に行われるようになった事情は，わが国でも米国と同様であった．ただしわが国では残念ながら米国のように，戦前において一般人を対象とした職業リハビリテーション法が制定されることはなかった．

いわゆる傷痍（戦傷）に対する治療・訓練から職業指導まで一貫して行った「リハビリテーション医学」施設としては，ほとんど臨時東京陸軍第三病院（神奈川県相模原市）があるにすぎなかった．その内容を以下に挙げておく（（ ）内は記載されている効果）．

① 検査：

「検査」として行われていたものを，当時の言葉で紹介すると，「一般機能検査，関節角度測定，神経筋力検査，精神検査，勢力代謝検査，消化器検査，呼吸器循環器検査，視器検査，耳鼻口腔咽頭検査」など，リハビリテーション医学に必要な項目がほぼ網羅されている．

② 療法および体操：

「各種療法」としては，「機械療法，超短波療法，感応静電気療法（頭重頭痛除去），空気イオン療法，水治療法，熱気浴療法，鉱泥浴療法，感伝電気療法（神経麻痺除去），紫外線浴室，温浴，マッサージ療法」などが挙げられている．これをみると今日の器具を使った運動訓練，温熱療法，電気療法，水治療，光線療法などが行われていたことがわかる．

治療体操として「特殊体操，ラジオ体操，民謡体操，棍棒体操，銃剣術，歩行練習（仮義足者ノ装着準備練習並本義足者ノ歩行練習）」などがなされていた．当時の世相を反映して，民謡や銃剣術が取り入れられているのが目につく．

③ 職業準備教育：

この病院の特色は，病院でありながら現在の職業リハビリテーションが行われていたことである．その内容は以下のように農園芸から事務作業に至る様々な作業が含まれている．なおその対象者の多くは義手や義足使用者である．

「職業準備教育：珠算簿記，温室（作業用義手温室作業），薬草園（副業教育ノタメ），ミシン作業，職業体操，札勘定，タイプライター．作業用義手装着後ノ訓練：農場作業，書字訓練」．

以上の内容からみると，臨時東京陸軍第三病院は切断や運動機能障害など，主として肢体不自由を対象とした総合的な治療・援助を行っていたことがわかる．これは戦傷者を対象とした事情によるものであり，米国におけるラスクの空軍リハビリテーションセンターの主な対象患者が切断や対麻痺など整形外科的疾患であったことと軌を同じくしている．ただしパウリングのリハビリテーションセンターでは仕事や幅広い教養を身につけるた

め，経理や速記，タイピングなどのほかに，フランス語，スペイン語，法律，写真術，天文学，グラフィックデザイン，無線工学，販売技術など多彩な科目が用意されており，これは文化とともに国力の違いを感じさせる．

5.「作業療法」を中心とする「リハビリテーション医療」の歴史

これまで，整形外科領域を母体とする「リハビリテーション医学」についてながめてきた．しかし，当時は「リハビリテーション」と称されていなくても，その内容からすれば「リハビリテーション」と称することのできる医療活動が戦前において諸外国はもとより，わが国においても存在していたことを見逃すことはできない．

この意味で，近代医学においてリハビリテーションが広く行われていた対象疾患としては結核と精神病が挙げられる．いずれも19世紀から20世紀初頭においては不治の病とも呼ばれ，長い入院期間を要し，殊に結核は蔓延していた難治性の疾患であった．

この二つの疾患に対する医学的取り組みの中から，「リハビリテーション」という言葉がまだ一般に用いられなかった時代に，それにほぼ相当する「作業療法」と呼ばれる活動が欧米において，そしてわが国において，患者の社会復帰という共通の課題を担って行われるようになった．ここではその活動について，わが国における歴史的順序に従って精神病，次に結核を取り上げ，活動の歴史と意義について振り返ってみたい．

＊なおここでいう「作業療法」は戦後制度化された現在の作業療法とはその歴史的背景を異にするので「　」を用いて区別することとする．

5-1 精神病に対する「作業療法」

精神病に対する近代的治療は歴史的にピネル（P. Pinel, 1745-1826）やテューク（W. Tuke, 1732-1812）によって切り開かれ，やがてそれはコノリー（J. Conolly, 1794-1866）の唱える無拘束開放主義へと発展していくが，その運動は深く「作業」と結びついて，グリージンガー（W. Griesinger, 1816-1868），ウエストファール（K. Westphal, 1832-1890），メビウス（P.J. Mebius, 1853-1907）などによって19世紀から20世紀にかけての欧州諸国に受け入れられていった．そしてそのさかんな実践は，その実情を目の当たりにして，帰朝後ただちに「作業療法」を開始したわが国の呉 秀三にも引き継がれ，今日に至る作業療法に多大の影響を与えることとなった．

1）巣鴨病院と呉 秀三

1887（明治20）年4月30日，東京府癲狂院（後の巣鴨病院）は帝国大学が患者の医療を担当するようになり，榊 俶帝国大学医科大学教授が医長に就任した．しかし榊は1897（明治30）年に死去し，代わって呉 秀三が東京帝国大学医科大学助教授として精神病学講座担当を命ぜられ，東京府巣鴨病院医長を嘱託された．その後，呉は1898（明治31）年8月から3年間，ドイツとオーストリアの2カ国に留学を命じられ，かの地の精神病院を視察して1901（明治34）年10月に帰国した．このとき呉が経験した驚きは，帰国後最初になされた同年12月の国家医学会常会での講演をもとに，翌年発行された『国家医学会雑誌』の「癲狂村（精神病者の作業療法）に就きて」に詳しい．

このカルチャーショックは呉のその後の精神科医療における病棟開放化に向けた運動の原点に触れる部分と思われるので，少し長いが引用したい．

まず表題の「癲狂村」というのは「癲狂村落即ち精神病者のコロニー」のことを指しているが，それは呉が留学前にみた巣鴨病院とは全く異なり，その予想をはるかに超えた施設であった．まずその土地の広さと充実した施設に呉は目を奪われ，「右を見ても左を見ても広々と肥えて豊かな田地が見えるから，『あれは何処の田地か』と尋ねすれば，病

院の田地であると云ふやうに．広い地面を病室の周囲に有つて居ると云ふやうな訳で．非常に我々を驚かすことばかりなのでございます」[8]と述べた後で，さらに彼我の病院生活の違いに触れる．

「それで尚ほ其他にも皆さん方が聞いても驚くだろうと思様なことがある．私が或病院を参観しやうと思つて，さうして『何時行つてよいか』と云ふことを問合わせました．さうして其の約束の日に行つてステーションを下りますと馬車が迎へに来て居たから．其馬車に乗つて病院に行つて，それでも気が付かなかつたが．聞いて見ると，其御者が気違である．或は途中で車を押して居る者，牛を御して居る者があるから『あれは誰か』と見ますれば気違である．或は鍬を担いでお辞儀をする者があるから『あれは何か』と伝へば，矢張り気違である」[9]．

といった現実を目の当たりにして，呉が学んだことは「作業療法」のもたらす多大の治療効果であった．

そのことを呉は「（作業は）その人の病を癒し，其病状を鎮むるに大層良い事であり，精神上感奮激越する様なことがあると，それを慰め撫（な）め鎮むる効きめがある．それのみでなく病院内の平和秩序を保つて往く上に於ても，非常な助けをすることで，毎日々々極つた仕事をして行くことは，人々の心をも体をも規則正しくし，随（したが）つて病院内の秩序等が正さずして正しくなり，整へずして整ふ様になつて来るものである」[9]と記している．

こうして呉は帰国後ただちに巣鴨病院の病棟開放化と「作業療法」の導入に着手し，翌1902年に慈善団体である「精神病者慈善救治会」を組織し，農業，園芸，指物，裁縫，等に必要な器具を購入した．さらに患者の生活に関しては，1904年の作業室の新築に際して鉄格子等を設けず，普通家屋に近い造りとし，作業患者の生活のために一室を与え，昼間の出入りを自由にした．しかし巣鴨病院は「作業療法」を本格的に行うにはその土地が2,300坪と手狭だったため，やがて東京府下松沢に土地を求めて新たな病院を建設することとなった．

2）松沢病院と加藤普佐次郎

1919（大正8）年に設立された東京府立松沢病院はその開所時より病棟の開放と「作業療法」を考慮した設計がされていた．例えば敷地は農作，牧畜，園芸ができるように6万坪余りを確保し，建物では男女工作場，大工工作場，印刷場，作業患者浴室，牛舎などが建てられた．また病舎も配置をロの字形にし，中央に広く庭をとり，たとえ閉鎖病棟でも内庭で十分な運動ができるようにした．そして作業治療担当を命ぜられた医員の加藤普佐次郎と協力者の看護長前田則三（のりぞう）によって「作業療法」が積極的に行われるようになった．

松沢病院にその開設と同時に入職し，院内に居住することとなった加藤の記録によると，松沢病院において患者作業が開始されたのは移転直後からで，道路の修繕や病棟雑用作業，屋内作業としての封筒貼作業などから始まり，並行して病室の開放化が順次，作業従事患者から，女性自費患者，男性自費患者，女性公費患者の部屋へと進められた．

最終的に実施された作業を以下に列挙する．

屋外作業：土木工事，農業，畜産，園芸，建築物の修繕，運搬，除雪等．

屋内作業：下駄鼻緒制作，裁縫，洗濯，わら細工，紙捻細工，袋貼，麻糸継ぎ等．

特殊作業：事務補助，医務補助，機関部補助，理髪補助，炊事部補助，看護人補助等．

加藤の「作業療法」に対する立場は，呉の思想と同じく患者の開放を治療の最終目的とし，その手段として作業の効果（例えば徘徊や争いの減少，不安の軽減，睡眠の促進など）を高く評価するというところにあった．「不治癒性精神病に対しては吾人は義手に対比すべきもの，義足に対比すべきものを案出せざるべからず．即ち病者は欠陥を有しつつも之によりて幾分其の欠陥を代償せられ生を楽しむ事を得べき方法を考うべきなり」[10]との

加藤の言葉はその思想をよく示している.

　なお,加藤は呉の退職(1926)とともに松沢病院を辞し,その後,1931(昭和6)年より賀川豊彦らが発起人の東京医療生活協同組合の設立に奔走し,終生その活動に参加しつつ1968年82歳で没した.

3) 菅 修と「作業療法の奏効機転」

　呉は東京帝国大学教授と松沢病院院長の職を定年で辞し,それと時を同じくして加藤普佐次郎も松沢を去った.その後,松沢での「作業療法」を引き継いだのが菅 修であった.菅は1927(昭2)年3月に北海道帝国大学医学部を卒業後,同年11月に松沢病院に勤務,翌1928年に松沢病院初の作業医長となった.菅は作業のみでなく,人間らしい生活には娯楽や趣味を欠くことができないとの立場から,読書,音楽,ラジオ,ピンポン,野球,テニス,映画の会,演劇の会,運動会から,患者も編集に加わった雑誌の発行など様々な活動を行い,患者慰安にも積極的に取り組んだ.

　菅はそれらの経験を通して戦後,「作業療法」が,療法として成立するためには,その治療的効果が証明され,かつその奏効機転が明らかにされることが必要であるとして,その「作業療法の奏効機転」[11]を以下のようにまとめた(p.49,表2.17参照).

- 作業欲は本来人間の基本的欲求の一つである.
- 作業は,それが適度であれば,心身機能の活動を促進し,作業のないことから生ずる機能低下を防止する.
- 作業は,新陳代謝を増進し,食欲,便通,睡眠その他の体調をととのえ,基礎気分を快適にする.
- 作業は,生活のリズム化をはかるのに有効である.
- 作業は,それによって,病的観念より正常観念に注意を向けることができる.
- 作業は,病的な意志行為に向けられるエネルギーを,正常行為に置き換えることができる.
- 作業は,支離滅裂な行動を正常な軌道にのせることができる.
- 作業は,意志減退した患者をして,徐々に,その活動性を回復させる.
- 作業は,患者をして,その成果をみることで,満足感を味わわせ,自信を取り戻させ,劣等感を弱めさせることができる.
- 作業は,それによって,患者に他人との連帯感を養わせ,社会性を取り戻させ,さらに積極的に,他人への寄与的生活を可能にさせる.
- 作業は,一般に,感染症やその他の疾病に対する抵抗力を高める.

　この菅の描いた「作業療法の奏効機転」は彼の対象とした精神病患者を念頭に置いたものであるが,「作業療法」全般に通じる効果を指摘したものとして重要である.

　しかしこれとは別に,昭和期に入って,精神病患者の社会復帰に院外保護という視点から新たな光を投げかけたのが,大阪府立中宮病院の長山泰政であった.

4) 長山泰政と「院外保護」

　大阪府立中宮病院は,1926(大正15)年4月15日にわが国初の精神病院法に基づく公立精神病院として開院した収容定員300名,公費患者を対象とした施設であった.長山は中宮病院の設立とともに同病院医員となり,その後いったん退職し,1929(昭和4)年4月から1930年12月までの1年8カ月の間ドイツに留学し,当時精神病院において積極療法(「作業療法」)を実践していたジーモン(H. Simon, 1867-1947)の講義に接して深い感銘を受けた.その講義の内容は作業療法士関昌家との対談によれば,「作業療法は入院患者さんを社会復帰させることにあり,院外保護は一度社会復帰した患者さんの職業活動等の保持にあたるもので,作業療法と院外保護の両者があって始めて一つの精神病治療看護の形式がつくられる」というものであった.

帰国後は「病初に疾病を克服し，患者の精神崩壊を極力防止し，生産能力低下の停止に努め，進んでは該(その)能力の向上を計り又退院を容易にして病院に患者の停滞するを防ぎ，病床利用を高め病院機能の増進を期する等の為精神病者の院外保護機関の設置は目下肝要であり，此が実現を計る事は我国の現状に照らし急務なりと伝はねばならぬ」との立場から院外保護，現在の外来診療やデイケアの実現に向けた活動を展開していった．この「院外保護」という新たな思想と言葉の登場とともに，次第にわが国における精神医療の分野でも社会的支援の重要さが認識されるようになった．

5-2 結核に対する「作業療法」

コッホ（H.H.R. Koch, 1843-1910）が結核の病原菌（結核菌）を突き止めたのは1882年のことであるが，対して効果的な薬剤ストレプトマイシンが発見されたのは1944年で，その間，結核医療においては空気のきれいな場所で，医師の管理のもとで休養しながら，栄養をとる「大気安静栄養」による自然療法が主流であった．この療法の創始者は英国のボディントン（G. Bodington, 1799-1882）であった．彼は当時の食事の制限と室内生活を重視した医学界からの非難にもめげず，自身の27年間に及ぶ経験から導き出されたこの療法を実践しつづけ，それがサナトリウム療法として，ドイツをはじめ世界各国で取り入れられるようになった．

わが国では，このサナトリウム療法は1889（明治22）年に兵庫県須磨に設立された須磨浦療病院で取り入れられたのをはじめ，明治末から大正にかけて，まず民間療養所が，続いて生活困窮者を対象とした公的療養所が1917（大正6）年の大阪市立刀根山病院をはじめとして各地に設立されるようになった．

しかし，この国民が渇望していた公的結核療養所の整備は，財政事情の逼迫により遅々として進まず，10年後の1926年に至っても，年間死亡者10万人，患者数推定100万人に対して，10箇所（合計1,780床），というありさまであった．わが国初の結核における「作業療法」は，このような厳しい医療の窮状を背景に歴史の中に登場することとなった．

1）田澤鐐二と結核作業療法の試み

1923（大正12）年に創刊された日本結核病学会発行の機関誌「結核」をひもとくと，「作業療法」という言葉が初めて登場するのは1932（昭和7）年の野村 実（当時の福岡市立屋形原病院副院長，後の白十字会村山サナトリウム園長）の「肺結核患者ノ作業療法」という紹介記事においてである．これは公的療養所においては，常に入院待ちの患者を抱えていることから，十分な回復をみない時期の退院による再発者があとをたたず，「作業療法」による退院準備を行う必要性を訴えたものであった．また実践においては，野村の論文発表から2年後の1934（昭和9）年の第12回日本結核病学会総会において，東京市療養所（1920年開設）の当時所長であった田澤鐐二ら三人が前年より行っていた作業療法の治療成績についての，わが国最初の医学的見地からの報告がなされた．

その内容はドイツでの結核療養所の例を参考に，隔日に20分ずつ掃除，磨き物等の筋肉労働と簿記練習等の精神作業の2種類の活動等を行わせ，その後4〜5カ月にわたって，胸部所見，レントゲン像，栄養，体重，体温，咳嗽，喀痰，自覚症状，合併症，赤沈(がいそう)，血球（白血球数，杆状核，リンパ球）において成績を比較したものであった．その結果は「各種の徴候を列挙して通覧すると，不良徴候が相当に多いという者もありますが，どの症状に注意していればよいと簡単に標準を定めることは困難」というものであり，明確な治療効果が認められなかった．

しかし，注目すべきは，それにもかかわらず「有害影響が起こらずに行き遂げることが出来さえすれば，一方において<u>有益な点</u>の多いことは事実で

ありますから，仕事をさせ得る患者の範囲を広めることは，観察をなるべく精細にして悪影響の見落しのないようにすることは最も肝要であります」（下線は引用者）と，「作業療法」を行うにあたっては治療的効果よりむしろ悪影響のないことを重視し，治療的効果以外の部分（仕事）でこれを評価していることである．この点からすると，医学的治癒効果がたとえ乏しくても，田澤らは社会的意味において「作業療法」（あるいは職業療法）を有益と評価したと思われる．ここには従来の医学的立場を超えて，患者の生活にまで踏み込み，その命を守ろうとする，田澤鐐二の医師としての強い思いが伝わってくる．

なお，この東京市療養所における「作業療法」のその後については，作業の困難な末期の重症患者が多く入院期間も限られていた病院の状況から，大きな発展を遂げることはなかった．しかし，リハビリテーション医療が傷痍軍人対策とは別の，患者の退院後の生活に心を痛めた医師たちによって，自然発生的に従来の医療の枠を超えて始められたことは，リハビリテーション医療の思想的背景を知る上で，忘れることができない．

2）濱野規矩雄と作業療法の普及

濱野規矩雄もまた昭和の初期において，呉と同じく海外における「作業療法」経験を通じてその魅力に触れ，必要性を痛感した一人であった．しかし濱野は田澤と異なり，当時の軍事保護院医療課長という国策に関わる立場であり，「リハビリテーション医療」（「作業療法」）は，ここに至って初めて個人や病院単位ではなく，国の方針の中に据えられ，軍事優先の社会情勢の中で，発展を遂げる機会を与えられた．

濱野は慶應義塾大学医学部を卒業後，衛生局嘱託として英国に1930年から1932年まで「欧米における結核予防ならびに治療の現状」をテーマに留学した．その間パップワース（Papworth）結核村などでoccupational treatment（濱野の訳では「職業療法」）を実地に見聞し，患者が院長と相談しながら適切な作業を決め，きめこまかな作業の指導を受けながら生き生きと働いている姿をみて「いかにも理想に近い様な事をしている」と感銘を受け，「結核の治療法は，学問的にばかり行かない事は，誰もが知っている事であるが，薬のみ，医学の力のみに頼りすぎる様な傾きある事は否定できない」ことを実感しoccupational treatmentに強い関心を抱くようになった．

こうして濱野が帰朝してから，治療から社会復帰までを視野に入れた「作業療法」を本格的に取り入れた傷痍軍人結核療養所の建設が1938年12月から1940年1月まで，その運用に欠かせない「作業療法指針」の作成と合わせて全国で急ピッチに進められた．これはおそらく米国における空軍リハビリテーションセンターの建設と同じく，わが国における「作業療法」史上，類を見ない国家的規模で行われた最初で最後の事業であった．その結果過去20年間でようやく達成された数を上回る，12,500床を有する全国25箇所の病院群が1年余りで出現した．

ほかに濱野の功績として挙げておかなければならないのは，彼が1944年に作成，公開した「作業療法指導要綱」であろう．この要綱では「作業療法」を定義し「入所中の患者に一定の作業を課し速やかに其の精神力，体力の回復を図り以て治療効果を促進すると共に自己の病態に適する正しき生活方法を会得せしむるもの」とし，作業の身体的，精神的効果，また生活方法の工夫を目的に掲げ，今日のリハビリテーションの理念に照らしても，簡潔にして要を得た説明となっていることは，高く評価される．

3）宮本 忍と「社会的治癒」

理論的見地に立てば，今日の作業療法・リハビリテーション思想において，忘れてはならないのは，濱野の怒濤のような療養所建設と同時期に，結核の外科治療に携わり，「作業療法」にも深い関

心を抱いていた傷痍軍人東京療養所外科医の宮本忍によって提起された「社会的治癒」の考え方である．この「社会的治癒」という言葉は，宮本が1942年に著わした『日本の結核』（朝日新聞社）において初めて使われた言葉であり，姉崎卓郎との共著『作業療法』（東西出版社，1946）において，次のように説明されている．

すなわち，宮本は戦時中に不治の病といわれた結核病において，完全な治癒を求めれば患者は一生病院で暮らすことになる不条理を指摘し，「かような医学的な治癒の概念に拘わっていては，肺結核患者を全く処理できないことになります．そこで僕は社会的な治癒の概念を提唱したのです．これは，医学的に治癒したとは言えない患者でも，臨床的には一切の病的所見が消失し，レントゲン写真にのみ陰影をみとめる状態になり，ある程度の労働ができるようになったら肺結核は治癒したと言いたいのです．即ち，肺結核の治癒如何を，労働という物差しをあてがって判定しようと言うのです．かような治癒概念こそ，今日最も必要なものではないかと思います」．

ここで彼が述べていることは，簡単にいえば現実の結核患者において重要なことは医学的に治ることより，実際に社会生活が営めるか否かであり，いたずらに医学的治癒を求めることは，かえって患者において有害無益である，ということである．

もし宮本の「労働」という言葉を「社会生活」という言葉で置き換えるなら，この「社会的治癒」の思想はただちに，「リハビリテーション」の目的とほとんど重なる，といっても過言ではない．おそらくこれは，「リハビリテーション」も「リハビリテーション医学」も知られていなかった，戦時中のわが国の結核治療と「作業療法」が到達した最も重要な理論的到達点といえる．なおこの「社会的治癒」という言葉は，奇しくも1957年2月にジュネーブで開かれた「医学的リハビリテーションに関するWHO専門家会議第1回報告」の「医学的リハビリテーションの基本的原則と目的」の中にも見出すことができる[12]．このことは，わが国における結核を対象とした「作業療法」を通して達成された理念の普遍性を示す一例である．

おわりに

戦争の終結とともに，濱野や宮本が情熱を傾けた傷痍軍人療養所は解体され，国立療養所として生まれ変わった．しかし，そこで行われていた作業療法は細々と引き継がれはしても，もはやかつての輝きを取り戻すことはなかった．敗戦による財政の悪化も一因であるが，何よりもストレプトマイシンをはじめとする抗結核薬と生活の改善が結核病自体の減少に少なからず影響していたことは確かであろう．そして戦後20年を経た昭和40年代には，結核作業療法はその歴史の舞台から姿を消すことになった．そしてそれに代わって，occupational therapyと呼ばれる新たな活動が，それまでわが国の医学界でなじみの薄かった米国からもたらされるようになった．

▶引用文献
1) 天児民和：リハビリテーション．南江堂，1960，p.5.
2) 砂原茂一：転換期の結核治療．南山堂，1958，p.378.
3) 上田 敏：リハビリテーションの思想 第2版．医学書院，2001，p.29.
4) 鉄道弘済会・編：リハビリテーション読本．財団法人鉄道弘済会，1966，p.1.
5) 天児民和：リハビリテーション．南江堂，1960，p.6.
6) E.M. Macdonald（赤津 隆・訳）：作業療法．医歯薬出版，1960，p.9.
7) 福祉士養成講座編集委員会・編：障害者福祉論．中央法規出版，2007，p.91.
8) 岡田靖雄・編：呉秀三著作集 第2巻．思文閣出版，1982，p.29.
9) 同上，p.31.
10) 冨岡詔子，秋元波留夫・編：新作業療法の源流．三輪書店，1991，p.197.
11) 同上，p.362.
12) 国立リハビリテーションセンター設置準備室・編：リハビリテーション資料Ⅲ．1963，p.24.

Ⅱ. 日本の作業療法の歴史

　制度としての作業療法および作業療法士が誕生して40年余り，という歳月の経過は，作業療法をもその対象とする研究の可能性を示している．

　ここではそのような視点から，改めてわが国における作業療法を，それを取り巻く社会的背景とともに，その成り立ちにさかのぼって考えていきたい．

1. 作業療法（士）制度化への道

　今は当たり前のことでも，最初は何もないところから始める先駆者がいて，それを後押しする状況があり，その後しだいに仕組みや制度が整っていく．おそらく新しい事業が生まれるについてはそのような成り立ちが予想される．

　しかし，わが国の作業療法士を含むリハビリテーション専門職の養成については，そうとばかりは言い切れない部分がある．例えば1973（昭和48）年に発行された「東京病院附属リハビリテーション学院10周年記念誌」を読むと，結核作業療法において当時わが国の第一人者であり，学院の創設者であった砂原茂一にして，学院設立の事情について「厚生省もどこにもちゃんとした資料がないわけです．私なんかもPTやOTなんてほとんど見たこともないんです」と述懐している．

　日本の作業療法の成り立ちを考えるにあたってまずみておかなければならないことは，この成立の事情と背景であろう．

1-1　リハビリテーション厚生省内研究会

　戦後，わが国は「身体障害者福祉法」（1949）の成立によって，ようやく障害者福祉への道が開け，国立身体障害者更生指導所をはじめとする，いくつかの施設が置かれるようになった．

　しかしその後，世界の医学界との交流が進む中で，わが国のリハビリテーション医学の立ち後れとPT（physiotherapist）・OT（occupational therapist）の教育機関がないことが関係者の間で問題視されるようになった．

　日本整形外科学会が「リハビリテーション対策委員会」を設置したのは1960年であるが，行政においては，1959年に厚生大臣の諮問機関として「医療制度調査会」（昭34.4.16. 法139）が設置され，翌年5月の同調査会総会において「医療制度全般についての改善の基本方針」をめぐる討議の中で，リハビリテーションの重要性が指摘された．

　そのような動きの中で，1961年頃から厚生省官房企画室参事官大村潤四郎の呼びかけによって「リハビリテーション研究会」が厚生省の官房，公衆衛生局，医務局，社会局，児童家庭局，保険局，年金局，社会保険庁などの職員22名によって組織され，医学的リハビリテーションについての資料収集や具体的施策の検討が始まった．この研究会は翌1962年6月に，その中間報告「医学的リハビリテーションに関する現状と対策」をまとめた．

　この報告書は謄写印刷で刷られた全101ページの冊子であるが，その内容はリハビリテーションの定義，「身体障害者」の現状，リハビリテーションの対象，過程，施設の現状と整備計画等から専門技術者の養成計画，雇用，広報活動にまで及んでいる．

　このうち「養成計画」においては，「リハビリテーションサービスは障害者のもつ種々のニード，すなわち身体的，教育的，心理的，社会的，職業的な各種のニードに対してそれぞれの分野の専門技術者を動員してチームワークによって問題の解決をはかってゆく」との認識に立ち，「養成所の設立とともに身分法の制定についてもただちに検討をはじめる」としている．わが国における医学的リハビリテーションの体制は，この報告書を起点として，その実現に向けての具体的第一歩が踏み出された．

1-2　PT・OT身分制度調査打合会と名称問題

先の「中間報告書」で1965年末までに身分を法制化することが提言されたことを受け，厚生大臣の諮問機関としてPT・OT身分制度調査打合会（内科医：5名，整形外科医：4名，精神科医：1名，公衆衛生：1名，医事法学：1名，行政機関の代表者—厚生省など6名，計18名）が砂原茂一を座長として1963年6月に発足した．この中で，①PT・OTの日本語の名称，②業務内容の範囲，③資格要件（教育課程，試験および免許，欠格条項），④養成所の基準などが審議された．そしてそれに基づいて「理学療法士及び作業療法士法」案が国会に上程され，1965年5月に可決成立，1965年6月に法律137号として公布された．このとき，わが国の法律の中で初めて「作業療法」および「作業療法士」という言葉が登場した．

しかし注意すべきはこの「作業療法（士）」という言葉は先の審議事項にあったように，もともとの日本語にはなく，occupational therapy（therapist）の訳語として採用されたということであり，当初は「職能療法士」という訳語が用いられていた，ということである．

例えば先の「中間報告書」では，「フィジオテラピスト」（PT）を「機能療法士」，「オキュペイショナル・テラピスト（OT）」を「職能療法士」としている．そのほか「職能療法」を用いた例としては，1963年4月発行の厚生省社会局更生課による「職能療法の理論と実技」は当然としても，リハビリテーションの紹介としては最も早い時期に属する，1960年発行の『リハビリティション』（天児民和，中村 裕，南江堂）において，すでにこの言葉（PTは「理学的療法」）が用いられている．さらに1965年の「理学療法士及び作業療法士法」が公布される直前に出版された日本肢体不自由児協会発行の『医学的リハビリテーションの基礎』においても「職能療法」が用いられ，リハビリテーション関係者においては，かなり定着した言葉であった．

したがってoccupational therapyの訳語として当時，「作業療法」より一般的に用いられていた「職能療法」がなぜ採用されなかったのだろうか，という疑問が残る．座長を務めた砂原によれば，審議に関わった精神科の医師から，昔から精神科や結核では「作業療法」が使われていたので，「いまさら職能療法といわれても困る」との話が出て，投票の結果一票差で「作業療法」に落ち着いたとのことである．

ここで今さら昔のことを詮索してもあまり益のないことといわれるかもしれないが，occupational therapyと作業療法という言葉の問題は，いまだに解決し尽くしたとは言い難いところがあるので，少し考えてみたい．

まず問題としたいのは，「職能療法」という名称からするoccupational therapyの理解の仕方である．前述の「中間報告」においても，「職能療法」が必ずしも職業訓練そのものを示していないことは明記されており，天児らの『リハビリティション』においても，「心理的効果乃至は情緒的効果」が「職能療法」の重要な目的であることが強調されている．「職業療法」でなく「職能療法」であるところも，苦心のあとがうかがえる．しかし，その中では「職能療法」を「職業指導に至る中間的段階としての理学療法についでこの職能療法がある」と職業復帰に結びつけて説明している．また説明に添えられた写真では，編み物，木工，ラジオ製作，針金細工，足踏み式糸鋸など，職業に関係した活動が多くみられる．

先の「職能療法の理論と実技」は1962年に世界保健機関（WHO）の「職能療法技術顧問」のドロシー・大森による3カ月にわたる講習会の資料や外国文献をもとに作成されたものであるが，職業準備は「職能療法」の目的の一部にすぎないと書かれている．しかしこの資料に添付された写真ではドリルでの穴あけ，織物作業，自転車鋸，機械編み，ドライバー作業などの場面が紹介され，「職能

療法」という言葉と相まって，職業訓練との結びつきが強く示唆されている．当時は，第二次大戦が終結してから20年足らずの時期であり，リハビリテーションにおいて職業復帰（および納税者になること）が重要視されていたことと深く関係している．例えば1957年2月にジュネーブで開かれた「医学的リハビリテーションに関するWHO専門家会議第1回報告」では，「作業療法の目的」について次のように語られている．

「ここで目的は食事や衣服の着脱のような，個人の自用を弁じる self-care に必要なことをなしとげる能力を発達させるばかりでなく，また個人の作業能力を回復させることにある．この大きな理由で，作業療法の利用は娯楽やレクリエーションの手段に用いられるよりはむしろ，独立生活や働くための能力」にあるとされている．

したがって，1960年代の初め，occupational therapy の解釈において，職業に関連した側面が強調されたことは当時のリハビリテーションの世界的思潮を考えれば，決して一面的理解のなせる業と断じることはできない．

むしろ，反対にそのような当時のリハビリテーション理念に抗して，従来の「作業療法」という言葉が選ばれたということに，逆にわが国における結核あるいは精神科における「作業療法」の歴史の重みを感じざるをえない[*1]．

なお，戦後の結核作業療法の状況は，敗戦直後に「作業療法」に関する書物が相次いで出版されるなど活況を呈した時期もあったが，1950年代に入るとストレプトマイシンをはじめとする抗結核薬の登場と生活環境の改善などにより，患者の早期退院が可能になるにつれ，次第に行われなくなった．しかし，1960年代はまだ結核作業療法がその名残をとどめていた時期であり，長い歴史をもつ精神科を含めて，「作業療法」に関わった人々の思いも強いものがあったと思われる．そしてその命脈は「作業療法」という言葉を通して今に及んでいる，といえよう．

1-3　リハビリテーション学院創立の背景

日本における作業療法（士）の歴史をたどると，起点として，1963年の国立療養所東京病院附属リハビリテーション学院の設立が浮かび上がる．

その学院創設の経過をたどると，世界のリハビリテーションを取り巻く動きがわが国に及び，一気に堰を切るようにして，物事が進んだかのような様相が浮かんでくる．

しかし子細にみれば，それ以前に作業療法に連なる動きが全くなかったわけではない．

1）伏線としての前史

終戦後1940年代後半から50年代半ばにかけて，整形外科医や内科医による欧米先進国への海外視察や研修が実現し，医学的リハビリテーションの必要性と専門技術者としてのOT・PTが紹介され，それを実践する施設も次第に現れるようになった．

例えば1951年，大阪府に身体障害者更生指導所が開設されたとき，初代所長であった田村春雄は単なる職業訓練にとどまらない，医学的見地から木工や機織りを取り入れ，「作業療法」を実践していた．

また後に日本作業療法士協会会長を務め，当時北海道大学教育学部で特殊教育を学んでいた鈴木明子によれば，1954年10月26日に札幌市民会館で開催された北海道精神衛生学会において，オレゴン州立大学で occupational therapy を学び帰国した今井峰子が，OTについて講演を行った．それを聞いたことが，やがて鈴木の作業療法を求めての米国留学の大きなきっかけとなった[1]．

一方1951年，わが国がWHOに加盟したことにより，WHOの専門家の視察や技術指導が得られるようになり，1953（昭28）年頃，米国カリフォルニア州のOT顧問マリアン・デービスが来日し，

[*1] 戦前からの結核作業療法の中心病院であった村松晴嵐荘（茨城県）の作業療法が終了したのは1973年のことであった．

occupational therapy が直接わが国に伝えられた.

またWHOの留学生派遣の斡旋によって,医師が米国で6カ月の研修を受け,整肢療護園で脳性麻痺児に対するOTが開始され,1962年には整肢療護園の肢体不自由児療育技術者養成棟において,肢体不自由児施設で働く機能療法士・職能療法士の現任再教育訓練コース(2カ月)が開始された.

なお国立障害者更生指導所においては,1949年の設立3年後より「身体障害者更生指導実務研究会」が毎年開催されていたが,1963年からは「リハビリテーション技術研修会」,1964年からは「職能療法(OT)講習会」も開催されるようになった[2].

2)「リハビリテーション事業拡大5カ年計画」

先の「医学的リハビリテーションに関する現状と対策」と題された「中間報告」では,「当面最も緊急を要する問題」として「専門技術者の養成」が取り上げられた.

その養成の方法と内容については,①看護婦が3年制教育であり多数を養成でき,チームワークの点からOT・PTも3年制が望ましい.②PTとOTを独立して設置することについては共通授業もあるので,隣接して設けるのが経済的である.③設置については,実績のある整肢療護園や国立身体障害者更生指導所や大学医学部,国立病院などへの附属が考えられる,などかなり現実的な提案がなされている.

「中間報告書」は最後にOT・PTの身分法に触れ,これらの新職種が全く新しい分野であること,「身分法が制定されなければ病院,施設における専門技術者としての職員の地位が確立せず,待遇の引き上げも困難であり,従ってよき人材を得ることも困難である」として,養成所の設立とともに身分法制定の必要性を訴えている.

こうして厚生省では先の「中間報告」を参考に「リハビリテーション事業拡大5カ年計画」が策定され,それをもとに専門職養成に関する1963(昭和38)年度の事業計画および予算案が作られた.

この最初の予算案では,PTの養成所として東京病院,村山療養所付設各20名,OTの養成所として武蔵療養所付設20名の3箇所が予定されていた.

武蔵療養所がOT養成所の候補に挙げられたのは,おそらく教育にあたる人材の配慮から,そこが傷痍軍人療養所の時代から精神科作業療法を積極的に行っていたことが考慮されたものと思われる.

なお東京病院が当初PTの養成所として想定されていたことは,この病院が戦時中の傷痍軍人療養所時代において結核患者の作業療法に熱心に取り組み,病院長砂原と医長であった長澤の『肺結核歩行作業療法の実際』(1952)に示される業績を思うとやや奇異に感ぜられるが,1956年には長澤が欧州に留学し,かの地で行われていた肺理学療法を紹介し,また1961年には医員の芳賀敏彦も欧州に留学し,同様にこの治療法の普及と専門職種の養成に関する情報の入手に努めていた経緯もあってのことと思われる.

しかしこの計画は1963年度予算において結局1箇所となり,東京病院において作業療法士と理学療法士の両職種を20名ずつ養成することになった.

そしてそのため,1963年1月4日の院内での打ち合わせ会,2月4日の開学に関しての有識者の意見交換会,3月に入ってからのカリキュラムについての検討会など短期間の準備を終えて,ようやく1963(昭38)年5月1日にわが国初のリハビリテーション学院が,東京都清瀬にある東京病院の元病棟を利用して産声を上げることになった.

開校式をかねた入学式に参列した学生は作業療法学科5名,理学療法学科18名であった.

3)リハビリテーション学院の運営

この新たに誕生したわが国初の理学療法士・作業療法士養成施設である国立療養所東京病院附属リハビリテーション学院の運営はしかし,前例のない事業の性格と乏しい準備期間のために多くの

困難に直面した．

東京病院附属リハビリテーション学院の作業療法学科の運営にあたっては，まず国内に有資格者がそもそも存在していなかったことから，教官についてはこれを外国人に求めざるをえなかった．その数は開設後3年間（1964-1967）に10名に上り，そのすべてが米国人であった．

特に理学療法学科はまだしも作業療法学科については学院開設後も教員がなかなか得られず，ようやく開学した年の8月にMiss Fuchsが作業療法学科部長として就任したが，女史は米国とあまりに違う日本の生活になじめなかったようで，ついに翌年4月に契約半ばにして帰国してしまった．もちろんすべての外国人教員がそのような経過をたどったわけではなく，WHOの公式ルートによって招聘した人たち（David M. Murata：1967.3-1970.6，Janet M. Hirata：1966.12-1970.1）は3年余りに滞在が及んでいる．

しかしそれだけでは必要な教員数を確保できず，学院が独自に探し当て雇用した外国人教員は3カ月ないし4カ月で職を離れる者も多く，なかには同時期に2人で着任し同時に1カ月で去った場合もあり，おそらく観光がてらに立ち寄った者もいたと思われる．1964年から1973年までの期間に学院の教壇に立った外国人教師の数は17名，その平均滞在月数は10.7カ月であった．

日本人職員としては作業療法部助手の興津詔子が開設翌年の1964年9月に南カリフォルニア大学に留学し，また1965年には，米国で作業療法を学び1963年に帰国していた鈴木明子が作業療法部長代理に就任した．その後日本人教官は先の興津が1967年に帰国しスタッフに加わり，他の職員も厚生省が独自に定めた留学規定に基づいて，主として米国で作業療法の教育を受けた．その結果徐々に日本人のみで教育が可能となり，1976年をもってわが国最初の理学療法士・作業療法士養成施設における外国人講師による教育はその役割を終えた．

4）教育内容

このようにして開始された作業療法教育ではあるが，現在からみるとその教育はどの程度の普遍性をもち，作業療法としての固有性を提示できたのだろうか．

東京病院附属リハビリテーション学院の創設時（1963-1965）のカリキュラムをみると，全体は，3,710時間（以上）でその半分近くを臨床実習1,800時間（以上）が占め，さらにその半分を基礎医学950時間（以上）が占め，残りを教養科目510時間（以上）と専門科目450時間（以上）がほぼ分け合っている．

したがってこれをみると，全体のカリキュラムで臨床実習と基礎医学が重視され，肝心の学内での作業療法については教養科目と時間的には同じで，むしろ臨床実習がその役割を担い，実践を通して教育がされていたことがうかがえる．

なお科目名で特徴的なことを挙げれば，教養科目では医事法制（20時間以上），社会学（30時間以上），社会福祉学（30時間以上），物理学（50時間以上），体育学（50時間以上），英語（300時間以上），ドイツ語（30時間以上）と，特に授業が英語で行われていたこともあり，それに力を入れていたことがわかる．

また基礎医学は950時間が費やされていたが，なかでも特に解剖学250時間以上，生理学150時間以上が含まれ，いわゆる解剖生理が重視されていた．

専門科目の作業療法では管理職業倫理（20時間以上），結核らい学（30時間以上），精神医学（70時間以上），感覚器障害（30時間以上），OT実技（300時間以上），となっており，実技は「美術，デザイン，陶器，木，金，プラスチック工芸等」などが行われていた．すなわちOT理論に関する授業の時間数がきわめて限られ，学生は作業療法については学院で学ぶというより，当時作業療法が行われていた米軍病院や東大病院などで週1日から2日を実地に学ぶという，今からすればきわめて

変則的な教育であった．そしてこれらの当時としてはやむをえない事情があったにせよ，教育上の不備と過密化が，やがて全国的な学生運動の展開の中で，作業療法教育の4年制大学化へ向けての学生による運動を引き起こすきっかけとなった．

2. 作業療法と作業療法士の歩み

日本における作業療法の戦後の歴史は，まず制度に基づいて養成校ができたところから始まり，それに合わせて身分法もでき，教員の養成と学生の教育が進められた．またその後，学校の数も増え，次第に作業療法士の活躍の場も広がった．これは量的な面でもそうであるが，その内容，質的な面においても様々な変化がみられた．

ここではその過程を，以下の三つの時期に区分し，教育（理学療法士作業療法士学校養成施設指定規則を含む），作業療法士と協会活動，保険診療制度の三つの側面を中心にみていきたい（医療保険診療報酬の変遷について特に取り上げたのは，その内容が存続を含めたわが国の作業療法のあり方に大きな影響を与えているからである）．

① 作業療法士誕生から日本作業療法士協会の成立（1981）までの開拓期・確立期．
② 教育において悲願であった3年制短期大学が金沢にでき，自前の教科書が刊行された1991年頃までの作業療法の学問的確立を目指した時期．
③ その後の規制緩和による養成校の急増と高齢化社会への対応に後押しされ，地域と福祉との関わりが深まった現在に至る時期．

2-1 開拓から確立へ：1966～1981年

清瀬に最初の養成校ができ，身分法もでき，卒業生が世に送り出されて，作業療法士は初めて社会にその第一歩をしるすことになった．しかし，それは始まりであって，それをわが国にしっかりと根づかせるという課題が次に待ち構えていた．

1) 教育

作業療法の内容と質を左右する大きな要素は教育のあり方である．手探りで始められた作業療法士教育も次第に制度が整い，修正を加えながら日本の実情に合ったものへと変化していった．

(1) リハビリテーション学院の発展

1965年5月に「理学療法士及び作業療法士法」が成立し，翌1966年，東京病院附属リハビリテーション学院は初めての卒業生を送り出した．

その後，養成校（定員はいずれも1学年20名，養成期間3年）も，1966年：労働福祉事業団立九州リハビリテーション大学校，1969年：東京都立府中リハビリテーション学院，1973年：国立療養所近畿中央病院附属リハビリテーション学院，1974年：（私立）川崎リハビリテーション学院，1977年：国立療養所犀潟療養所附属リハビリテーション学院と次第に増え，それに伴い作業療法士の数も着実に増加した．

(2) 学校養成施設指定規則とその改定

1966年に制定された「理学療法士作業療法士学校養成施設指定規則」（文部省・厚生省令第3号）（以下，指定規則）の改正が1972年に行われた．その主な変更点は，1968年に起きた東京病院附属リハビリテーション学院の紛争を教訓に，あまりに過密なカリキュラムを見直したことである．結果，総時間数2,730時間のうち臨床実習の時間を当初の指定規則1,680時間から1,080時間に抑え，基礎医学をやや減らし（885→795），教養科目の充実（195→345）をはかった（（　）内は時間数）．

作業療法（510）の内容については当初，具体的に示されていなかったが，その後の進展に応じて，作業療法原理（45），作業療法技法（105），身体障害に対する作業療法（120），精神障害に対する作業療法（120），日常生活動作（60），職業前評価と訓練（60），のように明示されるようになった．

この変更は一部の作業療法士からは教育内容の低下との批判が起きたが，カリキュラム改正に携わった芳賀敏彦は「これは出来うる限り大学教育

に近づいたカリキュラムにという願望の表れである」としている．

(3) 大学化への動きと3年制短期大学

作業療法士養成は従来3年制の専修学校によって行われていた．しかしその発祥の地である東京病院附属リハビリテーション学院において，1968年5月に学生の一部が理学療法士・作業療法士教育を4年制大学課程とすることを要求して厚生省に陳情デモを行った．

この大学教育化へ向けての動きは学生のみにとどまらず，一部教職員を含めた運動に及び，1970年には3月からの学生ストライキを頂点として広がりをみせ，5月30日の深夜に及ぶ全学集会での教員と学生の話し合いによってようやく終結をみた．そしてこれを契機に厚生省内に医療関係者審議会理学療法士・作業療法士部会が設けられ，1970年7月には，理学療法士・作業療法士の基本的養成課程を学校教育法に基づく正規の大学教育にゆだねることが望ましいとする意見が出された．この4年制大学での作業療法士養成への要望は日本作業療法士協会でも取り上げられ，同年8月には東京都に対して作業療法士養成に関する要望書が出された．

また1977年，日本学術会議（会長 越智勇一）の第72回総会の議決「リハビリテーションに関する教育・研究体制に関する勧告」には「現行の3年制各種学校による養成制度を学校教育法に基づく4年制大学における教育に改め，大学院を設置すること…(中略)…暫定的には現行の各種学校の3年制短期大学への昇格を図り，かつ，現行の3年制各種学校卒業者が，希望すれば4年制大学への編入を受け得るよう機会を保証すること」との要望が盛り込まれた．その後の作業療法士教育体制はこの勧告に沿って1979年の金沢大学医療技術短期大学部の開校，その後の1992年の広島大学医学部保健学科作業療法専攻の設置へと発展していった．

(4) 学術雑誌「作業療法」の創刊

教育レベルの向上と併せて，日本作業療法士協会を中心とする学術活動も量的にも質的にも発展がみられた．理学療法と作業療法を対象とする雑誌としては，医学書院が1967年に発刊した「理学療法と作業療法」があり，幅広く関連知識を提供していた．しかし国立の3年制短期大学部が成立したことで，作業療法士自身がより学問的にその領域を高める必要性が増し，作業療法士協会による初めての学術誌「作業療法」が1982年に創刊された．当時の会長の矢谷令子はその冒頭で，「作業療法が生き残る道はactivitiesの駆使を学問化することであると私たちは云う．学問化し難い領域であればあるほど理解される為の裏付けが必要となる．日本には日本人のつくりあげて来た豊かな文化があり生活様式がある．作業療法は様々な手段を使いながらその訓練が生活そのものにつながり，実質的で最も自然な人間の営みを土台として発展している．ヒポクラテスのみつけた『治療手段』は現在の作業療法の原理として，21世紀を迎える今日にもいき続けている．唯我々は時代に即応してこの作業療法の真価を現代社会に通用する方法で打ち出していく必要がある」と，機関誌の創刊にあたって，日本人自身の作業療法の発展に対する抱負を述べている．

この学術誌「作業療法」は，当初は意見交換的な色彩や紹介的記事も見受けられたが，次第に原著論文の比重が増し，研究活動領域での充実が目立つようになった．そのような作業療法に対する学問的問いかけの試みを背景に，やがてわが国における作業療法のあり方についてもいくつかの問題提起がなされるようになった．

2) 日本作業療法士協会の法人化

1965年5月に「理学療法士及び作業療法士法」が成立し，翌1966年2月には最初の国家試験が実施され，その結果20名（養成校卒業生5名，特例によるもの15名）の有資格作業療法士が誕生

した．そしてこの新たに誕生した有資格者と，外国（米国）で資格を取得していた鈴木明子，矢谷令子の2名を加えた計22名のうち18名によって，日本作業療法士協会の設立総会が，東京病院附属リハビリテーション学院の第一教室において1966年9月25日に行われた．初代の会長は東京病院附属リハビリテーション学院の作業療法部長代理を一時務めていた鈴木明子であり，鈴木の会長時代は1978年まで12年間続いた．

この日本作業療法士協会は作業療法士の数の増大とともに次第に組織も整い，1972年には世界作業療法士連盟（WFOT；World Federation of Occupational Therapists）に正会員として加盟し，国内においては作業療法士の累計が1,090名と初めて1,000人を超えた1981年に，「社団法人日本作業療法士協会」として厚生省より法人の認可を受けるに至った．

3）保険診療制度

日本作業療法士協会（以下，協会）は1973年に「作業療法診療報酬点数設定に関する要望書」を厚生省に提出し，翌74年に作業療法の診療報酬が初めて認められた．

これは従来，労災保険では作業療法の保険請求が認められていたが，一般の健康保険では理学療法のみしか認められず，作業療法を行っても全く収入にならなかった，という状況に対して改善を求めるものであった．

当時の厚生省は，作業療法として病院の清掃等病院の管理業務を患者に行わせて，これを作業療法と考えている施設があるので保険で支払うことはできない，との認識であり，それを打破したことは，社会的にも作業療法が専門職として認められたことを意味し，作業療法定着の道を切り開く画期的な出来事であった．

この最初の作業療法に関する診療報酬点数を掲げれば，以下の通りである（（　）内は点数）．

　　作業療法複雑　　　（80）
　　作業療法簡単　　　（40）
　　精神科作業療法　　（30）
　　精神科デイケア　　（60）

今からみると，内容はきわめて単純で，広く作業療法と精神障害が対象となっている．また時間数や人数に関する制約もなく，複雑や簡単といった分け方がされているのみである．

2-2　作業療法の学問性と固有性への問いかけ：1982～1991年

生まれたばかりの作業療法と作業療法士の世界も，会員数の増加や協会の設立，保険による診療報酬支払いが認められることによって，一応の社会的基盤を確保されるに至った．

しかし，それがより社会から幅広く支持を得て，専門職として確固とした地位を獲得するためには，その質においても十分な専門性（技術と学問）を備えなければならない．開拓期に続いて作業療法にとって，そのような新たな課題，学問性と作業療法の固有性へ向けての取り組みが始められた．

1）教育
（1）学校養成施設指定規則の体系化

指定規則の1989年の改定は，1972年に行われた改定をさらに推し進め，より理論的に整理されたものになった．

まず，全体の時間数が2,730時間から3,020時間に増えた．これは最初の指定規則の3,300時間と，1972年改定の2,730時間とのほぼ中間の時間数である．最も増えた部分は基礎医学で795時間→855時間となり，最も減ったのは臨床実習の1,080時間→810時間であり，文部省管轄の短大の教育理念に沿った内容（理論的学問の重視）となった．

この作業療法の体系化に，わが国の作業療法が自前の作業療法理論を模索する中で，その概念的整理の方向性が示されている．すなわち今まで作業療法原理と呼ばれていた科目が作業療法概論と

基礎作業学に分けられ，その上に作業療法評価学，作業治療学，作業療法技術論，といった各「学」あるいは「論」が成り立つ構造になり，それぞれの関係が明確になった．

ただしこれはあくまで形式であって，作業療法の課題はむしろこれによって，その内容を問われることとなる．それが次に述べる作業の定義であり，学問化あるいは作業療法の「核」についての論議にほかならない．

(2) 養成校の多様化

この時期の作業療法士の養成は，厚生大臣指定の養成施設と文部大臣指定の短期大学（1992年より4年制大学を含む）の二つの制度で並行して行われていた．1990年の時点では，養成校（国公立2，私立9）の定員は430名，短期大学（13）の定員は270名，計700名であった．これは10年前の養成機関全体が14（含む短大2），定員290名に比べ定員で2倍余りの増加となった．しかし依然として厚生省指定の養成校が定員の6割を占め，同じ資格に大きく教育理念が異なる機関が混在する問題は解決されなかった．

2) 協会における作業療法理論化の取り組み
(1) 作業療法の定義をめぐる問題

定義とはその事柄の本質を規定するその学問の基礎となる概念である．したがって「戦後作業療法」が日本人自身の手によって基礎づけられたものとして定着，確立するためには，まずこの定義から再検討することを避けて通るわけにはいかない．

作業療法の定義に関しては1965年に成立した「理学療法士及び作業療法士法」第2条に，「作業療法とは，身体又は精神に障害のある者に対し，主としてその応用的動作能力又は社会的適応能力の回復を図るため，手芸，工作その他の作業を行なわせることをいう」とある．しかしこれは法律の運用上の定義であり，作業療法士の行う実際の活動を学問的に支える基盤としての定義とはその目的を異にしている．このため協会は1982年に協会の規約委員会によって新たな独自の作業療法の定義制定に向けての検討を開始した．委員会は約1年かけて第1次案を作成，これについて会員15名の意見を聴取し，1983年第3次案を作成，さらに全会員の意見を求めるなどして1984年5月に第5次案を総会に提案したが承認されず，規約委員会は1985年3月に第6次案を協会ニュースなどを通じて全会員に提案し，その反響をみて同年6月の総会提出，ようやく3年を経て新たな定義は承認された．

その定義は「作業療法とは，身体又は精神に障害のある者，またはそれが予測される者に対し，その主体的な生活の獲得を図るため，諸機能の回復，維持及び開発を促す作業活動を用いて，治療，指導及び援助を行うことをいう」というものである．

(2) 作業療法学の提唱

定義の問題と関連して浮かび上がってきたのは，作業療法の科学性という課題であった．この課題は，1983年7月の当時の会長矢谷による日本作業療法士協会の長期活動計画についての諮問と，それに基づいて組織された日本作業療法士協会長期展望委員会（委員長 鎌倉矩子）での2年の討議を経て出された1985年の答申の中で示された．

この答申は総論の中で，21世紀に向かう医療と福祉の動向，21世紀に向かう作業療法，現在の作業療法における諸問題，の三つを挙げているが，このうち現在の作業療法をめぐる課題の第1に「学術としての作業療法における諸問題」が取り上げられ，その3番目に作業療法の科学性に関して「作業療法は，信念と実践がまず先行した分野であった．その有益性の証明や，作業及び作業療法の科学化は，むしろこれからの課題として認識される．高度に専門化された医療の一部を担う『治療』としての作業療法から，主体的生活の獲得を『援助』する作業療法まで，幅広い領域を担うことを考えると，科学的手法も，自然科学から社会科学に至るまで，多岐にわたることが理解される」として，より高い科学的あるいは客観的研究を作業療法の幅

広い分野でも推進する方向性が打ち出された．そしてこの問題提起を受けて，協会では1985年6月に「作業療法学研究委員会」を設け，それまであまり追究されてこなかった学問，あるいは科学としての視点からの作業療法の見直しが行われた．

1987年に出されたその答申「作業療法学の構造について」では，「学問を構築する視点」と「作業療法学の構造」について触れ，具体的に作業療法学に含まれる事項を，「人間の理解」「障害の理解」「作業の理解」を基盤として，障害者に提供する作業能力評価と作業適用の技術を中心とし，これに援助職の条件と専門職の条件が加わる構造として示した．しかし今この答申「作業療法学の構造について」の内容を振り返ると，作業療法の科学性あるいは学問性について活発な議論がされ，特に作業療法の根幹をなす作業の理解については，「第一は，作業は，理念としては人間にとって意味のある作業を幅広く含むものであるが，実践の学として考えていくうえでは，非常に特殊な職業や長期の修練を要する芸術は含まないとする考え方である．第二は，作業は作業療法を特徴づけるキーワードであり，作業療法学構築の要を為すとする考え方である」と，作業療法の実情に合わせて作業のもつ一般的性格を規定している．ただしその作業療法が全体としてどのような方向性をもち，どのような役割を果たすべきなのか，という作業療法の基本に関する事柄は，科学をめぐる議論の背後に隠れてはっきりとはみえてこない．

ほぼ同じ時期に出された，作業療法の本質を問い直す作業療法の「核」をめぐる問題提起は，このような状況に対してもう一度作業療法の原点を確認しようとするものであった．

(3) 作業療法の「核」をめぐる論議

当時の会長矢谷は，第20回日本作業療法学会(1986，東京)でのシンポジウム「作業療法・その核を問う」において，テーマそのものはけっして新しいものではないとした上で，「しかし何故今，核を問うのか．それは単刀直入に核を問うて公に論じたことはないまま，周囲は目まぐるしく変化し続け，その中でこの時代を行く作業療法とは何か，自分達のコンセンサスを持っていたいからである」と，20年間をともに歩んできた作業療法への思いを込めて，作業療法の本質への問いかけを行った．

矢谷はこの問題を提起した理由として，作業療法(士)に様々な方面から向けられた厳しい批判の存在を挙げている．矢谷の言葉を借りれば，「作業療法士は何をしているのか，何処に居るのか，病院の中で働きながら，その働きに期待をかけられることもなく，また医師や周囲の職員からは特に治療効果をあてにされることもない，作業療法士独自の働きは不明瞭で，時に他の職種の物まねをしているかに見える」[3]としている．矢谷はさらにその背景として，日本が欧米に対して作業療法において45年の遅れがあり，数も質も未熟なまま短期間で追いつくことを強いられた状況を指摘し，時代を超えた作業療法の人道主義の哲学と，精神と身体を統合して考える独自性(核)を今一度再認識する必要があることを訴えた．

この第20回学会でのシンポジウムのテーマ「作業療法・その核を問う」は学会としては異例なことに引き続き第21回(1987)，第23回(1989)でも取り上げられ，その論議のまとめは矢谷自身によって第26回総会(1992)において報告された．

その中で矢谷は，作業療法におけるidentityの混乱として特に隣接する理学療法との間における治療方法(手技)の類似を挙げ，もし作業療法がそれにとどまるならidentity crisisが生じるが，その手技の目的が作業療法独自の目的であれば避けうるとの見解を示した．例えば，理学療法の目的が基本的身体機能の回復(例えば歩行)であるのに対して，作業療法の目的は対象者の実際の能力(例えば家の中での移動)を高めることにあるとして，両者を手段や方法よりむしろ目的において区別する立場をとっている．

しかしそれは理学療法が能力障害に関わることを

妨げるものでもなく，理学療法と区別がつきにくくなった身体障害作業療法の分野において，identity crisisが完全に払拭されたとは言い難い．

(4)「作業療法学全書」の刊行

1980年代の協会の事業の中で特筆すべきは，1985年7月に設置された作業療法書検討委員会による作業療法書刊行についての討議と，その成果としての1990年から1994年にわたる「作業療法学全書」の出版であった．これは作業療法書検討委員会の「『我が国に正式の作業療法士が誕生してから20年になるのに，日本人作業療法士による作業療法の専門書がない』という批判や不満がここ数年来高まりつつある．周知の如く，作業療法教育・臨床用の専門書に関しては，今日に至るまで欧米の原書もしくはその訳本が使われてきた．リハビリテーション，作業療法にはその国固有の側面があり，こうした外来の書物では満足できない現状にある．特に作業療法学生の為の教科書的書籍の不足が顕著であったといえる」との認識に立ってなされた事業であった．

その内容は先に触れた作業療法学研究委員会の答申「作業療法学の構造について」を踏まえて，全体を大きく「作業療法概論」「基礎作業学」「作業療法評価法」「作業治療学」「作業療法技術論」の五つの分野に分けて整理・記述したものとなっており，わが国において作業療法士教育が外国人の手によって開始されてから31年を経て，ようやく自前の体系的教科書がここに日の目を見ることとなった．

3）高齢社会に向けた保険診療点数の改定

この時期の最初の変化は，1988年の「老人保健法」の改定によって「老人作業療法」が新設されたことであろう．

それ以外でも，1988年の改定を1974年時点と比較すると，保険診療点数においては4倍程度の増加と，老人作業療法，老人デイケア，痴呆患者，退院時指導料や訪問・評価に関する項目が新設され，すでに高齢社会を見据えた対応が始まっていることが読み取れる（（　）内は点数）．

	1988年
作業療法複雑	(335)
作業療法簡単	(135)
精神科作業療法	(70)
精神科デイケア	(330)
同　小規模	(300)
精神科ナイトケア	(330)
老人作業療法複雑	(380)
老人作業療法簡単	(150)
退院時理学療法指導料	(200)
寝たきり老人訪問理学療法料	(250)
老人理学療法計画評価	(100)
老人デイケア	(250)
重度痴呆患者デイケア料	(300)
重度痴呆患者収容治療料	(180/300)

さらに1990年の改定では，病名（脳血管障害か否か），入院後期間，発症後期間，症状等により請求項目が複雑となり，発症から早期の場合に点数が高くなり，入院期間は6カ月以内という制限が課せられる，などの変更が加えられた．これは早期リハビリテーションに対する医学的効果が重要視されたためと思われる．

また1992年の改定では施設基準のⅠとⅡが設定され，保険点数の違いによる施設の質的差別化が制度上はかられた．また高齢社会へのいっそうの対応として，老人性痴呆疾患治療病棟入院医療管理料などが新設された．

なお，1994年に，作業療法および精神科でのデイケア・ナイトケアに関わる施設基準は都道府県知事の承認から届け出制となり，事前の厳しいチェックから事後の指導・監査が重視されるようになった．

2-3 医療モデルから地域・福祉モデルへ：1992年〜現在

1992年は広島大学において長年の懸案だった4年制大学での作業療法教育が実現し，大学院教育が開始されようとしていた時期である．しかし他方，国の規制緩和とともに，養成校の設立にあたって従来の許可制が都道府県への届け出制となり，また折から高齢社会対策の充実が大きく叫ばれたこともあり，民間の専門学校が急速に各地に設立されるようになり，教育における多様化がいっそう進んだ．

またこの時期は従来の「社会福祉事業法」が大幅に改正（1990）され，「障害者基本法」（1993）が成立し，社会福祉において改革が始まった時期にあたり，地域での生活がより重視されるようになった．このことはそれまでの医療機関中心の作業療法のあり方に少なからず影響を及ぼし，地域作業療法への関心が高まった．

1）教育における規制緩和と地域重視

この時期の教育における大きな変化は，時代の要請に応じて指定規則が改定されたことと，養成校の急激な増加である．その状況は，今後の作業療法の行方を大きく左右する一要因と思われる．

(1) 学校養成施設指定規則の大綱化

これまで指定規則は疾患名まで指定するなど，細分化を重ねてきた．しかし，そのような方法が大学教育の自由と相容れないことは明らかで，1999年の久々の改正では大幅な変更をみた．

その基本は，大綱化と臨床実習において3分の1を超えない範囲で医療機関以外での実習が可能になったこと，および初めて「地域作業療法」が教育の場に登場したことである．

大綱化において，全体は基礎分野（科学的思考の基盤，人間と生活），専門基礎分野（人体の構造と機能及び心身の発達，疾病と障害の成り立ち及び回復過程の促進，保健医療福祉とリハビリテーションの理念），専門分野（基礎作業学，作業療法評価学，作業治療学，地域作業療法学，臨床実習）に分けられた．その内容は具体的に指定されていないので，各学校によりかなり自由なカリキュラムを組むことが可能となった．

また「地域作業療法」については，それまでの改正でも取り上げられなかった領域であり，社会福祉構造改革で地域福祉の推進が大きく取り上げられたことと関連し，作業療法にも地域重視の時代が到来したことをはっきりと示した．

(2) 養成機関の急増

養成校設立に関する規制緩和の影響で，大学を含む作業療法課程の定員は1993年に初めて1,125人と1,000人を超え，さらにそれからわずか3年後に2,000人を超えるに至った．その勢いはその後しばらく衰えず，2004年まで毎年10校を超える養成校が設立された．

その結果，1995年には全国で文部大臣指定学校の定員575人に対して厚生大臣指定養成校の定員1,115人であったものが，2005年には同じく学校1,330人に対して養成校5,245人（含む国公立140）と約4倍に差が拡大し，量的な面において2007年に養成校（3年制と4年制の合計）出身者が全体の卒業者に占める割合は81％の多きに達した．

これをみると，確かに協会の働きかけによって4年制大学，大学院と作業療法の理論的研究分野における環境は整いつつあるが，一方で専門学校による教育の占める割合が高まりつつあることは，1977年の日本学術会議の勧告にある「3年制各種学校による養成制度を学校教育法に基づく4年制大学に」改めるという計画がいまだ実現していないことを示している．

2）地域作業療法と日本作業療法士協会

地域への作業療法の取り組みは，従来の病院や施設中心の作業療法のあり方を見直し，その転換を促す契機となった．ここではその意味と将来の展望を含めて考えていきたい．

(1)「作業療法学全書」の改訂

1990年から1994年にかけて刊行された「作業療法学全書」の改訂が，1999年から2001年にかけて行われた．初版と改訂版の大きな違いは，内容的なことを除けば，別巻として「地域作業療法学」が加わったことである．この別巻としての取り扱いは，直接には先に述べた大綱化された指定規則に「地域作業療法学」が加わったことと，その内容に対する会員からの問い合わせが協会に多く寄せられたことが挙げられている．これは逆にいえば，地域が作業療法にとって現実的な課題となる一方で，それまでの作業療法にとって「地域」への関わりが希薄であったことも示している．

(2) 地域作業療法の登場

地域作業療法という言葉が協会の文書に正式に登場したのは，1987年の作業療法書検討委員会の答申「日本作業療法士協会の作業療法書刊行について」である．そこでは「職業と作業療法学」「日常生活活動と作業療法学」「身体障害作業療法学」などと並んで「地域作業療法」の言葉が用いられ，例として「保健・福祉における作業療法，訪問作業療法など」が挙げられている．

ただしこの「地域作業療法」という言葉は実際に刊行された初版の作業療法学全書12巻のタイトルには結局採用されずに終わった．刊行された作業療法学全書で地域作業療法に類する項目を探せば，一応『第7巻 作業治療学4 老年期障害』の中の「実施機関に応じた作業療法の実際」において，老人保健センター，デイケアセンター，保健所などの機関名が挙げられているが，これは当初の案にあった「地域作業療法」という全体的視点からは大きく後退している．おそらく，1990年初頭においては地域作業療法の実体がいまだ定まらず，「全書」という教科書的書物で記述するには困難があったと思われる．

(3) 作業療法と社会背景：英国作業療法の紹介

作業療法において地域の問題が取り上げられるようになったのは，けっして最近のことではない．作業療法は理学療法以上にその国の歴史的社会的背景によってそのあり方が異なる．特定の国の作業療法を，他の国にそのまま当てはめようとすることには多くの無理が伴う．このことは初期のリハビリテーション関係者によっても認識されていた．

当時九州リハビリテーション大学校の副校長であったリハビリテーション医の赤津 隆は，米国の教科書でなく，あえて英国の作業療法教科書であるE.M. Macdonald の Occupational therapy in rehabilitation—A handbook for occupational therapists, students and other interested in this aspect of reablement (Baillier, Tindall and Cassell, London, 1970) を監訳し，『作業療法—理論と実際』として『理学療法士作業療法士教本』の出版元でもあった医歯薬出版より1975年に刊行した．赤津はこの本の出版に至った動機を，「米国と多少アプローチも，また社会保障制度も異なる英国の作業療法を学ぶことも，日本の作業療法にとって必要ではないかと考える．英国の作業療法士協会は歴史も古く，既に英国では作業療法士は病院のみでなく広くコミュニティが活動の場になっている」（監訳者のことば）と語っている．

この赤津の監訳した英国の『作業療法—理論と実際』と，同時期に出版された米国の標準的教科書とされるHelen S. Willard と Clare S. Spackman の Occupational therapy 4th edition (1971)（邦訳『作業療法 第4版』, 1975）を比較すると，前者では先の赤津の「監訳者のことば」にあったように，本文22章のうちに1章を設けて「コミュニティにおける作業療法」について，その出発点となった1946年の国民健康法（The National Health Service Act）と1948年の国民救助法（The National Assistance Act）の意義から説き起こし，コミュニティにおける作業療法の役割，管理，目的，家庭訪問，評価，リハビリテーション，家屋，レクリエーション，といった項目について説明を加えている．これに対して米国の『作業療法 第4版』

では，全17章のうち，最初の「作業療法と他の医療部門との関連について」と題された章の中の「地域社会に必要とされるリハビリテーション・サービス」と題された項目で簡単に「身体的，心理社会的，職業的適応性を評価し，家庭や社会の場，およびレクリエーション，仕事の場等に類似の状況を利用して治療する」と述べられ，それが地域で行われるより，病院内で行われるにとどまっていることを示唆している．これは英国の教科書が触れているように，その背後にある社会の保健福祉制度の違いによるものと思われる．

(4) 地域作業療法の始まり

わが国では将来の高齢社会に向けて1982年には老人保健法が制定され，地域における保健所等を中心とした機能訓練事業が開始された．さらに1986年には，新たに医療施設（病院）と福祉施設（特別養護老人ホームなど）の中間施設として老人保健施設が設けられ，定員67人以上の施設において作業療法士あるいは理学療法士の配置により保険点数加算が認められた．

これによってそれまで病院中心に配属され，そこを拠点に活動していたわが国の作業療法士は，病院以外の場所で公に進出できる機会を新たにもつようになり，地域への作業療法士の関心も次第に高まった．

例えば，日本作業療法士協会老人問題専門委員会は1987年の最終報告において，当時の作業療法が医学を基盤としていることに異論はないが，医学を強調するあまり，老人および地域に必要な福祉と保健の知識の習得が不十分となっている問題点を指摘した上で，「地域に関してさらに述べれば，福祉施設等への作業療法士の進出を強く推進すべきである．生活の場としての施設は，地域に似た要素を持っており，ケアのシステムは病院に近い．したがって，作業療法士として拘わり易く，そこでの経験は地域で生かされ易い」と，地域への積極的関わりを求めている．

(5) 介護保険と地域作業療法

作業療法の地域へ関与の必要性を一挙に高めたのは，1989年に策定され，1990年から開始された「高齢者保健福祉推進10カ年戦略」（通称ゴールドプラン）であった．この計画は1990年から1999年までの期間に総事業費6兆円を投資して，① 在宅福祉の推進としてホームヘルパー10万人養成，ショートステイ5万床，デイサービスセンター1万箇所，在宅介護支援センター1万箇所などの整備，② 寝たきり老人ゼロ作戦として地域におけるリハビリテーションの積極的導入，③ 施設対策として特別養護老人ホーム24万床と老人保健施設28万床の整備，などが掲げられていた．

その後の協会の地域保健活動を重視する姿勢は，国の施策の具体化（例えば作業療法士の需給計画）によってより明確となり，その方針もより詳細になった．その基本的骨格は当時の会長寺山久美子から1993年に企画調整委員会（委員長 杉原素子）に諮問され，1995年に出された答申「作業療法士の職域拡大について」に示されている．

その中で委員会は「理学療法士及び作業療法士法」が制定されて30年が経過し，作業療法を取り巻く情勢は急速に変化し，改めて作業療法の方向性が問われているとの歴史認識の上に立ち，21世紀に向けたわが国の医療・保健・福祉の動向を，① 入院中心的なサービス提供から，地域における総合的なサービス提供への転換，② 権限委譲を含めた広域から中・小域への転換，③ 機能集中から機能分化とその効率的相互利用への転換，④ 施策実施のための財源確保策の具体化，として捉えた．

注意すべきは，ここで初めて「地域」という言葉が従来の「保健・医療・福祉」に加わり，病院での治療を終えた後の生活の場としての「地域」が，改めて作業療法の重要な基盤であることが示されたことである．作業療法はこの「地域」を立脚点にすることよって，医療モデルにとどまらず，生活・作業モデルを取り入れた新たな理論と実践が必要とされる時代に入ったといえよう．

3）保険診療点数における急性期と在宅重視

財政における医療費支出の増大に端を発する医療の効率化の至上命令は，作業療法の診療報酬改定（2006）において，かつてない変更を含むものになった．

その特徴を簡単に挙げれば，まず作業療法の役割が応用的動作能力と社会的適応能力の回復と規定され，理学療法や言語聴覚療法とともに実用的な日常生活を支援するものと位置づけられた．またその実施にあたっては，① 初めて疾患別にリハビリテーション施設基準が設定された，② 長期にわたり効果が明確でないリハビリテーションが行われているとの指摘から算定日数が制限された，③ 急性期と維持期のリハビリテーションが高く算定されるようになった，④ 集団療法に関わる評価が保険の対象から外された，の4点が特徴として挙げられる．

歴史的にみると，保険診療の仕組みは次第に複雑化し，様々な制約が課せられるようになった．この制度を利用する以上避けられないことではあるが，長期的効果を重視する作業療法において，ますます医療保険の利用が困難となる可能性が強まる状況になりつつあるのではないだろうか．

3. 歴史的視点からみた作業療法

3-1 作業療法（士）と制度

資格や制度は，もともとそのような仕事やその経験の蓄積の上に成り立つ，というのが通例である．

ただし，わが国においてはそれまで前例のない，全く新しい制度や職業が諸外国より導入され，近代化が進められてきたことは，明治維新ですでに経験してきたところである．

そして戦後という時代も戦前に比すれば，そこに明治維新と同様に大きな変化をみてとることができるし，米国の occupational therapy すなわち日本語訳の「作業療法」の導入も，そのような戦後の改革の一部としてみることができる．

新たな土壌に移植された新しい職種（作業療法士）は，それを育成する学校だけでなく，法によってその身分が守られ，新しい職場によってその成長が促され，さらに国立大学の大学院博士課程において教育がなされ，作業療法士の数も2008年には4万人を超えた．それは量的にも質的にも大きな飛躍を成し遂げるに至ったといえよう．

3-2 作業療法における普遍性と歴史性

しかし，その制度以外の部分で注目すべきは，直接には作業療法教育が4年制大学によって行われることに影響された部分もあるにせよ，作業療法の科学としての側面に関わる「学問としての作業療法」の確立へ向けての活動であろう．

これは客観的に作業療法の本質を明らかにし，その効果，役割の正しさを示すところにある．いわば特殊な現実的制度に対して，その普遍的・理論的な見地からの作業療法の検証である．

しかしそれと同時に，作業療法の対象が具体的な歴史と価値観を背景とした一人ひとりの個人であることも忘れてはならない．そこから米国には米国の，わが国にはわが国の「作業療法」が生まれても何の不思議はないし，むしろそれこそが作業療法の独自性を示す本来のあり方ともいえよう．

最後に，2008年をもってその幕を閉じた東京病院附属リハビリテーション学院の院長であった故砂原茂一先生の学院10周年記念誌巻頭の言葉を掲げて，この節の結びとしたい．

「inter discipline（中間の学問）の育ちにくい日本医学の体質にわざわいされて，医療の根源的構造としてのリハビリテーション医学の定着は今後もなかなか容易ではないだろうと思われます．したがってPT・OT教育そのものも当分はいばらの道を辿ることを覚悟しなくてはなりません．

そうはいっても一たびともされたPT・OT教育の灯火はあくまで守りつがれていかなくてはなり

ません．その灯は万難を排してまもりつづけるに値することは疑いのないことですから，PT・OT教育を正しい軌道にのせ，医療関係専門職のあるべき姿を明らかにし，ひいては日本の医療の構造を変革することは今後に残された大きな課題です．この困難な目標にいくらかでも近づくために，私達は，私達なりに，非力ながら，できるだけの努力をしなくてはなりません」[4]．

社会福祉制度がほとんどなかった戦前において，「作業療法」がその役割を担っていたことは先の節でみた通りであるが，今の私たちに課せられていることは，現在その制度が整いつつある新たな状況において，「中間の学問」あるいは学際的な理論と実践（scienceとart）としての作業療法をどのように再構築することができるか，ということではないだろうか．

▶引用文献
1) 鈴木明子：日本における作業療法教育の歴史 75. 北海道大学図書刊行会，1986.
2) 国立身体障害センター・編：二十周年記念誌. 1969，pp.24-27.
3) 矢谷令子：「作業療法・その核を問う」．作業療法 5（2）：263，1986.
4) 国立療養所東京病院附属リハビリテーション学院・編：10周年記念誌. 同学院，1973, p.1.

Ⅲ. 世界の作業療法の歴史

作業療法士の資格制度が整った現在，作業療法を学ぶ多くの人が作業療法の現状や将来像には関心を寄せても，作業療法のルーツや歴史を繙こうとする人は少ないかもしれない．しかし，歴史を学ぶことは作業療法のルーツに出会うことになると同時に，新たなものを作り出してきた先人たちの力強い息吹を感じ，いまある作業療法の姿に影響した様々な背景を知る面白さがある．若い頃にはあまり歴史に関心をもつことはないとしても，経験を重ねる中でいずれ自分の立ち位置を確認するために歴史や世界の動きに関心を寄せ，先人たちの思想や理念，各国の動きに触れることで，作業療法の可能性の大きさに興奮を覚え元気づけられることもあるだろう．

さて，作業療法の歴史を考える場合，その起源をどこに定めるかについては種々の見解がある．作業を治療の中で用い始めた時期とする見方や，意図的にあるいは根拠に基づいて作業を用い始めた時期とするもの，作業療法士の身分法が整備され，社会的に認知された時期とする見方など様々である．ここでは，手段としてのルーツ，思想としてのルーツ，専門職としてのルーツの観点から作業療法の歴史をたどりつつ，世界の作業療法実践に影響を与えた背景に関して概要を述べる．また，日本の作業療法教育と国際交流との関連や国際的支援と役割についても若干紹介し，作業療法の発展に影響する要因や視点を考える機会とする．

1. 作業療法誕生以前の歴史：養生法としての作業の活用（手段としてのルーツ）

はじめに"作業"を心身の健康と関連づけて用いた歴史から始める．

作業療法が，作業の理論的（科学的）根拠に基づき，医療の分野で独立した専門職として活動しはじめたのは，20世紀初頭の米国に始まるが，作業が心身の健康の回復（心身の養生や鍛練）のための治療手段として使用された記録をたどれば，紀元前の中国や古代ギリシャに遡ることができる[1]（表3.1）．

古代ギリシャの西洋医学の祖ヒポクラテスHippocratesやガレノスGalenは，病気を治す方法として作業や運動を推奨した．ヒポクラテスは，病気の回復に運動の利用を勧める一方，精神と身体の相互作用に着目した．ガレノスは「仕事は，自然の持つもっともすぐれた医師であり，それは人

間の幸福に不可欠なもの」と述べた[1,2]．また，ほかにも心身の養生法や鍛錬法として作業や運動を用いた記述は多くみられるが，必ずしも作業を積極的・集中的に使用したものではなかった[2]．

このように作業の効果や心身の関連，病気の回復のための作業の利用，活動習慣と自然治癒の概念は，すでに紀元前から認識されていたが，意図的で，系統立った治療（療法）としての作業の活用は，もう少し後の時代に始まった．

2. 作業療法の思想的ルーツ（道徳療法）

18世紀後半の欧米では，精神病患者に対し作業が医学的治療手段の一部として活用されはじめた[3]．18世紀以前にも，音楽やダンス，歌，狩猟，魚釣り，化学や数学の勉強などの作業が精神病者に陽気さや楽しさをもたらすと主張する医師もいたが，18世紀当時の治療は，瀉血や下剤，催吐剤などの薬物治療と，鞭などによる暴力的な行動の規制が中心であった[3]．しかし，自由と平等の戦いであるフランス革命（1789）を経て，19世紀に入る頃には，精神病者に対する人道的治療施設として救済院（アサイラム Asylum）が建設され，道徳療法が展開されはじめた．道徳療法は，法制度や労働環境，子どもの権利といったより大きな社会改革運動のひとつであったが，道徳療法では，患者を人道的立場で治療することに加え，作業を治療の必須要素として考えていた[3]．

道徳療法の代表的実践者はフランスの精神科医師フィリップ・ピネル Philippe Pinel（1745-1826）である．彼は，非人道的で拘束的な環境にあった精神病者を鉄鎖から解放した医師としても有名である[4]．ピネルは，治療原則を非拘束と人道的処遇に置きながら，個々の症状を区別するために博物学的手法を取り入れ，行動を詳細に記録することで科学的治療法を探求した医師でもあった[2]．この道徳療法は，当時の精神病者に対して行われていた体内の悪しきものを取り除き，行動を規制することで病状を制御しようという考え方とは異なり，行動上の様々な問題が病気や収容による不完全な生活習慣と社会から隔絶されたことによるものと捉え，生活上の行動・作業習慣の問題を見直し，調整し（環境療法），生活習慣の改善と社会生活の自覚を促すことを治療と考えた[5]．つまり道徳療法では，様々な日常生活課題と生活上の出来事への参加が人間を健全な生活習慣に戻し，人はより健康で満足できる機能状態を回復できるという前提に立っていた[5]．

この道徳療法の思想は世界を一新するまでの影響力はなかったものの，欧米を中心としてその思想や実践が伝えられた．1815年トーマス・エディ Thomas Eddy は人道主義の思想に基づく仕事療法 work therapy を米国に持ち帰り，ニューヨーク病院の理事会でその重要性を訴えたが，大きな動きにはつながらなかった[6]．同じ頃，英国留学を経て故郷のフィラデルフィアに設立された米国初の医学校の教授となり，のちに米国の精神科の父とも呼ばれたベンジャミン・ラッシュ Benjamin Rush（1745-1813）は，米国にまだ精神病を専門とする医師がいなかった当時に，最初に非拘束と作業を中心にした精神病者に対する治療を取り入れた．その後，欧州では道徳療法の思想をもとにした作業を用いた実践が，精神病者から結核患者などへその適応を拡大した[4,6]．

しかし，精神病者への治療として目覚しい成果を上げた道徳療法は，19世紀中期から後半にかけて次第に衰退した．その背景には，この思想は中産階級の価値観（穏やかさ，秩序，生産性）に基づくものであったが，南北戦争の後に，大量に貧民層の人たちが送り込まれた救済院（施療院）の状況にその価値観がなじまなかったことや，巨大な精神病院が建設されたことにより，作業室が病室に変えられ，職員の人手不足を患者によって穴埋めされるなど，職員の資質の変化や社会的・経済的疲弊が生じたことから衰退につながった[2]．また，医学者の関心が宗教的人道主義から生物学的要因

表 3.1 作業療法の歴史（概観）

作業と病気・健康の関連性の気づき（手段としてのルーツ）

BC	2600	中国	病気を器官の不活性と考え、健康増進のための身体鍛錬（Cong・Fu：一連の医療体操）を利用。
		ギリシャ	Socrates（BC470-BC399）は仕事の価値を認め、Hippocrates（BC460-BC375）は、精神と身体の相互作用に着目した療法（養生法）を実施。
		ローマ	Celsus（BC25-AD50）「個人の性格に適した」作業の推奨および「種々の精神病とその治療」についての記述をはじめ、ほかにも関連記録が多数。
AD	5C	ギリシャ	Galen（129-200）は「仕事は、自然の持つもっともすぐれた医師であり、それは人間の幸福に不可欠なるもの」と提唱。

人道主義と作業の治療的活用（思想としてのルーツ）

	16C		精神障害者を悪魔のなすわざとしたり、身体障害のなどから、大規模な道者が行われた中世の暗黒時代への抗議として、彼らへの対応を僧侶から医師の治療へとすべきと主張。
	17C		産業生理学の発展ー対象者の観察を推奨、織物や靴の修理、洋裁、陶芸などの提案、乗馬、狩猟、田園作業を実施。
	18C	フランス	Philippe Pinel（1745-1826）は精神障害者の人間的対応を尊重した仕事療法 work treatment に価値を見出し活用。
		イギリス	William Tuke（1732-1812）および Samuel Tuke（1784-1857）（敬虔なクェーカー教徒）は、Pinel とともに精神病者を鎖から解放し、世界で最初の民間施設"リトリート"を開設し、作業を行う運動を開始。
	1798	アメリカ	Benjamin Rush（1745-1813）は精神病者の治療に対する作業療法を有効な医療手段と認め、アメリカにおいて初めてこれを実践。
	19C		
	1803	ドイツ	Johann C. Reil は精神病者の治療として仕事を提供し、演劇、手工芸、運動を推奨。
	1815	アメリカ	Tomas Eddy は欧州における仕事療法（work therapy）をアメリカに持ち帰り、精神病者の作業療法を含む道徳的対応を開始。
	1897	ドイツ	結核患者を対象に作業療法の利用を開始。

作業療法士の誕生（専門職としてのルーツ）と歴史

		北米・欧州の歴史			アジア・太平洋地域・アフリカなどその他の地域		日本
1900年代	1900	イギリス	精神病者に対し作業療法を多くの病院で展開			1901	呉秀三（1865-1932）が欧州留学から帰国後巣鴨病院で無拘束主義と作業療法の具体化を開始
	1906	スイス	結核患者を対象に作業療法の利用を開始				
	1908	アメリカ	第1回作業療法講習会の開催（精神科関連対象）George Barton が「Consolation House」を設立				
1910年代	1915	カナダ	作業療法校の開校（2校）			1916	呉秀三が「日本内科全書」巻2の第3冊「精神療法」執筆の中でドイツの作業療法を紹介
	1917	アメリカ	初の作業療法養成校の開校（シカゴ、ボストン、フィラデルフィア、セントルイス）G Barton が作業療法を Occupational Therapy と命名し作業療法の組織「全国作業療法推進協議会（NSPOT）」を設立（初代会長 G Barton, 建築家）				
	1918	アメリカ	傷痍軍人リハビリテーション法の制定。第一次世界大戦に備え、6週間コースの再建助手5,000名を教育し、軍が採用				
		イギリス	ブリストルに治療的作業施設を開設				
		カナダ	トロント大学に作業療法士養成の2年制コースを設立				
1920年代	1920	アメリカ	職業リハビリテーション法の制定				
		カナダ	カナダ作業療法士協会の前身（OSOT）を組織				
	1922	アメリカ	全国作業療法推進協議会（NSPOT）をアメリカ作業療法協会（AOTA）と改名。機関誌 Archives of Occupational Therapy を発行				

90

北米・欧州（COTEC を含む）の歴史

1923	アメリカ	作業療法教育最低基準を作成
1925	アメリカ	機関誌 Archives of Occupational Therapy and Rehabilitation に改名
1925	イギリス	M Fulton はアメリカのフィラデルフィア校で作業療法を学びイギリス最初の作業療法士となる
1925	ドイツ	Hermann Simon（1867–1947）は道徳療法および「より積極的な治療法」（作業療法）を実施
1926	カナダ	大学に作業療法士養成課程を設置 カナダ作業療法士協会（CAOT）を創設

1930年代

1930	イギリス	ブリストルに初の作業療法校の発足	1924	高木憲次がドイツから帰国後「クリュッペルハイムに扱いて」の論文の中で身体障害者への作業療法を紹介し、肢体不自由児に対する手工芸練習の必要性を言及
1931	アメリカ	作業療法士登録制度、第1回国家試験制度実施		
1933	カナダ	機関誌 Canadian Journal of Occupational Therapy の創刊		
1934	イギリス	最初の作業療法会議の開催		
1935	アメリカ	アメリカ医師会（AMA）と AOTA の連携開始。OT 公認校基準認定を実施（作業療法教育25ヵ月＋臨床実習9ヵ月）		
1936	イギリス	イギリス作業療法士協会の設立		
1938	アメリカ	AMA による4年制の教育認可校の発足（ボストン、ミルウォーキー、フィラデルフィア、セントルイス）	1937	新井英夫は「肺結核患者の作業療法」の論文の中で作業療法の社会的効果を強調した
	イギリス	機関誌 British Journal of Occupational Therapy を創刊		

1940年代

1945	イギリス	公認作業療法士免許の交付	1940	ニュージーランド	作業療法教育の開始
	アメリカ	作業療法士養成校数 26 校、作業療法士数 3,000 名	1942	南アフリカ	最初の養成校を設立
1946–1950	ドイツ	イギリス赤十字の支援により作業療法士情報講習会の開始	1945	オーストラリア	作業療法士の養成を開始（PT との統合教育を提供）
1947	アメリカ	Willard & Spackman の『Occupational Therapy』の初版が刊行 機関誌を American Journal of Occupational Therapy に改名	1945		（第二次世界大戦 終結）
		初のカリフォルニア大学に作業療法の学生をもつ人のための修士課程を設置	1949	香港	イギリスの作業療法士により精神障害を対象として手工芸（籐細工）を導入

WFOT の動き

1952	10 カ国（アメリカ、イギリス、カナダ、デンマーク、南アフリカ、スウェーデン、オーストラリア、ニュージーランド、インド、イスラエル）が加盟する世界作業療法士連盟（WFOT）を設立
1954	第1回代表者会議ならびに第1回国際大会（イギリス）を開催
1956	第2回代表者会議（アメリカ）を開催
1958	第3回代表者会議および第2回国際大会（デンマーク）を開催 WFOT が作業療法士教育の最低基準を設定
1959	WFOT は WHO との協力関係を構築

アジア・太平洋地域・アフリカなどその他の地域

1950	インド	作業療法士の養成を3年教育として開始
	韓国	朝鮮戦争後、負傷兵のための作業療法を開始
1953	韓国	Jung-hee Oh（医師）らにより国立ハビリセンターにて作業療法士の育成を指導を開始
1954	韓国	アメリカ人宣教師が、Dong-san 病院に作業療法部門を設立

日本

1951	日本が世界保健機関（WHO）に加盟
1956	小林八郎が生活療法を提案

1950年代

1950	アメリカ	ナーシングホームにおける作業療法助手の養成を一元化し（COTA）作業療法助手の養成を開始
1954	カナダ	作業療法士教育の最低基準を作成
1955	アメリカ	エレノア・クラーク・スレーグル賞の設立
1957	ポルトガル	最初の養成校を設立

表 3.1 作業療法の歴史（概観）（つづき）

		北米・欧州 COTEC を含む）の歴史		WFOT の動き		アジア・太平洋地域・アフリカなどその他の地域		日本
1960年代	1962	ギリシャ	ギリシャ作業療法士協会を設立，WFOT に準加盟	1960	第4回代表者会議（オーストラリア）を開催	1962	フィリピン	作業療法士の養成校を開設	1963	日本初の養成校，国立療養所東京病院附属リハビリテーション学院を設立 第1回日本リハビリテーション医学会の開催（東京オリンピックの開催）
	1964	アメリカ	AOTA財団（AOTF）創設（研究の指導と助成）	1962	第5回代表者会議および第3回国際大会（アメリカ）を開催				1964	理学療法士及び作業療法士法・公布
			他の分野の学士号を有する学生のための修士課程を設置（南カリフォルニア大学，ニューヨーク大学）	1964	第6回代表者会議（イスラエル）を開催				1965	第1回国家試験
	1968	オーストリア	オーストリア作業療法士協会を設立	1966	第7回代表者会議および第4回国際大会（イギリス）を開催	1969	台湾	国立台湾大学にて作業療法教育開始（定員20名）	1966	日本作業療法士協会（JAOT）を設立 OT協会ニュース第1号の発行
				1968	第8回代表者会議（スウェーデン）を開催		マレーシア	マレーシア作業療法士協会を設立		
1970年代	1971	オーストリア	ウィーン作業療法養成校を設立	1970	第9回代表者会議および第5回国際大会（スイス）を開催	1970	ウガンダ	イギリス人作業療法士が作業療法を導入	1970	有資格者数310名，養成校数2校，入学定員40名，国家試験合格者88名
				1971	医学の発展とともに領域ごとの治療を強調した基準「作業療法士教育の最低基準勧告」を作成，養成期間：2年半（100週）	1971	イラン	WHOから派遣された作業療法士の監督下で作業療法士教育を開始，WHOの支援でデンマークとイギリスの作業療法教育を受ける	1970	WFOTに準加盟
	1974	アメリカ	作業療法の枠組み作成 初の作業療法分野の博士課程を設置（ニューヨーク大学）	1972	第10回代表者会議（ノルウェー）を開催	1973	イラン	テヘラン大学で作業療法教育を開始（しかし，1979年のイラン革命により外国人講師の出国．教育の中断）	1972	WFOTに正加盟
	1975	アイスランド	海外で学んだ者らにより協会を設立	1974	第11回代表者会議および第6回国際大会（カナダ）を開催	1975	シンガポール	シンガポール作業療法士協会を設立	1973	日本理学療法士・作業療法士養成校連絡協議会の発足
	1977	ギリシャ	養成校の設立	1976	第12回代表者会議（フランス）を開催	1978	香港		1974	「臨床教育手引書第1版（仮）」の発行 身体障害並びに精神障害作業療法の診療報酬の制定
				1978	第13回代表者会議および第7回国際大会（イスラエル）を開催	1979	韓国	延世大学医学短期大学部）の開設	1976	初の作業療法士の青年海外協力隊員をマレーシアに派遣
									1979	日本の文部科学省管轄の青年医療短期大学部）の開設（金沢大学医療短期大学部）
1980年代	1982	ギリシャ	新たに作業療法士協会を設立	1980	第14回代表者会議（南アフリカ）を開催				1980	有資格者数982名，養成校数13校，入学定員270名，国家試験合格者123名
	1986	COTEC	COTEC（欧州諸国作業療法協議会）が設立	1982	第15回代表者会議（ドイツ・オランダ）大会を開催	1982	台湾	台湾作業療法士協会設立	1981	JAOTが社団法人としての認可
	1989	アメリカ	クラークらが作業療法の基礎学問としての作業科学を学ぶ大学院を設置	1984	第16回代表者会議（ニュージーランド）を開催 作業療法士教育の最低基準の改定：教育期間3年（120週・4000時間），基礎科1/4，理論と応用1/2，臨床実習1/4（999時間）		イラン	作業療法教育の再開．1987年までに二つの大学に	1982	JAOTの機関誌『作業療法』創刊
				1986	第17回代表者会議および第9回国際大会（イギリス）を開催	1988	台湾	四つの作業療法学部の設立により養成校が急増	1986	第20回日本作業療法学会で「作業療法・その核を問う」と題してシンポジウムの開催（作業療法士の職業同一性）
				1988	第18回代表者会議（ポルトガル）を開催				1989	高齢者保健福祉推進10カ年戦略（ゴールドプラン）の策定
1990年代				1990	第19回代表者会議および第10回国際大会（オーストラリア）を開催	1991	イラン	作業療法士のための修士課程を開始（湾岸戦争）	1990	有資格者数4694名，養成校数33校，国家試験合格者611名 大学定員700名

	1991	作業療法士教育の最低基準の改定：教育期間：90週（3000時間），基礎科目1/6，理論と応用1/2，臨床実習1/4（1000時間）	1992	シンガポール	シドニー大学の支援のもと，最初の養成校 Nanyang Polytechnic College を設立	1992	広島大学医学部保健学科で4年制大学の作業療法士養成課程の開始 第20回WFOT代表者会議（香港）で佐藤剛がWFOT副会長に選出（4年間副会長を務める）
1995	COTEC	欧州作業療法高等教育ネットワーク（ENOTHE）の設立	1992 1994	韓国 イラン	第20回代表者会議（香港）を開催 韓国作業療法士協会を設立 イラン作業療法士協会を設立		
		第21回代表者会議（イギリス）を開催	1995	マレーシア	第1回アジア・太平洋地域作業療法学会の開催（クアラルンプール）	1996	広島大学に作業療法学修士課程を設置
1997	カナダ	クライアント中心の実践を展開するためのガイドライン「作業ができること」を提示	1996		第22回代表者会議（ケニア）を開催	1998	広島大学に作業療法学博士課程の創設 生涯教育単位認定システムの創設
			1998	韓国	リハセンター内に作業療法コースを設置 作業療法士のための修士・博士課程を設置	1999	理学療法士・作業療法士学校養成施設指定規則の大幅改定
1999	オランダ	作業療法学における修士課程を設置	1999	バングラデシュ アフリカ 台湾	バングラデシュ地域作業療法グループ（OTARG） アフリカ初の学会を開催 第2回アジア・太平洋地域作業療法学会を開催（台北） 養成校教育と卒後教育の継続システムを構築		
2000年代							
2000 2001						2000	有資格者数14,880名，養成校数107校，入学定員3,114名，国家試験合格者2,257名
		第24回代表者会議（日本）を開催 （WHO：国際生活機能分類ICFを採択）	2001	オーストラリア	2年更新制の認定作業療法士プログラムAccOT制度を導入	2000	WFOT第24回代表者会議を札幌で開催
2002		第25回代表者会議・第13回国際大会（スウェーデン）を開催（WFOT50周年）：72ヵ国3,500人の作業療法士が参加 作業療法士教育の最低基準改定2002：作業療法理論と応用60%以上，生体臨床医学10〜30%，人間と社会環境10〜30%，臨床実習1,000時間以上授業内容の大幅化	2002	台湾 香港	国立台湾大学に修士課程の作業療法学科を設置 Polytechnic大学の学部に職業リハビリテーションと老人リハビリテーションの新しい修士課程のプログラムを開始	2002	介護保険制度の開始 臨床実習の最低基準を設定
2004	アメリカ	作業療法士の養成を修士レベルに変更を決定	2003	シンガポール	第3回アジア・太平洋地域作業療法学会を開催	2003 2004 2005 2006	作業療法士教育の最低基準（協会最低基準）の設定 認定作業自立支援法の成立 障害者自立支援法の成立 診療報酬改定で職種毎対価体制から疾患別評価体制に変更
		第26回代表者会議（南アフリカ）を開催					
2007	アメリカ	AOTAの100周年（2017年）に向けた2017 Centennial Visionを作り，戦略的プランの指導を開始	2007	香港	第4回アジア・太平洋地域作業療法学会を開催：27ヵ国391名の参加	2007	有資格者数38,097名，（組織率85.5%），養成校数169校（192課程），入学定員7,276名，国家試験合格者4,400名
		第27回代表者会議（オーストラリア）を開催：80ヵ国から2,000人の作業療法士参加					
2008	カナダ アメリカ	作業療法士の養成を修士レベルに変更 Willard & Spackmanの「Occupational Therapy」11版の刊行	2008		第28回代表者会議（スロベニア）を開催	2008 2009	生涯教育システムの改定 専門作業療法士制度の創設
		第29回代表者会議および第15回国際大会（チリ）を開催予定	2010				

佐藤[6]，吉川[8]の年表を参考に改編加筆して作成

を探究する方向に向かい，作業習慣の改善からより直接的に精神症状を改善する「医学的」治療法に向けられたことも大きく影響した[2,4]．結果，道徳療法は，科学的根拠に基づく治療ではなく，人道主義など社会的思想や宗教的思想に基づくものと考えられたため，医学の治療としての関心が薄れたことと，大量の患者を対象とする医療施設の事情により衰退することとなった．

3. 作業療法専門職としてのルーツ

3-1 作業療法専門職の誕生（米国の歴史より）−

　道徳療法の衰退とともに「作業」の活用も衰退したが，アーツアンドクラフツ運動とセツルメント運動を機に作業の意味が見直された．この二つの運動は，英国の産業革命の中で起こった機械化による大量生産によって生じた人間の尊厳の喪失に対して，19世紀後半に起こった社会運動である．前者は機械に対する芸術と手仕事の復興をはかろうとする工芸運動であり，後者は，労働者や病者，社会的弱者の救済を目的とした社会運動であり，そのための拠点が作られ，生活改善の活動が展開された．当初こうした思想や活動は英国ではあまり広がらず，米国でさかんに取り入れられた．セツルメント施設の中にアーツアンドクラフツ運動の思想が取り込まれ，高等教育を受けた様々な職業の人々が作業を提供した．この拠点施設のひとつがシカゴに作られた"ハル・ハウス"であり，活動と情報の拠点になったと同時に多くの改革運動家を養成した．作業を治療に役立てようとする考え方は，作業治療 occupation care または，仕事治療 work cure と呼ばれたが，後に作業を提供する中で，その作品の質や結果を重視するグループと作製プロセスを重視する人々との思想の違いから2グループに分かれ，後者が後の作業療法やNSPOT（後述）の基盤となった[2]．

3-2 米国における作業療法士の誕生と経過−

1）専門職の誕生と米国協会組織の設立

　いち早く作業療法士が独立した専門職として確立したのは米国である．現在のアメリカ作業療法協会（AOTA）の前身である全国作業療法推進協会（NSPOT；National Society for the Promotion of Occupational Therapy）が設立されたのは1917年であり，すでに90年余りが経過した[3]．このNSPOTの設立が，一般には米国における作業療法の出発点とみられ，設立のために開催された最初の会合には六人の創始者たちが集った．

　NSPOT設立の呼びかけ人の一人であるジョージ・バートン George Barton は，建築家であった．彼はアーツアンドクラフツ協会の事務局長も務めていたが，結核と左足の切断，ヒステリー性の左半身麻痺を抱えながら大工仕事や園芸などの手作業に従事する中で健康を取り戻すという経験をしていた．バートンは，そうした経験から1914年"慰めの家 Consolation House"という療養者の作業所を設立するとともに，独学で看護学も学んでいた[2]．バートンは，作業治療の分野で実績をもつ精神科医ウィリアム・ラッシュ・ダントン William R. Dunton と連絡を取り合いながら作業療法を実践している人の集まりをもつことを提案した．道徳療法の実践者であったダントンは，作業療法"occupation therapy"という言葉を最初に用いた人であり，作業療法の多くの学問的基盤を提供したことから「作業療法の父」とも呼ばれている．ダントンはバートンに作業療法の協会組織の創設を逆提案し，後にNSPOTの会長にもなった．

　エレノア・クラーク・スレーグル Eleanor Clarke Slagle（ソーシャルワーカー，「作業療法の母」）は，セツルメント運動の流れで設立されたシカゴのハル・ハウスの中に作られたシカゴ市民社会事業学校の卒業者で，介護者や看護者のための作業治療に関する教育（6週間の「治療的作業コース」）を受けた後，精神科医のアドルフ・マイヤーの招きで

精神科クリニックの作業療法担当主任を務め，その後作業療法実践者の最初の養成校となったハル・ハウスの責任者にもなった．スレーグルはアドルフ・マイヤーの提唱する「習慣訓練 habit training」の実践者でもあった．またスレーグルは現在米国で作業療法の発展に著しく寄与した人に対して，アメリカ作業療法協会より与えられる名誉ある賞の名称としても名前を残している（エレノア・クラーク・スレーグル賞）．

スーザン・トレーシー Susan Tracy は設立の会合には参加できなかったが，スレーグルとともに重要な役割を果たした．トレーシーはコロンビア大学の看護学生であったときに，外科病棟の患者が手を使い何らかの作業をしたときの回復の早さに気づき，卒業後の看護教育の中で「作業看護 occupational nurses」（後に「作業治療 occupation therapy」）という作業の適用に関する授業を行った．この教育が作業療法初の教育コースと位置づけられるほか，1910年に著した『病者のための作業の研究 Studies in Invalid Occupation』は，米国最初の作業療法の教科書といわれている[2,6]．

スーザン・コックス・ジョンソン Susan Cox Johnson は，手工芸を教える高校教師であったが，ニューヨーク市立病院で要職に就く傍ら，同州民生部作業療法委員会の責任者を務め，心身両面の改善のために作業療法の利点の普及に努めた．

トーマス・キドナー Thomas B. Kidner は，英国で建築学を学んだ後，病院やリハビリテーション施設の設計を専門としていた．1915年に陸軍病院委員会の職業長官に任命され，その後米国陸軍衛生局や退役軍人局で働いた．キドナーは初期の作業療法の発展と実践の分野で主要な役割を果たしたほか，1931年の有資格作業療法士の国家登録制度の導入と専門教育の発展にも中心的な役割を果たした[5]．イザベル・ニュートン Isabel Newton は，当時バートンの秘書であったことから，バートンの提案により会議に参加した．

1917年3月，彼らは，会合の中で協会運営の基本的哲学を作り上げるとともに医療の世界での作業療法の役割を作り上げることと，専門職としての組織の設立に関して議論した[7]．結果，組織の名称を決定し，作業療法の推進，研究・教育の推進などの7項目にわたる目的と，六つの委員会組織を定め，参加者の役割を確認した[6]．初代会長にバートンを選出し，副会長にスレーグル，財務責任者としてダントンがその役割を担った．結果，この会合が米国の作業療法の誕生と専門職の基盤となった．

3-3 作業療法士の誕生と発展

作業療法の価値が社会で認知されるきっかけは，NSPOTの結成と同じ時期に起こった第一次世界大戦であった．米国が参戦した直後，負傷兵のリハビリテーションが国家的問題として表面化した．1918年傷痍軍人リハビリテーション法が成立し，国家的な支援キャンペーンとして負傷兵や罹患兵のための再建プログラムが準備された．NSPOTは米軍と連合軍に対して，負傷兵に対する支援として作業療法士の採用をもちかけた[7]．この時には再建助手 reconstruction aids（作業療法再建助手と理学療法再建助手）と呼ばれ，軍の許可を得て野戦病院に派遣されたが，急増する軍の要請に対応するための人材育成が必要となり，陸軍医務局の指令のもと，急遽スレーグルらは6週間の教育コースを設立した．陸軍医務局は，中上級階級の女性の応募を目的に再建助手の資格を「25～40歳までの女性で高校卒業か同等以上の学歴をもち，籐細工，織り物，簡易木工，型染め，編み物，針手芸のうち三つ以上の知識技術をもつ者」としたが，採用された者の多くが大学卒の学歴を有する愛国心に満ちた女性であった[3]．

このことが，身体障害領域の作業療法の一歩を築き上げる大きなきっかけになったことに加え，作業療法士の医療における社会的価値が認められる要因となり，そのサービスの適用範囲は精神障害や戦傷による外傷，結核，整形外科疾患，心疾患，

小児疾患，労働災害へと拡大し，次第に米国社会へ作業療法が浸透していくことにつながった．また，1920年にはNSPOTはアメリカ作業療法協会（American Occupational Therapy Association；AOTA）と改名し，専門職組織としての新たなスタートを切った．

しかし作業療法の拡大に反し，1922年頃には医学的知識の不足を指摘する声が大きくなり，1923年にAOTAは作業療法士教育の最低基準を設け，1年間の教育コースをスタートさせた．1931年には作業療法士の職種の保護と水準の保持を目的に第1回の国家試験が実施され有資格者の全国登録制度が導入された．1935年，教育機関の許認可団体として社会的地位と信頼性の高い米国医師会（American Medical Association；AMA）が，AOTAの求めにより作業療法認可校基準（作業療法教育25カ月＋臨床実習9カ月）を作成し，資質の向上に努めるとともにAMAとAOTAの連携が始まった．また，1941年には第二次世界大戦への米国の参戦により再び作業療法士の需要が急速に高まり，学校数および作業療法士数の増加につながった[3]．

1947年には教育の基準となる教科書 "Willard & Spackman's Occupational Therapy" が刊行され，1952年には世界作業療法士連盟（World Federation of Occupational Therapists；WFOT）の設立に中心的役割を果たした．1960年には作業療法士養成教育が学部教育中心で行われるようになり，2004年頃には学部教育を廃止し，大学院のみ（修士課程）の教育に移行した（高等教育化の推進）．実践領域も身体障害，精神障害，発達障害の枠組みを超え，自ら事業を展開する開業者や小学校での作業療法の実践家など医療の枠組み（医学モデル）を超える実践が展開されるようになった．また，人間を包括的に捉えようとする人間作業モデル（1980，キールホフナー）や，作業療法の基礎学問として人間を社会科学の視点で捉えようとする作業科学（南カリフォルニア大学に作業科学を研究する博士課程の設置，1989，クラーク）の出現により，人間の内部構造の改善（医学モデル）による自立支援から，作業－人－環境の関係（社会的存在・作業的存在としての人）から健康を考えるよう思考の転換がはかられ，実践への適用が始まった[8]．

4．各国作業療法の歴史

作業療法は，欧米のように人道主義的思想や社会改革運動の影響を色濃く受けながら誕生し，国策としての精神障害者あるいは慢性疾患患者への対応や負傷兵へのリハビリテーションを目的として発展したところもあれば，欧米の作業療法士が国際的に移動することや国際協力活動をする中で作業療法が導入されたところなど，誕生・発展の過程は多様である．ここでは先に述べた米国以外の国について，作業療法が誕生する直接的な動きや地域ごとの特徴，国際的連携のあり方に関して概観する．

4-1 欧州の作業療法の歴史

作業療法の思想的発祥の地である欧州では18，19世紀には医師により精神障害領域で作業が治療的に活用されたが（道徳療法，仕事療法），米国で研修を受けた医師が作業療法の概念を英国に持ち込み，1930年に作業療法士の養成を始めたのが専門職としてのスタートといえる．この動きが欧州全土に次第に広がり，特に精神障害者の支援を中心として発展する国や，医療ニーズによって発展する国，近年の高福祉ニーズに応える専門職として作業療法士が養成される国（北欧）など多様な状況にある．欧州の国ごとの歴史に関してはここでは割愛し，COTEC（後述）の項で欧州全体の動きを説明する．

4-2 アジアの作業療法の歴史

アジアの国々でも欧米と同様に，精神障害領域での作業の治療的活用が作業療法の芽生えといえ

る．しかし，リハビリテーションや作業療法の導入および作業療法士の養成開始は，国内外の紛争が契機となる場合が多く，欧米などの関係諸国の支援により作業療法が導入されたり，人材育成を目的に関係国で就学と資格取得の機会を得た作業療法士が，自国で作業療法士養成教育に携わることで養成が開始される国など，多様な発展形態がみられる．

歴史的にみれば作業療法の導入が早く，WFOTの発起国にもなったインドとイスラエルは，1952年のWFOT設立当時にはすでに作業療法士の養成を始めていた．インドは1950年から英国との関係で3年制の専門学校教育を開始し，1970年頃からは学部教育に移行した．しかし歴史の長さに比して，インド国内の作業療法士数の増加率は低い．1990年代後半でもまだ養成校が9校で，インド国内の作業療法士数は2,000名余りであり，その後の10年間で（2007年までに）養成校は30校（4.5年制教育）に増え，約5,000名の作業療法士数に達したが，政情不安や経済的理由から米国などへ流出する傾向にある．インドのWFOT代表者によれば，学部の卒業生のうち60％は臨床に就くものの，大学院への進学者20％，転職者5％，理学療法士に職を変更する者15％がおり，海外への流出に加え，インドの課題であると話している．また，歴史的にはフィリピンも第二次世界大戦後を契機に作業療法が導入され，1962年には学士課程での教育を開始したが，インド同様に経済的な問題などで，海外への人員の流出が激しい[9]．

韓国では，第二次世界大戦やその後の朝鮮戦争の結果，多くの負傷者（傷病軍人）が生じ，米国の支援のもとリハビリテーションの思想と作業療法が導入された（1950年頃）．しかし，韓国作業療法士協会が設立される1993年頃まで作業療法は独立した専門職としての位置づけがなされなかった[10,11]．その要因として，作業療法の導入後に，欧米人による作業療法室の運営や，欧米人や理学療法士・医師など他の専門職による作業療法教育の開始（1979：初めての作業療法教育を延世大学で開始），未分化な作業療法士国家試験の開始（1965：作業療法と理学療法の区分が不明確）などが挙げられる．つまり，作業療法士としての基礎教育を受けた人がほとんどいなかったことに加え，教育および資格制度の中で作業療法と理学療法の明確な区別がなかったこと，言語的障壁（欧米の指導者）による意思疎通の問題が背景にあった．その後，韓国作業療法士協会の努力もあり，1998年に延世大学で初めて作業療法学科，理学療法学科の教育が分離し，独立した教育が提供され，作業療法の国家試験においても作業療法の概念をベースとした試験が実施されるようになった．また同年に修士および博士課程も設置され，さらにWFOTにも正加盟を果たした．一方，作業療法教育が独立する1990年代には5校（大学1校，3年制4校，作業療法士数397名）であった養成校が2007年には40校以上に急増し，2,800人以上の作業療法士が誕生した[10]．

また，台湾も戦後まもない1946年に精神疾患患者への手工芸活動を用いたことが作業療法の端緒といえるが，1966年に米国および英国籍の作業療法士がWHOの支援のもと国立台湾大学にリハビリテーション学科を設立した後，1969年より同大学で作業療法教育を開始したことが本格的な作業療法のスタートといえる．2007年は7大学1高等専門学校（5年制）の養成校があり800名を超える作業療法士がいる．台湾では学部卒業後大学院への進学率も高く，国内および米国などへの留学により修士および博士号の取得者も多い．反面，給与水準など経済的な理由から学部卒業後に作業療法士として就職する率は低く，転職者も多い．

マレーシアも1950年代に英国の作業療法士の指導のもと作業療法が導入され，ハンセン病の施設や精神病院，大学病院を中心に拡大した．1969年にはオーストラリア，ニュージーランド，英国，インドなど，海外で学んだ作業療法士が帰国しマレーシア作業療法士協会を組織した[9,12]．

第3章　作業療法の歴史　97

その後，隣国から作業療法士として就労する者もいたが，1970年代後半には，急激な作業療法士の海外流出が起こり，自国での作業療法士の養成が必要となり，1984年にクアラルンプール病院に最初の養成校（3年コース）を設立した．1990年にはWFOTへ加盟し，1995年には第1回アジア・太平洋地域作業療法学会を開催している．2007年には公立の養成校が3校あり，1校は学部教育を行っている．養成校の卒業生の約20％が大学院に進学し，それ以外の多くの作業療法士（協会員の約80％）は国立病院に勤務している[13]．

シンガポールでは，1972年にシドニー大学の教育支援を受けて10名の作業療法士が誕生したことに始まる[14]．シンガポールもマレーシア同様，海外の作業療法士が勤務する国であり，近隣の国との連携もさかんに行われ，周辺地域との合同学会も開催され，2003年には第3回アジア・太平洋地域作業療法学会を開催した．

バングラデシュでは，1971年に独立戦争が終わった後，負傷兵や戦争で傷ついた市民のためにリハビリテーションセンターが必要となり，1972年米国のリハビリテーションの専門家でもあった整形外科医を招き外来クリニックを始め，同氏が作業療法の必要性を政府機関へ訴えた．1973年には最初の作業療法士養成校が作られ，1976年に3名の卒業生を出したが，1年半後には2名が海外へ移動し，その後作業療法士が養成されることはなく，2000年まで国内にわずかに1人の作業療法士がいるのみであった．しかし，1995年に麻痺者のリハビリテーションセンター（CRP）内に作業療法コースが作られ，1998年には卒業生（diploma）を輩出し，その後CRPとダッカ大学との提携のもとにその卒業生が同大学に入学し，2001年には4人の学士レベルの作業療法士が誕生した．1999年にバングラデシュ作業療法協会を設立し，2000年にはWFOTにも正加盟を果たした．2007年には，約50名の作業療法士がこのCRPに勤務するほか，障害分野の国際NGO機関や開業など主に整形外科疾患や職業リハビリテーションに関わる業務についている[15]．

イランでは1971年にWHOから派遣された作業療法士が作業療法を導入し，2年制の作業療法助手と学士レベルの作業療法士教育を始めた．一方，1973年にデンマークや英国で教育を受け帰国した作業療法士らがテヘラン大学で作業療法教育を開始し，順調に養成が進んでいたが，1979年に勃発したイラン革命や長期的な中東危機により，養成は中断された．その後，パイオニアたちの精力的活動により1987年までに，二つの大学で養成が再開され，1991年には修士課程が設置された．さらに1994年にイラン作業療法協会を設立し，2006年にはWFOTに正加盟を果たした．30数年のイランの作業療法の歴史の中で，約3,000名の作業療法士（学士，修士）を養成したが，失業率の高いことや，新たなキャリアを求めて海外へ移動する作業療法士が多い．2007年には，2,000名前後の作業療法士が国内に留まり，病院や地域，小学校で勤務するほか，開業する作業療法士が増える傾向にある．

以上，アジアの代表的な国々の歴史の概要をみてきた．アジアの作業療法の歴史は，英国や米国，オーストラリアなどの国々との関係や影響を考える必要がある．日本や韓国，台湾といった国々は米国との関係の中で，また東南アジアやインド，中近東，太平洋地域の国々は英国を中心とした欧州の支援を受けながら作業療法が導入され，その後も作業療法士がそれらの国で高等教育を受ける機会を得て修士・博士の学位を取得し，自国の作業療法の発展に寄与してきた．一方，作業療法士が自国の社会的・経済的状況から他国に移動するなどの頭脳流出の問題に悩む国も少なくない．世界がグローバル化し国境の意味が薄れつつある中で，近隣の国々との連携の重要性も大きくなっている．例えば，日本作業療法士協会は，中国の作業療法士の養成を支援しているほか，アジア太平洋地域との連携の強化にも力を注いでいる．

4-3 その他の地域

アフリカや南米の国々でも作業療法士が養成され，養成国は拡大傾向にある．しかし，多くの国が歴史的に浅いことや協会組織が不十分で，情報の曖昧さが残ることから，ここでは個別に述べることは避けたい．ただ各国のWFOT代表者の話からすると，特にアフリカなどの開発途上国における作業療法士の誕生や発展は，先進国の作業療法士による支援がきっかけとなっていることや（青年海外協力隊などの国際支援組織等を含む），医療水準や経済的困窮などの問題が大きく，医療の中では救命救急への関心に比してリハビリテーションに対する政府の関心や支援の低さがうかがわれる．また，先に述べたアジアの国々でのように，経済的支援を受けて海外で作業療法士の資格を取得しても帰国しない者や，内戦を避けて海外に職を求める者など問題は複雑である．

5. 国際組織としての歴史

5-1 世界作業療法士連盟（WFOT）の歴史と役割

世界作業療法士連盟（WFOT）は，1952年に米国，英国，カナダ，デンマーク，南アフリカ，スウェーデン，オーストラリア，ニュージーランド，インド，イスラエルの10カ国により設立された作業療法士の公的な国際組織である．1959年に世界保健機関（WHO）との間で公的な関係を築き，1963年には国連より非政府組織（NGO；Non-Governmental Organization）として認証された．WFOTが設立された1950年代から1970年頃までは，欧米を中心とした国々が加盟し，1972年には日本が加盟，その後作業療法士の養成が遅れていた欧州の国々や南米，アフリカ，東南アジアの開発途上国など，多様な国の加盟が続いた．

WFOTは，2年に一度各国の代表者が集まり代表者会議を開催し，作業療法の推進と世界の作業療法士間の連携，作業療法士および学生の国際的な交流・移動を可能にするシステム，作業療法士養成教育（作業療法士教育の最低基準，2002）などについて議論を重ねている[17,18]．また，作業療法における国際情報の交流と学術的研鑽を目的に4年に一度国際大会を開催している．

現在のWFOTの活動や加盟国の現状は，「IV．2 世界の作業療法の現状」で後述するが，作業療法士や学生が国際的に移動することが容易になっている現状から，作業療法士の就学や就労のための国際交流や国際協力支援が重要な課題であり，隣国間（地域内）のネットワークづくりや連携が重視されている．なお，1990年から1993年までの4年間，日本作業療法士協会WFOT代表の佐藤剛がWFOTの副会長に就任し，アジア太平洋地域のネットワークづくりに貢献した．

5-2 欧州作業療法士協議会（COTEC）の歴史と役割

1986年には，COTEC（Council of Occupational Therapists for the European Countries：欧州諸国作業療法士協議会）が設立され，作業療法士の教育水準の向上や資質の確保，作業療法の啓発を目的に連携を開始した[19,20]．1995年にはCOTECの主導のもと欧州作業療法高等教育ネットワーク（ENOTHE；European Network of Occupational Therapy in Higher Education）が組織され，欧州地域の作業療法教育における高等化を進めるために欧州単位互換システム（ECTS；European Credit Transfer System）を導入したことで，国や時間を超えた就学の機会を提供しているほか，同地域内で作業療法養成教育を開始する国（特に東欧諸国）の支援にも力を注いでいる．ENOTHEの資料[21]によれば，欧州では1996年から2006年の10年間で作業療法士数が47.4%増加しており，2006年には欧州内の作業療法士は73,700名に達している．

6. 日本の作業療法士と国際交流・協力

6-1　日本の作業療法士養成と国際交流

　日本における作業療法士養成の黎明期には，多くの海外の作業療法士が来日し，教育に携わった．日本で作業療法士の養成を開始した1960年代には国際的な教育内容と水準を維持する目的で，WHOの指導・支援を受けながら多くの外国人講師と臨床実習指導者（1970年代まで34名）を日本に招いた[2,22]．彼らは英語で専門科目の多くの授業を行い，米軍基地内の病院をはじめとして整肢療護園，東京小児療育病院，東京大学医学部附属病院などに配置され，臨床実習の指導にあたった．このときに指導を受けた日本の先駆者たちは，作業療法における国際的視点と感覚をもつ絶好の機会を得たといえる．

　また，厚生省（当時）管轄の医療関連職の教員養成としてそれまで前例のなかった教員留学制度（国立病院・療養所理学療法士・作業療法士教員養成留学資金による留学制度）の利用や労働福祉事業団，東京都，北海道からの派遣により，多くの作業療法士が米国，英国，オーストラリアの大学院に留学し，日本国内では修得できなかった作業療法学の修士の学位を取得した．その後，留学経験者が文部省管轄の4年制大学や大学院の設立や教育に携わりながら，海外の理論を紹介したり教科書の翻訳をするなど，作業療法の思想における伝道師としての役割を果たしてきたとともに，今なお日本の高等教育の原動力となっている[2,22]．

6-2　日本の作業療法士による国際貢献（青年海外協力隊JOCV）

　日本は，第二次世界大戦後の経済的な復興を遂げる中，諸外国からの日本に対する国際貢献への期待に応える形で，経済的支援および人的支援を開始し，半世紀が過ぎた[23]．その人的国際貢献のひとつが国際協力機構（JICA；Japan International Cooperation Agency）の事業のひとつである青年海外協力隊（JOCV；Japan Overseas Cooperation Volunteers）で，1965年のラオスへの派遣に始まり，2008年1月までに84カ国に対して農林水産，土木建築，保健衛生，教育文化などの8部門，約120業種で計31,371名の隊員を派遣している[24]．

　作業療法分野の代表的な国際貢献も，JOCVによる開発途上国の支援であり，作業療法士に対する派遣要請は常に高い．作業療法士のJOCVは，1975年に保健衛生分野の一職種としてマレーシアへの派遣に始まり，CBR（Community Based Rehabilitation：地域に根ざしたリハビリテーション）政策推進の支援を行った[25]．派遣開始当初には，福祉関連の大卒者やレクリエーション指導員，作業活動の指導者の応募や派遣もみられたが，1980年代以降には有資格者（作業療法士）のみの派遣となった．

　作業療法士のJOCV派遣実績（図3.1）をみると，1986年以降毎年複数名が派遣され，2003年までには累積で100名を超え，2007年4月までには35カ国，165名に上っている．派遣地域は，東南アジア（65名），中南米（40名），アフリカ（35名）と続き，国別では全体の19％を占めるマレーシア（31名）への派遣が最も多く，10名以上の派遣実績のある国はコスタリカ，タンザニア，タイが挙げられる．

　JOCVは本来，現地の価値観や文化を考慮し，現地の物質的な資源を有効に活用し，人的つながりを大切にしながら地道に技術移転していくことが望まれている．しかし，近年，作業療法士の養成を開始した国でのJOCVの活動の中には，臨床教育や養成校の立ち上げ（パナマなど），リハビリテーション部門の立ち上げ，システムの見直し（パキスタンなど）など指導者的要請が増加する傾向にあり，障害者への直接的技術支援の能力に加え，指導力，企画力を求められる傾向にある．近年，東欧地域からの派遣要請や地震等の災害支援の要請もみられるが，圧倒的に多いのは発達障害に対す

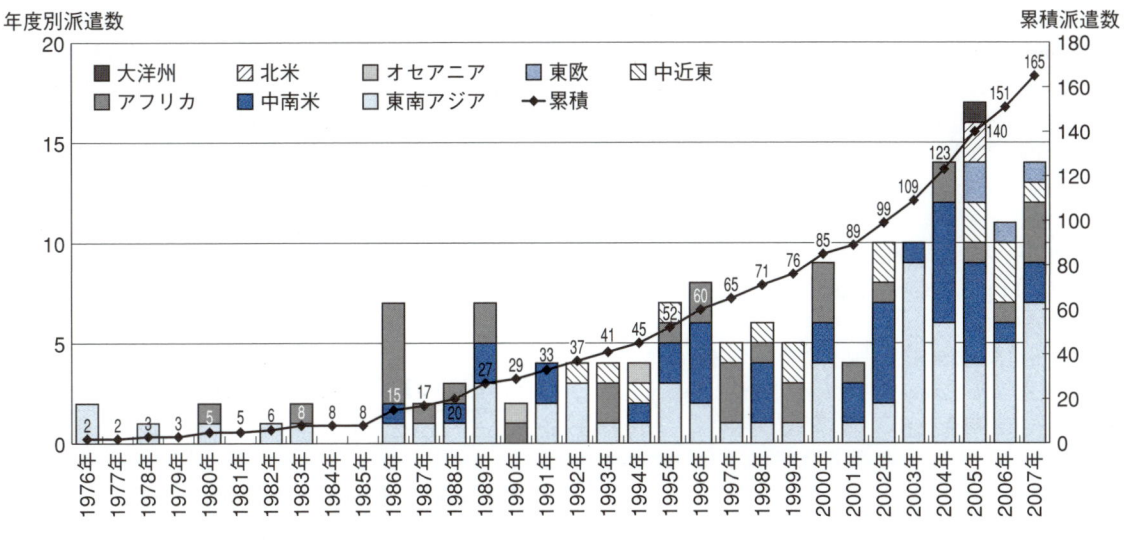

図 3.1　作業療法分野における青年海外協力隊員の派遣実績（2007年4月現在，地域別・年次および累積派遣数）

る支援要請である[25]．

おわりに

　以上，世界の作業療法の歴史を概観した．先人たちは時代の流れの中で，戦争や社会保障制度など種々の環境の変化，外部からの批判を乗り越え，要請に応えながら今日の作業療法を築き上げてきた．歴史をたどってみれば，これらの外部からの批判や困難な要求も専門職として成長するひとつのプロセスといえよう．作業療法士の実践が時代や環境・地域や国の違いによりその形を変えたとしても，その根底に流れる人道主義に基づく理念と作業を通して人々の健康と幸福を支える専門職であることには違いがない．先人たちの足跡をたどると改めてそれがわかる．

　また，世界がグローバル化する中，作業療法士も国際的に容易に移動可能な状況があり，国際情報の広がりの早さにも目を見張るものがある．しかし，多くの有益な国際情報が語学的なバリアによって閉ざされてしまうことはとても惜しいことである．作業療法の発展は国際交流の中で促進されてきたといっても過言ではない．先人がたどった歴史を学び，国際社会における有用な作業療法の情報を適宜得つつ，より質の高いサービスにつなげていく必要がある．

▶引用文献

1) H.L. Hopkins, H.D. Smith（鎌倉矩子, 他・訳）: 作業療法 第5版. 協同医書出版社, 1982, pp.3-31.
2) 鎌倉矩子: 作業療法の世界—作業療法を知りたい・考えたいひとのために. 三輪書店, 2001, pp.5-33.
3) Gordon DM: The history of occupational therapy. In Willard & Spackman's occupational therapy, 11th edition, Lippincott Williams & Wilkins, 2008, pp.202-229.
4) 秋元波留夫, 冨岡詔子・編著: 新 作業療法の源流. 三輪書店, 1991.
5) G. Kielhofner（山田　孝・監訳）: 作業療法の理論, 医学書院, 2008, pp.2-68.
6) 佐藤　剛: 作業療法の起源, 歴史, 現状. 日本作業療法士協会・監, 作業療法学全書 第1巻 作業療法概論, 協同医書出版社, 1999, pp.11-33.
7) アメリカ作業療法協会: ホームページ. on line, 〈http://www.aota.org/〉, accessed 2008-8-20.
8) 吉川ひろみ: 作業療法の歴史. 岩﨑テル子・編, 標準作業療法学 作業療法概論 第1版, 医学書院, 2004, pp.73-94.
9) 佐藤　剛: 変わりゆくアジア・太平洋地域のOT—国際交流の課題と視点. OTジャーナル 15: 363-371, 1996.

10) Kang D, Lee D：The evolution of occupational therapy profession in Korea. Asian J Occup Ther 2：3-9, 2003.
11) ペスコ・メアリ・スン：韓国のリハビリテーション医学の発展と，21世紀の日本リハビリテーション医学との交流をはかって．作業療法 19：259-262, 2000.
12) マレーシア作業療法士協会：ホームページ．on line〈http://www.ot-malaysia.org/〉, accessed 2008-8-30.
13) 石川幸太，松橋絵里，渡部美恵子：各国作業療法士の拡大と実践の多様化と作業療法士の抱える課題―国際調査からみる作業療法の動向．平成19年度卒業研究論文集 第6巻, 東北文化学園大学, 2008, pp.81-90.
14) 長谷龍太郎，シャロン・ブリントネル，アン・スペンサー・他：対談：世界の作業療法，アジア・ラテンアメリカ・ヨーロッパの状況とWFOTのかかわり, 作業療法 19：477-481, 2000.
15) バングラデシュ作業療法協会：ホームページ．on line, 〈http://www.botabd.netfirms.com/〉, accessed 2008-8-30.
16) Rassafiani M, Zeinali R：New country profile: Iran occupational therapy in Iran, WFOT Bulletin 55：50-51, 2007.
17) World Federation of Occupational Therapists (WFOT)：ホームページ．on line, 〈http://www.wfot.org/〉, accessed 2008-8-20.
18) World Federation of Occupational Therapists：A Chronicle of the World Federation of Occupational Therapists, 1998.
19) Council of Occupational Therapists for the European Countries (COTEC)：ホームページ．on line, 〈http://www.cotec-europe.org/〉, accessed 2007-8-25.
20) European Network of Occupational Therapy in Higher Education (ENOTHE)：資料: Education: Facts and figures relating to occupational therapy in Europe, 2007.
21) Council of Occupational Therapists for the European Countries：Summary of the occupational therapy profession in Europe 2006.
22) 東京病院附属リハビリテーション学院同窓会「清始会」・編：閉校記念誌「清始」. 2008.
23) 国際協力機構青年海外協力隊事務局・編：青年海外協力隊の誕生から成熟へ―40年の歴史に学ぶ協力隊のあり方．(社)協力隊を育てる会, 2004.
24) 国際協力機構（JICA）：ホームページ．on line, 〈http://www.jica.go.jp/〉, accessed 2008-8-25. および, 青年海外協力隊事務局提供資料．
25) 佐藤善久：青年海外協力隊と作業療法．作業療法士 青年海外協力隊員のあゆみ：8-12, 2006, 日本作業療法士協会．

IV. 作業療法の現状と課題

1. 日本の作業療法の現状

　ここからは，日本の作業療法の現状を資格および資格者数，養成教育の側面から解説し，職域およびそれを取り巻く状況の変化を踏まえて，今後の日本の作業療法の課題を述べる．

1-1　作業療法士の資格と資格者数

　日本における作業療法士の資格は1965年6月に公布された「理学療法士及び作業療法士法」によって規定されている．この法律により，作業療法士は医師の指示のもとに，作業療法を行うことを業とする者であること，作業療法士の業務には診療の補助業務が含まれること，秘密を守る義務（守秘義務）があること，名称の使用制限（名称独占）があることが明記されている．ただし，「医師の指示の下に，作業療法を行なうことを業とする」とは，個別の業務にそのつど医師の具体的な指示を受けることが必ずしも想定されているのではなく，その業務が，全体として医師の指示によって運用されることを期待しての表現とされている[1]．また，この法律では，病院または診療所以外の場所で行う業務については医師の指示のもとにその業務を行わなければならない旨の義務規定は設けられていない（ただし，医業に属する業務を医師の指示ないし指導監督を受けないで行えば，医師法第17条違反となる）．したがって，障害者の地域生活支援に重点が置かれるようになった現在，保健福祉領域，職業領域，教育領域など，医業ではない領域における作業療法士の活躍が今後期待さ

れている．

　資格者数についてみると，日本では増加の一途をたどっている．2009年3月現在，資格者数は42,354名，そのうち日本作業療法士協会の会員数は35,954名（組織率84.9%）となっている．1966年に第1回目の国家試験で20名の作業療法士が誕生してから，毎年のように養成施設を卒業する数の増加がみられている．表3.2に有資格者数と協会会員数の年次推移を示した．なお，2008年度末現在の会員35,961名についてみると，女性24,570名（68.3%）に対し男性は11,391名（31.7%）であり，全体の平均年齢は31.7歳である．年齢別構成では30歳以下が多く53.1%を占めている（表3.3）．

1-2　養成教育

　特に1996年から近年にかけて，作業療法士の数が急増した．その背景には，保健医療福祉関連の制度改正に伴う需要の増加と，それを受けて作業療法士の需給計画が見直され，養成施設の新設が進んだことがある．新設された養成施設の多くは私立の専門学校であるが，4年制大学も着実に増えてきている．3年制短期大学から始まった国公立系はおしなべて高度な教育環境（大学院を伴った4年制大学）への移行が進んでいる．また初期に創設された国公立系専門学校は廃止の方向となっている．2008年度の養成施設数（課程数）（注：「課程」とは教育内容の組織のことであり，その定めによる条件を満たすことにより修了や卒業が認定される）は，183校（207課程），入学定員は7,420名であり，その内訳をみると，設置者別では国公立21課程に対し，私立は186課程，施設分類では専門学校が152課程，短期大学2課程，大学53課程である．また，修業年限別では3年制が67課程，4年制が140課程となっている（日本作業療法士協会資料）．

　欧米先進国をみると，特にアメリカではすでに4年制課程の教育が標準となっており，他学部で学士号を得た学生対象の大学院修士課程のコース

表3.2　作業療法士有資格数と協会会員数の年次推移
（日本作業療法士協会：作業療法白書2005. 作業療法25（特別号）：17, 2006. 一部改変）

年度	有資格者数	協会員数	組織率
1966	22	18	81.8%
1967	72	54	75.0%
1968	132	103	78.0%
1969	222	150	67.6%
1970	311	200	64.3%
1971	360	263	73.1%
1972	400	296	74.0%
1973	436	323	74.1%
1974	506	357	70.6%
1975	558	383	68.6%
1976	621	427	68.8%
1977	702	487	69.4%
1978	777	555	71.4%
1979	857	625	72.9%
1980	980	752	76.7%
1981	1,088	842	77.4%
1982	1,255	994	79.2%
1983	1,445	1,022	70.7%
1984	1,750	1,167	66.7%
1985	2,140	1,386	64.8%
1986	2,581	2,046	79.3%
1987	3,006	2,414	80.3%
1988	3,525	2,870	81.4%
1989	4,081	3,387	83.0%
1990	4,692	3,909	83.3%
1991	5,287	4,391	83.1%
1992	5,827	4,901	84.1%
1993	6,401	5,457	85.3%
1994	7,028	6,027	85.8%
1995	7,708	6,636	86.1%
1996	8,748	7,488	85.6%
1997	9,808	8,469	86.3%
1998	11,035	9,570	86.7%
1999	12,626	11,016	87.2%
2000	14,880	13,061	87.8%
2001	17,229	15,193	88.2%
2002	19,816	17,458	88.1%
2003	22,755	20,051	88.1%
2004	26,069	23,151	88.8%
2005	29,511	26,131	88.5%
2006	33,696	29,532	88.6%
2007	38,097	32,948	86.5%
2008	42,354	35,961	84.9%

注）1966-1994年度はOT協会事務局資料，1995-2008年度はOT協会会員統計資料（各年度/3/31現在）の数値である．

表 3.3 年齢別会員数

(日本作業療法士協会：2007 年度日本作業療法士協会会員統計資料．作業療法 27（4）：458, 2008)

年齢	男性	%	女性	%	全体	%
21〜25歳	1,902	18.9	5,604	24.5	7,506	22.8
26〜30歳	2,861	28.4	7,816	34.2	10,677	32.4
31〜35歳	2,450	24.3	4,565	20.0	7,015	21.3
36〜40歳	1,269	12.6	2,340	10.2	3,609	11.0
41〜45歳	750	7.4	1,426	6.2	2,176	6.6
46〜50歳	405	4.0	521	2.3	926	2.8
51〜55歳	188	1.9	237	1.0	425	1.3
56〜60歳	103	1.0	149	0.7	252	0.8
61〜65歳	21	0.2	38	0.2	59	0.2
66〜70歳	15	0.1	23	0.1	38	0.1
71〜75歳	11	0.1	15	0.1	26	0.1
76歳以上	7	0.1	4	0.0	11	0.0
非有効データ	106	1.1	122	0.5	228	0.7
合　　計	10,008	100.0	22,860	100.0	32,948	100.0

注：表中の%数値の合計は，少数第2位以下は四捨五入してあるため，その合計は必ずしも100%にはならない．

も存在する．2004年にはアメリカ作業療法協会（AOTA）が作業療法士の養成課程をすべて修士課程に移行する決定をした．他の医療専門職である理学療法士や言語聴覚士，臨床心理士，ケースワーカーなどがすでに大学院教育を行っているアメリカでは，このような教育の高度化は対象者の信頼を勝ち取る上で避けて通れないことのようである．言い換えると，大学院は教育・研究者の養成だけではなく，臨床の作業療法士が自らの臨床能力を高め，高度な専門性を実現するというニーズに応える役割も担っている[2]．日本でも1996年以降，広島大学をはじめ大学院を設置する大学が着実に増加し，資格取得後に高度教育を受けられる機会が広がっている．今後は日本でも高度専門職業人養成の場として大学院を活用するシステムが必要になると思われる．

1-3 作業療法士の職域と作業療法を取り巻く状況

1) 作業療法の（需要と）職域

作業療法士はどこにどの程度必要とされているのであろうか．これに関連する作業療法士の需給見通しについては，1976年の検討を最初として合計5回行われている．その間，医療機関への配置促進，福祉領域と研究・養成教育機関への配置促進，老人保健施設の需要に対する対応，高齢者保健福祉推進10カ年戦略（ゴールドプラン）の策定などを背景に，推計需要数は増加していった．最終となる5回目の検討は2000年11月に厚生省医療関係者審議会理学療法士作業療法士部会でなされ，当時の厚生大臣宛に「理学療法士及び作業療法士の需給の推計に関する意見書」が提出された．その意見書によると，介護保険法の施行などを勘案すると，2004年に約33,000人の作業療法士の需要が見込まれるとしている[3]．

作業療法士の就業動向を2000年度から2007年度の集計をもとに概観してみる．開設者別（表3.4）に勤務する会員数を比較すると医療法人が最も多く，次いで公的機関，その他の法人と続く．年度別の割合変化をみると，国，公的機関の占める割合が減少傾向を示し，一方，医療法人，学校法人，会社などが増加傾向にある．領域別（表3.5）では医療施設が約6割で大きな変化はなく，一方，介護老人保健施設，老人福祉施設が増加，児童福祉

法関連施設，身体障害者福祉法関連施設の割合が減少している．これらの変化は，2000年に施行された介護保険制度に関連した近年の高齢者サービスの需要の高まりを反映していると考えられる．

意見書で示された2004年の需要数約33,000人という数字は，すでに2008年度の資格者数42,354名を下回っている．作業療法士として稼働している可能性の高い日本作業療法士協会会員数も35,945名とこの数字に接近しており，当時の推計に基づくなら，すでに需給バランスが逆転する時期を迎えたといえよう．

しかしながら高齢者サービスの領域にみるように，新たな需要も増加している．今後は後で述べるように，介護予防領域や，特別支援教育，就労支援，その他，医療機関にとどまらない作業療法士の活躍が期待されている．

2）作業療法を取り巻く状況

作業療法士の職域はどのようになっていくのであろうか．この10年間の作業療法を取り巻く状況は，1998年の精神保健福祉士や言語聴覚士など関連職種の国家資格化，1999年の「精神保健及び精神障害者福祉に関する法律」の改正，2000年の「介護保険法」の施行，2001年の国際生活機能分類（ICF），2002年の新障害者プランの策定および支援費制度の開始，2005年の「発達障害者支援法」の施行，同年の「心神喪失等の状態で重大な他害行為を行った者の医療及び観察等に関する法律」（医療観察法）の施行，そして2006年には診療報酬制度の大幅な改定，介護保険制度改正，「障害者自立支援法」の施行など，作業療法にとって影響の大きい制度的変化が相次いだ．ここでは特に関連職種の国家資格化，および作業療法全体に関わる最近の大きな制度改正である診療報酬制度の改定，介護保険制度改正，障害者自立支援法の施行を概観してみる．

(1) 関連職種の国家資格化

精神保健福祉士の身分を規定する精神保健福祉士法が1998年4月から，同じく言語聴覚士の身分を規定する言語聴覚士法が1998年9月から相次いで施行された．これら両職種はすでにこれまでもリハビリテーションチームの一員として活躍してきた．身分法成立により，専門職としてのより明確な基盤ができたといえる．

精神保健福祉士はそれまで精神医学ソーシャルワーカー（PSW）と呼ばれていた職種である．精神保健福祉士法は精神保健福祉士の定義を「精神保健福祉士の名称を用いて，精神障害者の保健及び福祉に関する専門的知識及び技術をもって，精神病院その他の医療施設において精神障害の医療を受け，又は精神障害者の社会復帰の促進を図ることを目的とする施設を利用している者の社会復帰に関する相談に応じ，助言，指導，日常生活への適応のために必要な訓練その他の援助を行うことを業とする者」と規定している．小出はPSWの立場から，その専門的特徴を[4]，援助や支援を進めるにあたり，「生活の主体者は精神障害者本人であるとの人間観に基づき，自己決定の原則に立ち，本人の意向を最大限尊重する」ところにあると解説している．

一方，言語聴覚士法では言語聴覚士の定義を，「言語聴覚士の名称を用いて，音声機能，言語機能又は聴覚に障害のある者についてその機能の維持向上を図るため，言語訓練その他の訓練，これに必要な検査及び助言，指導その他の援助を行うことを業とする者」と規定し，さらに「診療の補助として，医師又は歯科医師の指示の下に，嚥下訓練，人工内耳の調整その他厚生労働省令で定める行為を行うことを業とすることができる」と，作業療法士同様その業務に医業が含まれることを明らかにしている．

すでに国家資格化されている保健師，看護師，理学療法士，社会福祉士，介護福祉士その他の関連資格に両資格が加わったことにより，多職種によるチーム医療の充実が期待されている．

表 3.4 開設者別会員数の推移（日本作業療法士協会：作業療法白書 2005. 作業療法 25（特別号）: 20, 2006. 一部改変）

	2000 年度	%	2001 年度	%	2002 年度	%	2003 年度	%	2004 年度	%	2005 年度	%	2006 年度	%	2007 年度	%
国	542	4.1	576	3.8	631	3.6	658	3.3	694	3.0	756	2.9	807	2.7	826	2.5
厚生労働省	209		222		251		257		146		95		91		86	
文部科学省	154		160		184		190		206		212		230		6	
労働福祉事業団	159		161		158		167		145		145		126		129	
独立行政法人									148		242		301		310	
国立大学法人															234	
その他	20		33		38		44		49		62		59		61	
公的機関	2,025	15.5	2,196	14.5	2,352	13.5	2,590	12.9	2,798	12.1	3,008	11.5	3,243	11.0	3,491	10.6
都道府県	754		802		826		857		882		912		960		1,006	
市区町村	883		970		1,033		1,137		1,237		1,338		1,419		1,516	
日赤	102		115		131		154		170		198		220		232	
済生会	87		88		105		138		169		183		219		266	
北海道社会事業協会	7		8		9		14		18		20		23		22	
厚生連	182		204		238		276		307		347		386		432	
国民健康保険団体連合会	10		9		10		14		15		10		16		17	
社会保険団体	182	1.4	204	1.3	235	1.3	259	1.3	301	1.3	336	1.3	392	1.3	429	1.3
全国社会保険協会連合会	66		76		82		84		104		110		116		129	
厚生団	39		36		43		52		57		65		72		82	
船員保険会	1		2		2		2		2		2		5		6	
健康保険組合及び連合会	21		22		26		28		30		40		45		46	
共済組合及び連合会	53		63		78		87		102		113		147		156	
国民健康保険組合	2		5		4		6		6		6		7		10	
公益法人	492	3.8	571	3.8	655	3.8	798	4.0	882	3.8	994	3.8	1,099	3.7	1,242	3.8
医療法人	5,524	42.3	6,997	46.1	8,344	47.8	9,899	49.4	11,894	51.4	13,393	51.3	15,373	52.1	17,210	52.2
学校法人	457	3.5	561	3.7	628	3.6	762	3.8	891	3.8	1,008	3.9	1,098	3.7	1,217	3.7
会社	102	0.8	125	0.8	136	0.8	205	1.0	283	1.2	339	1.3	432	1.5	507	1.5
NPO 法人													92	0.3	102	0.3
その他の法人	1,069	8.2	1,291	8.5	1,465	8.4	1,675	8.4	1,944	8.4	2,177	8.3	2,379	8.1	2,656	8.1
個人	402	3.1	365	2.4	339	1.9	314	1.6	335	1.4	356	1.4	358	1.2	362	1.1

表 3.5 領域別会員数の推移（日本作業療法士協会：作業療法白書 2005. 作業療法 25（特別号）: 21, 2006. 一部改変）

	2000年度	%	2001年度	%	2002年度	%	2003年度	%	2004年度	%	2005年度	%	2006年度	%	2007年度	%
医療法関連施設	7,983	61.1	9,314	61.3	10,715	61.4	12,223	61.0	14,273	61.7	16,018	61.3	18,107	61.3	20,287	61.6
身体障害者福祉法関連施設	174	1.3	187	1.2	179	1.0	206	1.0	253	1.1	263	1.0	276	0.9	290	0.9
精神保健法関連施設	67	0.5	73	0.5	74	0.4	90	0.4	105	0.5	103	0.4	106	0.4	116	0.4
児童福祉法関連施設	517	4.0	578	3.8	620	3.6	662	3.3	728	3.1	753	2.9	797	2.7	819	2.5
知的障害者福祉法関連施設	8	0.1	7	0.0	6	0.0	7	0.0	11	0.0	12	0.0	18	0.1	20	0.1
老人福祉法関連施設	136	1.0	170	1.1	211	1.2	277	1.4	377	1.6	448	1.7	562	1.9	656	2.0
老人保健法関連施設	1,279	9.8	1,656	10.9	1,964	11.2	2,467	12.3	3,145	13.6	3,547	13.6	3,912	13.2	4,192	12.7
介護保険法関連施設													15	0.1	20	0.1
その他の分類	771	5.9	900	5.9	981	5.6	1,105	5.5	1,283	5.5	1,385	5.3	1,610	5.5	1,781	5.4
法外施設	28	0.2	32	0.2	36	0.2	44	0.2	53	0.2	55	0.2	55	0.2	55	0.2
領域なし（休業中）	1,749	13.4	2,008	13.2	2,372	13.6	2,628	13.1	2,659	11.5	3,295	12.6	3,782	12.8	4,441	13.5
非有効データ	349	2.7	268	1.8	300	1.7	342	1.7	264	1.1	252	1.0	292	1.0	271	0.8
合　計	13,061		15,193		17,458		20,051		23,151		26,131		29,532		32,948	

注）データは各年度 OT 協会会員統計資料による。

	2000年度	%	2001年度	%	2002年度	%	2003年度	%	2004年度	%	2005年度	%	2006年度	%	2007年度	%
その他	75	0.6	103	0.7	118	0.7	107	0.5	127	0.5	133	0.5	133	0.5	153	0.5
休業中	1,749	13.4	2,008	13.2	2,372	13.6	2,628	13.1	2,659	11.5	3,295	12.6	3,782	12.8	4,441	13.5
非有効データ	442	3.4	196	1.3	183	1.0	156	0.8	343	1.5	336	1.3	344	1.2	312	0.9
合　計	13,061		15,193		17,458		20,051		23,151		26,131		29,532		32,948	

注）データは各年度 OT 協会会員統計資料による。

(2) 診療報酬制度の改正

1974年4月に作業療法が医療保険に新設されて以来，身体障害系の作業療法は職種として独立に評価される評価体系であった．しかし2006年度診療報酬改定によりそれは大きく変化することとなる．つまり，職種ごとの評価体系に代わり，脳血管疾患等リハビリテーション，運動器リハビリテーション，呼吸器リハビリテーション，および心大血管疾患リハビリテーションの四つの疾患別評価体系が新設され，各リハビリテーションを実施するための施設基準が定められた．

その他の改正内容は，疾患別に算定日数の上限を設けたこと，在宅訪問リハビリテーション指導に手厚い報酬配分となったこと，集団療法に関わる評価が廃止され，個人療法のみが評価の対象となったこと，障害児・者リハビリテーションが新設されたことなどである．

算定日数の上限設定は2006年度改正にみられる早期退院，在宅重視の方針に合致するものだが，リハビリテーションサービスは機能の維持もその効果に含まれるものであり，上限設定はサービス利用者の利益を損なわないよう慎重に検討しなければならない．さらに，集団療法に関わる評価の廃止は，集団を治療的に活用してきた作業療法にとっては残念なことであり，再度体系に盛り込まれるよう理論武装していく必要がある．さらに，疾患別評価体系のうち呼吸器リハビリテーション（注：2008年度改正で作業療法士も可能となった）と心大血管疾患リハビリテーションの施設基準に作業療法士は含まれていない．これについても両領域での作業療法の有用性を示していく必要がある[5,6]．

一方，精神科作業療法に関連する改定の主な点として，精神科作業療法の施設基準の見直しが挙げられる．これまで精神科作業療法を実施するためには助手が必要であったが，日本作業療法士協会の要望を取り入れる形でこの助手規定が廃止された．さらに1日の取扱人数が3単位75人から2単位50人に減少し，1単位25人という硬直的な枠組みは変わらないものの，治療上現実的な数に近づいたといえる．その他，精神科ショートケアの新設，精神科訪問看護・訪問指導料算定回数上限の緩和など，従来に比べ外来治療，支援の充実が可能な基準に改定されている．作業療法士はこれを発展の契機と捉え，よりよい地域支援サービスの提供，開発を推進していくことが必要であろう[7]．

(3) 介護保険制度改正

2006年4月1日介護保険制度が大幅に改正された．背景には2000年4月1日に介護保険法が施行されて以後，財政的課題が顕著になってきたことが挙げられる．介護保険の利用者は増加の一途をたどり，なかでも要支援・要介護1の認定者が2004年3月時点で183万人と最も多くなっている[8]．

財源への影響を少なくするためには，これら要支援・要介護1の高齢者の介護度を進行させないことや，介護認定に非該当の元気高齢者を介護状態にしないことが必要とされ，そのために2006年の改正では，予防重視型システムへの転換がはかられた[9,10]．予防重視型の具体的な事業としては，軽度の要介護者の悪化を防ぐことを目的とする「新予防給付」の創設，および要支援・要介護状態になる恐れの高い人を対象に介護予防事業を提供する「地域支援事業」の創設などが挙げられる．すでにこれらの事業に関与している作業療法士も多い．介護予防活動の視点は健康維持のために生活行動の変容を促すことにあるが，この生活行動は作業療法でいうところの作業（occupation）の概念と多くが重なる．したがって，介護予防は作業療法士が積極的に関与していく必要のある領域といえる．

(4) 障害者自立支援法の施行

障害者自立支援法が2006年4月1日より施行された．この法律により身体障害，精神障害，知的障害など，障害の種類によらず支援サービスが

統一されることになった．特に自立支援給付や地域生活支援事業による福祉的就労や就労に向けての実践的な訓練の提供，生活支援や居住の場の提供など，障害者が地域で普通に暮らせるための支援の充実が謳われた．しかし，サービス利用者の定率負担が併せて導入されたことにより，従来のサービスを利用できない障害者が生まれるなどの弊害が指摘され，2009年の政権交代により同法廃止と4年以内の新制度導入が打ち出されている．現状として，介護給付に関わる障害程度区分認定審査には，ADL，認知機能障害，行動障害，IADL，生活項目，精神症状など，いずれも作業療法士が得意としてきた分野が対象となっている．新制度に移行したとしても，おそらくこれら障害程度の評価は必要となるだろう．対象者の実際の生活と直接あるいは間接的に関わりながら，作業療法士は障害者自立支援法あるいはそれに替わる制度に関わる事業の中で医療・福祉施設と地域の橋渡しとなるよう活動していくことが求められている[11]．

おわりに

詳述しなかったが，発達障害者支援法施行により早期発見，早期発達支援，特別支援教育，就労移行支援，地域生活支援などの一貫した支援体制の整備が進み，作業療法士がその支援体制に参画することが期待されていること[12]，また，医療観察法施行により，司法精神科作業療法の職域として，指定入院医療機関における作業療法の提供や社会復帰調整官としての役割が新たに生まれた[13]ことなど，それぞれの障害領域における制度変化も大きく作業療法に影響を及ぼしている．特に医療観察法施行に関しては日本作業療法士協会が積極的に関与し，作業療法士が社会復帰調整官の資格のひとつに認められるなど，職域の拡大につながっている．

今後，作業療法が有効な支援方法として発展していくためには，このように，①制度変化を先取りし，積極的に支援を展開していくこと（臨床），そして，②知見を蓄えさらに有効な支援法の開発につなげていくこと（研究），③得られた技術を養成教育機関が後輩育成に活かすこと（教育），が重要である．

▶引用文献

1) 厚生省医務局医事課・編：理学療法士及び作業療法士法の解説．中央法規出版，1965，p.49.
2) 奈良進弘：アメリカ合衆国の作業療法教育の動向．作業療法 22：6-13, 2003.
3) 荻原喜茂：作業療法士の需給に関連して．作業療法 23：194-197, 2004.
4) 小出保廣：精神保健福祉士法の成立にあたって．作業療法 17：343-345, 1998.
5) 社会保険研究所：診療報酬点数表—改正点の解説．社会保険研究所，2006.
6) 東　祐二：平成18年度診療報酬改定と作業療法—リハビリテーション．作業療法 25：286-296, 2006.
7) 香山明美：平成18年度診療報酬改正と作業療法—精神科専門療法．作業療法 25：297-302, 2006.
8) 厚生労働省：介護保険の見直しについて（on line, 〈http://www.mhlw.go.jp/topics/kaigo/osirase/tp040922-1.html〉, 参照 2007-7-28）.
9) 東　祐二：介護保険制度改正の概要．作業療法 24：326-335, 2005.
10) 厚生労働省：第16回社会保障審議会資料2-1 介護制度改革関連法案の概要等（on line, 〈http://www.mhlw.go.jp/shingi/2005/02/s0209-8f.html〉, 参照 2007-7-28）.
11) 大丸　幸：障害者自立支援法と作業療法への追い風．作業療法 25：379, 2006.
12) 日本作業療法士協会：作業療法白書 2005．作業療法 25（特別号）：11, 2006.
13) 鶴見隆彦，香山明美：心神喪失者等医療観察制度と作業療法—司法精神医学と司法精神科作業療法の第一歩．作業療法 24：430-435, 2005.

2. 世界の作業療法の現状

1952年の世界作業療法士連盟（WFOT）の設立から半世紀余りが経過した2008年現在，WFOTの加盟国は66カ国（正加盟：56カ国，準加盟：10カ国）に達した．図3.2に示すように，歴史的には，設立から約20年間は欧米を中心とした先進国

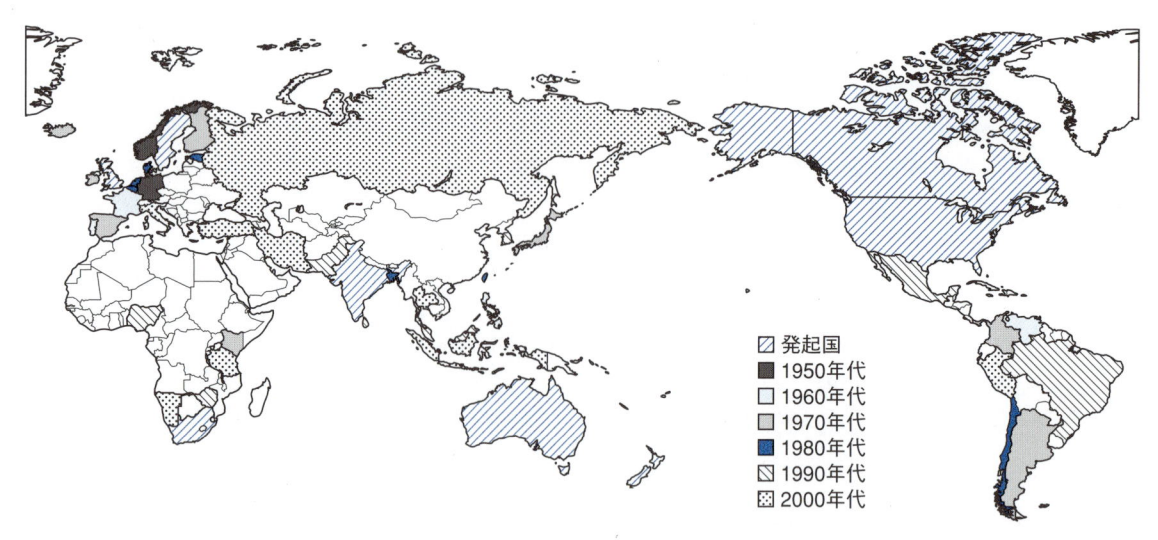

年代及び加盟国数	加盟国（等）
1950年代：12カ国	アメリカ・イギリス・カナダ・オーストラリア・デンマーク・スウェーデン・イスラエル・南アフリカ・ニュージーランド・インド・ドイツ・ノルウェー
1960年代：7カ国	オランダ・スイス・フランス・ポルトガル・ベルギー・フィリピン・ベネズエラ
1970年代：9カ国	アルゼンチン・アイルランド・フィンランド・日本・スペイン・コロンビア・アイスランド・ケニア・オーストリア
1980年代：3カ国	チリ・香港・台湾
1990年代：17カ国	マレーシア・シンガポール・ジンバブエ・ギリシャ・ヨルダン・ブラジル・マルタ・パキスタン・ルクセンブルク・バミューダ・ナイジェリア・スリランカ・ウガンダ・キプロス・韓国・メキシコ・ラトビア
2000年代：18カ国	タイ・チェコ・スロベニア・タンザニア・インドネシア・ナミビア・バングラデシュ・ロシア・イラン・パナマ・イタリア・エストニア・モーリシャス・パレスチナ・グルジア・マカオ・ペルー・トルコ

2007年現在加盟国数：66カ国（正加盟56カ国，準加盟10カ国，（賛助会員6団体））

図 3.2　世界作業療法士連盟 WFOT 加盟国（等）の年代別加盟状況

が加盟し，1970年代以降は日本を含むアジア諸国や中東，アフリカ，中南米の国々が加盟し，2000年代には東欧諸国やロシアが加盟するなど作業療法士の世界的な広がりがわかる．また，WFOTの非加盟国でも作業療法士の養成を開始した国や加盟条件を整えつつある国や，海外の作業療法士により実践が提供されている国など，広く作業療法の実践が行われている．

こうした作業療法の広がりは，作業療法士の国際的な移動と実践領域のさらなる多様化を生み，現在の世界的な作業療法の実態を正確に把握する

ことを困難にしている．現在 WFOT の機関誌や各国の協会ホームページの記述などから特定地域の作業療法実践を知ることはできるが，世界を包括的に比較した報告は少ない．その背景には，前述の国際的広がりの早さや実践の多様化に加え，各国の協会組織率の低下や社会状況のめまぐるしい変化があり，作業療法士の就労や就学にも大きな影響を与えている．筆者らは，各国の作業療法士協会の代表者にアンケート調査を実施し，さらに各国の協会ホームページや欧州諸国作業療法士協議会（COTEC）の調査資料[1]等の情報をもとに

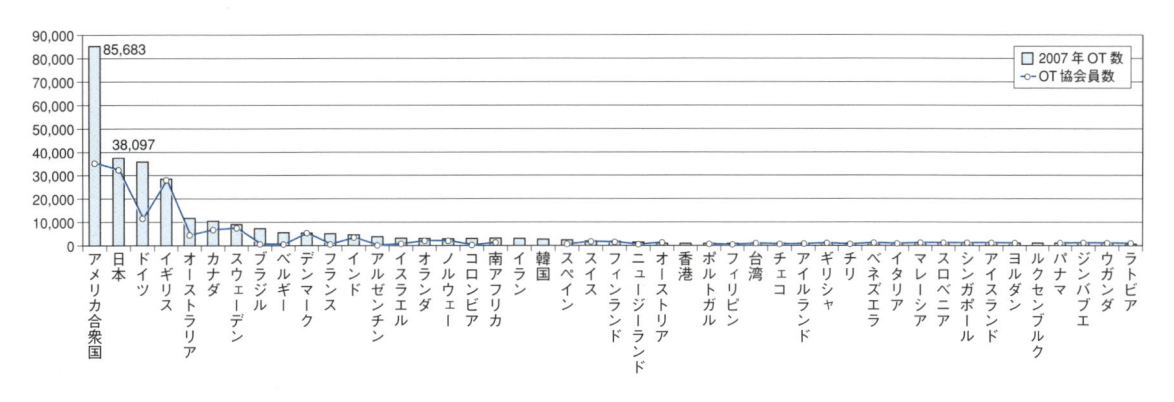

図3.3 世界の作業療法士数と協会加盟状況（2007年調査）

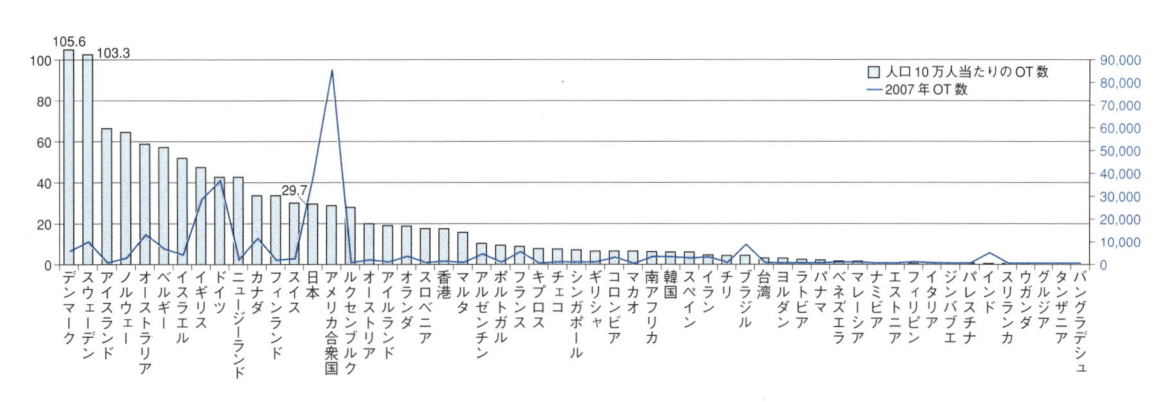

図3.4 世界の作業療法士数（人口10万人当たり）の比較（2007年調査）

2007年時点での世界の作業療法の現状（概要）についてまとめた[2,3)]．

ここでは，この結果をもとに各国の作業療法士数や協会組織率・役割，教育システム，実践領域等について要約し，各国が抱える作業療法の課題や今後の取り組みに関して比較する．なお，筆者らは2002年にも同様な調査[4)]を行っており，両者のデータの比較から5年間の推移についても述べる．

2-1 作業療法士の現状（有資格者数・協会会員数，養成校の状況・学位）

1）作業療法士数と協会組織

さて，世界にはどのくらいの作業療法士がいるのであろうか？ 筆者らの国際調査の結果（表3.6）では，各国の作業療法士協会が把握している作業療法士数を累積するとおおよそ30万人になる（2007年9月現在：一部のデータは2002年，2006年時点のもの）．この数は，2002年の調査結果（13万8千人強）の2倍を優に超えるもので，日本のみならず国際的にも作業療法士数が急増する傾向にあることがうかがえる．作業療法士数が最も多い国は米国の85,683人で，以下日本（38,097人），ドイツ（36,000人），英国（29,000人）と続き，この4カ国で世界の作業療法士数の約3分の2に相当する（図3.3）．日本を除く3カ国では，70年以上の作業療法士養成の歴史があり，その歴史の長さが作業療法士数の多さと関連する印象を与えるが，日本を含む4カ国の5年間の作業療法士数の推移では違いがみられず（どの国も約2倍前後の増加），急激な作業療法士の増加は世界的傾向といえる．特に，この5年間で顕著に増加した国は，ベルギー（8.57倍），フランス（6.80倍），韓国（4.75

第3章 作業療法の歴史 111

表 3.6 世界作業療法士連盟 (WFOT) 加盟国 (等) の動向—OT 数・OT 協会員数・人口 10 万人当たりの OT 数・WFOT 認可校・養成校数・学位

No	国名(等)	加盟年	養成校設立年	OT 協会設立年	OT 数	OT 数順位	OT 協会員数	協会組織率	人口 1 万人当たりの OT 数	人口当たり OT 数順位	WFOT 認可校数	養成校数	学位等 Degree	大学教育の有無	養成年数 (年)	修士課程の有無	博士課程の有無	作業療法助手の有無	備考	調査年	資料元
									正 加 盟 国												
1	アルゼンチン	1970	1956	—	4,000	13	200	5%	10.3	23	8	10	Dip, Licen (B)	○	4-5	×	×	×	*	2007	2007
2	オーストラリア	1952	1945	—	12,000	5	5,000	42%	59.4	5	25	12	MOT, BOT, BHSc (OT)	○	4, 2 (MS)	○	—	×	*	2007	2007
3	オーストリア	1978	1971	1969	1,650	25	1,116	68%	20.1	17	7	8	Dip OT, Bachelor	○	3	×	×	×	*	2007	2007
4	バングラデシュ	2000	1995	2000	50	49	50	100%	0.0	55	2	1	Dip, BSc	○	3-4+1 (FW)	×	×	○	*	2007	2007
5	ベルギー	1968	1956	1960	6,000	9	659	11%	57.7	6	16	15	DipE, Bachelor	—	3	×	×	×	*	2007	2007
6	ブラジル	1994	1957	1964	8,000	8	800	10%	4.3	37	6	55	BOTTO	○	5	○	○	—	*	2007	2007
7	カナダ	1952	1918	1926	11,000	6	7,300	66%	34.1	11	15	12	BSc, MSc (OT)	○	4	○	○	○	*	2007	2007
8	チリ	1980	1963*	—	700	33	250	36%	4.3	36	1	8		○	5	—	—	—	*	2002	2002
9	コロンビア	1976	1969	1970	3,000	16	300	10%	6.6	30	5	9	Prof OT	○	4, 4.5, 5	—	—	—	—	2002	WFOT
10	チェコ	2002	1994	—	800	30	150	19%	7.8	27	1	5	Dip BOT, BSc OT	○	3, 5	×	×	—	***	2006	COTEC
11	デンマーク	1952	1937*	—	5,700	10	5,400	95%	105.6	1	7	7	Bachelor	○	3.5	×	×	—	***	2006	COTEC
12	エストニア	2006	2000*	—	18	55	6	33%	1.4	45	1	1	Bachelor	○	4	×	×	○	***	2006	COTEC
13	フィンランド	1972	1970	1965	1,800	23	1,511	84%	34.0	12	7	7	TT (AMK, Degree)	—	3.5	○	×	×	*	2007	2007
14	フランス	1964	1954	1961	5,441	11	1,000	18%	9.0	25	8	8	DE	○	3	×	×	×	**	2006	COTEC
15	ドイツ	1958	1922	1953	36,000	3	12,000	33%	43.5	9	119	178	BTAT	○	3	○	×	○	*	2007	2007
16	ギリシャ	1992	1977	1970	790	32	445	56%	7.1	29	1	1	Dip (BSc)	○	3.5 + 0.5 FW	×	×	×	*	2007	2007
17	香港	1984	1978*	—	1,200	26	—	—	17.4	21	1	1	BSc OT	○	3	○	○	—	**	2007	HP
18	アイスランド	1976	1997	1978	200	39	180	90%	66.7	3	1	1	BSOT	○	4	×	×	×	*	2007	2007
19	インド	1952	1950	1976	200	—	3,500	70%	0.5	50	26	30	B.Sc OT, BOT	○	4.5	○	○	×	*	2007	2007
20	インドネシア	2000	1994*	1995	5,000	12	—	—	—	—	1	1	Diploma III	—	3	—	—	○	—	—	—
21	イラン	2006	1972	1994	3,000	16	—	—	4.3	35	3	3	Bs, Ms	○	4	○	○	×	*	2007	2007
22	アイルランド	1970	1986*	—	800	30	314	39%	19.0	18	4	4	BSc OT	○	4	○	×	×	*	2007	2007
23	イスラエル	1952	1947	1949	3,500	14	1,000	29%	52.2	7	10	3	Dip OT, B.O.T, MSc	○	2, 3, 3.5	○	○	×	*	2007	2007
24	イタリア	2002	2002*	—	500	35	248	50%	0.9	47	1	13	BOT	○	3	—	—	×	*	2007	2007
25	日本	1972	1963	1966	38,097	2	32,559	85%	29.7	14	115	169	Dip BOT, MS, Phd.	○	3, 4	○	○	×	*	2007	2007
26	ヨルダン	1992	1989*	—	200	39	150	75%	3.5	39	2	3	Dip OT	○	3	—	—	×	*	2007	2007
27	ケニア	1976	1968	1976	—	—	—	—	—	—	1	1	Dip OT	○	3	—	—	—	—	—	—
28	韓国	1998	1979	1994.	2,846	20	—	—	6.0	33	5	42	BHS	○	4	○	○	—	***	2007	HP
29	ラトビア	1998	1996	1996	68	45	61	90%	3.0	40	1	2	BA	○	4	×	×	—	***	2006	COTEC
30	マレーシア	1990	1984*	1969	500	35	340	68%	2.0	43	3	3	Dip, BSc	○	4, 3	×	×	×	*	2007	2007
31	マルタ	1994	1982	1985	62	48	28	45%	15.5	22	1	1	BSc	○	4	×	×	×	***	2006	COTEC
32	モーリシャス	2006	—	—	—	—	—	—	—	—	0	—	—	—	—	—	—	—	—	—	—
33	メキシコ	2004	2002*	—	—	—	—	—	—	—	2	—	Dip, BSc, Ms	○	3, 4, 2.5	○	—	—	—	—	—

34	オランダ	1960	1954	1957	3,108	15	1,990	64%	19.0	19	4	4	ET	○	4	○	○	×	*	2007	2007
35	ニュージーランド	1952	1940	1948	1,736	24	937	54%	43.4	10	3	2	BHSc(OT), M, D	○	3	○	○	×	*	2007	2007
36	ノルウェー	1958	1952	1952	3,000	16	2,180	73%	65.2	4	5	5	BA	○	3	×	○	—	***	2006	COTEC
37	パキスタン	1992	1971*	—	—	—	—	—	—	—	1	—	BSc OT	○	3	×	×	—	—	—	—
38	パレスチナ	2006	1996*	—	50	49	50	100%	0.5	49	1	2	BSc OT	○	4	—	×	○	*	2007	2007
39	フィリピン	1968	1963*	1944	941	28	105	11%	1.1	46	5	—	BS OT	○	5	—	—	—	****	2002	2002
40	ポルトガル	1964	1957	1960	1,020	27	250	25%	9.7	24	1	2	BOTLic.OT	○	3+1	×	×	—	***	2006	COTEC
41	ロシア	2004	2002*	—	26	54	—	—	—	—	1	—	Degree	—	2 (post MD)	post MD	—	—	—	2007	HP
42	シンガポール	1992	1992	1975	320	38	210	66%	7.4	28	1	1	Dip OT	○	3	—	×	×	*	2007	2007
43	スロベニア	2004	—	—	350	37	280	80%	17.5	20	1	2	—	○	—	×	×	—	*	2007	2007
44	南アフリカ	1952	1942	1952	3,000	16	1,200	40%	6.3	32	8	8	BSc (OT)	—	4	○	×	○	***	2006	COTEC
45	スペイン	1972	1961*	—	2,500	21	560	22%	5.8	34	2	18	Dip OT	○	3	×	×	—	*	2007	2007
46	スリランカ	1992	1976	—	68	45	40	59%	0.3	51	1	1	Dip.	—	2+0.5 (FW)	×	×	×	*	2007	2007
47	スウェーデン	1952	1949	1944	9,400	7	7,722	82%	103.3	2	8	8	BSc OT	○	4 (2002以降), 3	○	○	○	***	2006	COTEC
48	スイス	1962	1957*	—	2,200	22	1,405	64%	30.1	13	4	3	Dip OT	○	4 (2002以降), 3	×	×	×	***	2006	COTEC
49	台湾	1986	1969	1982	820	29	550	67%	3.6	38	5	—	BS OT, MS	○	4	○	○	○	****	2002	2002
50	タンザニア	2002	1998	1998	28	53	23	82%	0.1	54	1	1	Dip.	—	3	×	×	—	*	2007	2007
51	タイ	2002	1975	—	—	—	—	—	—	—	—	—	BS	—	4	—	—	—	—	—	—
52	ウガンダ	1996	1994	1996	75	43	12	16%	0.3	52	1	1	Dip OT	○	3	×	×	×	*	2007	2007
53	英国	1952	1930*	1936	29,000	4	29,000	100%	48.5	8	119	34(56)	Dip COT, BSc, MSc	○	2, 3, 4	○	○	○	**	2006	HP
54	アメリカ合衆国	1952	1915	1917	85,683	1	36,000	42%	28.7	15	167	167	M, B, B-M, Phd.	○	2, 4, 6	○	○	○	**	2007	HP
55	ベネズエラ	1968	1959*	—	600	34	500	83%	2.2	42	3	3	TSUTO	○	3	—	—	—	****	2002	2002
56	ジンバブエ	1990	1987*	—	76	43	10	13%	0.6	48	1	1	BSc OT	○	4	×	×	×	*	2007	2007

*最初のWFOT認可校

準加盟国(等)

1	マカオ	2006	—	—	30	51	30	100%	6.5	31	—	—	—	*	2007	2007
2	ルクセンブルク	1990	—	—	139	41	—	—	27.8	16	—	—	—	**	2006	COTEC
3	バミューダ	1992	—	—	—	—	—	—	—	—	—	—	—	—	—	—
4	ナイジェリア	1992	—	—	—	—	—	—	—	—	—	—	—	—	—	—
5	キプロス	1996	—	—	65	47	50	77%	8.1	26	—	—	—	*	2007	2007
6	エチオピア	2000	—	—	30	51	19	63%	1.5	44	—	—	—	*	2007	2007
7	パナマ	2004	—	—	80	42	30	38%	2.5	41	—	—	—	*	2007	2007
8	グルジア	2006	—	—	8	56	8	100%	0.2	53	—	—	—	*	2007	2007
9	ペルー	2006	—	—	—	—	—	—	—	—	—	—	—	—	—	—
10	トルコ	2006	—	—	—	—	—	—	—	—	—	—	—	—	—	—

WFOT養成校数:WFOT公式HPに2007.9現在リストされている養成校数
人口10万人当たりの作業療法士数:外務省HPの世界人口統計2006より推計
*2007年調査, **COTEC調査2006, ***各公式HP, ****2002年調査

第3章 作業療法の歴史 113

倍）などが挙げられる．韓国では作業療法士の養成大学の急増が影響し[5]，欧州の国々ではEUの統合により欧州内の異なる国での就学や就労の機会が増え，国を越えた自由な移動が作業療法士の偏在や急増に影響したものと思われる．

　一方，人口10万人当たりの作業療法士数を比較すると（図3.4），加盟国全体の平均は約20人で，最も人口比の高いデンマークでは105.6人と世界平均の5倍に達する．また，デンマークに続く国々は，スウェーデン（103.3人），アイスランド（66.3人），ノルウェー（65.2人）と北欧の高福祉国家が続いている．日本は，29.7人と世界平均を上回るものの，国際比較の中では作業療法士が過剰な状況とはいえず，北欧の国々と人口構成が類似していることを考慮すると現在の日本でも10万人以上の作業療法士が必要とも考えられる．

　また，作業療法士への支援や作業療法士の不足を補う目的で作業療法助手を養成する国は，7カ国（米国，南アフリカなど）で，その養成には短大レベルの教育プログラムが準備され，作業療法助手が作業療法士の支援のみならず，独立して作業療法サービスを提供することも多い．

　作業療法士の協会組織率は，世界の平均で53.1%と低い印象を与えるが，特に作業療法士数が1万人以上の米国やドイツの組織率の低さが影響している．加盟国の中で90%近い日本の協会組織率はとても高い．協会組織は本来，作業療法士の資質向上を目的に学術的研鑽を行ったり，教育基準を定めたり，啓発・啓蒙活動を行うことを目的に組織されてきたが，近年は協会活動にも変化がみられる．各国の協会ホームページの情報には，会員の福利厚生や就労支援，作業療法士の国際的な移動の支援などを含む労働組合的な役割や，ロビー活動，政策提言や政治的活動に関する記載もみられる．特に作業療法士の就労支援では，休業中の協会費の減額措置や復職の際の技術支援・推薦書の発行など，人的資源の有効活用と会員サービスによる組織率維持のための努力がうかがえる．しかし，作業療法士数の増加とともに協会離れが進む傾向は強く，協会組織の運営に苦慮する国も多い．

2-2　作業療法士の教育システム（養成課程）

　現在の作業療法士の養成には，その国が定める教育基準に加え，国際基準であるWFOTの「作業療法士教育の最低基準2002」[6]がある．WFOTは養成校が初めて卒業生を輩出する年にその教育内容を基準と照らし合わせて審査し，WFOT認可校として登録することでその養成校の教育水準（質）を保証している．例えば，海外の養成校を卒業し，その国の作業療法士免許を取得後，自国（日本）で就労する場合には自国の作業療法士免許への書き換えが必要となる．また，同様に日本の作業療法士が海外で就労や就学を実現するためには，その資質が問われる．その判断材料のひとつとして，卒業した養成校がWFOT認可校であるか否かを問われる場合が多く[7]，国際的に移動を考える人にはとても大きな意味をもつ．

　さて，世界の作業療法士養成校の数をWFOTのホームページならびに筆者らの調査結果をもとに算出すると，世界中の養成校の総数は745校であり（総数には一部閉校した養成校も含まれている），WFOT未認可校も含めると世界には約850校の養成校があると推察される（表3.6）．養成校数が100校を超える国は，米国，日本，ドイツ，英国の4カ国，10〜100校の国が9カ国，多くの国では1〜数校の養成校しかない．

　卒業時の称号について，ロシアではpost Dr.（医師免許取得後）との表記があるほか，修士を米国（2004年より）やカナダ（2008年より）では作業療法士養成の最低基準としている．4年制の学士（大学教育）とする国も多く，また3年制の養成校でも大学と同等の学位が取得できる国もある．筆者らの調査（2007）では作業療法士の養成の最低基準を，大学院とする国は2カ国（米国，ロシア），大学とする国は31カ国（英国，オーストラリア，カナダ，スウェーデンなど），大学および専門学校

複合型は12ヵ国（ドイツ，フィンランド，オーストリアなど），大学・短期大学・専門学校複合型は1ヵ国（日本），専門学校が9ヵ国（ベルギー，フランス，スペインなど）であった．世界的にはまだ専門学校での養成も多いが，欧州の一部の地域と日本，開発途上国に集中しており，多くの国が大学教育に移行する傾向にある．また，国内で大学院教育を受ける機会を有する国は22ヵ国（米国，日本，ドイツ，英国，オーストラリア，カナダ，スウェーデンなど）あり，作業療法士が自国で高等教育を受ける機会が拡大する一方，海外の作業療法士を積極的に受け入れる大学院も増加している．特に欧州諸国作業療法士協議会（COTEC）や欧州作業療法高等教育ネットワーク（ENOTHE），オーストラリアおよび米国の作業療法士協会では，隣国や開発途上国の作業療法士を大学や大学院へ受け入れるために積極的な支援を行っている．

また，教員の資質として，WFOT作業療法士教育の最低基準2002の中では，実践能力に加え，作業－人－環境の面から健康に関する教育の能力を有し，修士以上の学位をもつことを求めている．筆者らの調査でも，教員の資質を一定期間以上の実務経験を有することとする国は半数以下である反面，学士または修士以上の学位を有することとする国が多くみられた（回答国の85％）．さらに研究能力を求める傾向にあり，各国の作業療法士養成が大学教育に移行していることや根拠に基づく実践を展開するための基盤形成が養成校にも求められるようになってきているといえる．これからの教員には作業療法に関連する修士以上の学位を有することと，バランスのとれた教育・実践・研究の能力が求められるであろう．

2-3 作業療法士の職域と作業療法を取り巻く状況

1）作業療法の職域

作業療法は，これまで医療を中心に発展してきたが，サービスや地域ニーズの多様化と作業療法士の取り組みにより，従来の障害別の枠組みを超えて実践が展開されている．日本では作業療法の職域を区分する場合，障害別（身体障害・精神障害など）や介入時期（急性期・回復期など）や関わる制度（保健・医療・福祉），圏域などを用いてきた[8]．国際的には職域の拡大，実践の多様化に伴い共通の枠組みで比較することは難しいが，各国の統計データや筆者らの調査をもとに作業療法の職域を概観し，特徴を述べる．

はじめに日本作業療法士協会調査部のデータ[9]をもとに日本の作業療法士（協会会員）の職域をみると，身体障害系医療施設48％，次いで，精神病院・保健関連施設14％，老人保健法関連施設14％，休職中13％，養成校4％，児童関連施設3％となっており，身体障害系医療施設に勤務する作業療法士が約半数を占め（ただし実質的対象者は脳血管障害や骨関節障害をもつ高齢者が多い），発達障害領域の作業療法士がきわめて少ないことが特徴である．

筆者らの調査では，各国の作業療法士の職域を身体障害，精神障害，老年期障害，発達障害の障害による4領域に区分し，領域ごとの比率の回答（概算）を求めたが，その結果から推計すると（比率に各国の作業療法士数を乗じ，領域ごとの作業療法士数を推定），世界全体の平均では4領域の比率に日本のような大きな差はない（身体障害23.5％，精神障害19.6％，老年期障害28.9％，発達障害27.9％）．

世界的な傾向として作業療法士の実践の場は，医療施設から地域生活の支援に移行しつつあり，地域的特性では，作業療法士数の少ない国（開発途上国など）では医療機関に集中し，作業療法が高価なあるいは贅沢な医療として認識される傾向にある一方，北欧や日本など長寿国は老年期障害への介入の比率が高く，東南アジア，アフリカ，中南米では発達障害領域での実践者が多いという特徴がみられる．さらに，欧米やアジアの国々では医療以外の職域として，小学校や開業，司法領域（刑務所），テクノエイドセンター，エイズセン

ター，産業領域（労働災害の予防，製品開発など）など，教育・行政・司法などの市民サービスおよび産業や個人契約に基づく競争的市場への参入もみられ，日本ではあまり聞きなれない新たな職域への拡大がみられる．

アメリカ作業療法協会（AOTA）調査（2006）[10]では，米国の作業療法の実践の比率を示している．それによれば小学校（school-system）で働く作業療法士の割合が最も高く，34.4%と3人に1人がこの領域で働き，以下，医療機関（hospitals）25.3%，老人施設（skilled nursing home）13.4%，教員・研究者 5.5%，在宅ケア（home-health care）3.3%と続いている．さらにこの調査結果によれば，2000年から2010年の間に21〜35%の作業療法士数の増加を見込んでおり，その供給領域として特に老年期障害領域の需要拡大を見込んでいる．具体的な支援として，視覚障害者の支援，アルツハイマー病の治療，運転技術の支援，住宅改造など，高齢者の生活を本人の生活空間で支援する必要性を強調している．

2）作業療法を取り巻く状況

作業療法は欧米の道徳療法を起源として誕生し，その後独立した専門職として養成された背景には国策が大きな意味をもっていた．米国の作業療法再建助手のように負傷兵のリハビリテーションを目的とした養成は，他の地域でもみられる．また，産業構造の変化に伴う新たな障害の出現や生活習慣の変化，人口動態の変化に伴う病気・障害に対する国策（政策）の変化が作業療法士の養成数にも影響を与えている．一方，内戦など国内の政情不安や経済状態の悪化により，作業療法士の海外流出の問題を抱える国もあり，作業療法士数の増減には社会的背景が大きく影響を与えていることは確かであろう．

また，実践と教育・研究における国際交流の必要性は今後ますます高まってくることが予測される．かつて日本に作業療法が導入された過程では，米国の作業療法士による教育がなされ，日本のパイオニアたちに大きな影響を与えた．外国人教員は，英語の資料を片手に作業療法の醍醐味を生き生きと伝え，学生は語学的ハンディを抱えつつも作業療法の魅力と国際情報の重要性を肌で感じた．現在なお日本の第一線で活動している多くの教員は，そうした刺激を受けて海外に就学や実践の機会を求め，今なおその魅力を伝えている．

作業療法士が国際基準のもとに養成され，海外の思想や理論を活用しながら発展してきた現状を考えれば，国際情報に敏感であるセンスが日本の作業療法士にも求められる資質といえるであろう．

2-4 作業療法の課題

前 WFOT 会長 Kit Sinclair は，WFOT の重要な役割として，作業療法士のもつ知識と専門性を国際的に発展させ，移転することの重要性を述べている（WFOT Annual Report 2004/2006）．具体的な WFOT の活動として，CBR（地域に根ざしたリハビリテーション）プロジェクト，人権プロジェクトおよび災害支援プロジェクトがすでに動き出しており，作業療法士の専門性を個人へのサービスから社会問題の解消やシステムの開発に広げることを提言している．

しかし，各国の置かれている現状は，国際動向以上に自国における社会的な作業療法士の位置づけや有用性を示すこと，啓発することに多くのエネルギーを要している印象を受ける．筆者らの調査の中で各国の代表者が述べた作業療法の課題を集約すると，① 作業療法士養成教育の問題（社会変化に伴うカリキュラムの内容および改訂と高等教育の推進），② 作業療法士の実践能力の向上（生涯教育制度の充実），③ 根拠に基づく実践（EBP；Evidence-Based Practice）の推進（学術的研鑽と実践研究の充実），④ 社会的地位および就労環境の整備（啓発活動，福利厚生）の四つにまとめられる．

作業療法士の養成教育は，未来の作業療法士の

可能性を広げるものであり，作業療法士の専門性を示すものである．めまぐるしく変化する実践に対応する卒前・卒後の教育体制（生涯教育制度）の整備，さらには作業療法の実践の有用性を示す研究体制の整備が重要な課題といえる．

近年，各国の作業療法士協会は，将来を見据えた中・長期計画や戦略を提言している．日本作業療法士協会は，2008年に「作業療法5カ年戦略」[11]を定め，協会が取り組むべき課題と将来の作業療法の職域および作業療法士の人員配置（回復支援と地域生活支援領域に区分し，各領域に5割ずつの作業療法士の配置を見込む）計画を示している．また，杉原は，日本における作業療法士の新たな実践領域として特別支援教育，障害者自立支援における職業前訓練・訓練領域，司法精神医療，企業などを挙げ，そのための教育と実践能力の充実ならびに作業療法の戦略の必要性を述べている[12]．

アメリカ作業療法協会は，2017年に協会設立100年を迎えるにあたり，AOTA's Centennial Vision[13]を示し，その中で作業療法の発展経過と社会的動向やニーズならびに作業療法士の専門性や労働力・資質等を加味して作業療法が拡大すべき領域を戦略的に示している．

おわりに

世界作業療法士連盟WFOTが組織され，半世紀以上が経過する中で，作業療法は地域的に広がり，実践者数および職域の面でも急激に拡大する傾向にある．特に，医療制度や社会保障制度の充実する米国や欧州諸国，日本での作業療法は，数の上でも世界に占める割合が多く，したがって実践や教育，研究におけるリーダーとしての役割も大きいといえる．

一方では作業療法が理学療法の一部として捉えられてきた国や，作業療法そのものがとても贅沢な医療サービスとして位置づけられる国，政情不安や経済的な問題から自国での就職が困難なため転職をしたり，給与水準の高い国へ移動してしまう国もある．

作業療法は，こうした各国それぞれの社会的背景や経済状態，専門職としての位置づけ，教育水準，歴史など様々な要因の影響を受けながら発展してきた．今後も，地域の文脈を無視した作業療法の実践はありえない．作業療法が人の健康と福祉に寄与しうる専門職であることを社会に発信し，認知されるには，国際交流をはかりながら根拠に基づいた実践の提供（質の保証，実践と理論の統合）が必要であり，国際的な教育，実践，研究の連携がますます高まるであろう．

▶引用文献

1) Council of Occupational Therapists for the European Countries (COTEC): Summary of the occupational therapy profession in Europe 2006.
2) 石川幸太，松橋絵里，渡部美恵子：各国作業療法士の拡大と実践の多様化と作業療法士の抱える課題—国際調査からみる作業療法の動向．平成19年度卒業研究論文集 第6巻，東北文化学園大学，2008，pp.81-90.
3) 佐藤善久，石川幸太，松橋絵里，他：世界の作業療法の教育ならびに実践領域の動き—加盟国に対する国際調査より．第42回日本作業療法学会抄録，2008.
4) 佐藤善久，伊勢谷孝司，佐藤 恵，他：世界の作業療法の動向と発展に関連する要因の検討．作業療法 22 (suppl)：616, 2003.
5) Kang D, Lee T: The evolution of occupational therapy profession in Korea. Asian J Occup Ther 2：3-9, 2003, (on line), available from 〈http://www.jstage.jst.go.jp/article/asiajot/2/1/3/_pdf〉, (accessed 2008-8-12).
6) World Federation of Occupational Therapists (WFOT)：Reversed minimum standards for the education of occupational therapists 2002（世界作業療法士連盟・編：2002年改訂版作業療法士教育の最低基準）．
7) 佐藤善久：WFOT作業療法士教育最低基準の改訂から見る作業療法士教育の方向性．OTジャーナル 37 (11)：1066-1073, 2003.
8) 日本作業療法士協会・編：作業療法ガイドライン実践指針．日本作業療法士協会，2008.
9) 日本作業療法士協会調査部：2006年度日本作業療法士協会会員統計資料．作業療法 26 (4), 2007.

10) American Occupational Therapy Association（AOTA）：（調査）：Your career in occupational therapy, 2006.
11) 日本作業療法士協会：（資料）作業療法 5 カ年戦略（2008-2013）「地域生活移行支援の推進〜作業療法 5（GO!）・5（GO!）計画〜」, 2008.
12) 杉原素子：作業療法のこの 10 年を振り返って. OT ジャーナル(1) 40：41-45, 2006.
13) American Occupational Therapy Association（AOTA）：AOTA's Centennial Vision. AOTA, 2006.

演習問題

❶ 作業療法の歴史を学ぶことの意味について述べなさい．（Ⅰ・Ⅱ）
❷ 歴史的視点からこれからの作業療法の果たすべき役割について述べなさい．（Ⅰ・Ⅱ）
❸ 健康と作業の関連性に関して古代のギリシャではどのようなことが言われていたか述べなさい．（Ⅲ）
❹ 道徳療法とは何か，大切にしている視点を述べなさい．（Ⅲ）
❺ 米国で作業療法士が誕生した社会的背景や運動について述べなさい．（Ⅲ）
❻ 米国で作業療法士の団体が設立された際のメンバーとしてどのような人が集まったか述べなさい．（Ⅲ）
❼ 作業療法士が急増する要因とはどのようなものか述べなさい．（Ⅲ）
❽ 欧州の作業療法の誕生の特徴を述べなさい．（Ⅲ）
❾ アジア地域における作業療法の発展の特徴を述べなさい．（Ⅲ）
❿ 世界作業療法士連盟（WFOT）および欧州諸国作業療法士協議会（COTEC）とはどのような組織か，その役割を述べなさい．（Ⅲ）
⓫ 日本の作業療法士の教育および国際支援における国際交流の具体的な内容を述べなさい．（Ⅲ）
⓬ 世界の作業療法の歴史や動向を知ることの意味を述べなさい．（Ⅳ）
⓭ 2007年6月現在の日本の作業療法士数，性別割合，年齢構成を述べなさい．（Ⅳ）
⓮ 近年の作業療法士養成施設の変化について述べなさい．（Ⅳ）
⓯ 米国の作業療法士養成施設の状況について述べなさい．（Ⅳ）
⓰ 今後，期待される作業療法士の活動領域を挙げなさい．（Ⅳ）
⓱ 関連職種の資格化の動向について簡潔に述べなさい．（Ⅳ）
⓲ 2006年度診療報酬制度改正の内容について簡潔に述べなさい．（Ⅳ）
⓳ 障害者自立支援法において作業療法に期待されることを述べなさい．（Ⅳ）
⓴ 世界各国の作業療法士数の特徴を述べなさい（総数および人口比率）．（Ⅳ）
㉑ 世界の作業療法士協会の役割と特徴を述べなさい．（Ⅳ）
㉒ 世界の作業療法士養成校の特徴を述べなさい．（Ⅳ）
㉓ 世界の作業療法の実践領域の特徴を述べなさい．（Ⅳ）
㉔ 米国作業療法の実践領域の特徴と今後のアメリカ作業療法協会の戦略に関して述べなさい．（Ⅳ）
㉕ 開発途上国や政情不安を抱える国の作業療法の特徴を述べなさい．（Ⅳ）
㉖ 世界作業療法士連盟が今後課題と考える内容を述べなさい．（Ⅳ）

第4章

作業療法の対象

✏️ 学習課題
1. 障害を理解する枠組みを説明できる．
2. ICF の内容を説明できる．
3. ICF の活用法を説明できる．
4. 諸外国における作業療法の対象について説明できる．
5. 諸外国における作業療法の強調点について説明できる．

🔔 キーワード
生活機能　　心身機能　　身体構造　　活動　　参加　　障害　　環境
患者　　障害者　　能力　　日常生活の自立　　作業

📖 この章の概要
　作業療法は種々の疾患・障害を対象にしている．この章では，その障害構造を ICF のモデルに基づいて解説する．障害を，人を取り巻く環境因子や個人因子との関係で捉え，具体的な個人の生活を通して，これらの因子の影響を理解する．また諸外国では作業療法の対象である障害をどのように捉えているか，日本のそれとの違いを解説する．

I. 障害の理解

　障害は，疾病や事故と同時に発生する．そして，病気やけがは治療により回復した後に，障害が残る場合がある．また，明らかな病気やけがを特定することができなくても，徐々に障害が生じる場合もある．障害をもって生まれる人もいるし，人生の途中で環境の変化により障害を経験する人もいる．障害とは何か，どのように理解するかを考え，記述するために開発されたものが国際生活機能分類（ICF；International Classification of Functioning, Disability and Health）である．

1. ICFとは何か

　世界保健機関（WHO；World Health Organization）は，1948年に設立された健康に関する事柄を扱う国際連合の中の専門機関であり，日本も加盟している[1]．WHOは，健康の定義や国際疾病分類（ICD；International Classification of Diseases）を発表し，世界の人々の健康に関する情報を扱うために必要な基本事項を定めている．1900年に国際統計協会が制定したICDは，WHOが改定を進め現在10版（ICD-10）となっている．ICDは，ある病気が様々な地域で異なる名称で呼ばれていたとしても，その病気がどこの地域で多発しているかを調べることを可能にする．つまり，疾病の共通用語があれば，脳卒中，脳梗塞，脳溢血，中風など様々な名称で呼ばれていたとしても，同じ病気（脳血管障害）として捉えることができるのである．

　WHOはICDの姉妹編として，1980年に国際障害分類（ICIDH；International Classification of Impairments, Disabilities and Handicaps）を発表した．ICIDHは病気と障害を区別しただけでなく，障害には3種類の分類があることを明示した．例えば，足が動かないこと（機能・形態障害 impairment），家で入浴できないこと（能力障害 disability），仕事に行けないこと（社会的不利 handicap）は，別のレベルの問題であり，別々に解決をはかる必要がある．ICIDHを通して，障害に関わる問題の解決には，疾病や心身の障害に焦点を当てた医療だけでは不十分であり，日常生活や社会生活の問題を扱うリハビリテーションが必

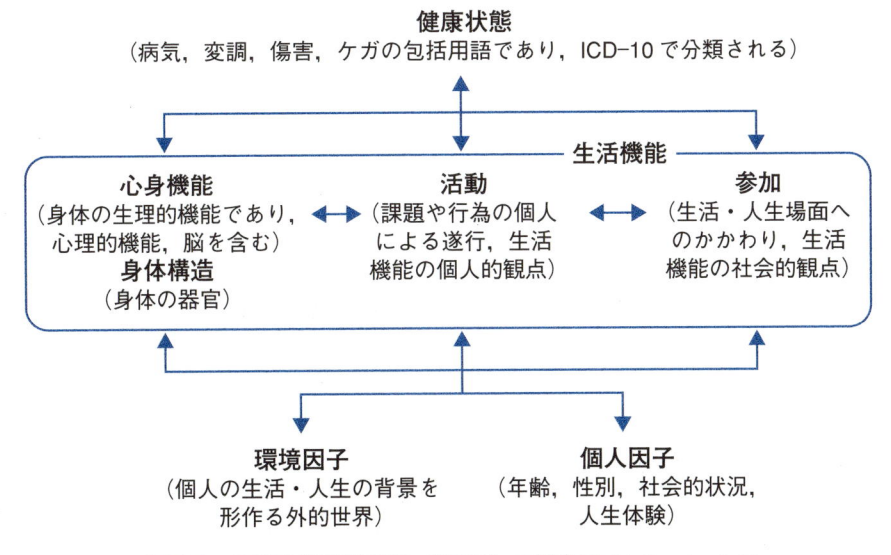

図4.1　国際生活機能分類（2001）の概念図（文献2より作成）

表4.1 ICIDH (1980) とICF (2001) の比較

	ICIDH	ICF
障害の捉え方	障害には3レベル（生物，生活，社会）があり，疾病を原因とする	生活機能の連続性の部分であり，環境に左右される
対象者	障害者	すべての人々
理論の特徴	医学モデル的，直線的因果関係	社会モデル的，相互作用
用語	否定的	中立的
開発に関与した人	欧米の非障害者中心	多文化圏の人々で障害者を含む

要なことが示されたのである．

ICIDHは，障害者の抱える問題を考えることを助けたが，発表直後から環境を無視している点が批判された．そこでWHOはICIDHを改定し，2001年に国際生活機能分類（ICF）を発表した（図4.1）[2,3]．ICFでは否定的な言葉（im-, dis- 等の接頭語は否定を示す）を使わず，機能（function），構造（structure），活動（activity），参加（participation）など中立的な言葉を使用している．障害は人間に付帯するものではなく，環境との兼ね合いによって生じるものなので，ICFの対象者はすべての人ということになる．例えば，どんなに健康な人でも外国語圏ではコミュニケーション障害を経験するということである．ICFのFはFunctioningの頭文字で，心身機能，身体構造，活動，参加を包括する用語で，「生活機能」と訳されている．生活機能は環境の影響を受け，不自由で困難な状態（生活機能障害）から，自由に機能することができる状態（十分な生活機能）まで連続するものなのである（表4.1）．ICFの作成には191ヵ国から，医療や福祉の専門家と障害者団体などが関わった．

ICFとは，人間のあらゆる健康状態に関係した生活機能状態から，その人を取り巻く社会制度や社会資源までを，アルファベットと数字を組み合わせた方式（コード）で分類，表現し，統一的で標準的な言語と概念的枠組みを提供することを目的としている（表4.2，表4.3，表4.4，表4.5）[1]．

ICFの各項目には，その用語が何を指すかを説明する定義があり，問題の大きさを示す評価点を記載できるようになっている．評価点は，コードに続くピリオド以下の数値で示し，ピリオドに近いほうから第1評価点，第2評価点と続く（表4.6）．

2. ICFと作業療法

ICF発表後に改定された世界作業療法士連盟（WFOT；World Federation of Occupational Therapists）の作業療法の定義に，「作業療法の基本目標は日常の活動に参加することができるようにすることである．作業療法士は，参加する能力を強化したり，参加をよりうまくサポートするような環境を整備したりするようなことを，人々が行えるようにすることによって成果を出す．作業療法士は，健康状態によって心身機能あるいは身体構造の障害をもっている，及び参加の際に障壁を経験している個人や集団と協働して取り組むための技能や知識を備えるよう広く教育されている」と記されており[4]，ICFの用語が使われている．つまり，ICFの表現を使って作業療法を説明することができる．

3. ICFの活用法

ICFは，個人，組織，社会の各レベルで使用することができる[5]．個人の健康状態をICFの項目と評価点によって記録し，時間的変化や介入前後で比較することができる．また，ICFという共通用語は，異なる職種間，対象者，関係者で情報を

表 4.2 ICF 心身機能の分類

第 1 レベル	第 2 レベル
精神機能	（全般的精神機能）b110 意識機能*　b114 見当識機能**　b117 知的機能 b122 全般的な心理社会的機能　b126 気質と人格の機能*　b130 活力と欲動の機能* b134 睡眠機能*
	（個別的精神機能）b140 注意機能*　b144 記憶機能*　b147 精神運動機能* b152 情動機能*　b156 知覚機能*　b160 思考機能*　b164 高次認知機能* b167 言語に関する精神機能**　b172 計算機能* b176 複雑な運動を順序立てて行う精神機能　b180 自己と時間の経験の機能*
感覚機能と痛み	（視覚および関連機能）b210 視覚機能**　b215 目に付属する構造の機能* b220 目とそれに付属する構造に関連した感覚
	（聴覚と前庭の機能）b230 聴覚機能*　b235 前庭機能* b240 聴覚と前庭の機能に関連した感覚*
	（その他の感覚機能）b250 味覚　b255 嗅覚　b260 固有受容覚 b265 触覚　b270 温度やその他の刺激に関連した感覚機能*
	（痛み）b280 痛みの感覚**
音声と発話の機能	b310 音声機能*　b320 構音機能　b330 音声言語（発話）の流暢性とリズムの機能* b340 代替性音声機能*
心血管系・血液系・免疫系・呼吸器系の機能	（心血管系の機能）b410 心機能*　b415 血管の機能*　b420 血圧の機能*
	（血液系と免疫系の機能）b430 血液系の機能*　b435 免疫系の機能**
	（呼吸器系の機能）b440 呼吸機能*　b445 呼吸筋の機能*
	（心血管系と呼吸器系の付加的機能と感覚）b450 その他の呼吸機能* b455 運動耐容能*　b460 心血管系と呼吸器系に関連した感覚
消化器系・代謝系・内分泌系の機能	（消化器系に関連する機能）b510 摂食機能**　b515 消化機能*　b520 同化機能 b525 排便機能*　b530 体重維持機能　b535 消化系に関連した感覚*
	（代謝と内分泌系に関連する機能）b540 全般的代謝機能* b545 水分・ミネラル・電解質バランスの機能**　b550 体温調節機能* b555 内分泌腺機能
尿路・性・生殖の機能	（尿路機能）b610 尿排泄機能*　b620 排尿機能*　b630 排尿機能に関連した感覚
	（性と生殖の機能）b640 性機能*　b650 月経の機能*　b660 生殖の機能* b670 性と生殖の機能に関連した感覚
神経筋骨格と運動に関連する機能	（関節と骨の機能）b710 関節の可動性の機能*　b715 関節の安定性の機能* b720 骨の可動性の機能*
	（筋の機能）b730 筋力の機能*　b735 筋緊張の機能*　b740 筋の持久性機能*
	（運動機能）b750 運動反射機能*　b755 不随意運動反応機能 b760 随意運動の制御機能*　b765 不随意運動の機能*　b770 歩行パターン機能 b780 筋と運動機能に関連した感覚*
皮膚および関連する構造の機能	（皮膚の機能）b810 皮膚の保護機能　b820 皮膚の修復機能　b830 その他の皮膚の機能* b840 皮膚に関連した感覚
	（毛と爪の機能）b850 毛の機能　b860 爪の機能

*さらに第 3 レベルの分類がある．　**さらに第 3, 4 レベルの分類がある．
　すべての下位項目の最後には，「その他の特定の」および「詳細不明の」という項目がある．

表 4.3　ICF 身体構造の分類

第1レベル	第2レベル
神経系の構造	s110 脳の構造＊＊　s120 脊髄と関連部位の構造＊　s130 髄膜の構造 s140 交感神経系の構造　s150 副交感神経系の構造
目・耳および関連部位の構造	s210 眼窩の構造　s220 眼球の構造＊　s230 目の周囲の構造＊ s240 外耳の構造　s250 中耳の構造＊　s260 内耳の構造＊
音声と発話に関わる構造	s310 鼻の構造＊　s320 口の構造＊　s330 咽頭の構造＊　s340 喉頭の構造＊
心血管系・免疫系・呼吸器系の構造	s410 心血管系の構造＊　s420 免疫系の構造＊　s430 呼吸器系の構造＊＊
消化器系・代謝系・内分泌系に関連した構造	s510 唾液腺の構造　s520 食道の構造　s530 胃の構造　s540 腸の構造＊ s550 膵臓の構造　s560 肝臓の構造　s580 内分泌腺の構造＊
尿路性器系および生殖系に関連した構造	s610 尿路系の構造＊　s620 骨盤底の構造　s630 生殖系の構造＊＊
運動に関連した構造	s710 頭頸部の構造＊　s720 肩部の構造＊　s730 上肢の構造＊＊ s740 骨盤部の構造＊　s750 下肢の構造＊＊　s760 体幹の構造＊＊ s770 運動に関連したその他の筋骨格構造＊
皮膚および関連部位の構造	s810 皮膚の各部の構造＊　s820 皮膚の腺の構造＊　s830 爪の構造＊ s840 毛の構造

＊さらに第3レベルの分類がある．　＊＊さらに第3,4レベルの分類がある．
すべての下位項目の最後には，「その他の特定の」および「詳細不明の」という項目がある．

共有することを可能にする．組織レベルの活用法には，その組織がよりよいサービスを提供するために，職員教育や研修，サービス提供計画や管理，組織レベルでの成果評価，費用対効果の検討を行うというものがある．社会レベルでは，地域における福祉給付基準の設定，各種制度の決定，ニーズ評価，環境評価などに利用できる．

ICF を使えば，医療，福祉，政治，経済など，異なる領域の人々が共通のデータに基づいて政策決定や経済分析ができ，学際的な質の高い研究が可能となる．

4．共通用語をもつ意義

ICF を使うと，対象者の問題を関係者間で共有することができる．ある小学生の状態を表 4.7 に示した．医師の「広汎性発達障害」という表現は疾患名であり，生活機能の問題ではないので，ICF で表現することはできない．臨床心理士の「幼児期の社会経験が乏しく」という表現も，社会性の発達が不十分であることの原因として述べられているものなので，ICF で表現することはできない．ICF は生活上どこにどの程度の問題があるのかを表現するもので，問題の原因を表現するものではないからである．

表 4.7 の例では，「b122.2, b1261.2, b7356.1, d110.3, d115.3, d4400.1, d4402.1, d4454.1, d4455.1, d7504.3, e325.2, e330.2」と記録することができる．これは，「全般的な心理社会的機能と気質と人格の協調性に中等度の障害があり，全身の筋緊張の機能に軽度の障害があり，注意して見ることと注意して聞くことに重度の困難があり，つまみ上げたり操作するような細かな手の使用と，ボールを投げたり受け取ったりするような手と腕の使用に軽度の困難があり，クラスの中での社会的関係に重度の困難があり，同級生や先生との関係が中等度の阻害因子になっている」ということを意味する．ピリオドから右の数字が評価点である．

また ICF を使って対象者の変化を記録すること

表 4.4 活動と参加の分類

第1レベル	第2レベル
学習と知識の応用	（目的をもった感覚的経験）d110 注意して視ること　d115 注意して聞くこと
	（基礎的学習）d130 模倣　d135 反復　d140 読むことの学習　d145 書くことの学習　d150 計算の学習　d155 技能の習得*
	（知識の応用）d160 注意を集中すること　d163 思考　d166 読むこと　d170 書くこと　d172 計算　d175 問題解決*　d177 意思決定
一般的な課題と要求	d210 単一課題の遂行*　d220 複数課題の遂行*　d230 日課の遂行*　d240 ストレスとその他の心理的要求への対処*
コミュニケーション	（コミュニケーションの理解）d310 話し言葉の理解　d315 非言語的メッセージの理解*　d320 公式手話によるメッセージの理解　d325 書き言葉によるメッセージの理解
	（コミュニケーションの表出）d330 話すこと　d335 非言語的メッセージの表出*　d340 公式手話によるメッセージの表出　d345 書き言葉によるメッセージの表出
	（会話並びにコミュニケーション用具および技法の利用）d350 会話*　d355 ディスカッション*　d360 コミュニケーション用具および技法の利用*
運動・移動	（姿勢の変換と保持）d410 基本的な姿勢の変換*　d415 姿勢の保持*　d420 乗り移り*
	（物の運搬・移動・操作）d430 持ち上げることと運ぶこと*　d435 下肢を使って物を動かすこと*　d440 細かな手の使用*　d445 手と腕の使用*
	（歩行と移動）d450 歩行*　d455 移動*　d460 さまざまな場所での移動*　d465 用具を用いての移動
	（交通機関や手段を利用しての移動）d475 運転や操作*　d480 交通手段として動物に乗ること*
セルフケア	d510 自分の身体を洗うこと*　d520 身体各部の手入れ*　d530 排泄*　d540 更衣*　d550 食べること　d560 飲むこと　d570 健康に注意すること*
家庭生活	（必需品の入手）d610 住居の入手*　d620 物品とサービスの入手*
	（家事）d630 調理*　d640 調理以外の家事*
	（家庭用品の管理および他者への援助）d650 家庭用品の管理*　d660 他者への援助*
対人関係	（一般的な対人関係）d710 基本的な対人関係*　d720 複雑な対人関係*
	（特別な対人関係）d730 よく知らない人との関係　d740 公的な関係*　d750 非公式な社会的関係*　d760 家族関係*　d770 親密な関係*
主要な生活領域	（教育）d810 非公式な教育　d815 就学前教育　d820 学校教育　d825 職業訓練　d830 高等教育
	（仕事と雇用）d840 見習研修（職業準備）　d845 仕事の獲得・維持・終了*　d850 報酬を伴う仕事*　d855 無報酬の仕事
	（経済生活）d860 基本的な経済的取引　d865 複雑な経済的取引　d870 経済的自給*
コミュニティライフ・社会生活・市民生活	d910 コミュニティライフ*　d920 レクリエーションとレジャー*　d930 宗教とスピリチュアリティ*　d940 人権　d950 政治活動と市民権

*さらに第3レベルの分類がある．　**さらに第3, 4レベルの分類がある．
　すべての下位項目の最後には，「その他の特定の」および「詳細不明の」という項目がある．

表 4.5 環境因子の分類

第1レベル	第2レベル
製品と用具	e110 個人消費用の製品や物質*　e115 日常生活における個人用の製品と用具* e120 個人的な屋内外の移動と交通のための製品と用具* e125 コミュニケーション用の製品と用具*　e130 教育用の製品と用具* e135 仕事用の製品と用具* e140 文化・レクリエーション・スポーツ用の製品と用具* e145 宗教とスピリチュアリティ儀式用の製品と用具* e150 公共の建物の設計・建設用の製品と用具* e155 私用の建物の設計・建設用の製品と用具*　e160 土地開発関連の製品と用具* e165 資産*
自然環境と人間がもたらした環境変化	e210 自然地理*　e215 人口・住民*　e220 植物相と動物相*　e225 気候* e230 自然災害　e235 人的災害　e240 光*　e245 時間的変化*　e250 音*　e255 振動 e260 空気の質*
支援と関係	e310 家族　e315 親族　e320 友人　e325 知人・仲間・同僚・隣人・コミュニティの成員 e330 権限をもつ立場にある人々　e335 下位の立場にある人々 e340 対人サービス提供者　e345 よく知らない人　e350 家畜・家禽など e355 保健の専門職　e360 その他の専門職
態度	e410 家族の態度　e415 親族の態度　e420 友人の態度 e425 知人・仲間・同僚・隣人・コミュニティの成員の態度 e430 権限をもつ立場にある人々の態度　e435 下位の立場にある人々の態度 e440 対人サービス提供者の態度　e445 よく知らない人の態度 e450 保健の専門職者の態度　e455 その他の専門職者の態度　e460 社会的態度 e465 社会的規範・慣行・イデオロギー
サービス・制度・政策	e510 消費財生産のためのサービス・制度・政策 e515 建築・建設に関連するサービス・制度・政策* e520 土地計画に関連するサービス・制度・政策　e525 住宅供給サービス・制度・政策* e530 公共事業サービス・制度・政策　e535 コミュニケーションサービス・制度・政策* e540 交通サービス・制度・政策　e545 市民保護サービス・制度・政策* e550 司法サービス・制度・政策　e555 団体と組織に関するサービス・制度・政策* e560 メディアサービス・制度・政策　e565 経済に関するサービス・制度・政策* e570 社会サービス・制度・政策　e575 一般的な社会的支援サービス・制度・政策* e580 保健サービス・制度・政策　e585 教育と訓練のサービス・制度・政策* e590 労働と雇用のサービス・制度・政策　e595 政治的サービス・制度・政策*

*さらに第3レベルの分類がある．　**さらに第3, 4レベルの分類がある．
すべての下位項目の最後には，「その他の特定の」および「詳細不明の」という項目がある．

もできる．例えば，教員が対象者の行動特性を理解し，対象者が同級生と一緒に課題を行えるような働きかけができるようになると，環境の阻害因子が促進因子に転じるかもしれない．その場合にはe330.2がe330.+1に変化したと記載することができる．また，対象者が勉強に興味をもつようになり，授業中集中して参加できるようになったならば，d110.1はd110.0に，d115.1はd115.0に変化したと記録できる．

クラス内の子どもの様子をICFで表現すると，類似した問題をもつ子どもが多いのか，様々な異なる問題をもつ子どもがいるのかを明らかにすることができる．問題の性質が明らかになれば，その問題に対応するための人員配置要求や予算請求

表 4.6 評価点

心身機能	身体構造		
	第1評価点	第2評価点	第3評価点
0：機能障害なし（0〜4%） 1：軽度の機能障害（5〜24%） 2：中等度の機能障害（25〜49%） 3：重度の機能障害（50〜95%） 4：完全な機能障害（96〜100%） 8：詳細不明 9：非該当	0：構造障害なし 1：軽度の構造障害 2：中等度の構造障害 3：重度の構造障害 4：完全な構造障害 8：詳細不明 9：非該当	0：構造に変化なし 1：全欠損 2：部分的欠損 3：付加的な部分 4：異常な大きさ 5：不連続 6：位置の変異 7：構造上の質的変化 8：詳細不明 9：非該当	0：2部位以上 1：右 2：左 3：両側 4：前側 5：後側 6：近位 7：遠位 8：詳細不明 9：非該当

活動と参加		環境因子	
第1評価点（実行状況）	第2評価点（能力）		
0：困難なし（0〜4%） 1：軽度の困難（5〜24%） 2：中等度の困難（25〜49%） 3：重度の困難（50〜95%） 4：完全な困難（96〜100%） 8：詳細不明 9：非該当	0：困難なし 1：軽度の困難 2：中等度の困難 3：重度の困難 4：完全な困難 8：詳細不明 9：非該当	0：阻害因子なし 1：軽度の阻害因子 2：中等度の阻害因子 3：重度の阻害因子 4：完全な阻害因子 8：詳細不明 9：非該当	＋0：促進因子なし ＋1：軽度の促進因子 ＋2：中等度の促進因子 ＋3：高度の促進因子 ＋4：完全な促進因子 ＋8：詳細不明

が可能となる．

　様々な地域でICFを使えば，多くの地域で類似の問題が起こっているのか，別々の問題が起こっているのかを知ることができる．研究結果もICFの項目を使って報告し，検索できれば，エビデンスに基づいた実践が行いやすくなる．

　ICFを有効に活用するための努力が各方面でなされている[6-8]．

5. ICFの限界

　共通用語としては便利なICFだが，作業療法を表現する上では，ICFだけでははなはだ不十分である．例えばICFでは，「身体の一部を洗うことに，実行状況においても能力においても中等度の困難がある（d5100.22）」と記録することができる．しかし，作業療法士が記録したい情報は，「自宅で入浴する際に，左手と左腕を洗うことができない」である．さらに，「右手が自由に動かず，自助具もない．左手では左上肢を十分に洗うことができない」と記載しなければ，作業療法を進めていくことができない．環境因子についても，ICFでは「日常生活における個人用の支援的な製品と用具が中等度の阻害因子となっている（e1151.2）」と記録できる．しかし作業療法では，「自宅浴室にはループ付きの洗体用自助具や，壁につけられる洗体ブラシがない」と記載する必要がある．さらに，このような自助具を使えば，身体を洗うこと（d510）には促進因子となるが，右手で洗体用具をつかんで洗う機会を奪うので，手と腕の使用（d445）には阻害因子となる．

　ICFは，病気や障害そのものではなく，生活上の困難さに焦点を当てているので，問題の原因を特定することに慣れている治療者たちには，大きな視点の転換を要求する[5]．従来の医療では，「血圧の機能に重度の障害がある（b420.3）」という情

表 4.7　ICF 使用による表現の変化

それぞれの表現	ICFを使用した表現
教員「3年生にしては幼稚で自分勝手なところがある」 母親「新しい担任の先生と合わないようだ．友達もいないようだ」 作業療法士「動作が不器用で，気が散りやすい」 理学療法士「全身の筋トーンが低く，協調運動がうまくできない」 臨床心理士「幼児期の社会経験が乏しく社会性が発達していない」 医師「広汎性発達障害だ」	**心身機能** 精神機能 全般的な心理社会的機能（b122）*1 気質と人格の機能（b126）*2 筋の機能 筋緊張の機能（b735）*3 **活動・参加** 学習と知識の応用 注意してみること（d110）*4 注意して聞くこと（d115）*5 運動 細かな手の使用（d440）*6 手と腕の使用（d445）*7 対人関係 非公式な社会的関係（d750）*8 **環境** 支援と関係 知人，仲間，同僚，隣人，コミュニティの成員（e325）*9 権限をもつ立場にある人々（e330）*10

各項目は次のように定義されている．
* 1（b122）生涯を通じて発達する全般的精神機能であり，意義と目的の両面で，社会的相互作用を確立する上で必要とされる，対人的技能の形成につながる精神機能を理解し，建設的な方向で統合するために必要とされる機能．
* 2（b126）個々の状況に対してその人特有の手法で反応するような，個々人のもつ生来の素質に関する全般的精神機能である．協調性（b1261），協力性，有効性，柔軟さなどのように表現される個人的素質を生む精神機能で，非友好的，対立的，挑戦的と対立するもの．
* 3（b735）安静時の筋の緊張，および他動的に筋を動かそうとした場合に生ずる抵抗に関する機能．全身の筋緊張（b7356）．
* 4（d110）視覚刺激を経験するために，意図的に視覚を用いること．例えば，スポーツ行事や子どもが遊んでいるのを注視すること．
* 5（d115）聴覚刺激を経験するために，意図的に聴覚を用いること．例えば，ラジオ，音楽，講義を注意して聞くこと．
* 6（d440）テーブルの上の硬貨を取り上げたり，ダイヤルを回すのに必要な動きのように，手と手指を用いて，物を扱ったり，つまみあげたり，操作したり，放したりといった協調性のある行為を遂行すること．つまみあげること（d4400），操作すること（d4402）．
* 7（d445）ドアの把手を回したり，物を投げたりつかまえるときのように，手と腕を使って，物を動かしたり操作するのに必要な協調性のある行為を遂行すること．投げること（d4454），つかまえること（d4455）．
* 8（d750）他の人々との関係に加わること．例えば，同じコミュニティや居住区に住んでいる人々，同僚，友人，遊び仲間，類似した経歴や職業をもつ人々との一時的な関係．仲間との非公式な関係（d7504）．
* 9（e325）職場や学校，娯楽，その他の生活場面において，知人や仲間，同僚，隣人，コミュニティの成員としてお互いによく知っている人々．これらの人は，年齢や性別，宗教的信条，民族などの人口統計的特徴を共有するか，共通の興味や利益を追求している．
* 10（e330）他人に代わって意思決定をする責任をもっている人々．また，社会での社会的，経済的，文化的，宗教的役割に基づいて，社会的に規定された影響力や権力をもつ人々．例えば，教師，雇用主，監督者，宗教指導者，代理の意思決定者，後見人，管財人．

報は価値がない．血圧が高いか低いか，その原因は何かが最大の関心事だからである．ICFでは障害の原因ではなく，生活上の困難の類似性で分類することを目的としている．学校に通うことができないのは，高熱，昼夜逆転，歩けない，いじめ，学校の設備が合わないなど，理由は様々だったとしても，学校教育の完全な困難（d820.4）と記録できることがICFの価値なのである．

まとめ

　ICFは，異なる職種が生活機能に関する情報を共有したり，時間と場所を超えて，生活機能の状態を比較することのできる国際的に使用されている概念と分類である．ICFを活用するためには，医療，福祉，教育など，領域を超えてICFを共通用語とする人々を増やす必要がある．その上で，作業療法の役割や効果をICFの用語を使って，作業療法はすべてのレベルの生活機能を対象としていることを主張していくことができる．

II. 諸外国における作業療法の対象の捉え方

　世界作業療法士連盟（WFOT）の作業療法の定義によると，作業療法の対象は，1993年には「一時的あるいは永続的に身体又は精神に機能障害をもち，能力障害，社会的不利を経験している人々」と記載されていたが，2004年の改訂では，「健康状態によって心身機能あるいは身体構造の障害をもっている，及び参加の際に障壁を経験している個人や集団」と変更された．1993年の定義で使われている機能障害，能力障害，社会的不利は，ICIDH（国際障害分類，1980）の用語であり，2004年の定義で使われている心身機能や身体構造，参加はICF（国際生活機能分類，2001）の用語である．つまり，ICIDHからICFへの改定を反映しているのである[9]．

　WFOTが2005年にまとめた各国協会の作業療法の定義[10]から，作業療法の対象者と作業療法の強調点（関心事，目的などと表現されているもの）を抜粋し，表4.8に示した．英語表記があるものは筆者が訳し，ドイツ語，フランス語，スペイン語については知人に英訳を依頼し，作表した．

1. 作業療法の対象者

　各国協会の定義によると，作業療法対象者は，①患者・障害者，②活動や参加に問題がある人，③すべての人，に大別される（表4.8）．

　①患者・障害者：

　患者あるいは障害をもつ人との記載があったのは9団体で，障害や状態という表現にとどまっていたのは3団体あった．患者は診断名をもち，医療の対象となるが，特定の診断名は記載されていないので，診断名を問わず作業療法の対象となることがわかる．また障害については，身体障害，精神（心理的）障害，発達障害，社会的障害といった記載があり，幅広い障害領域が作業療法の対象となっていることがわかる．また，日本は障害がある人だけでなく，障害が予測される人も含んでいる．

　②活動や参加に問題がある人：

　WFOTを含め11団体が，日常生活，機能，参加に問題がある人を作業療法の対象者と記載していた．さらに，アメリカなど3団体は，活動制限，参加制約のリスクがある人も含んでいる．

　③すべての人：

　「人々」あるいは「全年齢層の人々」と記載しているのは11団体あった．さらに，2団体は個人だけでなく集団や地域も作業療法の対象として記載していた．クライアントという記載もあり，この言葉は作業療法の客という意味だとすれば，作業療法サービスを求めるすべての人を指すと解釈することができる．作業療法を個人に対するアプローチにとどめず，集団や社会に対してもアプローチしようというのは，カナダや作業科学からの提案である[11-13]．

2. 作業療法の強調点

　各国協会の定義から，作業療法の関心事，目的など強調点を抜粋した（表4.8）．幅広く記載されているものは，冒頭部分を優先させた．その結果，作業療法の強調点は次の7点に整理できる．①治療，②能力，③日常生活の自立，④QOL，⑤作業，⑥健康，⑦正義・公正，である．

　①治療：

　評価，治療，リハビリテーション，予防など，医療的サービスを連想させる表現が3団体にみられた．

　②能力：

　諸機能，作業活動を遂行する能力など，特定されていない機能や能力と記載しているのは，日本を含む6団体あった．さらに，障害の回復や最高機能の獲得や自立といった表現もみられた．

第4章　作業療法の対象　131

表 4.8 各国協会の作業療法の定義文書にみる対象者と強調点

(文献 10 より抜粋して作成．ノルウェー語表記のみが記載されているノルウェーを除いた)

国 (年)	対象者	強調点 (関心事・目的等)	英語表記抜粋
WFOT (2004)	健康状態によって心身機能あるいは身体構造の障害をもっている，および参加の際に障壁を経験している個人や集団	作業を通して健康を増進すること	OT is a profession concerned with promoting health and well being through occupation. (略) therapists ... work collaboratively with individuals or groups of people who have an impairment of body structure or function due to a health condition, and who experience barriers to participation (略)
アルゼンチン (2004 以前)	(記載なし)	人間作業の研究，分析，関連機器	OT: is the study, analysis and instrumentation of the human occupation (略)
オーストラリア (1994)	全年齢層の人々	人間作業と，健康における人間作業の重要性	(略) OT is concerned with human occupation and it's importance in health for person of all ages. (略)
オーストリア (2002)	疾病や障害のある人々	医師からの処方のもとでの自立した治療	(英語表記なし)
バングラデシュ (2005)	日常生活で機能的であるための能力が障害されている人々	日常生活における自立に達するための能力を最大限にすること	OT (略) provides services to people whose ability to function in daily life has been disrupted. (略) to maximize the person's ability to attain independence in everyday living.
ベルギー (2005 以前)	身体，精神，社会的障害に苦しんでいる患者	機能を遂行するための最高の能力を獲得，回復，維持すること	OT (略) assists patients suffering from a physical, psychic and/or social disability, in order to allow them to acquire, recover or maintain an optimum ability for performing functions. (略)
ブラジル (1997)	身体，感覚，精神，心理，社会的状態に関連する一時的あるいは決定的な問題のために，社会生活への参入と参加に困難を生じている特別な理由のある人々	人々の解放と自律性	OT is a field of knowledge and intervention in health, education and social spheres, gathering technologies orientated to the emancipation and autonomy of people. These people, for specific reasons present difficulties in their insertion and participation of social life due to temporary or definitely problems related to their physical, sensory, mental, psychological and social condition. (略)
カナダ (2001)	個人，集団，地域	人生の作業を特定し，しっかり行い，望むレベルに達すること	OT enable individuals, groups and communities to develop the means and opportunities to identify, engage in and achieve desired potential in the occupations of life. (略)
チリ (1998)	全年齢層の人々	人生の全段階における人間作業	OT is a discipline of health field whose purpose of study is human occupation in all stages of life. (略)
デンマーク (2005)	個人と個人から成る集団	日常生活作業ができるようになること	The purpose of OT is to enable every day life occupations for the individual as well as for groups of individuals. (略)
コロンビア (1994)	人間	人間の作業的性質とその障害	(英語表記なし)
フィンランド (2002)	機能的能力が制限されている人々	機能的能力，発達，機能的自立	(略) The objectives of OT are to help individuals to maintain and promote their functional ability, development and functional independence. OT helps people with limited functional ability (略)
フランス (1992)	障害のある人々	自らの環境における最大の自律性	(英語表記なし)
ドイツ (2003)	日常生活技能が制限されている，あるいは制限されるようになる恐れのある人間	作業的機能と作業	OT accompanies, supports and enables human beings, which are limited in their daily living skills or which are threatened to become limited. (略) Occupational functioning is the goal and at the same time occupation is used as the means for therapy.
アイスランド (2002)	人々	作業の遂行と参加	(略) OT enable performance and participation in people's daily occupations. (略)
インド (2005)	身体的疾病，傷害，感情障害，先天性・発達障害，老化により，機能が障害されている人	最高の機能への到達，障害の予防，健康の維持のための，目的のある目標指向的活動の適用	OT means the application of purposeful goal-oriented activity through latest technology with computerized system and the like in the evaluation, diagnosis and or treatment of persons whose function is impaired by physical illness or injury, emotional disorder, congenital or developmental disability, or the aging process, in order to achieve optimum functioning, to prevent disability, and to maintain health.
アイルランド (2002)	日常生活活動に対処する能力が，身体的，心理的，発達的問題のために障害されているか，その恐れがある人々	できるだけ自立し，生産的であり，満足するライフスタイルの達成を可能にすること	OT provide services (略) people whose ability to cope with everyday activities is threatened or impaired by physical, psychological or developmental problems. (略) The goal is to enable each person to achieve as independent, productive and satisfying a lifestyle as possible. (略)
日本 (1986)	身体または精神に障害のある者，またそれが予測される者	主体的な生活の獲得のための諸機能の回復，維持および開発	OT is to provide, treatment, supervision or care to those who have or may have physical and/or mental disabilities, for the purpose of gaining active life, through various occupations which facilitate, restorate or develop various functions.
ヨルダン (不明)	身体，精神障害	日常生活のすべての側面で最高レベルの自立に達すること	The art and science of assessment and treatment of physical and mental handicap through the specific use of selected therapeutic activities (略) aiming to reach the optimal level of independence in all aspects of daily life.
ケニア (2003)	全年齢層の人々	健康と安寧と QOL を増進するために意味のある用い方で作業を活用すること	OT is the art and science of utilizing occupations in a meaningful way to promote health, well-being and quality of life of people of all ages. (略)
韓国 (2003)	身体，精神，発達障害のある人々	日常生活での自立を最大にし，社会生活に積極的に参加することによって QOL を増進すること	OT (略) uses meaningful and therapeutic activities (occupations) in assisting people with physical, mental or developmental disabilities to promote the quality of life by maximizing independence in activities of daily living and actively participating in social life.
ルクセンブルク (1999)	医療サービスのクライアント	リハビリテーション，最大適応，予防，アドバイス	(英語表記なし)

表 4.8　各国協会の作業療法の定義文書にみる対象者と強調点（つづき）
（文献 10 より抜粋して作成．ノルウェー語表記のみが記載されているノルウェーを除いた）

国（年）	対象者	強調点（関心事・目的等）	英語表記抜粋
マレーシア（1994）	身体的，心理的，社会問題をもつ患者	日常生活のすべての側面で，できるだけ自立するための最大レベルの能力に達すること	OT is rehabilitative treatment through specific activities by patients who have physical, psychological or social problems, aiming to help them achieve their maximum level of abilities in order to be as independent as possible in all aspects of daily living.
マルタ（1998）	身体的，心理的状態	個人の自立と QOL のレベルを改善すること	OT is the assessment and treatment of physical and psychological conditions（略）aimed at improving the individual's level of functional independence and quality of life
モーリシャス（2002）	障害や病気のために日常生活場面で対処できない全年齢層の人々	職場，家，余暇時間での遂行障害を克服すること	OT is a health profession which caters for people of all ages who cannot cope with daily life situations because of disability or illness（略）to overcome performance deficits at work, at home or during leisure time.（略）
ナミビア（2003）	身体的疾病や傷害，発達や学習の問題，老化，精神疾患，感情の問題，心理社会的障害，貧困や変化する環境によって日常生活における機能が妨害されている人々や集団	障害予防，日常活動に対処する能力の増進，開発，回復，維持，自立して満足できる健康的なライフスタイルでの生活，機能と生産性の向上	（略）OT aims to prevent dysfunction, to promote, develop, restore and maintain abilities needed to cope with daily activities, to live a satisfying independent healthy life-style and to increase functioning and productivity（略）OT provides services to people or groups, whose ability to function in everyday living is disrupted by physical illness or injury, developmental or learning disability/problems, the aging process, mental illness, emotional problems, psycho-social dysfunction, poverty or adverse environmental conditions.（略）
オランダ（2005）	クライアント	自分自身の環境で日常活動を最高のやり方で遂行すること	OT offers the client the opportunity to reach an optimal way of performance in daily activities in their own environment.（略）
ニュージーランド（2002）	人々	作業への参加を通して意味があり満足する生活に導くこと	OT is a profession that enable to lead meaningful and satisfying lives through participation in occupation.
ナイジェリア（2004 以前）	生産的で意味のある生活を行う技能に関連する健康状態にある全年齢層の人	セルフケア，仕事と遊び，自由時間で特定された活動の遂行の機会の提供，他者への依存からの自由，哀れみではなく尊厳	OT is the means by which people of all age groups with health conditions can be involved in the art of living a productive and meaningful life.（略）provides the avenue for opportunities to perform activities identified with self-care, work/play and free time. OT works with the individual towards promoting freedom from dependence on others and to attract respect and not pity.（略）
ポルトガル（2004 以前）	身体的，精神的，発達的，社会的などの障害	評価，治療，可能化	Assessment, treatment and enablences of people with physical, mental, developmental, social or other dysfunctions,（略）
シンガポール（2002）	身体的，精神的健康の問題により日常生活が影響を受けている全年齢層の人々	その人の文化的環境で，仕事，セルフケア，遊び，なじみのある役割において望ましい機能レベルの獲得	OT is a health discipline which is concerned with people of all ages whose everyday life has been affected by physical and/or mental health problems. It uses meaningful activities and variety of treatment methods to obtain a desired level of functioning in work, self-care, play and familial roles within the person's cultural environment.（略）
南アフリカ（2002）	クライアント	作業障害を回復するための，意味があり，目的があり，社会文化的に承認された活動の使用	OT uses the client's active engagement in meaningful, purposeful and socio-culturally approved activities to remediate occupational dysfunction precipitated by illness, injury, developmental delay, lack of environmental resources and opportunity.（略）
スペイン（1999）	人々	作業活動を遂行する能力の評価と，その能力が低下するリスクや低下があるときの介入	OT is the health and social discipline that assess the person's ability to perform the occupational activities and intervenes when said ability is at risk or deteriorated by any means.（略）
スウェーデン（2002）	人間	社会的文化的に定義された活動の中で表明された人間の行うこと	The subject of OT concerns the doings of humans as they are expressed in the context of socially and culturally defined activities.（略）
スイス（2003）	人々	人間の基本ニーズであり治療効果のある作業	（英語表記なし）
台湾（2000）	身体的，心理的障害，発達障害，学習障害，老化，不適切な社会文化的環境により，日常機能や社会参加が制限されている人	日常活動の選択，調整，実行を援助することによる QOL の改善	OT is aimed at improving an individual's quality of life by assisting him/her to choose, arrange and carry out daily activities. Individuals who include those whose daily function and social participation are limited by physical and/or psychosocial dysfunction, developmental disabilities, learning disabilities, aging, or inadequate socio-cultural environment.（略）
タイ（2002）	患者	日常生活活動を遂行するため，および地域で自立するための機能を維持，向上すること	OT is one professional, who provide physical, mental and social rehabilitation service to the patients. We use all purposeful activity that fill a person's waking hour as the media in order to maintain and improve their functions for being able to perform activity of daily livings and to be independently living in community.
ウガンダ（2002）	身体，精神，社会的問題がある人々	日常生活活動でできるだけ自立すること	A method of treatment where functional activity is the focus to help people with physical, mental, and social problems to be as independent as possible in activities of daily living.（略）
イギリス（2004）	人々	作業への参加を通して健康，安寧，生活満足に達すること	OT enables people to achieve health, well being and life satisfaction through participation in occupation.
アメリカ（2004）	個人や集団．疾病，傷害，病気，不調，障害，活動制限，参加制約があるか，その危険性がある人	家，学校，職場，地域，その他の場面での役割や状況への参加	The practice of OT means the therapeutic use of everyday life activities (occupations) with individuals or groups for the purpose of participation in roles and situations in home, school, workplace, community, and other settings. OT services are provided for the purpose of promoting health and wellness and to those who have or are at risk for developing an illness, injury, disease, disorder, condition, impairment, disability, activity limitation, or participation restriction（略）

③ 日常生活の自立：

日常生活の自立，日常活動の自立と記載しているのは，11団体あった．別の4団体（アメリカ，シンガポール，モーリシャス，ナイジェリア）は日常生活という言葉の代わりに，家，学校，職場，余暇時間，役割など，具体的な場面について記載していた．

④ QOL：

日常生活の自立を記載している11団体のうち3団体（韓国，台湾，マルタ）では，生活・人生の質（Quality of Life；QOL）も併記していた．さらに，ナミビアとアイルランドでは，健康的あるいは満足するライフスタイルという表現を用いて，特定の活動の自立を超えた生活の質について言及していた．

⑤ 作業：

人間作業，作業，人間が行うことという記載が，カナダ，スウェーデン，オーストラリア，チリといった1998年以降のWFOT学会開催国を含む9団体にみられる．対象とする作業を特定すること，作業を遂行すること，作業を遂行する機能を高めることが強調されている．

ほかにも目的のある活動や作業を手段として使うことを述べている団体は多い．作業の定義についての付随説明が記載されていた9カ国の団体について表4.9に示した．ニュージーランドはカナダの定義[12]を採用していた．

⑥ 健康：

WFOT，ケニア，イギリス，ニュージーランドは，作業を活用したり，作業への参加を通して，健康，安寧，意味があり満足する生活を増進することを強調している．ここでの健康とは，身体的，精神的，社会的によい状態（well-being）という世界保健機関の定義に相当すると考えられる．

⑦ 正義・公正：

解放と自律性（ブラジル），他者への依存からの自由，哀れみではなく尊厳（ナイジェリア）という記載から，人権保護や民主主義といった社会正義の実現を目指す姿勢がうかがわれる．すべての人々が自分に適した作業を行うことができる正義・公正が実現した社会，という理想を掲げて行動しようという考え[11,13]を反映していると思われる．

作業療法の対象は，障害者からすべての人へ，個人から集団へと拡大しつつあり，伝統的な作業療法には含まれなかったような対象に対して作業療法が行われている．2002年にアメリカ作業療法協会が発表した「作業療法実践枠組み」では，作業療法には，確立・回復（establish or restore），維持（maintain），調整（modify），創造・促進（create or promote），予防（prevent）といった5種類のアプローチがあると説明している[14]．

3. 伝統的な作業療法の対象とアプローチ

確立・回復と維持のアプローチは，患者や障害者の能力回復や維持を目指す伝統的なアプローチである．日本では，身体障害，精神障害，発達障害，老年期障害という領域を設定して，具体的な知識と技術を蓄積してきた．さらに，中枢神経疾患，整形外科疾患，呼吸器疾患など，疾患別の治療に貢献する知識と技術をもった作業療法士も誕生している．

作業療法では，環境や作業を変化させることによって，代償，適応をはかる調整と呼ばれるアプローチも行われてきた．住宅改修や1日のスケジュールの見直しや調整などである．

4. これからの作業療法の対象とアプローチ

伝統的な作業療法の対象に加えて，最近は明らかな疾患や障害のない人々も作業療法の対象となっている[13,14]．先に述べた，創造・促進とは，ヘルスプロモーションと同義であり，障害がない，あるいは遂行を妨害する要素が何もない場合のアプローチである[14]．そうしたアプローチとして，学齢児の合理的な手荷物づくり，退職後の生活準備，高

表 4.9 作業療法の定義文書に記載されている作業の説明 (文献 10 より抜粋して作成)

国	作業および人間作業の説明
アルゼンチン	人間作業とは,身体的,心理的,社会的,文化的能力との関係における活動. Human occupation—activity in relation with the physical, psychological, social and cultural interaction ability.
カナダ, ニュージーランド	作業は,個人と文化により名付けられ,組織化され,価値と意味を与えられた日常生活の活動や課題の一群,人が自分で行うすべてのもので,自分の世話をすること(セルフケア),生活を楽しむこと(レジャー),地域の社会や経済に貢献すること(生産性)である. Groups of activities and tasks of everyday life, named, organized, and given value and meaning by individuals and a culture; occupation is everything people do to occupy themselves, including looking after themselves (self care), enjoying life (leisure), and contributing to the social and economic fabric of their communities (productivity). (Canadian Association of Occupational Therapists, 1997)[9]
チリ	人間の行う作業は,日常生活活動のすべてを含み,そこで人は環境に適応し,生産的であり,自分の自律性と仕事と自由時間の使用に満足を得るものである. Human occupation includes all the activities of everyday life in which persons of an age are involved and it allow them to adapt themselves to their environment, to be productive and to obtain satisfactions in their autonomy, work and use of free time.
デンマーク	日常生活の作業は,個人にとって意味があり,必要な課題であり,日々の生活,仕事とレジャー,地域活動への関わりと関連するものと定義される. Everyday life occupations are defined as tasks meaningful and/or necessary for the individual and related to daily life, work and leisure, and involvement in community activities.
アイスランド	作業には,自分自身や家族へのケア,地域への貢献,遊び,生活を楽しむために人が行うすべてのことを含む. Occupation, which includes everything people do to care for themselves and their families, contribute to their communities, play, and enjoy life.
ケニア	作業とは,人が目覚めてから眠るまでに行う活動で,日常生活活動,生産的仕事,遊びやレジャーを含む.これらの活動の遂行では人間性の各要素と遂行を可能にするような環境の使用が関連する. Occupation in this context is taken to mean all those activities that one engages in from the time one wakes up to the time he sleeps. They include activities of daily living (ADL), productive work, play or leisure. The performance of these activities involves the use of specific components of our humanity and an enabling environment.
韓国	作業は,全種類の精神的,身体的,社会的活動で個人にとって意味がある. Occupations are all kinds of mental, physical, and social activities that are meaningful to an individual.
イギリス	作業とは,日々の活動で文化的価値観を反映し,生活を構造化し個人に意味を与える.これらの活動は,セルフケア,喜び,社会参加といった人間のニーズを充足する. Daily activities that reflect cultural values, provide structure to living and meaning to individuals; these activities meet human needs for self care, enjoyment and participation in society. (Willard & Spackman's occupational therapy 10th edition, 2003)

齢者のための自動車運転など，健康な対象者とともに，さらに健康を増進する作業療法プログラムが提案されている．

作業療法の予防効果についても最近注目され，その活用が広まっている．健やか高齢者研究[15,16]を行った南カリフォルニア大学の研究者は，「ライフスタイル再構築（Lifestyle Redesign）」プログラムの成果を発表した．作業に焦点を当てて生活を見直し，学習と体験を通して生活を変化させていくこのプログラムは，北米だけでなく，欧州諸国でも始まっている．

5．作業療法の対象の拡大

人は自分に適した作業をすることによって，より健康に生きることができるという考えを具現化する作業療法が，伝統的な領域以外で展開されてきている．人が作業する存在であることを認め，すべての人の作業ニーズの充足を実現することを，作業的公正（occupational justice）と呼ぶ[13]．作業的公正は，社会資源の平等な配分や参加機会の均等性が高まるプロセスの中で実現されていくものである．Wilcock[13]は，行うこと（doing）に加えて，自分の存在（being）が確かなものとなり，将来に向かって自分のありよう（becoming）が決まり，自らが所属する（belonging）地域や集団ができ，それが生き延びること（survival）と健康（health）につながると考えた．

作業療法の考えや技術を使って，開発途上国のストリートチルドレンを対象として，意味のある作業を行うことを奨励したり，長年戦時下にあった地域で，地域復興と一体となって，障害者の自立と社会参加を推進する行動を展開した例が報告されている[17]．日本でも意味のある作業経験が健康につながることが報告されている[18]．

まとめ

作業療法の対象は，患者，障害者からすべての人々へと広がっている．また，作業療法の強調点も機能障害から日常生活の自立，社会参加，QOL，健康，作業的公正を実現する社会の創造へと拡大している．作業療法士には，新たな作業療法を展開するための知識と技術が求められている．

▶引用文献

1) World Health Organization (WHO)：on line, 〈http://www.who.int/en/〉, accessed 2007-7-30.
2) 障害者福祉研究会・編：世界保健機関（WHO）ICF国際生活機能分類―国際障害分類改定版．中央法規出版，2002．
3) WHO：International Classification of Functioning, Disability and Health (ICF) (on line, 〈www.who.int/classification/icf〉, accessed 2007-7-30).
4) WFOT：Definition of Occupational Therapy (2004) (on line, 〈http://www.wfot.org/Document_Centre/default.cfm〉, accessed 2007-7-30).
5) World Health Organization：Towards a Common Language for Functioning, Disability and Health ICF, 2002 (on line, 〈www.who.int/classification/icf〉, accessed 2007-7-30).
6) 国立特殊教育総合研究所：ICF（国際生活機能分類）活用の試み．ジアース教育新社，2005．
7) 上田 敏：ICF（国際生活機能分類）の理解と活用．きょうされん，2005．
8) 高橋 泰：ICF イラスト・ライブラリー (on line, 〈http://wwwsoc.nii.ac.jp/jpta/05-data/icf_jpn/index.html〉, accessed 2007-7-30).
9) 吉川ひろみ：作業療法研究・作業療法行療法の理論的枠組みに関するこの10年と今後．OTジャーナル 40：257-265，2006．
10) World Federation of Occupational Therapists：Definitions of Occupational Therapy Draft 7-August 2005 (on line, 〈http://www.wfot.org.au/office_files/DEFINITIONS%20-%20DRAFT7Aug2005.pdf〉, accessed 2007-7-30).
11) Townsend E：Occupational therapy's social vision. Canadian Journal of Occupational Therapy 60：174-184，1993（吉川ひろみ：学びたい世界の作業療法．OTジャーナル 37：239-242，2003）．
12) カナダ作業療法士協会（吉川ひろみ・監訳）：作業療法の視点―作業ができるということ．大学教育出版，2001．
13) Wilcock AA：An occupational perspective of

health. Slack, Thorofare, 2006.
14) American Occupational Therapy Association : Occupational therapy practice framework: Domain and process. Amer J Occup Ther, 56 : 609-639, 2002.
15) 齋藤さわ子：南カリフォルニア大学による The Well Elderly Study. OTジャーナル 37 (8)：842-845, 2003.
16) 齋藤さわ子：南カリフォルニア大学ライフスタイル再構築プログラムの紹介. OTジャーナル 37：1003-1006, 2003.
17) Kronenberg F, Algado SS, Pollard N : Occupational therapy without borders: Learning from the spirit of survivors. Elsevier, London, 2005.
18) 高木雅之：身体障害者施設入所者に対するパソコンを使用したプログラムが作業遂行及び健康観に与える効果. 作業療法 27 (5)：522-532, 2008.

演習問題

❶ 生活機能の状態に影響を与える環境について説明しなさい．
❷ ICFの概要を説明しなさい．
❸ 作業療法におけるICFの利用法を提案しなさい．
❹ 諸外国における作業療法の対象について説明しなさい．
❺ 諸外国における作業療法の強調点について説明しなさい．

第5章

作業療法の実際

✎ 学習課題

1. 作業療法の基本的原理を3項目挙げることができる．（Ⅰ）
2. 作業が人間にとって不可欠なものである理由がいえる．（Ⅰ）
3. 作業はどのように変化するのかをいえる．（Ⅰ）
4. 作業をどのように治療の手段として使用できるか述べることができる．（Ⅰ）
5. 治療の対象領域について説明できる．（Ⅰ）
6. 理論に含まれる構成要素を説明できる．（Ⅱ）
7. 「理論は専門職を導く羅針盤である」とはどういう意味か説明できる．（Ⅱ）
8. 作業療法理論の役割は何か説明できる．（Ⅱ）
9. 理論にはその含む範囲によってレベルがあることを理解できる．（Ⅱ）
10. 作業行動の視点から導き出された理論にはどのようなものがあるかいえる．（Ⅱ）
11. リハビリテーションの視点から導かれた理論にはどのようなものがあるかいえる．（Ⅱ）
12. 発達的・神経学的視点から導かれた理論にはどのようなものがあるかいえる．（Ⅱ）
13. 学習の視点から導かれた理論にはどのようなものがあるかいえる．（Ⅱ）
14. 医療領域における作業療法の対象と目的を理解できる．（Ⅲ）
15. 医療領域で行われている作業療法評価を理解できる．（Ⅲ）
16. 医療領域で行われている作業療法の手段を理解できる．（Ⅲ）
17. 福祉領域における作業療法サービスの提供手段を理解できる．（Ⅲ）
18. 福祉領域における作業療法の対象と目的を理解できる．（Ⅲ）
19. 医療領域と福祉領域の作業療法の違いを理解できる．（Ⅲ）
20. 福祉領域で行われている作業療法評価を理解できる．（Ⅲ）
21. 福祉領域で行われている作業療法の手段を理解できる．（Ⅲ）
22. 特別支援教育の理念について理解できる．（Ⅲ）
23. 教育支援領域における作業療法の意義を説明できる．（Ⅲ）
24. 仕事・職業という概念を語ることができる．（Ⅲ）
25. 雇用就労と福祉的就労の意味が理解できる．（Ⅲ）
26. 障害者への就労支援と作業療法士の役割が理解できる．（Ⅲ）
27. 医療・福祉などの領域によらない，作業療法士の活動する領域を列挙できる．（Ⅲ）
28. 国際協力などの専門職として果たすべき役割を理解できる．（Ⅲ）
29. 病期別の理解と「一連の作業療法の流れ，連続性」を説明することができる．（Ⅳ）
30. それぞれの病期の特徴（時期的，医療的管理の重要性など）を述べることができ

る．（Ⅳ）
31. それぞれの病期の作業療法の特徴（疾病の理解，予後予測）などを述べることができる．（Ⅳ）
32. それぞれの病期の対象となる障害への作業療法の特徴を述べることができる．（Ⅳ）
33. 圏域の概念を説明できる．（Ⅴ）
34. 作業療法における圏域の意味を説明できる．（Ⅴ）
35. 圏域による作業療法の違いを述べることができる．（Ⅴ）

🔔 キーワード

作業療法の原理　　　内的要因　　　外的要因　　　発達的変化　　　適応的変化
環境調整　　　治療（remediation）　　　代償（compensation）
対象者の権利擁護・代弁（advocacy）　　　作業療法理論　　　理論の四つの役割
理論の四つのレベル　　　作業遂行（occupational performance）能力
公的医療保険　　　介護保険制度　　　障害者自立支援法　　　特殊教育
特別支援教育　　　児童福祉法関連施設　　　生活モデル
障害者雇用対策基本方針　　　法定雇用率　　　福祉的就労　　　職業リハビリテーション
JICA　　　青年海外協力隊　　　シニア海外ボランティア　　　社会資源
地域リハビリテーション　　　CBR　　　開業権　　　契約関係　　　指定事業者・施設
NPO法人　　　保険診療報酬　　　意識障害　　　ICU症候群　　　廃用症候群
早期離床　　　高次脳機能障害　　　安静と休息　　　国際生活機能分類（ICF）
クリティカルパス　　　地域連携クリティカルパス（地域連携パス）
日常生活動作（日常生活活動）（ADL）
手段的日常生活動作（手段的日常生活活動）（IADL）
生活関連動作（生活関連活動）（APDL）　　　障害受容　　　包括的アプローチ
国民皆保険　　　老人保健法　　　ホスピス　　　リスクマネジメント
スピリチュアリティ　　　圏域　　　単一区市町村圏域　　　複数区市町村圏域
都道府県圏域

📖 この章の概要

　　作業療法の活動の場は急速に広がっている．この章では実際の作業療法の広がりを紹介する．各領域で共通する作業療法の原理および理論を解説し，領域別（医療・福祉・教育・就労支援，その他），病期別（急性期・回復期・維持期・終末期）および圏域別（都道府県圏域・複数区市町村圏域・単一区市町村圏域）での作業療法の目的，内容の特色を解説する．

I. 作業療法の原理

　原理とは,「認識または行為の根本法則」を指す(『広辞苑 第5版』).したがって,「作業療法の原理」には作業についての専門職の共通の認識と,作業療法実践の基本的要素が含まれなければならない.McColl[1]は,作業療法の基本的原理を以下の3項目にまとめている.
　① 作業は人間にとって不可欠なものである.
　② 作業は内的・外的要請に応じて変化する.
　③ 作業療法士は健康と幸福増進のために作業を治療の手段として使用できる.

　これは作業療法の草創期から変わらない原理である.以下に最新の動向を踏まえて各項目を要約する.

1. 作業は人間にとって不可欠なものである

　作業は作業療法の中核概念である[3,4].作業には,日常生活活動(ADL;Activities of Daily Living),手段的日常生活活動(IADL;Instrumental ADL),教育,仕事,遊び,レジャー,社会参加の七つの領域が含まれる.言い換えれば作業は「生きること」そのものである.作業療法は障害のある人が自己の望む作業に取り組めるように治療・指導・援助する専門的職業である.

　なぜ作業が人間にとって不可欠なのか.アメリカ作業療法協会(AOTA;American Occupational Therapy Association)の「作業療法の哲学的基礎」(1979)では以下のように述べられている.「人間は目的ある活動を行うことで発達が促される活動的な生き物である.…目的ある活動を通し,肉体的・精神的健康及び社会的・物理的環境に影響を与えることができる.作業療法は…目的ある活動(occupation)が障害を予防し,治療し,最大限の適応能力を引き出すために利用できるという信念に基づいている」[2].「人間とは,環境に働きかけ,環境を克服しようとする本質的欲求を持つ作業志向的存在(ccupational being)である」(Reilly, 1962)[2]ともいわれる.

2. 作業は内的・外的要請に応じて変化する

　作業の変化には発達的変化,適応的変化,環境調整による変化の三つがある(McColl)[1].それにつれて作業療法の内容・手段が変化する.

2-1 発達的変化

　発達には二方向がある.一つは,誕生からの生物学的プログラムに沿って一定の順序で起こる発達(垂直的発達,成熟過程),二つ目は内的要因(個人因子)と外的要因(環境要因)の相互作用によってどの年代でも起き,行動の変化をもたらす発達(水平的発達)である.作業療法の有効性を発揮できる発達的観点として,現在は後者の立場をとる傾向にある.

2-2 適応的変化

　人間の健康を病気からの解放というより,環境への適応という観点からみるのが,作業療法の独自の見方である.この適応的変化とは,環境に適応して自分の能力を発揮していくだけではなく,環境に働きかけ,環境を変えることによって主体的に変化していくことを含む.障害を負った人々が社会参加をするために,不便なこと・不利な条件を自ら社会に訴え,職業選択の自由や公共交通機関・公共建物などのバリアフリー化を勝ち取ったように,自分の望む作業ができるように環境を整え能力を発揮していくことも適応である.「人間は環境に働きかけ,環境を克服しようとする本質的欲求を持つ」(前述)とは,目的のある適応行動(purposeful adaptation)がとれるということでもある.

2-3　環境調整

環境調整は，個人を取り巻く社会環境を障害者や弱者に合わせて調整し改善していくことである．

1950年代初頭，デンマークのバンク-ミケルセンを中心に始められ世界に広まったノーマライゼーション（障害者や弱者の社会への完全参加と統合）という社会運動から，作業療法の臨床で普遍的に行われている住宅改造や福祉用具の製作・調整に至るまで，きわめて幅が広い．今後，作業療法士は個人としても専門職団体としても，対象者と家族への働きかけだけでなく，社会に向けても積極的に働きかけていくことが大きな課題となる．

3．作業療法士は健康と幸福増進のために作業を治療の手段として使用できる

McColl[1]によれば，作業の治療戦略には三つの目的と方法がある．すなわち，治療（remediation），代償（compensation），社会に対する対象者の擁護・代弁（advocacy）である．これらは相互に影響しあって対象者の作業範囲を拡大し，深め，役立つ．

3-1　治療（remediation）

作業遂行上の問題を解決するために，個人のある側面に変化を起こす働きかけをいう．

1) 治療の対象領域

日本では治療の対象領域を年齢区分（発達障害・老年期障害）と障害種別（身体障害・精神障害）で分けている．作業に焦点を当てて治療の対象領域を列挙すれば，以下の4領域にまとめることができる．

① **身体的要因**：筋力・関節可動域・耐久力．
② **認知的・神経学的要因**：内的外的刺激に対する中枢神経系の処理機能で，感覚・知覚・認知・運動と，その統合機能としての日常生活技能が含まれる．
③ **心理学的・情緒的要因**：思考，感情．
④ **社会的・文化的要因**：価値，信念，役割．

このほかにも，第4章で紹介した国際生活機能分類（ICF）がある．

2) 治療目的と方法・手段

① **発達の促進**：これは先に述べた治療の対象領域の①②③という個人的要因の変化を目指す治療で，発達段階や機能レベルに応じて段階づけられた運動療法，訓練用具，遊びや趣味・手工芸・ADL・仕事の一部などを用いて心身機能の回復をはかることである．

② **適応性の拡大**：治療的活動を用いて社会生活への適応性を拡大させる治療で，ADL訓練から職業前訓練，コミュニケーション能力を含む対人関係技能の促進に至る幅広い活動が用いられる．これらを通して自己有能感と自尊感情を育て，社会の中で代えがたい個人として生きていく価値，信念，役割の獲得を目指すことである．

3-2　代償（compensation）

失われた身体機能を補うもの（機能代償）の発見と開発を指す．リハビリテーションの主要な手段として，普遍的に用いられてきた方法である．「右手が使えなければ左手で，手が使えなければ足で，歩けなければ車いすを使用し，手足がなければ義手義足をつける」などがこれにあたる．代償動作訓練，福祉用具の適用という呼称も使われる．

3-3　社会に対する対象者の擁護・代弁（advocacy）

治療戦略の3番目は社会に対する障害者の生きる権利の擁護・代弁で，以下のような活動がある．

① 建造物や情報への容易なアクセス，② 共生社会実現のための社会教育，③ 公共施設のバリアフリー化，④ 新しい役割獲得のための話し合い，⑤ 法律・制度の改変，⑥ サポートネットワークの

結成．

　作業療法士は，目の前にいる対象者の具体的問題を通して発言し活動できる強みがある．一人の問題は皆の問題でもある．根気強いひとつの取り組みが社会を変える力をもつ場合がある．

▶引用文献
1) McColl MN：Therapeutic process to change occupation. In McColl MN, et al：Theoretical basis of occupationa therapy (2nd Ed), Slack Inc., Thorofare, 2003, pp.179-182.
2) Miller B, et al（岩崎テル子・監訳）：作業療法実践のための6つの理論．協同医書出版社，1995, pp.2-5, pp.244-246.
3) Yerxa E, Clark F, Frank G, et al：An introduction to occupational science, A foundation for occupational therapy in the 21st century. Occupational Therapy in Health Care 6（4）：1-17, 1990.
4) 世界作業療法士連盟（WFOT）（日本作業療法士協会・訳）：作業療法士教育の最低基準2002改定版．日本作業療法士協会，2006, pp.2-3.

II. 作業療法の理論

1. 理論とは

　理論とはある現象についての組織立った思考方法である．理論はその現象についての相互に関連した前提（assumption），概念（concept），定義（definition）がセットになっており，これらは相関関係や因果関係によって結びつけられる．またその現象を変化させたりコントロールする方法も提示する．「前提」は専門職の価値観や信条を現し「作業療法の哲学的基礎」（AOTA, 1979）[1]として明文化されている．作業療法に共通する「概念」は人間，作業，環境，健康，福祉である[2]．この概念は以下に述べる理論のレベルに応じて様々な下位概念に分けられている．「定義」で最も広範なのは第2章の「作業療法の定義」であるが，概念と同じく理論のレベルによって異なる．

2. 理論は専門職を導く羅針盤である

　1917年アメリカで世界最初の作業療法士の専門職集団（後のアメリカ作業療法協会）が設立されてから一世紀が経とうとしている．この間作業療法士たちは，哲学・倫理学はもとより，自然科学・人間科学に関するあらゆる分野から知識を吸収して，作業療法独自の知識基盤を築いてきた．1990年代は理論の年代といわれるほど，従来の理論と実践が問い直され，新しい大きな枠組みの中で発展してきた．

　作業（occupation）が心身に及ぼすよい影響は，洋の東西を問わず古代から認識されていた．それがなぜ，どのように役立つのか，納得できる根拠を提示することが，ここで紹介する各理論の成立動機であった．理論のない学問はなく，理論をもたない実践は専門職とは呼ばれない．「専門職と技術職を分けるのは意志決定のために理論を使うか否かである」とWilliamson[3]は述べている．理論は専門職としての行為を導き，結果を予測して治療にあたらせてくれる羅針盤である．

　作業療法理論は専門職全体としての長い実践の積み重ねと，優れた個人の統合能力によって体系化されてきた．その理論もまた実践の指針として役立ちうるかが臨床の場でテストされ，充実発展するか，または他の理論に取って代わられる．したがって理論の変遷は作業療法そのものの変遷といえる．

3. 理論の役割

　専門職の責務として，自らの実践を導く理論体系を知り，理論の果たす役割を確認しておくことは大切である．理論の役割をReed（1998）[4]とMillerら（1988）[5]を参考にまとめると次の4項目になる．

　① 理論は作業療法のユニークな知識体系を確立し，作業療法アプローチの独自性を示す：

　　芸術療法，音楽療法，レクリエーション療法など

日常生活の中で行われる活動の一部を治療手段とする治療法は数多く存在するが、日常生活活動から教育、仕事、遊び、レジャー、社会参加まですべての生活行為を「作業 occupation」として包含するものは他に類をみない。アメリカ作業療法協会（AOTA）の「作業療法実践の枠組み」（2002）[6]に従えば、作業療法は固有の文化や環境（背景 context）の中でライフサイクルに応じて個人の作業遂行（occupational performance）能力を改善向上させるために、作業技術（performance skills）と作業パターン（performance patterns）を分析研究し、作業遂行に必要な心身機能と身体構造、活動について多面的な評価と治療を行うものとしている。これは作業療法の独自性といえる。人々の健康に貢献するこのような独自性がある限り、専門職として存在する意義がある。

② 理論は作業療法の守備範囲を明確にする。守備範囲は社会情勢の変化に応じて変化する：

守備範囲とは作業療法士が専門とする治療・指導・援助（以下、介入）の対象領域を指す。理論は作業療法士がどのような価値観と信念に基づいて、何に焦点を当て介入を行おうとしているのかを明確にする。AOTAは実践と理論を通じて哲学的基礎と倫理綱領を定め、守備範囲として上記「作業療法実践の枠組み」を提示した。日本作業療法士協会もガイドラインを作成している。これらは社会情勢の変化と専門職の成熟に伴って改訂が重ねられ、ガイドラインは第4版（2006）になる。理論は新しい知識技術を吸収し、政治社会文化の変化とも連動して定期的に更新されうる。

③ 理論は実践に妥当性を与えその手引きとなる：

理論は問題設定と問題解決のための鍵となる。理論は眼前の事象に名前をつけるための言葉や概念を与え、概念間の論理的関係をわかりやすく説明してくれる。「なぜ作業療法が障害の改善と生活への適応を可能にするのか」を実践と検証を通して明示することで、作業療法の妥当性を証明してくれる。また直感や予感を、体系的に組織化し、研究可能な概念や変数に変えてくれる。

④ 理論は診療報酬を正当化する：

治療の妥当性は診療報酬と直接的に結びつく。厳しい医療経済の中で診療報酬を得られるか否かは、専門職の存立を左右する。治療理由の説明は理論を通して行われ、効果の証明は研究を通して行われる。

☆ 文献6)には作業療法の理論と実践に使われる多くの用語の説明がある。世界の作業療法界で共通に使われる用語が多いので、必ず目を通そう。

4. 理論のレベル

Reed[4]によると、理論は四つのレベルに分けられる。

① meta theory メタ（超）理論：一つの専門職の全体像を述べたもので、専門職としての妥当性を裏づける理論。ここで述べられるのは、作業の意味、作業療法とは、科学としての作業療法、専門職としての作業療法など抽象的な事柄で、直接的に臨床に結びつくものではない。

《例》作業科学（Yerxa, et al, 1989）（表5.1、以下同じ）。

② grand theory グランド（全体）理論：専門職が関わる現象のすべてのレベルにわたって、主要な目標や概念を述べたもので、やや一般的かつ抽象的な理論。

《例》作業療法の理念（Mayer, 1922）、成長と発達の促進（Llorens, 1970）、人間作業モデル（Kielhofner, 1980）。

③ middle range theory 中間理論：扱う現象のレベルは比較的広範であるが、専門職の関わるすべての現象を含まない。

《例》感覚統合（Ayres, 1968）、感覚運動療法（Rood, 1956）、認知能力障害（Allen, 1985）。

④ practice theory 実践理論：治療目標と治療方法について述べた理論。

《例》生体力学的治療理論

アメリカでも日本でも主に中間理論と実践理論にはしばしば「アプローチ」や「モデル」の語が使われる．理論家によって異なった意味で使われるこれらの語彙は混乱を招き理解を妨げる．理論を読むときには語彙の定義を確認する必要がある．

この理論の四つのレベルは相互に密接な関係があり，互いに影響しあって変化する．

5．代表的な作業療法理論

表 5.1 に示した理論とその提唱者は，いずれも日本の作業療法に深い影響を与えたアメリカの作業療法士である．一人の理論家がなぜ，どのように理論を形成していったのかは文献3)に詳しく述べられている．個々の理論の要約は表 5.1 にまとめた（文献は表下部参照）．この項では "Willard & Spackman's occupational therapy, 10th edition"（2003）[7]で紹介されている理論と概念枠組み（frame of reference）を紹介する．

5-1 「作業行動」の視点から導き出された理論

Reilly が提唱し，教え子たちに引き継がれた作業行動理論．「作業」に取り組む主体の有能性，達成感への欲求や，作業役割，適応能力という人間のもつ能動的行動を「作業行動」として重視する理論である．作業役割とは，クラスの委員になる，父・母の役目を果たす，職場で役職に就くなど特別な役割だけでなく，発達過程の各年代で希望し期待される作業（遊び，勉強，サークル活動など）に参加することも役割と捉え，個人の能力を引き出す貴重な機会と捉えている．

1）人間作業モデル（Model of Human Occupation）

Kielhofner と Burke の同名論文（1980，改訂 1985, 1995, 2002）による理論．人間を環境と相互作用をもつオープンシステムとして捉えた．オープンシステムとしての人間は，行動的であり目的志向的であり意図的な生き物である．人間は環境から情報やエネルギーを取り込み（入力 intake），この情報やエネルギーを自己維持とさらなる環境との交流をはかるために使い（処理 throughput），また環境との相互作用を引き起こし（出力 output），環境からのフィードバックを受けて反応を検討し修正する．「処理」の中にはサブシステムとして「意志」「習慣化」「遂行能力」の三つが据えられた．人間は自分の目的に適う価値ある作業を**意志的**に選択し，練習と反復を通して**習慣化**をはかる．これを可能にするのが**遂行能力**で，運動能力・処理技術・コミュニケーション能力などの技能から成る．つまり作業療法は人間をオープン（環境に開かれた）システムとしてよりよく機能させることである．

2）作業適応（Occupational Adaptation）

Schkade と Schultz（1992）による理論．作業療法草創期から論じられてきた作業と適応という二つの概念の統合をはかった．すなわち，作業役割に挑戦するときに，作業を通して人と環境および適応プロセスの間の統合がはかられる．

3）作業の生態学モデル（The Ecology of Human Performance Model）

生態学的環境（人とその置かれた状況 context）が人の行動と課題遂行に影響するという理論．作業は人－状況－課題遂行が互いに影響しあう処理過程である．

作業療法草創期からあったこれらの概念をまとめたのは Dunn, Brown & McGuigan（1994）である．人間遂行のエコロジーモデルとも称される．

4）人間－環境－作業モデル（The Person-Environment-Occupation Model）

世界作業療法士連盟の「作業療法士教育の最低基準」（2002）にも盛られた理論で，カナダのマックマスター大学作業療法グループによって発表さ

表 5.1 代表的な作業療法理論

理論名	理論的基礎	機能-機能障害の見方	評価方法	治療	提唱者（著書出版年）
Meta theory（メタ理論：専門職の全体像を述べた理論）					
作業科学 Occupational science 作業科学は基礎科学であり、作業療法は応用科学と定義 （対象：全年齢、全障害、健常者）	・一般システム理論 ・進化論的生物学、社会学、心理学 ・既存の作業療法理論の整理統合 ① 作業療法実践を学際的に支持する基礎科学の確立を目指す ② 作業と作業遂行に関する知識の体系化と研究が必要 ③ 作業する存在としての人間の研究	① 適応と満足、社会的期待との関係 ② 内発的動機づけ、有能感を求める動因 ③ 生涯発達的観点である ④ 人間システムの全レベルが、作業という出力に貢献する過程に関心をもつ	作業をみるときの三つの視点 1. 形 例：和食と洋食の違い 2. 機能 例：発達・適応・健康・QOLに影響する作業の機能（介護食と自力摂食での人間関係や満足感の違いなど） 3. 意味 作業にこめる個人的意味や価値	・作業が健康と福祉 (well-being) に及ぼす影響を介入研究で明確にした。今後は測定法の開発が課題	Yerxa, EJ Clark, F Henderson, A (1989)
Grand theory（全体理論：専門職が関わる現象の全レベルにわたって主要な目標や概念を述べた理論）					
作業療法の理念 The philosophy of OT	精神医学（道徳療法）、仕事療法 「作業 occupation、仕事療法、行動 action は人間にとって与えられた自然の賜である」とする哲学的前提に立って作業療法の成立根拠を提示	① 精神病の本質は現実世界への適応の障害である ② 現実世界への適応を可能にするのが作業・仕事・活動・行動である	能力による作業の段階づけ	① 仕事、遊び、休息の均衡保持により生活習慣の再構築 ② 活動による適応能力の向上 ③ 対人交流の重視	Meyer, A (1922) Slagle, EC (1933) ＊マイヤー理論に基づく治療モデル（50年代前半まで利用された）
発達モデル Developmental model	発達心理学：人間発達を成熟を支持的環境の中では連続的、段階的に起こる	① 発達の遅れ ② ストレスによる抑制 ③ 発達に必要な環境の欠如	発達レベル、適応行動、機能段階の評価	適切な行動を行わせるために、活動要素を変更し発達を促す環境を創造する	Llorens, L (1970) Ayres, J (1963) Mosey, A (1968)
作業行動モデル Occupational behavior model 人間作業モデル Model of human occupation （対象：全年齢、全障害、特に心身社会的障害）	一般システム理論 哲学、心理学、社会学、人類学、社会心理学	身体的・精神的、発達的障害や遂行が作業行動の選択、組織化、遂行に影響し、作業機能障害を引き起こす。人間は環境との絶えざる交流の中でオープンシステムとして機能し、三つのサブシステム（意志・習慣化・遂行能力）の状態により正常と異常を形成する	・コミュニケーションと相互関係技能評価 ・運動とプロセス技能評価 ・作業機能評価 ・興味チェックリスト ・NIH 活動記録 ・作業状況評価：面接と評定尺度 ・作業遂行歴 ・作業質問紙 ・作業自己評価 他、19 評価法	① 特殊な治療技術は提供していない。多様な作業と多様な介入方法を想定 ② 作業への参加機会の提供を強調 ③ 作業は対象者本人の意志で選択される ④ 作業は役割、習慣、環境と関連したものでなければならない	Reilly, M (1962) Kielhofner, G & Burke, J (1980)
精神力動モデル Psychodynamic model （対象：精神障害者、境界例、心身症、自我同一性困難、現実適応困難）	精神分析学（深層心理学、力動精神医学）：精神現象や行動の因果関係を生物的、社会的な力の因果関係として理解する。（集団力動 group dynamics も入る）	生活適応と組織や集団内の人間関係に働く力動が精神障害者に影響を及ぼし、治療関係にも影響する ① 行為の裏に動く欲望 ② 無意識的欲求同士の葛藤 ③ 精神現象や行動は無意識的欲求との妥協である	精神症状を引き起こす無意識的な欲求の発見と解釈による意識化	自我の防衛機制の変容（対人関係パターンの変容）によりより現実適応を促す	Fidler, G & Fidler, J (1954)

理論名	理論的基礎	機能・機能障害の見方	評価方法	治療	提唱者（著書出版年）
Middle range theory（中間理論．扱う現象のレベルは比較的広範であるが，専門職の関わるすべての現象を含まない）					
感覚統合モデル Sensory integration model（対象：学習障害児）	発達理論（神経発達学・運動発達学）．系統発生的，個体発生的発達原理．実験神経科学システム理論，哲学	感覚入力の処理と統合に問題があると，行動を計画し生み出す上で欠陥が生じ，概念や運動の学習を妨げる	感覚統合と行為検査（17種の個別検査） 観察 生育歴による障害タイプの決定	①障害パターンの決定（前庭-固有受容性，体性感覚障害，感覚調整障害，両側統合障害と連続的行為障害，体性感覚的行為の障害に基づく行為と視覚的行為の障害） ②治療のガイドライン ③講習会による資格認定（国際感覚統合療法協会SII）	Ayres, J (1968)
運動コントロールモデル Motor control model（対象：精神障害，発達障害，頭部外傷，認知症）	神経生理学，神経心理学，人間発達学，心理学，人体運動学 日本ではファシリテーションテクニックfacilitation techniqueまたは神経発達学的アプローチとして紹介されることが多い．PTの運動療法として開発されたがOTにも広く応用（Roodは OT/PT資格，他はPT）	随意運動は発達と中枢神経系発達と再構成の結果である．運動機能障害はCNS障害の結果起こる運動コントロールの障害である	①筋緊張の程度の評価 ②運動発達レベルの評価 ③随意運動コントロールの程度 ④機能回復段階評価 ⑤姿勢と運動パターンの決定と機能的使用	Rood： ①姿勢維持に関与する安定筋（重力作筋）から運動筋（軽作筋）へと回復をはかる ②適切な感覚刺激が特定の運動反応を誘発するBobath：正常運動パターンのための適切な感覚情報を提供するBrunnstrom：回復段階に応じた適切な運動パターンを用いるKabat, Knott, Voss：固有受容性神経筋促通法．正常運動発達の原理（頭部→尾部，中枢→末梢）と多重感覚刺激を用いる	Rood, M (1956) Bobath, B & Bobath, K (1965) Brunnstrom, S (1970) Kabat, H, Knott, M Voss, DE (1963)
認知能力障害モデル Cognitive disability model	生物精神医学，神経学，認知科学．認知はすべての行動の基礎である．認知障害は提示される感覚運動，運動行為などの情報処理能力の相違として記述される		①Allen Cognitive Level (ACL) ②Routine Task Inventory 課題分析	①認知能力レベルに合った課題の提供 ②患者が機能できる環境を明確化し提供する	Allen, CK (1985)
Practice theory（実践理論．治療目標と治療方法について述べた理論）					
リハビリテーションモデル Rehabilitation model（対象：身体障害，発達障害）	リハビリテーション医学．リハビリテーションをモデルと呼ぶときは主にリハ技術を指す．リハ理論はmeta-theoryに匹敵し最も大きな影響を与えたが，OT独自の理論ではないのでこの項へ入れる	基本的ADLと生活関連動作（IADL）作業における残存機能を重視	ADL，IADL，作業，環境へのアクセスに対する能力や障害の程度の評価	①自己のもてる能力で生活していくことを学ぶことで障害を代償する ②自立的生活を得るため環境に適応させる	Willard, HS & Spackman, CS (1954)
生体力学モデル Biomechanical model（対象：身体障害）	物理学，力学，運動学，リハビリテーション医学	身体の構造的安定性，ROM，筋力，耐久力の障害	バランス，ROM，筋力，耐久力テスト	障害を減ずるために必要な訓練や作業の利用→直接的に治療効果の得られる手段方法の利用	Trombly, CA (1977) Pedretti, LW & Zoltan, B (1981)

注：表の項目は文献①p.63による．「モデル」の引用文献はReed③に基づく．
本文に書かれている以外の理論はReed③の分類を基に追加した．

参考文献：①Hopkins & Smith：Willard & Spackman's occupational therapy. 8th, 1993, pp.58-65
②Neistadt & Crepeau：Willard & Spackman's occupational therapy. 9th, 1998, pp.525-549
③Crepeau, EB, Cohn, ES, Schell, BA (Ed)：Willard & Spackman's occupational therapy. 10th. 2003, pp.15-26, 203-275
④Gary Kielhofner：Conceptual foundation of occupational therapy. 1st Ed 1992, 3rd Ed 2004（山田 孝・監訳：作業療法の理論（第1版，1993, pp.73-221），医学書院
⑤秋元波留夫，冨岡詔子・編・新作業療法の源流．三輪書店，1991, pp.146-158 その他関連文献多数
⑥Miller RJ et al（岩崎テルヱ・監訳）：作業療法実践のための6つの理論．協同医書出版社，1995.

第5章 作業療法の実際 147

れた（Law, et al, 1994, 1997）．ここで作業遂行とは，多くの人々の間と彼らの作業，生活し働き遊ぶ環境の中に存在する交流関係の結果であると定義されている．

5-2 リハビリテーションの視点から導き出された理論

リハビリテーション（以下，リハ）は全人間的復権といわれ，障害を負っても可能な限り社会生活を営めるよう治療・援助する思想であり技術である．

1）生体力学理論（Biomechanical Frame of Reference）

身体の構造・機能の障害からの回復を目的とした治療理論．姿勢不安定，筋力低下，関節可動域減少，耐久力低下の改善をはかる．機能回復が期待できない場合は，福祉用具で代償し，住宅改造など環境改善に力を注ぐ．リハ関連専門職共通の治療理論である．

5-3 発達的・神経学的視点から導き出された理論

1）神経発達理論（Neurodevelopmental Theory；NDT）

1940年代イギリスのBobath夫妻が提唱した脳性麻痺児の治療理論．現在は成人の中枢神経疾患の運動療法としても広く使われている．筋緊張と異常運動パターンを減じ，正常運動へと導くために，中枢神経の発達原理に従って運動刺激を加え，脳の運動統合機能を高める．

2）感覚統合理論（Sensory Integration；SI）

Ayres（1968）が提唱した学習障害児に対する神経発達学的治療理論．学習は「感覚情報の固まりをフィルターにかけ，整理し，統合する脳の機能の1つである」とAyresは考え，系統発生，個体発生の発達原理を基礎に据えた発達理論として

完成させた．

5-4 学習の視点から導き出された理論

1）行動主義（Behaviorism）

アメリカのWatson（1913）が，心理学の客観科学化を目指して唱えた学説で多くの後継者がいる．人間や動物の行動の基礎となる法則や原則を，系統的な観察と実験を通して公式化し，観察できない「意識・こころ」を排除する．作業療法では学習と適応行動を支援する技術として使われることがある．

2）認知療法（Cognitive Therapy）

1960年代から70年代にかけて起こった精神療法のひとつ．自己と世界・未来に対する患者自身の認識のずれを態度の変容・合理化・選択的知覚などの方法によって修正する治療理論．作業療法では精神科分野で使われることがある．

3）認知能力障害理論（Cognitive Disability Frame of Reference）

Allen（1985）が精神疾患・頭部外傷者の情報処理能力障害に対する治療理論として提唱した．表5.1の認知能力障害モデルを参照．

4）多面的情況処理アプローチ（Multicontext Treatment Approach）

Josman（1998）の臨床実践に始まる認知療法．特定の認知障害に焦点を当てるのではなく，変化を引き起こす潜在能力を示す行動を明らかにすることで学習を促し，治療戦略の変更を容易にすることで臨床に役立つ．

5）運動学習（Motor Learning）

運動の獲得と応用をテーマとする運動科学（movement science）とその治療（movement therapy）が90年代に起こり，身体障害作業療法領域で注目され研究が始まっている．ここでいわ

れる運動学習とは，経験と練習の結果から生まれる熟達した活動（skilled action）能力の獲得プロセスをいい，最終的に行動の変化を期待する．作業療法の新興理論である．

▶引用文献
1) Hopkins HL, Smith HD（ed）：Willard & Spackman's occupational therapy, 6th ed. Lippincott, New York, 1983, p.27.
2) 世界作業療法士連盟（日本作業療法士協会・訳）：作業療法士教育の最低基準 2002 年改定版. 日本作業療法士協会，2006，pp.4-20.
3) Williamson GG：A heritage of activity. Development of theory. Amer J Occup Ther 36：716-722.
4) Reed KL：Theory and frame of reference. In Neistadt ME, Crepeau EB（ed），Willard & Spackman's occupational therapy, 9th ed. Lippincott, New York, pp.521-524, 1998.
5) Miller RJ, et al（岩崎テル子・監訳）：作業療法実践のための 6 つの理論．協同医書出版社，pp.10-18, pp.228-264，1996．
6) American Occupational Therapy Association：Occupational therapy practice framework: Domain and process. Amer J Occup Ther 56（6）：609-629, 2002.
7) Crepeau EB, Cohn ES, Schell BAB（ed）：Willard & Spackman's occupational therapy, 10th ed. Lippincott, New York, pp.203-275, 2003.

III. 領域別作業療法の実際

1. 医療領域

　医療領域では，対象者の重症度や発症や受傷からの回復状態によって目標とする治療・指導・援助の内容が異なるため，医学的・専門的知識と技術がより強く求められる．また，医学的知識や技術の発展は日進月歩であり，作業療法においても，知識・技術を高めていくために日常的な情報収集と自己研鑽が強く求められる．自らの専門性を向上させ，対象者の状態に応じて，基本的能力の回復や改善，応用的能力の改善と促進，福祉機器・用具等の活用や住環境整備等による社会的適応能力促進への適切な介入を行うことが重要である[1]．

　2006 年度末時点で日本作業療法士協会の会員 33,696 人の約 7 割が一般病院と精神病院を合わせた病院に勤務している（休業中の者を除いた）[2]．

1-1　医療領域の作業療法の対象と目的

　医療領域の作業療法の主たる対象は，身体障害と精神障害である．

　日本作業療法士協会が 2005 年 10 月に実施した調査では，2004 年 10 月から 2005 年 9 月までの医療領域における身体障害作業療法の対象と目的は表 5.2 の結果であった．同様に精神障害作業療法の対象と目的は表 5.3 の結果であった[3]．

　身体障害作業療法の対象と目的では，回答者の 97.2％が脳血管障害を対象としていた．それに伴って失行・失認や失語などの高次脳機能障害も多い．脳血管障害以外の中枢神経性障害ではパーキンソン病，脊髄疾患が多かった．失調症が多いのは，脳血管障害や神経難病との関連が深いと思われる．運動器疾患では骨折，関節リウマチ，末梢神経損傷，脊椎障害，手首及び手の損傷が多い．心臓疾患や認知症，悪性腫瘍なども 4 割以上の回答者が対象としていた．

　これらの疾患に対する作業療法の目的は，運動機能，特に上肢機能の改善や維持・代償に対する指導が多く，運動機能障害に対する作業療法は上肢機能に集中していることがわかる．日常生活活動の改善，身辺処理能力の改善，起居移動の改善も多く，病院などの医療機関で，作業療法士は日常生活活動の専門家として期待されていることがわかる．また認知心理機能の改善も半数以上の回答があり，上肢機能，日常生活活動，認知心理機能へのアプローチが身体障害作業療法の主な目的である．

　精神障害作業療法の対象と目的では，最も多いのが統合失調症，次いで感情障害であり，これらが作業療法の代表的な対象疾患であることがわか

表 5.2 医療領域における身体障害作業療法の対象と目的 (文献 3, p.27, p.28)

(重複回答 N=1,492)

対　象	回答数（％）	目　的	回答数（％）
脳血管障害	1,450 (97.2)	運動機能の改善	1,340 (89.8)
骨折	1,300 (87.1)	上肢運動機能の改善	1,290 (86.5)
パーキンソン病	1,294 (86.7)	日常生活活動の改善	1,288 (86.3)
失行または失認	1,243 (83.3)	身辺処理能力の改善	1,060 (71.0)
関節リウマチ	1,243 (83.3)	運動機能の維持・代償指導	972 (65.1)
脊髄疾患	1,177 (78.9)	起居移動の改善	812 (54.4)
失調症	1,163 (77.9)	上肢運動機能の維持・改善	780 (52.3)
失語	1,128 (75.6)	認知心理機能の改善	767 (51.4)
頭部外傷	1,004 (67.3)		
末梢神経損傷	958 (64.2)		
脊髄疾患損傷	935 (62.7)		
脊椎障害	855 (57.3)		
手首及び手の損傷	822 (55.1)		
心臓疾患	713 (47.8)		
認知症	674 (45.2)		
その他の骨・関節疾患	651 (43.6)		
その他の疾患・障害　悪性腫瘍	635 (42.6)		
加齢による障害　膠原病			

注）対象，目的ともに 40％以上の回答があったものを掲載．

表 5.3　医療領域における精神障害作業療法の対象と目的 (文献 3, p.30, p.31)

(重複回答 N=667)

対　象	回答数（％）	目　的	回答数（％）
統合失調症	654 (98.1)	社会生活適応能力の改善	580 (87.0)
感情障害	605 (90.7)	日常生活活動の改善	555 (83.2)
知的障害	591 (88.6)	余暇活動の指導・援助	518 (77.7)
アルコール依存	556 (83.4)	知的精神的能力の改善	371 (55.6)
器質性精神障害	529 (79.3)	認知心理機能の改善	351 (52.6)
神経症性障害	513 (76.9)	知的精神的能力の維持・代償指導	321 (48.1)
認知症	494 (74.1)	認知心理機能の維持・代償指導	282 (42.3)
成人の人格・行動障害	425 (63.7)		
薬物依存薬物疾患	329 (49.3)		
摂食障害	312 (46.8)		
心身症	310 (46.5)		
情緒障害	302 (45.3)		
その他の精神疾患	294 (44.1)		
てんかん	277 (41.5)		

注）対象，目的ともに 40％以上の回答があったものを掲載．

表 5.4 医療領域における身体障害作業療法の評価と手段 (文献 3, p.28, p.29)

(重複回答 N = 1,492)

評　価	回答数（％）	手　段	回答数（％）
関節可動域	1,264 (84.7)	徒手的訓練	1,407 (94.3)
筋力	1,201 (80.5)	食事	1,328 (89.0)
上肢・手指機能	1,113 (74.6)	移動・移乗	1,319 (88.4)
認知機能	1,019 (68.3)	更衣	1,299 (87.1)
筋緊張	976 (65.4)	器具を用いた訓練	1,237 (82.9)
感覚・知覚	945 (63.3)	排泄	1,232 (82.6)
姿勢	922 (61.8)	起居	1,222 (81.9)
身辺処理能力	906 (60.7)	整容・衛生	984 (66.0)
起居移動	816 (54.7)	物の操作	978 (65.5)
現病歴・治療歴	702 (47.1)	家事	953 (63.9)
協調性	693 (46.4)	各種運動療法	943 (63.2)
反射・反応	449 (30.1)	自助具	908 (60.9)
趣味・興味	392 (26.3)	入浴	852 (57.1)
知的精神的能力	327 (21.9)	書字	845 (56.6)
住居	317 (21.2)	家屋改造	834 (55.9)
生活環境	309 (20.7)	その他の基本訓練	794 (53.2)
生育歴・生活歴	306 (20.5)	紙細工	642 (43.0)
		スプリント	540 (36.2)
		パソコン	456 (30.6)
		車椅子	432 (29.0)
		外出・散歩	398 (26.7)
		編み物	391 (26.2)
		家族相談・指導	374 (25.1)
		革細工	369 (24.7)
		その他の手工芸	367 (24.6)
		囲碁・将棋・オセロなど	328 (22.0)
		絵画	322 (21.6)
		縫い物	320 (21.4)
		籐細工	302 (20.2)
		生活管理（安全，金銭，健康など）	301 (20.2)

注）評価，手段ともに 20％以上の回答があったものを掲載．

る．3番目に知的障害が，そして7番目に認知症が入っている．このような障害は高齢者の増加に伴って今後さらに増すと思われる．その他，アルコール依存，器質性精神障害，神経症性障害，成人の人格・行動障害，薬物依存薬物疾患，摂食障害，心身症，情緒障害，てんかんなどが多かった．

精神障害作業療法の目的は，社会生活適応能力の改善，日常生活活動の改善，余暇活動の指導・援助など能力面の目的が多く，機能面では知的精神的能力の改善・維持・代償に対する指導と，認知心理機能の改善・維持・代償に対する指導が多かった．反面，人的・物理的環境の調整目的は少なかった．

1-2　医療領域の作業療法の内容の特性

医療領域では，まず基本的能力に関する評価を行う．その評価項目には関節可動域，筋緊張，筋力，筋持久力，随意性，反射・反応など運動に関

表 5.5 医療領域における精神障害作業療法の評価と手段 (文献 3, p.31, p.32)

(重複回答 N＝667)

評　価	回答数（％）	手　段	回答数（％）
対人交流技能	576（86.4）	音楽	502（75.3）
コミュニケーション	565（84.7）	編み物	499（74.8）
作業遂行能力	517（77.5）	絵画	479（71.8）
集団参加技能	513（76.9）	書道	475（71.2）
趣味・興味	434（65.1）	その他の軽スポーツ	463（69.4）
生活管理	414（62.1）	外出・散歩	440（66.0）
現病歴・治療歴	374（56.1）	園芸	427（64.0）
生育歴・生活歴	364（54.6）	紙細工	426（63.9）
職業歴・学歴	313（46.9）	ビーズ手芸	425（63.7）
生活時間	268（40.2）	縫い物	420（63.0）
知的精神的能力	238（35.7）	囲碁・将棋・オセロなど	388（58.2）
認知機能	222（33.3）	革細工	380（57.0）
家族構成・関係	174（26.1）	その他の手工芸	305（45.7）
役割	169（25.3）	カードゲーム	298（44.7）
身辺処理能力	149（22.3）	木工	293（43.9）
		パソコン	270（40.5）
		ミーティング	268（40.2）
		陶芸	253（37.9）
		ジグソー	239（35.8）
		刺繍	236（35.4）
		その他のゲーム	207（31.0）
		ゲートボール	203（30.4）
		生活技能訓練	190（28.5）
		家事	183（27.4）
		粘土細工	181（27.1）
		生活管理（安全，金銭，健康など）	178（26.7）
		公共機関利用	168（25.2）
		書字	162（24.3）
		各種社会資源利用	159（23.8）
		籐細工	149（22.3）
		ワープロ	145（21.7）
		ダンス	134（20.1）

注）評価，手段ともに 20％以上の回答があったものを掲載．

する評価，表在感覚，深部感覚，固有感覚，視覚，聴覚，平衡感覚など感覚・知覚に関する評価，肺活量など心肺機能に関する評価，意識水準，見当識，知的機能，気質・人格，意欲，注意・集中，認知，記憶，感情・情緒，思考などの認知・心理に関する評価がある．

次いで応用的能力に関する評価が行われる．その評価項目には，寝返り，起き上がり，座位保持，移乗，立ち上がり，立位保持，歩行，車いす移動などの起居・移動動作の評価，リーチや両手・片手動作などの上肢動作の評価，食事や排泄などの身辺処理の評価，学習能力，論理的思考，問題解決能力，意思決定，行為・企画能力，現実検討，ストレスへの対処，障害の受容などの知的・精神面の評価がある．

これらの評価から得られた問題を治療するため

に作業療法で用いられる手段には，体操やスケートボード，サンディングボード，ブランコ，ダンスなどの各種の身体運動活動（準備活動を含む），食事や排泄，更衣，入浴，起居動作，移動・歩行などの日常生活活動，革細工や木工，陶芸，編み物など手工芸，書字や計算，パーソナルコンピューターなどの仕事や学習活動がある．

日本作業療法士協会の調査で身体障害作業療法の評価と手段は表5.4の通り，精神障害作業療法の評価と手段は表5.5の通りであった[3]．

身体障害に対して基本的に行われている評価は，機能面では関節可動域，筋力，筋緊張，感覚・知覚，姿勢で，同時に上肢・手指機能の評価が実施される頻度が高い．一方，認知機能の評価の実施頻度も高い．能力面では，身辺処理能力や起居移動などの評価が多く行われている．趣味・興味や住居，生活環境，生育歴・生活歴の評価を実施しているのは，回答者の4分の1程度にとどまっている．

よく用いられている治療手段に徒手的訓練や器具を用いた訓練の実施頻度が高かったのは，作業療法の目的で運動機能の改善が高かった結果と合致する．また食事，移動・移乗，更衣，排泄，起居，整容・衛生などの基本的な日常生活活動に関する手段もよく行われている．一方，紙細工，編み物，革細工などの手工芸の実施頻度は低い．

精神障害に対しては，対人交流機能，コミュニケーション，作業遂行能力，集団参加技能などの能力面の評価の実施率が高く，知的精神的能力，認知機能など機能面の評価の実施率は低かった．個人背景に基づいた，障害の構造を把握するために必要な趣味・興味，現病歴・治療歴，職業歴・学歴，生活時間などが多いことが特徴である．

精神疾患の多くは急性期，回復期，慢性期という経過をたどる．症状の不安定な急性期には治療，看護が中心となるが，治療と並行して生活環境の改善や家族の調整，学校や職場との連絡調整も大切である．回復期では主体的な課題設定と動機づけ，課題の実現に適した場所の確保と的確な働きかけが必要である．慢性期では，退院後の社会参加に向けたアプローチが重要である．

2. 福祉領域

福祉領域における作業療法では，障害の軽減をはかる医学モデルに加えて，対象者の生活を維持・向上させる生活モデルの理念と実践がよりいっそう求められる．福祉領域で業務を行う場合，周囲にはほかに医療職が少ないことも多く，対象者のもつ機能・能力障害について医学的視点からの判断を求められることも多い．医療職種が少ない職場では，対象者の状態像に応じて適切な医療技術を提供しうる作業療法士の役割は重要である[1]．

福祉領域では，「介護保険法」や「障害者自立支援法」などにより作業療法サービスが提供される．

作業療法士が関与する介護保険の在宅サービスと目的は表5.6の通りである．また住宅改修に作業療法士が関与するケースも多い．

介護保険の施設サービスでは，病状は安定しているが，カテーテルを装着しているなど常時医療的管理が必要な要介護者が入所する介護療養型医療施設，入院治療をする必要はないがリハビリテーションや看護・介護を必要とする要介護者が入所する指定介護老人保健施設，常時介護が必要で生活が困難な要介護者が入所する指定介護老人福祉施設（特別養護老人ホームなど）で作業療法士が活動している．

2006年4月の介護保険制度改定で重点的に見直された介護予防システムでは，脳卒中モデル，認知症モデル，廃用症候群モデルに対する運動器機能向上，口腔機能向上などの選択的サービスに作業療法士が関与するようになった．

以上のほかにも作業療法士は要介護認定審査会や，介護予防市町村支援委員会の委員として参画し，地域での介護予防システム構築に貢献している．

2006年4月1日から施行された「障害者自立支

表 5.6　作業療法士が関与する介護保険の在宅サービスと目的

サービス種別	目的
通所リハビリテーション	① 身体機能の維持・回復 ② 認知症状の軽減と落ち着きある日常生活の回復 ③ ADL の維持・回復 ④ IADL（手段的 ADL：例えば家事など）の維持・回復 ⑤ コミュニケーション能力または社会関係能力の維持・回復
通所介護	① 外出と社会的な交流 ② 家族介護の負担軽減 ③ 機能訓練・日常生活訓練
訪問リハビリテーション	① 廃用症候群の予防と改善 ② 基本的動作能力の維持・改善 ③ ADL の維持・回復 ④ IADL（手段的 ADL：例えば家事など）の維持・回復 ⑤ 対人, 社会交流の維持, 拡大 ⑥ 介護負担の軽減 ⑦ 福祉用具利用, 住宅改修に関する助言
訪問看護（訪問看護7）	＊訪問リハビリテーションと同じ
福祉用具貸与・販売	① 自立の促進 ② 介護負担の軽減
居宅介護支援	① 要介護者の生活課題（ニーズ）の明確化 ② フォーマル, インフォーマルなサービスの必要性を明確化 ③ サービスの内容や役割を明確化 ④ サービス提供が円滑に行われるよう調整

援法」では，療養介護，生活介護，児童デイサービス，自立訓練（機能訓練・生活訓練），就労移行支援，就労継続支援などのサービスに作業療法士が関与する（『第13巻　地域作業療法学』参照）．

また，身体障害者更生相談所などにおいて，車いすや重度障害者用意思伝達装置などの補装具の給付判定にも作業療法士が関わっている．障害者自立支援法に移行していない旧制度の施設では，身体障害者更生施設，身体障害者療護施設，知的障害者更生施設，精神障害者生活訓練施設，精神保健センターなどで作業療法士が活動している．保健所や市町村の行政機関で活動している作業療法士もいる．

2006年度末時点で介護保険関連施設に約1万人，児童・身体障害・精神障害・知的障害などの障害児者関連施設には約1千人，市町村の保健所や障害児者関連施設には約300人，特別支援学校には約50人の作業療法士が配置されている．医療保険・介護保険制度改革，および障害者自立支援法の方向づけに対応して，今後も増え続ける作業療法士は，身近な地域で居宅生活を支える保健・福祉・介護施設などに配置の割合を移行していく必要がある[2]．

2-1　福祉領域の作業療法の対象と目的

日本作業療法士協会の調査で保健・福祉・介護領域において作業療法を行った身体障害の対象と目的は表5.7の通りで，同様に精神障害の対象と目的は表5.8の通りであった[3]．

その結果からは，身体障害作業療法の対象は脳血管障害，パーキンソン病，関節リウマチなどは医療領域と同様である．それに伴って失語，失行，

表 5.7 保健・福祉・介護領域における身体障害作業療法の対象と目的 (文献 3, p.39, p.40)

(重複回答 N = 667)

対　象	回答数（%）	目　的	回答数（%）
脳血管障害	648（97.2）	運動機能の維持・代償指導	528（79.2）
パーキンソン病	536（80.4）	日常生活活動の改善	512（76.8）
関節リウマチ	456（68.4）	運動機能の改善	452（67.8）
失語	447（67.0）	起居移動の改善	379（56.8）
骨折	444（66.6）	起居移動の維持・代償	373（55.9）
失行または失認	396（59.4）	身辺処理能力の維持・代償指導	308（46.2）
失調症	390（58.5）	上肢運動機能の維持・改善	302（45.3）
脊髄疾患	385（57.7）	身辺処理能力の改善	285（42.7）
心臓疾患	354（53.1）	上肢運動機能の改善	278（41.7）
認知症	303（45.4）	認知心理機能の維持・代償指導	266（39.9）
脊椎障害	270（40.5）	物理的環境の調整・利用	259（38.8）
脊髄疾患損傷	269（40.3）	余暇活動の指導・援助	208（31.2）
頭部外傷	262（39.3）	認知心理機能の改善	203（30.4）
その他の骨・関節疾患	250（37.5）	代償手段の適応	148（22.2）
呼吸器系疾患	247（37.0）	社会生活適応能力の改善	145（21.7）
その他の疾患・障害　悪性腫瘍　加齢による障害　膠原病	241（36.1）		
視覚障害	202（30.3）		
下肢切断	150（22.5）		
末梢神経損傷	144（21.6）		
聴覚障害	140（21.0）		
脳性麻痺	134（20.1）		

注）対象，目的ともに 20%以上の回答があったものを掲載．

表 5.8 保健・福祉・介護領域における精神障害作業療法の対象と目的 (文献 3, p.42, p.43)

(重複回答 N = 104)

対　象	回答数（%）	目　的	回答数（%）
認知症	69（66.3）	日常生活活動の改善	61（58.7）
統合失調症	68（65.4）	社会生活適応能力の改善	51（49.0）
感情障害	52（50.0）	余暇活動の指導・援助	49（47.1）
知的障害	47（45.2）	知的精神的能力の維持・代償指導	41（39.4）
神経症性障害	44（42.3）	認知心理機能の維持・代償指導	37（35.6）
アルコール依存	40（38.5）	認知心理機能の改善	33（31.7）
器質性精神障害	29（27.9）	人的環境の調整・利用	31（29.8）
その他の精神疾患	27（26.0）	知的精神的能力の改善	30（28.8）
脳血管性障害	27（26.0）	物理的環境の調整・利用	30（28.8）
成人の人格・行動障害	25（24.0）	運動機能の維持・代償指導	29（27.9）
		運動機能の改善	27（26.0）
		身辺処理能力の維持・代償指導	26（25.0）

注）対象，目的ともに 20%以上の回答があったものを掲載．

表 5.9 保健・福祉・介護領域における身体障害作業療法の評価と手段（文献 3, p.41）

（重複回答 N＝667）

評　価	回答数（％）	手　段	回答数（％）
関節可動域	475（71.2）	徒手的訓練	564（84.6）
筋力	466（69.9）	移動・移乗	564（84.6）
起居移動	460（69.0）	起居	501（75.1）
姿勢	421（63.1）	器具を用いた訓練	451（67.6）
筋緊張	358（53.7）	食事	414（62.1）
認知機能	353（52.9）	排泄	414（62.1）
身辺処理能力	344（51.6）	各種運動療法	399（59.8）
現病歴・治療歴	321（48.1）	更衣	368（55.2）
上肢・手指機能	303（45.4）	その他の基本訓練	341（51.1）
趣味・興味	274（41.1）	外出・散歩	307（46.0）
生活環境	237（35.5）	車椅子	303（45.4）
感覚・知覚	218（32.7）	家屋改造	286（42.9）
コミュニケーション	211（31.6）	物の操作	273（40.9）
生活時間	185（27.7）	自助具	261（39.1）
生育歴・生活歴	178（26.7）	入浴	255（38.2）
協調性	175（26.2）	紙細工	232（34.8）
役割	142（21.3）	整容・衛生	217（32.5）
住居	142（21.3）	家族相談・指導	217（32.5）
家族構成・関係	135（20.2）	家事	210（31.5）
		書字	210（31.5）
		その他の手工芸	187（28.0）
		音楽	158（23.7）
		編み物	155（23.2）
		社会資源の紹介	141（21.1）
		絵画	140（21.0）
		書道	138（20.7）

注）評価，手段ともに 20％以上の回答があったものを掲載．

または失認などの高次脳機能障害も多い．しかし，医療領域では上位であった末梢神経損傷，手首及び手の損傷などの運動器疾患は少ない．保健・福祉・介護領域における作業療法の対象は脳血管障害など中枢神経障害の維持期が主であるといえる．

また，作業療法の目的は運動機能の改善より維持・代償指導が多いことがわかる．同様に 2 番目に多いのは日常生活活動の改善である．このことや起居移動の改善・維持・代償が多いことから，維持期の中枢神経障害の対象者は運動機能を維持しながら，起居移動動作の獲得を望んでいることがわかる．

精神障害作業療法では，認知症が最も多く，次が統合失調症で，以下，感情障害，知的障害と続き，医療領域と異なった結果であった．近年，認知症や脳血管障害など従来の精神障害とは異なる障害が増加してきている．これは精神障害のある人々が高齢化してきたことによる可能性がある．

2-2　福祉領域の作業療法の内容の特性

寺山は病院などの医療機関での作業療法と比べて，老人保健施設や保健所，あるいは障害者福祉センターなど保健福祉施設での作業療法の違いについて，以下のように述べている[4]．

① 実施場所が病院など医療機関から当事者の生活拠点である地域在宅へ移行する．

表 5.10　保健・福祉・介護領域における精神障害作業療法の評価と手段（文献 3, p.43, p.44）

(重複回答 N＝104)

評　価	回答数（％）	手　段	回答数（％）
コミュニケーション	63 (60.6)	外出・散歩	45 (43.3)
趣味・興味	55 (52.9)	音楽	44 (42.3)
対人交流技能	52 (50.0)	その他の軽スポーツ	40 (38.5)
集団参加技能	51 (49.0)	絵画	37 (35.6)
生育歴・生活歴	46 (44.2)	その他の手工芸	36 (34.6)
現病歴・治療歴	46 (44.2)	移動・移乗	34 (32.7)
作業遂行能力	43 (41.3)	書道	31 (29.8)
職業歴・学歴	39 (37.5)	食事	30 (28.8)
認知機能	39 (37.5)	徒手的訓練	29 (27.9)
生活時間	37 (35.6)	紙細工	27 (26.0)
生活管理	33 (31.7)	編み物	27 (26.0)
役割	30 (28.8)	縫い物	27 (26.0)
家族構成・関係	28 (26.9)	ミーティング	26 (25.0)
知的精神的能力	24 (23.1)	囲碁・将棋・オセロなど	25 (24.0)
生活環境	24 (23.1)	その他のゲーム	25 (24.0)
起居移動	23 (22.1)	園芸	25 (24.0)
身辺処理能力	22 (21.2)	家族相談・指導	25 (24.0)
		起居	24 (23.1)
		排泄	22 (21.2)
		生活管理（安全，金銭，健康など）	22 (21.2)
		生活技能訓練	21 (20.2)
		社会資源の紹介	21 (20.2)

注）評価，手段ともに 20％以上の回答があったものを掲載．

② 対象者の多くは，機能回復期から機能維持期へ移行するので，「病人」のレベルを脱して「生活者」になることを期待される．

③ 地域在宅支援一般にいえることであるが，必要に応じて身近なところで気軽に継続的かつ他のサービスと組み合わせて体系的に提供することが求められる．

④ 他職種とのチームワークを組むとき，医療機関とは異なって，保健医療福祉職，行政や工学関係者のほか，家族やボランティアなど非専門職の果たす役割が大きくなる．

⑤ 医療機関での作業療法においても「当事者主導」は基本原則であるが，地域在宅支援においてはより当事者およびその家族の希望やニーズが優先される．その判断のもとに作業療法サービスも当事者によって選択される傾向が強い．

⑥ 医療機関での作業療法が機能回復訓練や家庭復帰を目指しての ADL 訓練が主であるのに比し，地域在宅支援においては，機能維持訓練，在宅での ADL の定着指導，家事や外出能力の向上，生きがい活動探し，社会参加能力などを目指しての訓練へと移行する．

⑦ 他職種と競合するサービス内容が多い．例えば基本的な動作訓練や ADL 訓練では看護師や理学療法士も行うし，レクリエーション指導では介護福祉士やレクリエーションを専門とする人も導入される．その他，園芸，音楽，動物などをアクティビティとして使う場面には，その面に詳しい専門家も参入する．またケアマネジメントを担当する場合，福祉用具や住環境整備を担当する場合は，いっそう多

くの職種との競合となる．

日本作業療法士協会の調査では，身体障害作業療法の評価と手段は表5.9の通り，同様に精神障害作業療法の評価と手段は表5.10の結果であった[3]．

身体障害に対してよく行われている作業療法評価には，関節可動域，筋力の次に起居移動が入っており，起居動作が重要視されていることがわかる．関節可動域と筋力の評価は運動機能の維持・改善のために行っておく必要がある．

よく用いられている治療手段は徒手的訓練のほか，食事，移動・移乗，更衣，排泄，起居，整容・衛生などの日常生活活動であった．このことも運動機能の維持・改善，日常生活活動の維持・改善という作業療法の目的と合致する．

精神障害に対する評価は，コミュニケーション，趣味・興味，対人交流技能の順であった．起居移動を評価していることは，身体障害を合併している精神障害者がいることを示唆している．

精神障害作業療法の手段は外出・散歩，音楽，その他の軽スポーツと身体を動かす活動が多かった．また移動・移乗，食事，徒手的訓練といった身体障害対象の種目が含まれているのが保健・福祉・介護領域の作業療法の特徴である．

厚生労働省は新障害者基本計画及び重点施策実施5か年計画（新障害者プラン）において，約7万2千人の社会的入院患者の退院・社会復帰を目指している．実現するためには，思春期精神保健，若齢層の「社会的ひきこもり」への対応や，精神障害者生活訓練施設（援護寮），精神障害者地域生活支援センター，グループホーム，福祉ホーム，通所授産施設などにおける作業療法士の活動が期待されている．

▶引用文献

1) 日本作業療法士協会・編：作業療法ガイドライン実践指針（2008年度版）．日本作業療法士協会，2008，p.11.
2) 杉原素子：作業療法士．総合リハビリテーション 35 (6)：545-547，2007.
3) 日本作業療法士協会・編：作業療法白書2005．作業療法 25：26-44，2006.
4) 寺山久美子・編：作業療法学全書 別巻 地域作業療法学，協同医書出版社，2006，p.11.

3. 教育支援領域

2001（平成13）年1月に，文部科学省から「21世紀の特殊教育の在り方について」が公表され，LD（Learning Disorders：学習障害）・ADHD（Attention Deficit Hyperactivity Disorder：注意欠陥多動性障害）・高機能自閉症等を支援の対象に加えること，一人ひとりのニーズに応じた，乳幼児期から学校卒業後までの一貫した支援を行うこと等を目標に特別支援教育への転換が提言された．この報告書が求めたものは，障害種別と程度に基づく教育から，障害種別を超え個々に応じた支援への転換，マイナスをゼロに近づける教育から，「よさ・長所」の面に目を向け，将来の自立や社会参加を目指した教育への転換，一人の教員に頼る教育から，チーム支援や異なる分野の専門家も加えた社会全体による支援への転換である．その後も盲・聾・養護学校の特別支援学校への転換と地域のセンター的機能への取り組み，個別教育支援計画の作成・活用の開始，作業療法士，理学療法士，言語聴覚士等の活用等を推し進める方向に向かっている．この動きの中にあって，作業療法士は特別支援学校のセンター的機能，個別教育支援計画作成・活用，通常学級における特別支援教育への参画等，教育支援領域での積極的な関わりが期待されている．

3-1 教育支援領域の現状

障害のある子どもたちの教育の発展史からみれば，まず1979年に義務教育段階の障害児全員就学の基盤整備が完成し，その後，通級による指導が国の施策になることで特別支援教育の助走期を迎え，また高等部段階までの全員就学が実現してい

くことや保護者の付き添いを必要としない医療的ケアの実現が課題とされた．こうして，2003（平成15）年度に入り，「子どもたち一人ひとりのニーズに応じて」を目指す教育保障へと大きな転換をはかることが可能となり，教育におけるノーマライゼーション，あるいはインクルーシブな教育への転換となった．

この転換には，特別支援教育のあるべき目標に向かって国による基盤整備の施策が進展することが必要であるが，教員ばかりではなく，作業療法士を含む教育関係者たちの日々の研鑽，教育実践と研究開発への努力が必要とされる．障害のある子どもたちの教育が義務化されて以来，わが国における教員と保健医療職との連携に関する調査・研究の大部分が特殊教育領域でなされ，両者の連携の有用性については様々なところで述べられている．しかしながら，特別支援学校の位置づけや教育・福祉・医療・保健・就労関連等との連携・協力，支援会議の開催等による個別教育支援計画の作成，ツールとしての活用という点ではまだ不十分であり，さらなる実践および実践に基づく研究が必要であろう．

1）特別支援教育の対象

特別支援を必要としている児童は，視覚・聴覚等の感覚器や運動器に障害のある児童から，発達障害の児童まで様々である（図5.1）．文部科学省が2002（平成14）年に実施した調査では，義務教育段階の全児童生徒のうち従来の特殊教育対象障害のある児童生徒は約23万人（2.13％）であるが，通常学級に在籍していて新たに特別支援教育の対象となる障害のある児童生徒は約68万人（6.3％）に上り，全体ではそれまでの4倍以上に増大する（図5.2）．

3-2　日本の作業療法の現状

「作業療法白書2005」[2)] によると，医療領域以外で発達障害領域に関わっている作業療法士の内訳は，児童福祉法関連施設753名（全体比2.9％），養護学校が46名（全体比0.2％）である．このことは，作業療法士を目指す者の中に教育支援領域に関わりたいという潜在的なニーズがあったとしても，障害の特殊性や職場選択の面で限られてきたことを示している．また，作業療法士は厚生労働省の管轄下にあるのに対し，教員免許の取得などは文部科学省に権限があり，その制度上の違いが教育現場での関わりを困難としていた．

しかし，省庁間の連携が進み社会的ニーズと作業療法士の思いが一致すれば，教育支援領域により深く関わっていくことが可能となる．

1）作業療法の対象

従来，医療領域で主として関わってきた児童・生徒は，疾患としては脳性麻痺が主であり，身体機能面や日常生活活動，感覚知覚機能，上肢運動機能，認知心理機能等に関わる問題点を対象としていた．しかし，近年では障害の重度・重複化や発達障害者支援法の施行に伴い同法において定義された発達障害（「自閉症，アスペルガー症候群その他の広汎性発達障害，学習障害，注意欠陥多動性障害その他これに類する脳機能の障害…（略）…」）における対象疾患を反映した心理社会的機能や，より現実的な生活技能・代償機能にアプローチする関わりが増えてきている．さらに，就学・就労支援を前提にした問題点への関わりが求められる．つまり，対象となる子どもの障害を，脳機能の障害と発達という二つの視点から捉えて評価し，学校生活場面でどのような支援が必要なのかを具体的に示すことが求められるのである．

国際生活機能分類（ICF）では，心身機能・身体構造，活動・参加といった視点に加えて，背景因子である環境因子と個人因子を含めて生活機能を捉えている．家庭生活場面での問題点に対しては，家族構成を考慮した家族支援，学校生活場面にみられる集団への不適応や学習場面での問題点については，教職員に対する支援が必要である．い

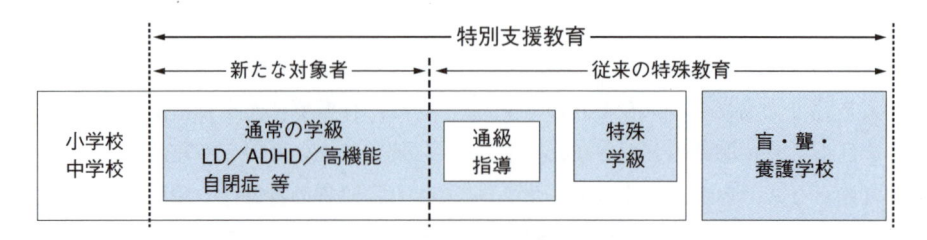

図 5.1 特殊教育と特別支援教育の概念図（学齢児童生徒に関わるもの）（文部科学省資料より一部抜粋）
従来の特殊教育に新たな対象を加え，特別支援教育の概念を示すものである．

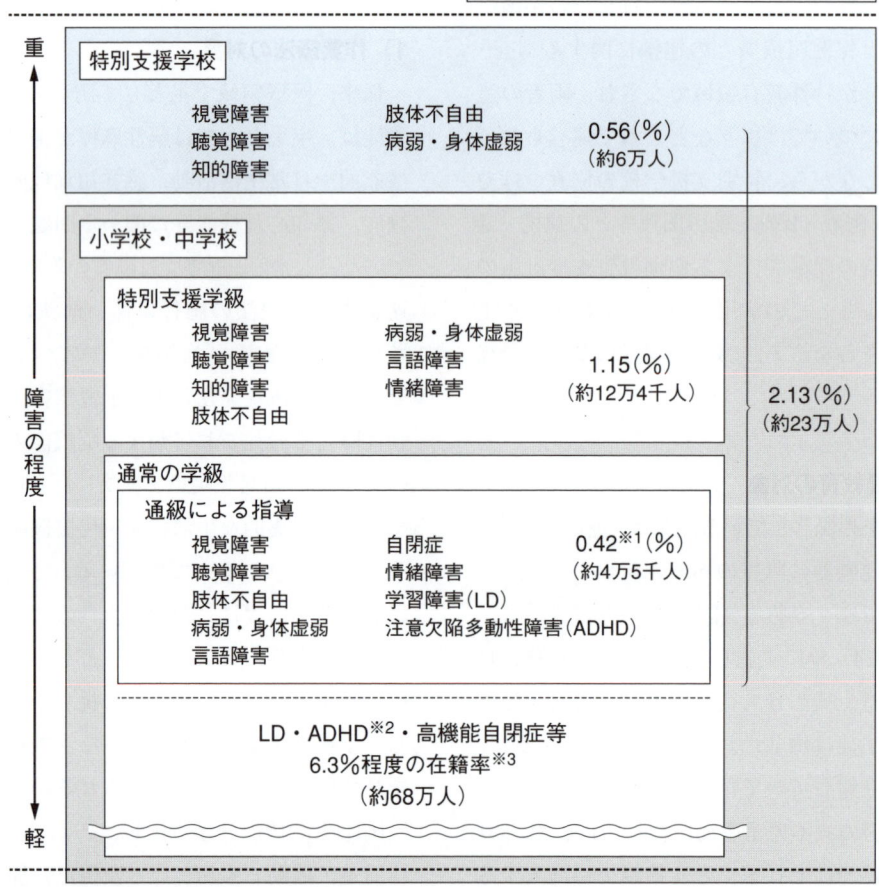

※1 平成19年5月1日現在の数値
※2 LD（Learning Disabilities）：学習障害
ADHD（Attention-Deficit/Hyperactivity Disorder）：注意欠陥多動性障害
※3 この数値は，平成14年に文部科学省が行った調査において，学級担任を含む複数の教員により判断された回答に基づくものであり，医師の診断によるものではない．　　　（※1及び※3を除く数値は平成20年5月1日現在）

図 5.2　特別支援教育の対象図（文献 1）

通常学校に在籍し，一人ひとりの教育的ニーズに合った教育支援が受けられるようになる．

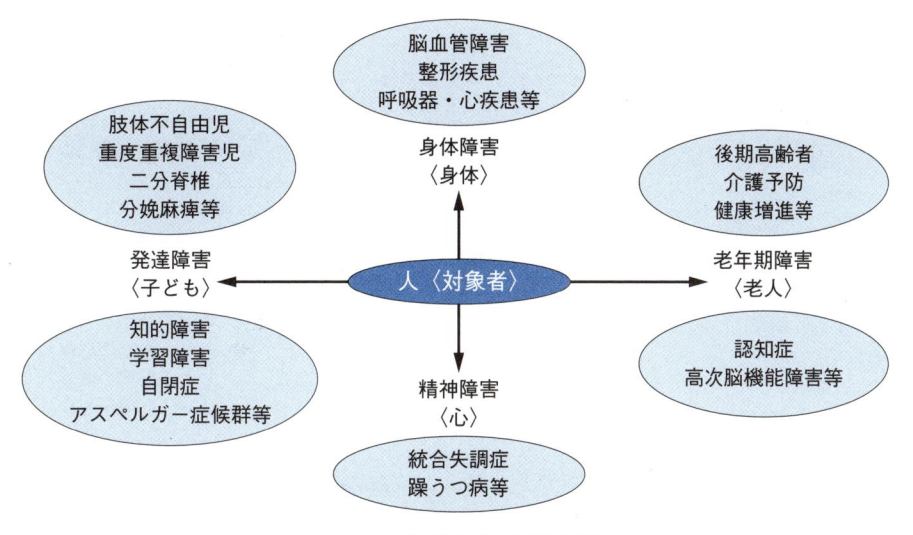

図 5.3　作業療法の対象領域
心と身体の障害に関わることができると同時にどの年齢期においても介入できることを示している．

ずれにしても具体的な問題解決手段の提示等には，対象となる子どもの保護者や兄弟・教員や職員との相互連携が必要で，家庭生活・学校生活場面の環境調整という視点も重要である．

　我々は，養成教育の課程において，年齢期や障害種別を問わずどの対象者にも関わることができるよう，基礎的な知識と支援技術を身につける．このことは，いかなる障害も年齢も関係なく関わる機会が今後増える可能性が高いことを意味している．発達障害領域・教育支援領域が特別なのではなく，どの領域でも専門職としての役割を認識し積極的に関わることで対象はさらに広がる．日本作業療法士協会による作業療法の定義では，作業療法の対象は，「身体又は精神に障害のある者」だけでなく，「それが予測される者」と明記されている．この定義に従って発達障害領域や教育支援領域についてみれば，潜在的ニーズはさらに多いといえよう（図 5.3）．

2）作業療法の目的

　対象となる児童・生徒一人ひとりのニーズを把握し一貫した支援サービスを提供するためには，一人ひとりの個別性と日々変化する状況に適切に対応できる柔軟性が求められる．また，対象となる児童生徒の中・長期的な目標設定に，短期的な目標を具体的に関連づける必要がある．

　作業療法の目的も，医療・保健・福祉・教育・就労領域をベースに具体的な生活モデルを参考にする必要がある．一般的には，一人の人間が成長していく過程で，自立した生活を主体的に獲得できるような共通の目的をもつ必要がある．佐藤[3]は，目標設定にあたって確認すべきこととして，① 対象児の暦年齢と発達年齢の相違および発達課題の確認，② 主要な障害像の明確化，③ 短期的・中期的・長期的目標の相互関係の明確化を挙げている．

　また，作業療法の評価結果を考慮し，運動機能の改善・上肢機能の維持代償・日常生活活動の改善・感覚知覚機能の改善・認知心理機能の改善・社会心理機能の改善・身辺処理能力の改善等の到達可能な具体的な目標を設定することが必要である．

3）作業療法の評価

　評価を実施する際の姿勢としては，対象児の適切な状況把握と状態変化を見逃さないためにも定

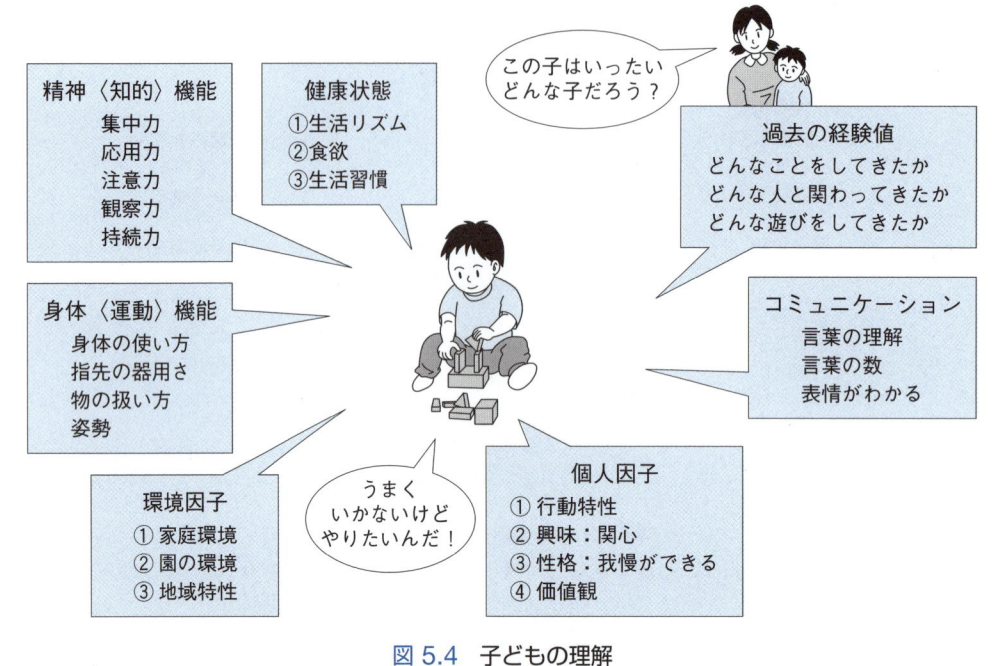

図5.4 子どもの理解
作業療法士が対象児の評価を実施する際，意識すべき項目．

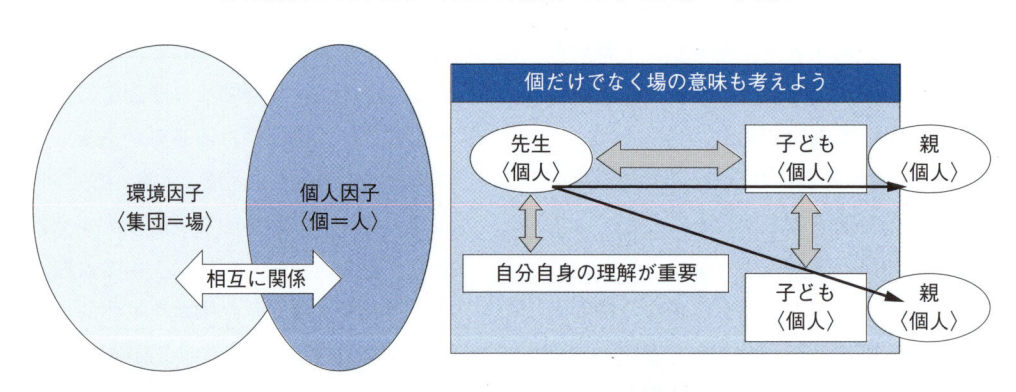

精神〈知的〉機能
集中力
応用力
注意力
観察力
持続力

健康状態
①生活リズム
②食欲
③生活習慣

この子はいったいどんな子だろう？

過去の経験値
どんなことをしてきたか
どんな人と関わってきたか
どんな遊びをしてきたか

身体〈運動〉機能
身体の使い方
指先の器用さ
物の扱い方
姿勢

コミュニケーション
言葉の理解
言葉の数
表情がわかる

環境因子
①家庭環境
②園の環境
③地域特性

うまくいかないけどやりたいんだ！

個人因子
①行動特性
②興味：関心
③性格：我慢ができる
④価値観

図5.5 子どもの理解は場の理解
環境因子としては，対象児と関わる教師も影響力があり，学校生活環境としては人もその要因に含まれる．

環境因子〈集団＝場〉 ⇔ 個人因子〈個＝人〉　相互に関係

個だけでなく場の意味も考えよう
先生〈個人〉 ⇔ 子ども〈個人〉 － 親〈個人〉
自分自身の理解が重要
子ども〈個人〉　親〈個人〉

期的な評価に加え，常に観察を怠らないことが必要である．作業療法では一般的に医療領域で用いる評価を中心に行うため，医療系専門職種間の共通言語としては理解できても，保護者・教育関係者等に対する説明には，言葉の使い方に配慮する必要がある．重要なのは，家族を含めた教育・関係機関との話し合いの際に，評価した内容を十分理解してもらうことができるかどうかである．

教育現場で作業療法士が評価の依頼を受ける場合は，落ち着きがない・不器用である・漢字が書けない・椅子にじっと座っていられない・集団参加ができない・物をよく壊す・言葉の指示が理解できない・三輪車に乗れない・縄跳びができない等，具体的な問題を提示されることが多い．

作業療法士が，対象児のより具体的な問題について理解するためには，作業療法の視点ばかりでなく教育的視点を取り入れた問題の分析が必要である．特に環境因子や個人因子等の客観的な事実に関する情報をいかに的確に収集するかは大切である．例えばそれらの情報として，①生活背景：

家族構成／キーパーソンの人物像／生活習慣，②学校環境：クラス編成／教員の人物像，③個人の特性：教科で行っている絵画や作品等がある．しかし，これらすべてが必ず入手できる保障はなく，現場において行動の観察を実施することでより役立つ情報が得られると思われる（図 5.4，図 5.5）．

さらに，就学前・発達相談段階で実施される知能検査（WISC-Ⅲ・K-ABC 検査等）の評価結果を把握して，現場に臨むことも必要と思われる．

4）作業療法の支援法
(1) 年齢期と環境に応じた活動選択

子どもと関わる上で重要なのは，その子どもの特性・年齢期・生活環境に配慮した活動を提供することである．

幼稚園・保育所においては，年少児・年中児・年長児の各年齢期で集団活動への適応能力には差があり，また生活環境や個人因子の影響で個人差がある．以上のことを考慮しながら，直接的な支援として，これらの年齢期の主たる活動（遊び）を通した個人と集団に対する働きかけが求められる．保護者に対しては，家庭における生活支援方法の提示も必要で，幼稚園や保育所と話し合いながら進める．また，年長児に対しては就学に向けての準備期間として重要な時期であることから，早期発見・支援の視点からもこの時期での介入が重要な役割をもつことになる．

小学校においては，学校生活・学習課題・身体活動等の活動場面が設定されており，特に集団の中での個々の能力に応じた支援方法の選択と，教員との密接な連携が重要である．また，学校という環境を理解し，他の生徒との関係に配慮することや，学校に設置されている学内委員会等への提言も重要である．

中学校・高等学校においては，進路選択や社会適応能力のさらなる開発のために，関係機関との連携と将来を見通した支援が重要である．自立した生活を営む上で就労へ向けた支援の準備と考えるべきである．

(2) 基本的な生活習慣に関する支援

本来，基本的な生活習慣は家庭において獲得されているのが望ましい．しかし近年，家庭での養育環境が十分とはいえない状況もある．この点については，地域における子育て支援事業や療育相談等の関係機関はあるが，十分に利用されていないのが実情である．作業療法士には，育児に関する知識と，対象者の育児環境にも配慮した支援能力が求められる．重要なのは，具体的な指導と定期的な状況把握，そして状況変化に応じた支援方法を常に提供できることである．具体例としては，① 生活リズムの獲得支援（寝る時間と起きる時間，また睡眠時間），② 排泄動作の自立支援（おむつをとる時期と指導方法・排泄のリズムの獲得），③ 食事動作の自立支援（スプーンから箸への転換時期・箸動作の獲得・偏食に対する関わり方），④ 更衣動作の自立支援（ボタン・ファスナーの操作方法・紐結び動作の獲得方法等），⑤ 整容動作の自立支援（歯ブラシの使い方・うがいの仕方・流涎に対する対応），⑥ 対人関係の確立支援（基本的な挨拶・物の貸し借り・言葉の理解と表現方法等）である．

(3) 将来へ向けての準備

各年齢期における支援は重要であるが，最終的には個人の能力に応じて，将来へ向けての自立支援につながるものでなければならない．個人がもっている能力は主体的に活動を経験することで伸びることもあるが，障害のために，設定された場面で適切な支援のもとで初めて開発される能力もある．その場で考える支援や課題設定では継続性がなく，結果的に断片的なものになるため，対象児を含めた家族の将来的なニーズを見通して，年齢期に応じた段階的な継続支援を行うことが重要である．成功体験の積み重ねが対象児の潜在的な能力の開発につながり，その結果として今後の見通しと可能性がみえてくる．将来へ向けた目標設定はけっして固定的なものではなく，常に修正され

うるものである．現在は次へのステップにつながる準備段階と考えれば，今の時点でできることがみつかるはずである．

作業療法士は，対象者の状況を把握する評価手法をもち，中長期的な視野のもと，獲得可能な具体的課題を設定することができる職種なのである．

(4) 家族支援

子どもの成長とともに，子どもが関わる場としての環境は常に変化していくが，家庭が基本的な生活環境であることは多くの場合一貫している．したがって，家族の子どもへの正しい理解と継続的な支援が大切である．作業療法士は家族に対して，状況に応じた情報の提供と整理を行い，よき理解者であり支援者である必要がある．問題となる親（保護者）のタイプとして，① 過剰に先取り不安を訴える，② 全く問題意識をもっていない，の二つが挙げられる．

①の場合はさらに，(1) 情報収集に一生懸命である（情報収集に優れていると自分勝手に理解し思い込んでいる），(2) 何も知らないことへの不安（背景にはいろいろな人から言われたことが理解できないことがある），(3) 自分の関わり方に問題があると理解している（自分自身に問題があると思っている），に分けられる．

②の場合は，(1) 兄弟が同じような傾向なのでけっして問題があるとは思わない，(2) 子どもの個性として理解している，というものである．

①と②両方に共通していることは，適切な現状把握ができていないことによって問題が生じている点である．ただし，作業療法士は親の立場を理解した上で柔軟に関わり方を変えて支援をする必要がある．

(5) 地域支援

地域社会に対しても，発達障害の理解を得るための啓発は必要である．当事者・家族・関係機関の理解だけでは十分でなく，地域で普通に生活を送ることは，できるだけ多くの人々の正しい理解と対応がないと実現しえない．例えば，① 公共の交通機関を利用する，② 買い物をする，③ 社会活動へ参加する，④ 就労する等，不特定多数の人と接する機会は多い．周囲の正しい理解と支援があってこそ，ともに地域で生活ができる．作業療法士も子どもたちの地域生活を意識し，幅広い視点で協力していく必要がある．

(6) 関係機関との調整

2007年4月から特別支援教育制度の本格的な実施・整備に向け，各都道府県においては推進事業のさらなる展開をみている（図5.6）．作業療法士として，本制度を理解し，医療専門職としての視点をもってこれからの将来を担う子どもたちへの支援に協力できる体制を構築することは重要な課題である．また同時に，従来の保健・医療・福祉領域での支援にとどまらず，教育・就労・地域での支援を広げ，他職種機関との円滑な連携体制を築き，一貫した支援体制を整備していくことも重要である．

対象者に住み慣れた地域での生活を保障するためには，上述の通り関係機関はもとより地域の支援・協力が必要である．

文部科学省は特別支援教育ネットワーク推進委員会を設置し，このネットワークの機能を，市町村単位での関係機関との連携の充実，保健・医療・福祉・教育・就労といった機関が情報を共有し一貫したサービスを保障するためのお互いの顔が見える関係づくりを推し進めること，としている．作業療法士はこのネットワークに参画し，確実に必要な役割を担わなければならない．

作業療法士は，すべての領域に関わることのできる理論と技術をもっており，障害児・者の地域における支援を提供するためにも，県・市町村の教育委員会との関係を大切にしていく活動が必要になる．これからも特別支援教育制度に関しては具体的な体制整備が進んでいくことが考えられ，一人ひとりの作業療法士の関わりが重要になる．医療領域では，自分の勤務する病院で支援の必要な子

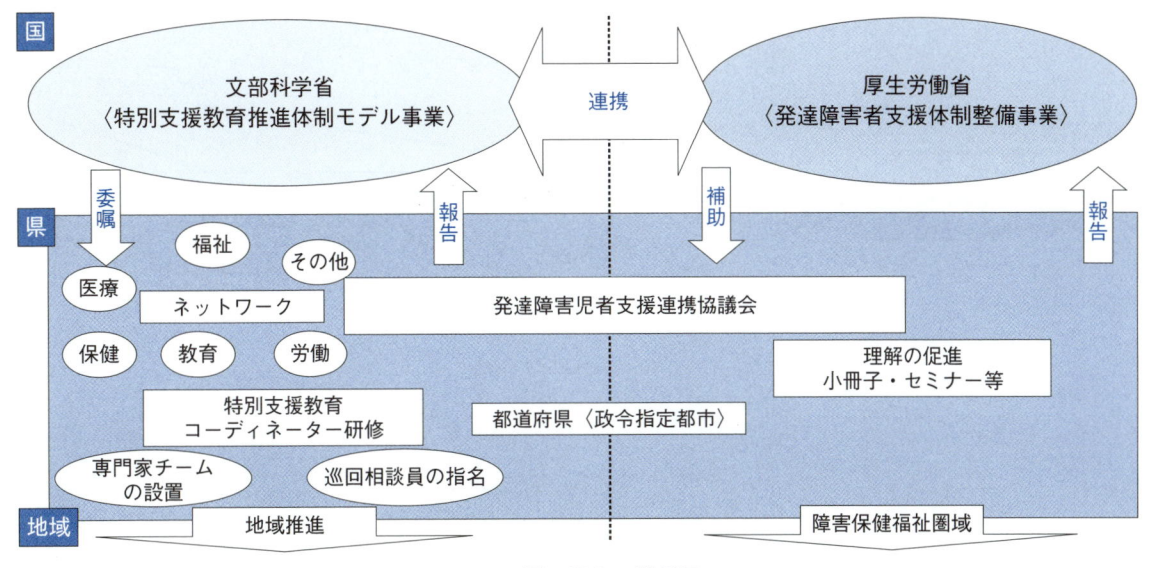

a. 国−県との関係図

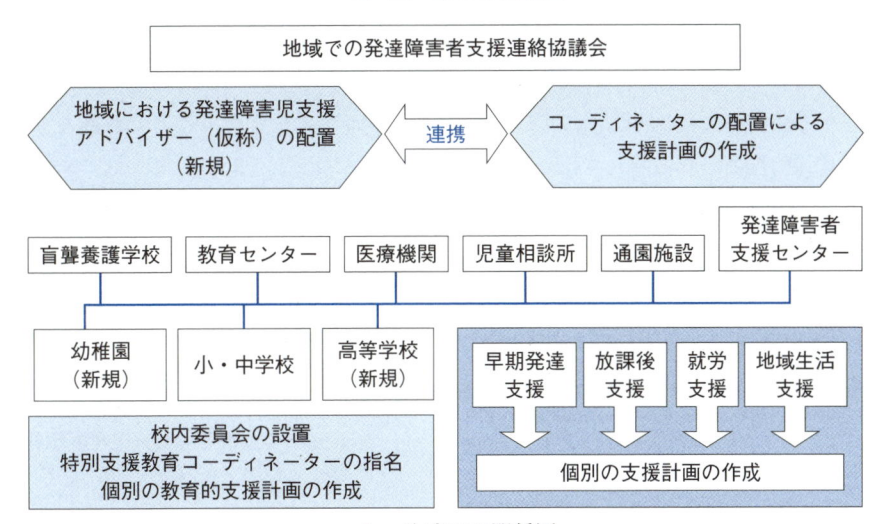

b. 地域での関係図

図 5.6　文部科学省と厚生労働省の省庁連携における関係図
特別支援教育制度の概要を示したもの（2008年現在）．詳細は，今後体制整備のもと変更されることがある．

どもたちとの関わりを積極的にもつこと，福祉領域では今後の制度に関連したサービスを提供できる体制を充実していくよう働きかける必要がある．

5）作業療法の提供の場

教育領域においては，特別支援教育制度の中で責任を果たし，専門職としての存在感を示していかなければならない．

文部科学省の特別支援教育特別委員会の答申には，内外の人材の活用と関係機関との連携・協力の必要性が今後の課題のひとつとして挙げられており，医師，看護師，理学療法士，作業療法士，言語聴覚士等の外部の専門家の総合的な活用をはかることや福祉，医療，労働などの関係機関等との連携・協力を進めること，さらに，親の会やNPO等との連携をはかり，全体としての有機的なネッ

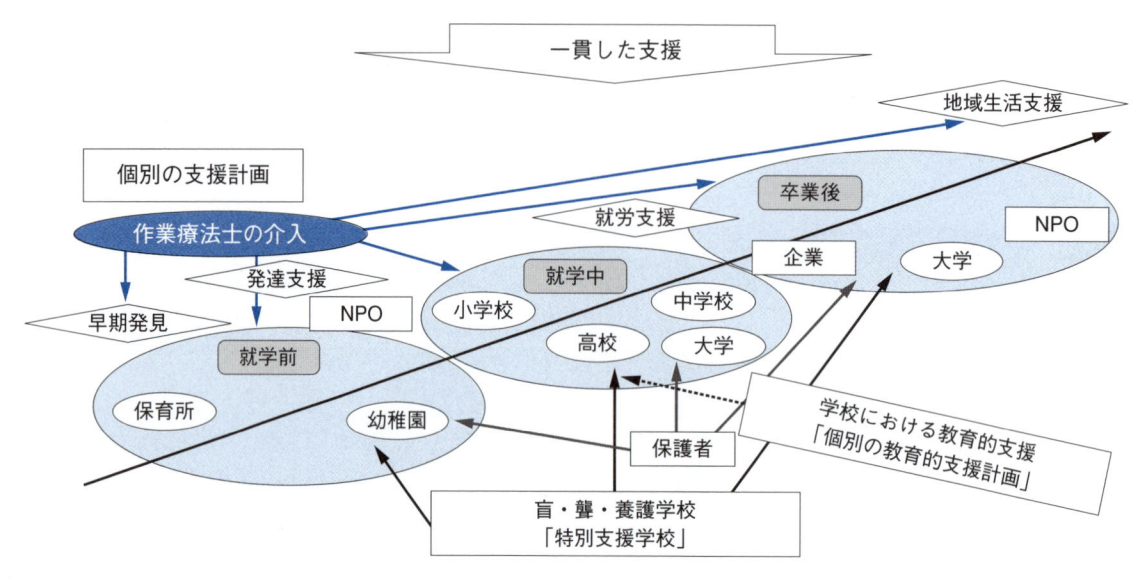

図 5.7 教育支援領域に関わる作業療法の介入機会
特別支援教育体制における作業療法の介入の可能性を示している．

トワークを構築する必要があると明記されている．

作業療法士の具体的な関わり方としては，① 特別支援教育推進連絡協議会の委員としての介入，② 専門家チームの一員，③ 巡回相談員の一員，④ 特別支援教育支援員としての関わりがある．さらに，⑤ 個別の支援計画は学校内で作成されるが，巡回相談および専門家チームとして意見を反映させること，⑥ 個別の教育的支援計画に作業療法士としての関わりを確実に明記できるよう介入していくことが必要である．そのためには地域連携の中でのネットワーク委員会へ参画し，地域における医療との連携サービスを担い，専門的意見を提示していくことが欠かせない（図 5.7）．

教育領域は今まさに変革の時代を迎えており，本制度の推進と支援内容の整備が進められる今こそ，教育関連領域に積極的に関われる時が来たといえる．それは同時に，作業療法士が関わることのできる乳幼児から就労に至るまでの一貫した支援，個別支援と集団支援，家族と地域支援，他職種との連携，教育と生活支援，障害構造の理解と今後の見通し，環境調整等，その専門性を遺憾なく発揮し，より多くの人々に理解され受け入れら

れる時が来たということでもあろう．

▶引用文献
1) 文部科学省：特別支援教育の概念図．on line, 〈http://www.mext.go.jp/a_menu/shotou/tokubetu/main/001.pdf〉, accessed 2009-2-28.
2) 日本作業療法士協会・編：作業療法白書 2005．作業療法 25（特別号），2006．
3) 佐藤　剛：発達障害．日本作業療法士協会・編著, 作業療法学全書 第 1 巻 作業療法概論，協同医書出版社，1991．pp.196-223．

4. 就労支援領域

4-1　職業関連活動領域と作業療法

「働く」ということは，人の社会的な発達を通して育まれ，何事かを成し遂げ，または成就するべく，力や才能を発揮して行う活動といえる．人は，社会的な存在として働く欲求をもつといわれている．働く欲求は，人との関係を求める，報酬を得る，人や組織の役に立つ，自己表現をする，などの自己実現の欲求を満たすことに基づくと考えられている．言い換えれば，人は，生活の糧や暮ら

しを立てるため，社会参加，地位，役割の欲求を満たすため，定められた目的を目指して身体的・精神的な努力行為を行うために「働く」のである．

しかしながら，障害者は，様々な障害の特性によって職業や仕事の選択の幅が狭くなる，職業や仕事に就く機会が狭まるなどの現実がある．また，就労している障害者の中には，仕事の量・質が自分にとって精一杯の状態であると，やがて心身に無理が生じることになるので，障害者の就労を継続する条件として，働くことと余暇活動のバランスに特に配慮する必要がある．このようなことから，働く欲求を支えるにあたっては，職に就くための準備活動だけではなく，就労生活の維持・継続にも留意することが必要である．障害者とその就労を取り巻く様々な障壁を理解し，具体的な課題とその解決に取り組むことが求められる．

わが国における障害者施策は，「障害者基本法」(1970) に基づき，障害者が一般市民と同様に社会の一員として社会経済活動に参加し，働く喜びや生きがいを見出していくというノーマライゼーションの理念に沿い，職業を通じての社会参加を進めている．具体的な雇用施策については，「障害者の雇用の促進等に関する法律」(1960) および同法に基づく「障害者雇用対策基本方針」（平成21～24年度）に示されているように，障害者の適性と能力に応じて，きめこまかに施策を推進している．また，平成17 (2005) 年に成立した「障害者自立支援法」では，「地域生活支援」「就労支援」といった新たな課題に対応するため，自立訓練，就労移行支援，就労継続支援等の地域生活への移行へ資する機能を強化するための事業を実施することを掲げている．

しかしながら，企業の実雇用率をみると，法定雇用率を依然下回った状態にあるなど，障害者を取り巻く雇用環境は厳しいものとなっている．前述の「障害者雇用対策基本方針」では，厳しい経済情勢に鑑み，障害者の雇用に積極的な企業に対して配慮するとともに，職業能力開発の確保・就業環境の整備を通じての雇用の促進や継続をはかるなど，障害の種類および程度に応じたきめこまかな対策を推進していくことを明記している．特に，障害の重度化や障害者の高齢化の進展等を踏まえ，雇用部門と福祉部門等各関係機関が密接に連携して，障害者が雇用の分野と福祉の分野を円滑に移行できるようにするとともに，多様な雇用・就労形態を含めた施策の充実をはかっていく方針を打ち出している．

さて，上述の国の障害者の雇用施策において，作業療法士は実際にはどのような役割を担うことができるのであろうか．作業療法士による職業関連活動への関わりは，大きく三つに分けられる．第1は，就労に必要な基礎的な能力を習得するための準備的活動である．この段階では，職業生活のイメージづくり，日常生活の安定の上に職業生活は成り立つという考えに基づくADL・IADLを中心とする日常生活活動の安定化・習慣化，職業生活への動機づけ・意欲の高揚，適切な評価，特に強い能力の評価，効果的な訓練・指導，就労の場の物理的・心理的配慮に対する工夫・指導等の内容が含まれる．第2は，求職のための活動であり，そのためには本人を中心とする専門職種間，関係施設間の連携・調整等のチームワーク等が含まれる．第3は，職業（就労）生活を継続するために必要な働きかけであり，就労後の本人の生活のフォローおよび必要な支援や，本人を取り巻く家族や就労の場に対する物理的・心理的・人的配慮に関わる支援等が含まれる．

4-2 障害者と就業

1) 障害者人口の動向

わが国の18歳以上の身体障害者数は，平成18 (2006) 年において，在宅の者348万3千人（平成18年厚生労働省「身体障害児・者実態調査」），施設入所者8万1千人（平成18年厚生労働省「社会福祉施設等調査」）となっている．年齢別の状況をみると，在宅の者については65歳以上の者が221

万人とその63.5％を占めており，平成13（2001）年度の調査と比較して一段と高齢化が進んでいる．

知的障害者数（18歳以上）は，在宅の者29万人（平成17年厚生労働省「知的障害児（者）基礎調査」），施設入所者12万人（厚生労働省調べ）となっている．在宅の者について程度別の状況をみると，最重度の者4万人，重度の者7万4千人，中度の者7万9千人，軽度の者6万3千人となっている（平成17年厚生労働省「知的障害児（者）基礎調査」）．

精神障害者数は平成17（2005）年において，在宅267万5千人（平成17年厚生労働省患者調査），精神科病院入院35万3千人となっており，このうちには統合失調症，気分（感情）障害（躁うつ病を含む），神経症，てんかん等種々の精神疾患を有する者が含まれる．また，「精神保健及び精神障害者福祉に関する法律」に基づく精神障害者保健福祉手帳は，平成19（2007）年3月末で44万3千人に対して公布されており，その内訳を障害等級別にみると，1級の者は7万9千人，2級の者は27万1千人，3級の者は9万3千人となっている（平成19年度厚生労働省「保健・衛生行政業務報告」）．

2）障害者と就業

身体障害者の就業者数（平成18年厚生労働省「身体障害児・者実態調査」による推計）は，平成18（2006）年において71万1千人と推計される．知的障害者の就業者数は（平成17年厚生労働省「知的障害児（者）基礎調査」による推計）は，平成17（2005）年において15万7千人と推計される．

平成15（2003）年に5人以上の常用労働者を雇用している事業所を対象に行われた「障害者雇用実態調査」（平成15年厚生労働省）によれば，常用雇用されている障害者は49万6千人であり，内訳は，身体障害者36万9千人，知的障害者11万4千人，精神障害者1万3千人となっている．法定雇用率が適用される56人以上の常用労働者を雇用している事業所の平成20（2008）年6月1日時点における障害者雇用状況をみると，実雇用率は前回（平成15年度から平成20年度まで）の「障害者雇用対策基本方針」の運営期間中に，1.48％から1.59％に上昇し，法定雇用率未達成企業の割合は57.5％から55.1％に低下している．企業規模別状況をみると，従来は規模の小さい企業で実雇用率が高く，規模の大きい企業で実雇用率が低いという傾向にあったのが，近年は規模の大きい企業と小さい規模の企業で，逆転がみられている．

公共職業安定所（ハローワーク）における障害者の有効求職者は15万2千人（平成20（2008）年12月現在）であるが，そのうち，身体障害者は8万6千人，知的障害者は3万2千人，精神障害者は3万3千人となっており，知的障害者および精神障害者の占める割合が年々増加している．なお，身体障害者のうち重度身体障害者数は3万7千人となっている．

3）職業リハビリテーションの施策

障害者の就労意欲が高まってきている一方，障害の重度化や障害者の高齢化が進むとともに，発達障害，難病等の慢性疾患，高次脳機能障害等，障害は多様化してきている．この状況に対応して，障害者や事業主の職業リハビリテーションに対する需要もまた多様化，複雑化してきている．このような中で福祉，保健，医療，教育等の関係機関と連携しながら，障害の種類および程度に応じた職業リハビリテーションを効果的に実施し，障害者の職業的自立を進めていくことが近年の重要課題となっている．以下に，「障害者雇用対策基本方針」（平成21厚労告）の基本となるべき施策を挙げ，そこに含まれる具体的な内容を概観する[1]．

（1）障害の種類および程度に応じたきめこまかな支援技法等の開発，推進

職業指導，職業訓練，職業紹介，職場定着を含めた就職後の助言・指導等，各段階ごとにきめこまかく各種の支援を実施する．また，技術革新，企

業形態の変化，高齢化等，企業を取り巻く環境の変化を踏まえて，障害者の職業生活における諸問題に適切に対応する．このため，障害者職業総合センターにおいて障害の多様化への対応を含めた職業リハビリテーションの技法等の開発に努め，広域障害者職業センターを連携の中立ちとして，地域障害者職業センターが中核となって関係行政機関，企業との密接な連携のもとに職業リハビリテーションを推進する．

(2) きめこまかな支援が必要な障害者に対する職業リハビリテーションの推進

発達障害，難病等の慢性疾患，高次脳機能障害等，障害が多様化する中で，障害者を雇用に結びつけ，職場に定着させるためには，地域の福祉，教育等の関係機関と連携しながら，個々の障害者の障害の特性および職場の状況を踏まえた，専門的できめこまかな人的支援，実際の職場環境の中で基本的な労働習慣等の習得をはかる．このため，職場適応援助者（ジョブコーチ），公共職業安定所が中心となった「障害者就労支援チーム」の編成，特に特別支援学校の生徒の企業への就労を進めるために生徒一人ひとりの将来の就労に向けた個別の教育支援計画を作成・活用する際に，雇用，福祉等の関係機関において教育機関と十分な連携・協力をはかるなど，在学中から卒業後を見通した支援を行う．

(3) 職業能力開発の推進

障害の重度化・多様化等，障害の特性や程度に配慮した訓練を実施するとともに，サービスの情報化の進展等に対応した訓練科目の設定，見直し等を進める．また，障害特性や企業ニーズに対応した職業訓練，障害を補うための訓練支援機器等の整備や人的支援を行う．それぞれの地域で障害者に可能な限り多くの訓練機会を提供できるよう，委託訓練を幅広く実施する．さらに「福祉から雇用へ」の移行を促進するため，他の就労機関や福祉，教育等の関係機関との連携をはかる．

(4) 実施体制の整備

障害者が生活している地域社会において，福祉，保健，医療，教育等の関係機関との緊密な連携のもとに，各支援機関が役割分担をしつつ，個々の障害者のニーズに対応した長期的な支援を総合的に行うためのネットワークを地域ごとに構築する．特に地域レベルでは，雇用，福祉，保健，医療，教育等の関係機関と連携をはかりつつ，就業面と生活面の双方の支援を一体的かつ総合的に提供する障害者就業・生活支援センターを障害保健福祉圏域に設置するよう，計画的に支援体制の充実をはかる．

(5) 専門的知識を有する人材の育成

障害の重度化・多様化，障害者の高齢化が進む中で，障害の種類および程度に応じたきめこまかな職業リハビリテーションを展開するためには専門的知識を有する人材の育成が不可欠である．これらの人材の育成にあたっては，障害者自身の有する経験や，実際に障害者が雇用されている事業所において経験的に獲得された知識，技法等の活用をはかる．

(6) 進展する IT の積極的使用

近年急速に進展する IT（Information Technology：情報技術）の利用・活用が障害者の働く能力を引き出す効果が大きいことから，積極的な活用をはかる．

以上，国の障害者雇用対策を概観すると，障害の重度化，障害者の高齢化，障害の多様化が進む中で，「福祉から雇用へ」の移行を目指すには，障害者が生活する地域社会において，福祉，保健，医療，教育等の関係機関との緊密な連携が必要であり，またそれらの関係機関の専門的知識を有する人材の育成および活用が必須であることが理解できる．障害者が生活する地域において，保健，医療，福祉，教育の場で，個々の障害者の生活のありように目を向け，きめのこまかい，個別性の高い支援を行っている作業療法士は，その知識・技

能や積み重ねた経験を活かし，障害者の就労支援に積極的に参画しなければならない．

4-3 職業関連活動領域と作業療法の内容

これまで障害者に関する施策のうち，生活面は厚生行政（厚生省），雇用面は労働行政（労働省）という役割分担はあったものの，両省の連携は必ずしも円滑には行われていない状況があった[2]．ところが，両省が厚生労働省として統合（平成13（2001）年1月）され，最も期待されたもののひとつが障害者分野の施策であり，障害者が働くことを総合的に支援するという流れを作り出す契機になると理解されていた．障害者が「働く」という場合には，一般の企業で健常者と一緒に働く「雇用就労」の形態と，障害者を対象とした授産施設や小規模作業所のような保護的環境下で働く「福祉的就労」の形態とがあるが，収入の高低の問題に限らず社会参加の機会としてみても，「雇用就労」には「福祉的就労」では得られないメリットが多く認められる．したがって，障害者本人や家族が，「福祉的就労」という保護された環境から，「雇用就労」へと挑戦するためにも，「安心して企業が雇用できる環境づくり」に目を向け，「福祉から雇用へ」「福祉施設から就労へ」の施策推進に取り組む時代になったと理解できる．

そこで，生活面に専門的な知識・技能を有している作業療法士は，雇用就労だけでなく，福祉的就労の場においても就労への準備状態を確認することと，就労してからの生活を健康に維持・継続できるよう支援することが必要となる．

この領域の作業療法の内容は，先に「4-1 職業関連活動領域と作業療法」で述べたように，就労のための準備活動，求職活動，職業（就労）生活の維持・継続を目指す活動に分けることができる．就労のための準備活動では職業訓練のようにある特定の職業技術や知識の習得というよりは，多くの職業にとって必要とされる共通の（あるいは不可欠の）基礎的能力の獲得を目指す．例えば，職業に就くための作業能力，人間関係の作り方，職業（就労）生活・福祉的就労を行いながら，その生活を維持するための心身の健康管理，家庭管理や社会的活動を含む社会生活能力，就職先の（作業遂行・作業環境に関する）設備環境を整えるための支援，人的環境への働きかけであるが，これらはまた職業（就労）生活の維持・継続を見据えた活動ともなっている．作業療法士が関わる求職活動については他職種との連携で実施されることが多いが，その場合においても，評価を通してその人のADL・IADL，作業能力等における高い能力を理解する役割を担うと考える．表5.11に，職業関連活動領域における作業療法の評価の視点を列挙した．これらの視点を通して作業療法士の職業関連活動領域における専門性を考えてみたい．

上に述べた作業療法の視点の具体的な内容については，『作業療法学全書 第12巻 職業関連活動』で示されているのでここでは詳しくは触れない．これらの視点は福祉的就労を含めた就労生活への準備，就労の維持・継続に向けた作業療法の際に役立つものである．特に，「社会生活能力」はIADL，生活関連活動ともいわれる能力であり，自分の生活を自己管理することができるかの指標ともなる．本来就労生活は，本人の生活の自己管理能力を基盤として，初めて営むことができるとの考えに立てば，作業療法士にとって「社会生活能力」は大切な視点となろう[3]．

また，就労の場で，自分の職務を管理できるかどうかを評価する視点として「作業能力」を挙げ，それを五つの項目に分けた[4]．これらの能力を評価する具体的な検査法の例を示すと，職業興味検査や厚生労働省編一般職業適性検査でよく知られている職業適性検査等の「紙筆検査法」，具体的な作業課題を実施しその作業に含まれる作業能力を評価する「ワークサンプル法」，できるだけ実際に近い場面を作って主に対人技能を評価する「場面設定法」，具体的な作業を実施する「職場実習」，作業遂行に伴うすべての基本動作を分析し，その基

表 5.11 作業療法の評価の視点

1. 支援にあたって備える情報
   作業療法士自身の, 職業選択の基準や職業観, 職業に関する知識や情報の収集, 働くことに関する理解および考え方, 本人が住む地域で使用できる社会資源など.
2. 生活歴（生育歴, 教育歴, 取得している資格・免許など）
   本人の今後の生活に関する考え方を探り, これからの就労に対して有利になることがあるかどうかを知る.
3. 家族歴（家族構成, 家族関係, 特に今後の本人への家族の協力など）
   家族が本人に対して期待すること, 家族の就労状況について知る.
4. 職歴（現在までに従事してきた職務の内容, 転職歴とその理由など）
   本人の職業に対する考え方や興味, 職業を通しての人間関係の作り方などを知る.
5. 経済状況（現在の収入源, 今後の収入源の見通しなど）
   本人のこれまでの生活水準・家庭管理や資金の状況について知る.
6. 住まいの環境（住まいの確保など）
   現在住居を有しているか, 現在の住居はこれからも住むことができるか, 必要な改造とその資金, 住まいの周辺環境などを知る.
7. 基本的な心身の機能
   ① 身体機能（身体状況, 生理学的機能, 運動機能など）
   ② 精神機能（抽象的思考能力, 問題解決能力, 職場実習や場面設定などによる適応能力, 記憶力, 判断力など）
   ③ 高次脳機能（失認, 失語, 失行, 見当識など）
   ④ 身辺処理能力
8. 社会生活能力
   ① 生活管理能力（金銭, 安全, 家計管理など）
   ② 家事・家庭管理能力（調理, 掃除, 買い物, ゴミ出し, 洗濯など）
   ③ 健康管理能力（血圧, 服薬, 食事, 運動, 尿路, 褥瘡など）
   ④ コミュニケーション能力（意思疎通の実用性や具体的方法など）
   ⑤ 人間関係（集団への参加, 家族・親類との関係, 近隣との関係, 同僚との関係など）
   ⑥ 公共機関の利用能力（銀行, 郵便局, 役所等, 社会資源の利用能力）
   ⑦ 1日のリズムを作る能力（週日, 週末の過ごし方など）
9. 作業能力
   ① 一般的能力（読み, 書き, 計算, 指示の理解力, 学習能力, 注意力, 集中力, 計画能力, 問題解決能力など）
   ② 作業耐性（作業時の身体的耐久性・心理的耐久性, 座位・立位の作業耐久性, 疲労の程度など）
   ③ 作業習慣（時間を守る, 規則を守る, みだしなみ, 安全への配慮, 仕事場の整理整頓など）
   ④ 作業技能（速度, 正確さ, 機械器具操作, 作業手順・要領など）
   ⑤ 作業態度（仕事への興味, 動機づけの状況, 仕事仲間との協調性, 慎重さ, 仕事への自信, 組織への適応, 作業についての要求水準など）
10. 作業環境
    本人がもっている能力を十分に発揮しうる作業環境はどのようなものか.
11. 就労先の職場環境
    ① 物理的環境（設備, 配置, 広さ, 高さ, 温度など）
    ② 人的環境（上司, 同僚など）
12. 職務の分析
    本人の能力との適合性をみる, 職務に含まれる技能・知識の内容, 職務の特色など.
13. 特定の職務の遂行能力
    本人が就く職務を遂行する能力.

本動作に要する時間の効率化をはかる「作業分析法」，そして職務遂行上の条件を分析する「職務分析法」などがある．ただし，評価の基本的技能は，情報の収集，観察，面接であり，必要に応じて上述した各種検査や現場調査を行う．また，「就労先の職場環境」における，物理的環境の調整は，職場の職務分析等とともに作業療法士が大切にすべき能力である．

▶引用文献
1) 厚生労働省：障害者雇用対策基本方針（平成21年度厚労告55）．2008年3月．
2) 依田晶男：厚生省と労働省の統合のメリットを生かす―障害者雇用をめぐる新たな動き①．厚生福祉：2-8，1991年5月22日．
3) 東京都心身障害者福祉センター肢体不自由科：健康の自己管理援助の手引き（肢体不自由）―心身障害者の援助技術書．東京都心身障害者福祉センター，1991．
4) 東京都心身障害者福祉センター：肢体不自由者の援助技術―東京都心身障害者福祉センターの理学療法士，作業療法士の仕事．東京都心身障害者福祉センター，1983．

5．その他の領域

ここでは，解説してきた領域の区分によらない作業療法士の活動の場について概説する．

5-1 作業療法の臨床を支える領域

「作業療法士免許」をもつ資格で臨床実践を確立する職務に携わることは，当然重要なことである．しかし，これからは，多くの作業療法士を支える立場となる制度や政策への関与，作業療法に関連する技術や知識の発展のための研究などを行うことで，作業療法士の社会的地位の向上や作業療法の啓発に資する任務を担うことも必要となってくる．

1) 研究

大学を中心とした研究機関での活動のほか，「研究所」などの多くの機関で作業療法に関連した領域における効果，その他の結果を示すことで，作業療法実践の啓発をはかることが期待される．

作業療法を中心に構成される研究施設は少ないが，関連する課題を扱う研究機関で，多職種とともに広く作業療法の効果判定やシステム評価を実施することが考えられる．

2) 製品評価・開発

作業療法の視点から，福祉機器をはじめとした製品評価や広義の環境因子に関わることは，専門性を確立するためにも重要である．特に，福祉機器や住宅関連機器などでは，生活を支援する作業療法士による評価や製品開発に対する意見は，利用者にとっても重要な課題提起となる．

また，社会的な流れから，企業（メーカー）では省エネとともに，障害者や高齢者，介護者に求められる福祉機器や住宅関連機器などの開発・製品化に力を注ぐ傾向も強くなりつつあり，人材登用の機会もみられている．

3) 行政職・その他

国，都道府県，市区町村といった行政の中では，医師や保健師，助産師，看護師，薬剤師などの職種がその専門的な立場から，国民，都道府県民，市区町村民の保健医療福祉に関わるサービス制度の構築などの側面に大きく関わっている．しかし，作業療法士として，このような行政としての政策的な関わりをもつことは，限られているのが現状である．今後は，地域での生活を支え，作業療法士としての視点から，心身の健康の維持・増進に携わる職域への配置の必要性も増加するものと思われる．

5-2 作業療法の専門性を活かした領域

1) 起業・独立という選択

作業療法士は，いわゆる「開業権」がないために，現状の法制度では開院のような業種形態をとることはできない．ここでは，「自営」という形態

> **コラム** 民法上の「契約」
> いわゆる，「治療者－被治療者」の関係は，民法上の「契約」による「準委任」[1]の関係であるというのが一般的な法律解釈．

> **コラム** JICA
> 2008年10月1日より，「技術協力」「有償資金協力」「無償資金協力」の援助手法を一体化した組織編制に生まれ変わった．

と介護保険導入に伴い増加している「事業所の経営」の二つの起業形態について概説する．

(1) 独立「自営」形態

民法上の**契約**に基づき，作業療法技術を提供することに対して，対象者から報酬を受け取るという同意を得る関係から，独立した自営の形態で起業することは可能と考えられる．ただし，「医師の指示の下に」という保険診療報酬などの制度にはなじまないので，その報酬は「契約」により決められることになる．また，作業療法技術の提供に関しての質の保証や事故・過誤・過失などについては，当事者が全責任を負うことになるので，専門職種としての高度の注意義務が課せられる．

しかし，特定の領域や疾患による対象の区分はなく，また，在宅・訪問，通所などのように場所も特定されることがないので，サービスを望む対象者に作業療法の技術を提供することができる利点もある．

(2) 指定事業者・施設の経営

介護保険サービスとしての通所・訪問による作業療法の提供は重要であり，現在も多くの作業療法士が関わっている．このようなサービスを提供する主体となる事業所を経営することで，作業療法を提供する範囲を広げることになる．経営については，いわゆる株式会社のような形態から，特定非営利活動法人（NPO法人）など多岐にわたる．それぞれに，経営的な長所短所があるので，事業所を経営する際には十分に検討する必要がある．

事業所による作業療法の提供が始まった当初は，介護保険が利用できる年齢制限から高齢者・高齢障害者が中心であったが，「障害者自立支援法」の施行（平成18（2006）年4月1日）により，「身体障害」「知的障害」「精神障害」を区分することなくサービスを提供できるようになり，対象が大きく広がった．

基本的には「契約関係」によるものであるが，制度としてサービスの設定（ケアプラン作成）に同意を得ることで，提供するサービスに対しての報酬を受け取ることができる．このため，提供できるサービスの種類があらかじめ決められている．したがって，事業所としては，決められたサービス計画に沿った内容を提供しなければならない．

2）国際協力事業への参画

海外，特に開発途上地域や中進地域の障害者支援関連領域で，作業療法の技術を活かした国際協力に参加することもできる．ここでは，わが国の国際協力の公的機関である**独立行政法人国際協力機構**（JICA；Japan International Cooperation Agency）の事業の中で，作業療法士として国際協力の機会について述べる．

(1) JICAボランティア（青年海外協力隊・シニア海外ボランティアなど）

JICAボランティア事業の募集内容や時期，対象などの詳細は，随時情報が更新される．web（http://www.jica.go.jp/）などを適宜確認することで，自分に適した活動領域をみつけることができる．作業療法士として応募する場合は，資格だけでなく，一般的には数年の臨床経験が要求されることから，自分のキャリアプランに応じた臨床領域の経験を積むことが，国際協力への第一歩となる．

JICA事務局によれば，作業療法士を必要としている地域は，アジア太平洋諸国を中心として，中南

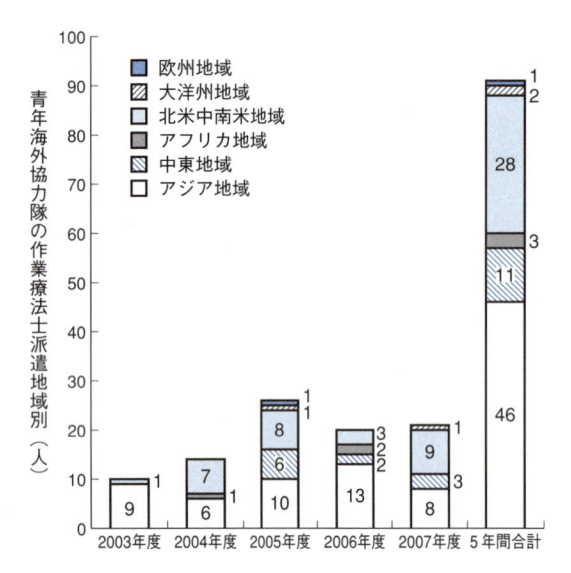

図 5.8 2003～2007年度までの作業療法士の青年海外協力隊派遣先（2008年11月末現在．データ提供：JICA）

米，中東，アフリカと広範囲に及んでいる（図5.8）．JICAボランティア事業は政府間の取り決めに基づく事業であることから，当該国の政治的な安定性や援助に対するニーズの優先性が考慮されることはいうまでもない．要請内容は，該当国内に作業療法士の養成制度がない場合が多いが，あっても不十分であり，かつ障害児者に対する医療・教育・福祉の制度が未整備であることが多い．したがって障害児者に対する作業療法サービスを構築・提供するマンパワーとしての役割と同時に，関係者への啓発活動や他職種との連携体制構築などが期待されることが少なくない．

活動の場所は入所施設型（医療・福祉・養護学校）や通所・通園型（リハビリテーションセンター・通園センター）あるいは地域の巡回指導型などに大別される．対象者は，脳性麻痺児や知的障害児などの発達障害や成人の身体障害であることが多いが，最近では老年期障害や精神障害も増えつつある．いずれの場合も，既存の社会資源や人的資源を最大限に利用すること，また，家族や地域の人々との関わりも含めた地域社会を基盤とした広い視野をもった働きかけが必要となる．また，現地言語の習熟とともに，それぞれの地域に特有な宗教的背景や生活習慣，社会的制度を十分に理解しておくことが重要である．活動の展開に際しては，医療制度や福祉制度が整備された先進地域での通所や訪問などの「地域リハビリテーション」という概念よりも，社会開発的な観点に立った「地域に根ざしたリハビリテーション（CBR；Community Based Rehabilitaion）」の視点が必要となる．なお，障害者の職業訓練や就労支援，社会参加支援などに関連した活動などは，作業療法士だけではなく，農業経験者や建築業などの職種がシニアボランティアを含めたJICAの事業として要請される場合が多いことから，関連領域の情報にも広く関心を向けることは，自分の経験を活かせる国際協力への参加には不可欠である．

(2) JICAの他の事業への参加など

ボランティア事業以外のJICA事業への参加は多岐にわたるが，何らかの国際協力のボランティア経験を端緒として，より専門的な国際協力要員としての実力をつけることが新領域開拓へとつながる．例えば，現地の事務所でのボランティア調整員，フィールド調整員などは，「語学力とマネジメント能力」を発揮・開発する機会となり，作業療法士の資格に付加価値をつけることになる．さらに，障害者支援に関連した豊富な国際協力の経験・語学力があれば，「国際協力専門員」や「技術プロジェクト」における短期・長期の「技術協力専門家」となる機会なども少しずつ増えてくると思われる．

こうした役割は，ボランティアとは異なり，JICAのそれぞれの職責に応じた採用・任用条件を満たすことが必要となるので，必ずしも多くの作業療法士に開かれているわけではない．しかし，障害者支援に関する国際協力の専門家の需要は少しずつ増えていくことが予想される．JICAの研修制度や奨学金制度を利用した実力アップのキャリアプランを目指すことは，作業療法士のひとつの専門

領域としての「国際協力」を確立することにつながると思われる．「障害者支援」と「国際協力」の両者にまたがる専門家が活躍する場はこれからであるが，子どもから老人まで，急性期から地域まで，身体から精神まで，の多様な障害児者支援を領域とする作業療法が貢献できることは多いといえよう．

▶引用文献
1) 神谷恵子・編著：医療事故の責任―事故を罰しない，過誤を見逃さない新時代へ．毎日コミュニケーションズ，2007，p.51．

Ⅳ．病期別作業療法の実際

社団法人日本作業療法士協会では，作業療法とは，「身体又は精神に障害のある者，またはそれが予測される者に対し，その主体的な生活の獲得を図るため，(中略) 治療，指導及び援助を行うこと」と定義している[1]．したがって，作業療法は「障害の予防期から，発症（受傷）後の急性期，回復期，維持期，終末期という病期，時期別の過程に生じるさまざまな障害」に対して，一連の流れとして関わるものである（表 5.12）[2]．ここでは予防期を除く，発症（受傷）後の各時期に出現する障害に対する作業療法について，目的と内容の概要を説明する．

1. 急性期の作業療法の実際

「急性期」では，医療的な治療が中心となる（表 5.12）ため，疾病などの特性に左右されることが多い．表 5.13 に，発達障害の子どもへの作業療法を例として，生まれながらの障害（先天的な障害）とその後に障害が生じた場合（後天的な（中途）障害）に便宜上分けて，急性期の作業療法の目的と内容を示した．

また，循環器・呼吸器疾患や悪性新生物に対する術後の回復過程についても，医療的治療のもとで術直後からの作業療法の対応を「急性期」として取り扱う．

1-1 急性期の定義 ― 発症・受傷からの日数 ―

「急性期」の定義は，疾患などの特性に大きく影響されるために，一律には論じられない．保険診療報酬（平成 20 (2008) 年 4 月改定）[3] の基本診療料「第 2 部 入院料等，第 3 節 特定入院料」によれば，「重篤な救急患者」として算定できる報酬額は，「3 日以内」「4 日以上 7 日以内」「8 日以上

表 5.12 作業療法が関わる時期（障害の経過による）(文献 2, p.6)

時 期	内 容（重点的な治療目的）
予防期	日常の生活に支障をきたさないように疾病を予防する．加齢やストレスで心身機能の低下を引き起こしやすくなった者に作業療法を行う．健康の状況変化にも対応する．健康な者にも健康増進の視点から関与する．
急性期	発症後，心身機能が安定していない時期．医療による集中的な治療が中心となる．二次的障害の予防にも関わる．
回復期	障害の改善が期待できる時期．対象者の心身機能・身体構造，活動，参加の能力の回復・獲得を援助する．
維持期	疾病や障害が安定し固定した時期．再燃・再発を予防する．対象者の社会，教育，職業への適応能力の回復・獲得を援助するとともに，社会参加を促進する．
終末期	死と対面する時期ではあるが，人生の仕上げの時期でもある．ホスピスケアを含み，対象者の心身機能，活動，参加能力の維持を図るとともに尊厳ある生活への援助を行う．家族への支援も行う．

表 5.13 急性期の作業療法の目的と内容のまとめ

急性期または準じた時期	疾患・疾病の特徴	作業療法の目的	作業療法の内容
先天的な障害	周産期の麻痺や奇形・欠損など	・生活リズムの獲得 ・快・不快などの基本的心身機能の獲得 ・発育・発達の促進 ・両親(家族)の支持	・覚醒・睡眠のリズムの獲得 ・授乳などの促進，排尿便の始末でのあやし ・運動，精神認知機能の発達促進 ・育児指導や訴えの聴取
	集団への不適応など	・作業活動への注意維持の改善 ・集団への適応的活動と参加の獲得 ・両親(家族)や教師などへの指導	・1対1での作業活動の取り組み ・小集団から多集団への段階的な遊び ・両親の不安の軽減や関係者への理解の促進
	急性発症・受傷など	・医学管理下での病態の回復促進 ・意識障害の回復促進 ・二次的障害の予防と評価・発見 ・早期作業療法介入の開始	・他職種との連携に基づいた早期アプローチ ・覚醒リズムの回復 ・高次脳機能障害などの早期発見と対応 ・生活活動再構築のための将来的に獲得を目指すADL・IADL/APDLなどへの介入
	術後の集中管理など	・医学管理下での回復過程に応じた介入 ・運動負荷基準に合わせたADL獲得	・覚醒リズムの回復 ・早期からの姿勢保持と将来的に獲得を目指すADL導入へのアプローチ
後天的な(中途)障害	〈精神疾患・疾病など〉 ・疾患・疾病の鎮静化の促進 ・衝動の発散，退行の予防		・安静と休息 ・生活リズムの再獲得と作業活動の拡大
	〈小児期の進行性疾患・疾病など〉 ・運動機能の発達の促進と獲得 ・精神認知機能の発達の促進と獲得 ・両親(家族)への指導と支持的介入		・両親との遊びを取り入れた対象児との関係構築 ・症状増悪期の安静と寛解期の作業活動指導 ・両親の不安や負担の軽減
	軽快・増悪を繰り返す進行性病変など	〈小児期以外の進行性疾患・疾病など〉 ・二次的障害の予防 ・疾症期・再燃期・増悪期の活動性の制限 ・寛解期などに向けた教育的指導 〈生命予後に関わる疾患・疾病など〉 ・観血的治療や薬物治療などの二次的障害の予防 ・回復期への継続的なADL・IADL/APDLなどの拡大 ・終末期に至る作業療法士との信頼関係の構築	・安静と休息 ・装具，福祉機器などの利用による動作の効率化 ・効率のよい動作指導とその獲得，誤用しないような動作指導 ・ベッド上安静時の心身機能の維持改善 ・医学的管理に応じた生活範囲の拡大，ADL自立とIADL/APDLの向上 ・本人と家族との信頼関係の維持構築

14日以内」の区分で引き下げられる．「新生児特定集中治療室管理料」や，「精神科救急入院料」でも，同様に日数による区分はみられるが，症状や状態による文言はみあたらない．

1-2 急性期の作業療法介入の必要性

日本では，国民皆保険が確立し，誰もが適正に医療を受けることができる．一方では，社会的な高齢化に伴う疾病構造の変化などの多くの要因に伴い，社会保障制度の崩壊の危機から医療保険の支出の抑制へという流れがあることは，周知の通りである．特に，入院の長期化は，医療費の増大とともに自宅退院を困難にし，さらなる入院の長期化や施設転所などの問題が大きくなった．これに対して，政策的な医療費抑制のために，早期から集中的な治療介入をすることで，入院日数の短縮化をはかることとなった．

このうち，リハビリテーション料の対象となる障害では，早期からのリハビリテーションが自宅退院に向けた有効的な治療介入手段として評価され，平成20（2008）年の診療報酬改定で「治療開始日から（脳血管疾患等リハビリテーション料では，発症，手術又は急性増悪から）30日に限り」早期リハビリテーション加算が算定できることになった．したがって，作業療法の役割も，早期からの介入により，より早く自宅で生活ができるように支援することが急性期に求められるようになっている．

1-3 作業療法の概要

急性期では，障害にかかわらず，救命救急を含めた医療的な治療が優先される．作業療法介入時でも，意識障害や心身の安静，治療による禁忌事項のために，作業療法の提供場所や手段・方法が大きく制限されることが多い．疾患等の影響から，作業療法ではごく軽度と思える「作業・作業活動」の介入が，対象者にとって予想以上に大きな精神的な負担となることや心肺などの身体機能に影響することを十分に認識しておく必要がある．また，ICU症候群や意識障害，薬物療法のために，覚醒や睡眠のリズムが整わず，日常生活活動（以下，ADL）を含めた身辺処理の自立に向けた作業療法アプローチを開始する前に，対処すべき課題も多い．

また，対象者本人だけではなく，家族も含めて生命の危険や疾病・障害の出現，予後を含めた将来の様々な不安に対して，心理支持的な作業療法の重要性は大きい．特に，先天的な障害児をもった母親の場合，自責の念から子どもを溺愛したり，逆に否認して遠ざけるなどの極端な行動をとることもあるので，母親を含めた家族への介入は重要な意味をもつ．

身体・精神という障害や小児期から老年期という年齢的な障害などの特性を十分に理解して，作業療法介入を行う必要がある．ここでは，身体・精神という障害の切り口から概説する．

1-4 作業療法の目的，評価，手段と方法

「急性期」の作業療法の目的は，身体的な障害や精神的な障害を生ずる疾病の回復を促しながら，予測される廃用症候群や発生しうる二次的障害を予防し，早期からADL・手段的日常生活動作／生活関連動作（以下，IADL/APDL）[*1]につなぐための動機づけと適切な介入の時期と手段を判断することである．この時期に留意すべき廃用症候群や二次的障害は，筋力低下や関節拘縮にとどまらず，呼吸・循環機能や抑うつや動機づけの低下などの精神・心理的機能，精神の混乱状態など多岐にわたる．作業療法では，これらが心身ともにADL自立に向けた活動を阻害する原因を生じさせることがないように働きかけることが大切である．例えば後藤ら[4]も指摘しているように，「安静」と「臥

[*1] 手段的日常生活動作（Instrumental Activities of Daily Living；IADL）と生活関連動作（Activities Parallel to Daily Living；APDL）は，解釈に諸説あるが，ここでは包括的に広義に捉えるために併記した．

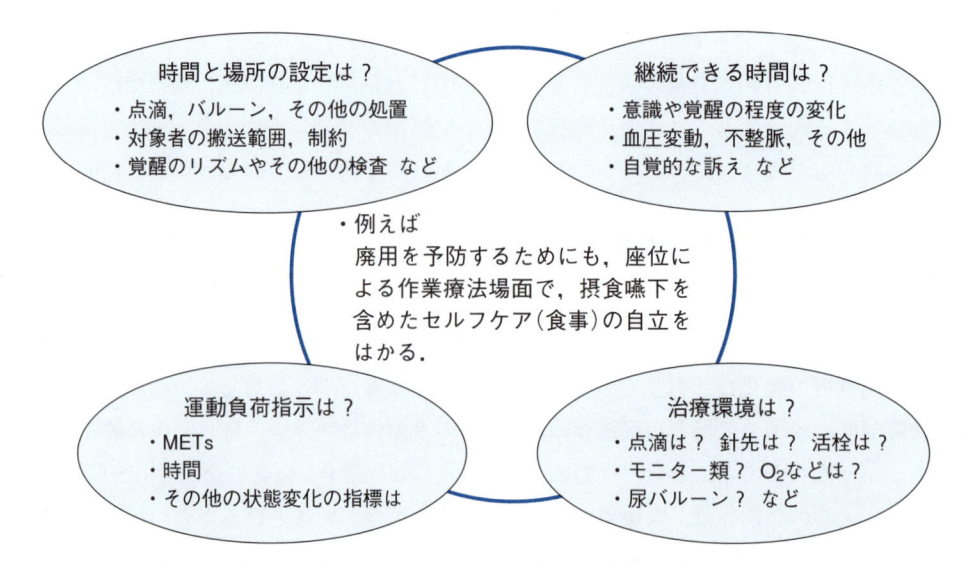

図 5.9 「急性期」に考えるべき禁忌や制限（身体障害における関わりの一例）

時間と場所の設定は？
・点滴，バルーン，その他の処置
・対象者の搬送範囲，制約
・覚醒のリズムやその他の検査　など

継続できる時間は？
・意識や覚醒の程度の変化
・血圧変動，不整脈，その他
・自覚的な訴え　など

・例えば
廃用を予防するためにも，座位による作業療法場面で，摂食嚥下を含めたセルフケア（食事）の自立をはかる．

運動負荷指示は？
・METs
・時間
・その他の状態変化の指標は

治療環境は？
・点滴は？　針先は？　活栓は？
・モニター類？　O_2などは？
・尿バルーン？　など

床」の違いを認識し，単なる「安静臥床」をさせずに「早期離床」が目的となる．

「急性期」の評価では，治療が優先される中で，簡便かつ適切に行える評価方法を選択する必要がある．加えて，この時期には意識障害などのためにコミュニケーション手段の制限が多く，対象者自身の反応を引き出す評価方法の選択が制限される．一方，治療的な管理のために，多職種による検査・評価結果や治療方針なども，評価を進める上だけではなく，情報自体が重要な意味をもつ．例えば，モニター管理にある心電図・血圧・呼吸数・酸素飽和度などの変化の情報は，直接的な作業療法実施時に中止基準などの重要な評価指標となる．さらに，意識障害の変化や血液検査の炎症反応や代謝などの情報は作業療法の介入の時期，継続時間や負荷量を検討する際に重要な指標となるので，十分に把握することが必要となる（図 5.9）．精神症状についても，疾患による混乱状態を，単に「ある・ない」という評価ではなく，程度を適切に捉えて，「安静と休息」の働きかけから，行動や活動の範囲を安全かつ円滑に拡大していけるように意図的に評価を行うことが重要である．

「急性期」では，目的に即して，ADL・IADL/APDL などにつなぐことを意図した早期離床や，後述する回復期から維持期などに向けた精神・心理的な動機づけの維持・向上のための支持的な作業療法の介入手段や方法を選択することも必要である．ただし，患者の治療が優先され，症状も不安定な時期であり，評価場面と同様に，介入の時間や場所などに多くの制限を受けざるを得ない．したがって，回復期以降のように身体的・精神的に多くの要素を複合する動作や行動場面の設定，例えば ADL・IADL/APDL の具体的動作を行うことに制限を伴う．そのため，その時々の状態に応じて，作業療法の介入方法を柔軟に組み替えることができるように，作業療法計画をいくつか検討しておき，その場での評価結果や状態，禁忌の指示に応じた作業療法を提供することが重要となる（図 5.10）．

1-5 身体的な障害に対する急性期の作業療法

介入時間を短時間にしなければならない場合には，動作を繰り返し訓練するのではなく，その時間内でいかに効果的な結果を引き出し，次回以降に継続できるかを十二分に意図して対応する．ま

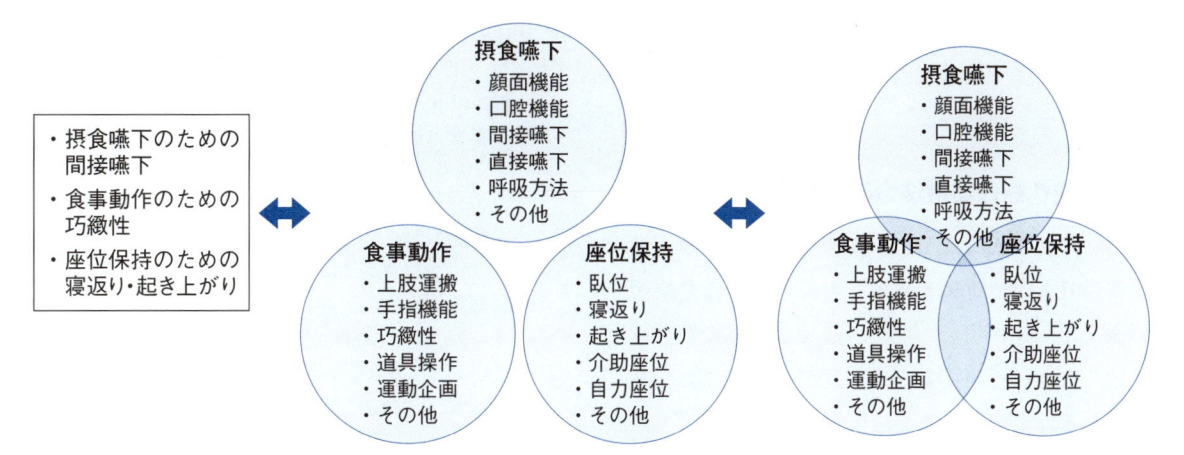

図 5.10 「急性期」では，単一的な機能訓練や複合的な動作訓練など状況に応じて柔軟に組み合わせることが重要（身体的関わりからみた「食事動作」の例）

た，場所や用具などが限られるため，目的動作の要素を別々に訓練し，後日に組み合わせた総合的な動作とするなど，計画的な介入が重要である．さらに，意識障害の軽減のために，声かけなどに対する患者の反応に応じて，覚醒と睡眠などの生活リズムの再構築・再獲得を促す．また，できるだけ早い時期から座位保持の獲得を目的としたベッドのギャッジアップを開始するなど，循環機能の廃用を予防する[5]．

急性期では，高次脳機能障害は遷延性意識障害などのために症状や状態の判別が困難な場合が多い．しかし，高次脳機能障害は ADL の自立やその他の作業療法の介入を困難にすることから，早期からの適切な評価と ADL・IADL/APDL に対して作業療法の介入・方法が重要である[6]．

循環器疾患や呼吸器疾患，悪性新生物などの術後に対する作業療法では，術後の状態に応じて，ADL の自立や IADL/APDL の行動範囲の拡大を目指す．その際，医師からの禁忌や運動負荷の制限内で効果的にアプローチできるように，血圧，心拍数（脈拍），METs (Watt)，Borg Scale などの評価をしながら，作業療法の負荷を調整し，指導する[7,8]．

1-6 精神・心理的な障害に対する急性期の作業療法

「統合失調症など」にみられる急性期では，幻覚妄想などの多くの症状から混乱状態にあるために，安静と休息を提供することが原則となる．疾患の特性を理解し，対象者に安心と安全を保障しながら，早期に心理教育などから介入する[9]．精神症状が落ち着きはじめる亜急性期では，病棟内プログラムから作業療法室に場所を移すなど，安心感を確保しながら徐々に行動範囲を拡大して適応をはかることになるが，一方では不安定な症状や状態像があることを常に念頭に置き，無理のない介入を進める[10]．

「うつなどの気分（感情）障害」に対しても急性期の介入の原則は「安静」と「休養・休息」であるが，症状の日内変動に注意しながら作業活動を提供することになる．この時期は，不安焦燥感も強いために，十分な「安静」と「休養・休息」がとれない場合も多いので，対象者にとって負担とならないような働きかけと援助を心がける[11]．

精神・心理的な障害では，身体障害とは異なり，「目に見えない」という点で，家族や職場などの障害理解が得られない場合がある．急性期の作業療

第 5 章 作業療法の実際 179

法介入では，対象者本人への働きかけと同様，特に身近な存在である家族への指導は大きな役割である．

1-7 急性期作業療法の課題と展望

「急性期」の作業療法は，医療的な治療が集中的に行われる中で実施される．このため，作業療法の介入（評価や手段・方法など）が，多くの制限を受けることに触れてきた．したがって，この時期に関わる作業療法士にとっての第1の課題は，医療的な治療方針や多職種が行う処置・検査についての基本知識を習得し，多職種と情報や意見交換ができることである．

第2の課題は，作業療法自体がICFの「健康状態（変調または病気）」を直接的に治療するものではないが，その他のICFのすべての要素を対象とする作業療法の介入がどのように作用するのか，例えば作業療法の介入効果で健康状態自体がどの程度改善されるのか，という課題を明らかにすることである．

第3の課題は，「健康状態（変調または病気）」「心身機能・身体構造」への働きかけだけではなく，「活動」「参加」につながる働きかけや「個人因子」「環境因子」との関係を十分に把握して，作業療法が介入していることを意図することである．そして，この一連の働きかけの重要性と作業療法の効果を示すことが必要となる．

いずれにしても，作業療法士自身が作業療法の介入の結果，「どのような効果がもたらされたのか」ということの重要性を認識し，臨床実践の場で作業療法を実施していかなければならない．そのためには，介入計画を立案するにあたっての評価と効果や成果判定のための評価を適切に実施することが重要である．このように臨床実践の効果を積み重ねることで，医療保険や介護保険で作業療法が評価されるだけではなく，社会的な啓発や地位向上にもつながることになる．

▶引用文献

1) 日本作業療法士協会：on line 〈http://www.jaot.or.jp/work.html〉, accessed 2009-5-14.
2) 日本作業療法士協会学術部：作業療法ガイドライン2006年度版．日本作業療法士協会, 2006, p.6.
3) 医療保険業務研究協会：平成20年4月改正 医科診療報酬点数と早見表 第2版．医療保険業務研究協会，平成20年4月21日．
4) 後藤正樹，幸田 剣，田島文博：現状と課題（特集：廃用症候群を治すには）．総合リハ 37 (4)：295-299, 2009.
5) 甲斐雅子：提言「仕事でワクワクする！？」．OTジャーナル 41 (4)：260-261, 2007.
6) 小林 毅，中林麻利子，伊元勝美，佐藤尚美，三上真弘：救命救急センターのおける脳血管障害者への作業療法―当院でのかかわり方．Monthly Book MEDICAL REHABILITATION (9)：29-34, 2001.
7) 竹林 崇，笹沼直樹，眞渕 敏，生須義久，高橋哲也，他：作業療法における高齢重症心不全患者の浴槽移乗動作に対する心負荷軽減の試み―自助具による指導の必要性．日本心臓リハビリテーション学会誌 13 Suppl：S119, 2008.
8) 生須義久，木村悠子，藤井麻由美，秋好 力，椎原康史：心不全症例に対する作業療法の実践例．OTジャーナル 41 (11)：1017-1023, 2007.
9) 香山明美：統合失調症の早期リハビリテーションの進め方．OTジャーナル 42 (11)：1116-1121, 2008.
10) 小林正義，福島佐千恵，村田早苗：統合失調症の早期作業療法実践のコツ．OTジャーナル 42 (11)：1122-1127, 2008.
11) 堀田英樹：うつ病に対する作業療法の考え方．OTジャーナル 42 (2)：125-130, 2008.

2. 回復期の実際

「回復期」は，障害の改善が期待できる時期であり，対象者の心身機能，活動，参加の能力の回復と獲得を援助する（p.175，表5.12）．この時期は，「急性期」に比較して，医療的な治療が軽減し，リスク管理や運動負荷基準などの身体的制限や対人関係の枠組みや作業の質的量的な課題などの精神・心理的な制限が明確となるので，積極的に作業療法介入をはかることができる．

なお,「急性期」と同様に発達障害の子どもへの作業療法を例として,「先天的な障害」と「後天的な(中途)障害」に便宜上分けて,回復期の作業療法の目的と内容を示した（表 5.14）．

2-1 回復期の定義 －発症・受傷からの日数－

「回復期」がどのくらいの時期にあたるのかについては,作業療法が対象とする身体障害や精神障害の特性により日数的な意味合いが異なるため,「急性期」と同様に明確な定義はみあたらない．

例えば,身体障害でイメージされる回復期リハビリテーションは,保険診療報酬（平成 20（2008）年 4 月改定）[1]の「A308 回復期リハビリテーション料」によれば,算定対象患者で異なるが 60〜180 日までとなっている（p.11,表 1.4 参照）．精神科関連では,「A103 精神病棟入院基本料」の区分は,「14 日以内」「15 日以上 30 日以内」「31 日以上 90 日以内」「91 日以上 180 日以内」「181 日以上 1 年以内」に分けられ,特に「回復期」という文言はみあたらない．

2-2 回復期の作業療法介入の必要性

「急性期」から継続して,疾患や疾病の特性を踏まえた予後予測や医療的治療計画の確認は必須である．特に,寛解と再燃（増悪）を繰り返す,または疾患や疾病の状態が進行する場合は,予後的に再燃（増悪）期に起こる心身機能・身体構造の障害や活動・参加の制限などの問題点を早期から捉えて,対応を準備しておく必要がある．また,医療費抑制政策としての早期の自宅退院が課題となる中で,「自立した生活を送りたい」という対象者とその家族の希望を理解しておかなければならない．

いずれの障害に対しても,回復期には早期に,かつ効果的に自立した生活を獲得できるように作業療法を提供する．しかし,一方では,回復期以降は病院などの医療から,在宅生活を中心とした保健福祉の対応へと利用できる制度が変わることも少なくない．厚生労働省[2]は,「(前略)…地域連携クリティカルパス等を利用した情報の共有化や円滑なネットワークの構築に努める．また,居住系施設や介護施設においても医療機関との連携に努める」と提唱している．医療保険から,障害者自立支援法を根拠とする各種の制度を利用するにあたり,対象者に不利益とならないようシームレスに（継ぎ目のないように）,必要な作業療法を提供できる仕組み[3]が望まれている．

2-3 作業療法の概要

「回復期」では,医療的治療による制限が緩和されて,心身ともに活動の範囲が拡大する．作業療法を提供する場所も,「急性期」ではベッド周囲や病室内などの狭い範囲に限定されることが多いが,「回復期」以降は作業療法の必要性に応じて,作業療法室や日常生活活動と手段的日常生活動作/生活関連動作（以下,ADL・IADL/APDL）に即したトイレや浴室,調理場所などの実際の動作を想定しやすい場所を選択することができる．また,外出許可などを得ることができれば,外出や外泊により,自宅や職場などの生活環境場面で活動した結果を対象者自身と家族が実体験できることも大きな利点である．したがって,施設内に入院や入所をしていても,1 日の生活時間帯の中での活動時間も実際の生活リズムのように食事時間などを合わせることができるので,精神的なストレスも軽減することが多い．

さらに,上田ら[4]の障害受容という観点では,「ショック期」から脱し,行動制限が緩和されることで「解決に向けた努力期」のように対象者自身も工夫・努力した行動をとることが多い．しかし,自分自身から様々な行動をとることで,失敗の体験からの現実検討のために「否認」や「混乱」に陥ることがしばしばみられる．心身の障害を対象とする作業療法にとって,この時期の精神・心理的な介入の役割が大きいことを理解しておかなければならない．

表 5.14 回復期の作業療法の目的と内容のまとめ

回復期または準じた時期	疾患・疾病の特徴	作業療法の目的	作業療法の内容
先天的な障害	周産期の麻痺や奇形・欠損など	・心身機能の回復の促進 ・代償能力の開発と獲得 ・両親への心理的支援	・麻痺や感覚障害の回復の促進、代償機能の開発 ・欠損している四肢の代償能力の開発と獲得 ・両親の育児不安の解消、自信の回復
	集団への不適応など	・作業活動への適応配分の獲得 ・集団への適応的活動と参加の獲得 ・両親への心理的支援	・小集団から大集団への適応に拡大する作業集団の活用 ・工程などが簡単な作業活動から模擬な作業活動への拡大 ・両親の育児不安の解消、自信の回復
	急性発症・受傷など	・心身機能の回復の促進 ・ADL・IADL/APDL を含めた能力の獲得と自立促進 ・社会参加を念頭にした作業活動への動機づけ ・本人・家族などの不安の軽減	・麻痺や感覚障害の回復の促進、代償機能の開発 ・当面の病床、病棟での ADL・IADL/APDL の自立 ・退院後などの生活を想定した模擬的作業活動の導入 ・回復する心身機能の反面、表面化する障害への心理的支持
	術後の集中管理など	・治療段階に応じた作業活動の拡大 ・本人・家族と希望に応じた社会参加の促進	・心機能・呼吸機能などの指標で段階づけた作業調整（復職を含む） ・本人と家族の希望の実現に向けた環境調整
後天的な(中途)障害	軽快・増悪を繰り返す進行性病変など	〈精神疾患など〉 ・症状に応じた集団への適応 ・作業活動への関心強化 ・体力などの回復と無理な作業活動の抑制 〈小児期の進行性疾患・疾病など〉 ・同年齢集団への適応的参加 ・発達段階に応じた ADL・IADL/APDL 能力の獲得 ・両親の将来不安への理解と心理支援 〈小児期以外の進行性疾患・疾病など〉 ・二次的障害の予防 ・積極的な ADL・IADL/APDL の自立向上と社会参加の促進 ・再燃、増悪期の徴候の早期発見と対応の指導 〈生命予後に関わる疾患・疾病など〉 ・活動の拡大と社会参加の促進 ・本人家族の希望の達成と満足感の充足 ・予後に対する不安の軽減と受容の促進	・小集団から段階づけた作業活動の提供 ・目的を意識できる作業活動の提供 ・段階づけによる作業活動の延長と自己の作業ペースの維持 ・心身機能の改善と環境整備による社会活動参加の促進 ・ADL・IADL/APDL の自立向上と小助量の軽減 ・両親の育児不安の解消と育児への支援・指導 ・休息と安静などの活動量の調節指導 ・ADL・IADL/APDL の自立向上と将来的な社会活動への参加促進 ・病状の特徴を含めた病識の受容促進 ・本人・家族の希望に応じた社会参加の促進、環境整備 ・Demand の受容と達成感の維持 ・予後への不安の軽減と希望する作業活動への積極的参加

2-4 作業療法の目的，評価，手段と方法

「回復期」の目的は，主体的，かつ自立的な生活を早期に獲得し，在宅生活に戻ることが第一となる．この際，適切な予後予測に基づいて，目前の在宅生活だけではなく，長期的に安定した在宅生活が継続できるような見通しをもつことが重要である．例えば，「脳血管疾患」のような「回復モデル」では，基本的には発症直後から回復が期待できる特性があるので，急性期から継続的に回復を促し，さらに回復した機能や能力自体を維持できるような教育プログラムが必要である．一方，寛解や増悪を繰り返すような疾患の予後の場合では，寛解期に十分に機能を回復・向上させるとともに，増悪期に対する障害管理の教育的な指導が重要となる．特に，精神疾患による障害では，増悪期の「安静・休息」を必要とするような時期では，周囲からの期待が大きな負担となり，悪影響を及ぼす場合もあることを考慮しなければならない．

「回復期」の評価は，国際生活機能分類（ICF）にある活動や参加に関連した内容を，目的に沿って実施する．前述したように，この時期は心身機能と身体構造の障害の回復に応じて活動範囲が拡大するという変化が大きいために，評価指標も変化ごとに表記できる手法を選択することが求められる．また，身体活動的なADL・IADL/APDL指標だけを用いることは，精神・心理的な障害による活動・参加制限の評価指標としては目的が異なる．さらに，数値化できる評価指標による変化は理解しやすい反面，合計点などによる数値だけで判断することは，個々の評価項目の変化や項目間の関係を見落としてしまう可能性があることに注意が必要である．このような点を補うためにも，動作分析や精神・心理的な変化に注目した記述的な評価結果の記録を併せて検討することを習慣づける．

また，疾患や疾病の再発や再燃，増悪などの徴候を見落とすことなく，安全かつ円滑に作業療法を進める視点も重要となる．併せて，社会的行動範囲が拡大することにより，関連する事項，例えば，家屋改造や職場内での役割変更や対人関係の修正などが重要な作業療法の対象となることを想定して評価をしておくべきである．

「回復期」の作業療法介入の手段や方法は，目的に述べたように，「主体的，かつ自立的な生活を早期に獲得し，在宅生活に戻ること」に向かって具体的に展開する．「急性期」と異なり，作業療法を提供する場所や時間の設定も，生活を意図した作業療法計画に基づいて提案できる部分が大きくなる．したがって，1日の時間配分や1週間のサイクルなどの実生活を想定して，身辺処理を中心とした身体的介入，対人交流の時間やそれらの関係を調整しながら，作業活動を用いた作業療法を提供することができる．さらに，評価にも述べたように，在宅生活を意図する上では，住環境などのような物理的環境や周囲の対人関係などの環境を含めた「環境因子」への働きかけも，必要に応じて早期から対応していく必要がある．

2-5 身体的な障害に対する回復期の作業療法

身体的な障害に対しては，特に，ADL・IADL/APDLを含めた各作業活動を一連の動作として身につけることができるような働きかけが重要となる．「急性期」では，作業活動を一連のものとして作業療法的な介入をすることが制限されていた．「回復期」でも，医療的なリスク管理などの基準は厳守されるものであるが，その中でできる限り生活することを意識した作業療法が提供される．また，脳卒中に対する「回復期」では，作業療法だけに限らず，多職種による専門的かつ集中的・包括的なアプローチが勧められている．特に「回復期リハビリテーション病棟」では，起床時の整容や排泄から，日中の食事や更衣，入浴，就寝前の整容や排泄までといった実生活の時間帯や実施場面に即した設定で作業療法が提供されることも重要となっている．

身体的な障害でも寛解と増悪を繰り返すような疾患・疾病では，「回復期」にあたる寛解の時期には積極的に生活の安定をはかるような作業療法を提供するとともに，増悪期に予測される障害に対しての教育・指導的な介入も重要となる．例えば，「関節リウマチ」では，障害を悪化させないような動作指導とともに，必要に応じて予防的な装具の利用や自助具の利用，住宅整備など，本人への介入とともに早期から環境整備などの対応が勧められる．

子どもの場合，児へのセルフケア（身辺動作）自立を促すことは重要であるが，単に，動作の獲得だけではなく，発達的観点からも成長段階に応じた指導が必須である．

このように回復期には，本人の動作的自立を促すだけではなく，将来的に必要とされる介助量を予測しながら，家族などの介助者にも正しい知識を伝え，介助への理解を得ながら，維持期へつながる働きかけを行う．

2-6 精神・心理的な障害に対する回復期の作業療法

精神・心理的な障害でも，「回復期」の作業療法は，直接的な障害の軽減をはかるだけではなく，退院などに伴う社会生活や対人関係の拡大とその準備のために重要な時期である．急性期から順調に経過をたどると，精神症状も落ち着き，生活時間やリズムを整えて，家庭・自宅退院や職場復帰などを目的とした作業療法を実施する．しかし，急性期での「安静・休息」という対応から，活動性を向上させていくことになるために，対象者が様々な反応を示すことに十分に注意しながら作業療法を展開していくことが重要である．

山根[5]は，「回復期」を「前期」と「後期」に分け，「前期」の作業療法は「現実への移行の援助」と「心身の基本的機能の回復」が目的であり，「後期」は「自律（最大限の自立）と適応の援助」が主たる目的となるとしている．つまり，「回復期前期」は，急性期からの安定しない精神状態に考慮しながら，徐々に作業活動により生活や現実感を取り戻すことができるような関わりとなる．この際，十分に基本的な心身機能が回復していない段階でADL・IADL/APDLのような生活活動へのアプローチを開始すると，かえって心身機能の退行を引き起こし，自律と適応へのステップを阻害することに注意しなければならない．引き続く「回復期後期」では，回復した心身機能を基本として，社会生活や社会参加を目指して積極的に働きかける時期となる．対象者本人も，状況を客観的に判断できるようになるので，将来への期待感が高まり，その時期の自分の能力以上の行動をとってしまうことも少なくない．その結果，「できない」といった失敗体験などから，将来的な不安がかえって増大し，焦燥感が募り，精神症状が悪化することがあることを理解しておく．

なお，状態にもよるが，「回復期前期」は「急性期・亜急性期」から続く入院などの施設内から退院を目指す．また，「回復期後期」は外来作業療法やデイケアなどのように通院や通所といった形態で実施することが望ましい．しかし，対象者にとっては作業療法を受ける環境だけではなく，生活環境全般が変化することに注意しながら，集団による作業療法の枠組みも考慮する．

障害児では，成長するにつれて，障害の結果から周囲の社会的環境に適応できない行動が増えてくることが多い．さらに，環境への不適応から発達段階が阻害され，さらなる不適応行動が生じるという悪循環に陥ることが少なくない．このような連鎖を起こさないためにも，児の適切な適応行動を促し，育児・介助者である家族に適切な指導をすることが重要となる．

2-7 回復期作業療法の課題と展望

「回復期」に対する作業療法は，積極的な介入の効果が期待できる点で，今後もますます重要性が高まるであろう．しかし，日本の社会状況の中で

は，医療的なリハビリテーションにおける作業療法と同時に，保健・福祉領域へと作業療法を提供する場を拡大していくことが必要となる．第1の課題は，「医療保険」，「介護保険」や「障害者自立支援法」などに基づく様々な制度を活用することになるので，本来は継続して提供されるべき作業療法が制度ごとに断ち切れることのないようにすることである．前述の通り，今後は「地域連携パス」などをモデル[2]とした「シームレス」という考え方が注目される．作業療法も，「急性期」から継続して提供できるシステムの構築を伴った職域の拡大が望まれる[3]．

第2の課題は，このように「地域連携パス」など多職種が関わるシステムの中で，作業療法としての適切な介入とその効果判定を示すことである．特に，医療施設から在宅生活へと移行する「回復期」では，領域を問うことなく，作業療法の内容が引き継がれていくものであり，その介入方法と効果を明確にしていく必要がある．

第3の課題は，児に対する作業療法では，発達という特徴に鑑み，その段階に応じた働きかけを整理し，介入効果を示すことである．特に，特別支援学校などにおける教育の課程では，多職種との連携のもとで，生涯にわたり作業療法を提供し，支援していく必要性を示す必要がある．

いずれにしても，作業療法をより必要としている，または作業療法が貢献できる領域で，「医療と地域生活支援の両サービスにまたがり，医療から介護・福祉への円滑な移行を推進する担い手として作業療法士は重要な役割を果たすこと」[7]が求められる．

▶引用文献
1) 医療保険業務研究協会：平成20年4月改正医科診療報酬点数と早見表（第2版）．（財）医療保険業務研究協会，平成20年4月21日．
2) 厚生労働省医政局総務課：安心と希望の医療確保ビジョン（平成20年6月）．on line，〈http://www.mhlw.go.jp/shingi/2008/06/s0618-8.html〉，accessed 2009-5-22．
3) 武藤正樹・監：よくわかる医療連携Q&A．じほう，2008．
4) 上田 敏：障害の受容—その本質と諸段階について．総合リハ 8（7）：515-521，1980．
5) 篠原幸人，吉本高志，福内靖男，他・編：脳卒中治療ガイドライン（2004）．協和企画，2004．
6) 山根 寛：精神障害と作業療法．三輪書店，2005．
7) 日本作業療法士協会：作業療法5ヵ年戦略（2008-2012）（会員向け普及版）．日本作業療法士協会，2009．

3．維持期の作業療法

3-1　維持期の定義

維持期は，QOLを重要視した個人の生き方を中心に援助を行う時期とされている．それは，社会の中でそれぞれの人が生きがいをみつけ，豊かに生きるための生活の実現をはかることを支援する時期であるといえる．

維持期のリハビリテーションは，「回復期のリハビリテーションが終了し，獲得された家庭生活や社会生活を維持・継続していくことを保証するためのリハビリテーションである」[1]と定義され，医学的リハビリテーションサービスの一部を構成し，健康管理や自立生活の支援，介護負担の軽減などをはかるための各種在宅および施設でのリハビリテーションサービスを総合的かつ継続的に提供することを含んでいる．その目的は，疾病や障害を有する者や家族の安定した日常生活が維持継続されるところにある．

このように維持期では，疾患や障害そのものに焦点を当ててアプローチする急性期とは異なっており，また，機能や能力の改善が期待でき，不足している機能を改善してそれぞれに応じた生活の仕方を支援する回復期とも異なっている．維持期では，自己と自己を含む家族や社会での生活のありようが対象となり，より家族や多職種，地域社会との関わりが深いものであり，作業療法士とし

ても幅広い視野に立った実践が求められている．

作業療法が関わる維持期の捉え方としては「疾病や障害が安定し固定した時期．再燃・再発を予防する．対象者の社会，教育，職業への適応能力の回復・獲得を援助するとともに，社会参加を促進する時期」とされている[2]．維持期の対象者が生活する場所と利用するサービスは，在宅，介護老人保健施設や介護老人福祉施設等の介護保険施設，身体障害者療養施設や知的障害者施設等の障害者自立支援施設，精神障害者生活訓練施設，デイサービス等多岐にわたり，対象者の状態とニーズに応じた様々な場面において，それぞれに適した作業療法が提供される[3]．したがって，疾病や障害の再燃・再発を予防することを目的とした施設内でのサービスだけではなく，医療機関あるいは介護老人保健施設からの訪問リハビリテーション，訪問看護ステーションからの訪問リハビリテーション，あるいは通所リハビリテーション（デイケア）や通所介護（デイサービス）など訪問系サービスと通所系サービスの広い領域が作業療法の実践場面となっている．

こうしたサービスを通して機能維持をはかり他者との交流や社会参加を促すことが目標となる．また公共交通機関の利用や買い物などを行うなど実践的なADL場面での支援の時期となる．

3-2 維持期リハビリテーションの社会的背景

急性期，回復期，維持期といった病期別のリハビリテーション医療の捉え方は，高齢化社会における老人医療費の増加といった社会的背景からも生じている．以前は，リハビリテーション医療という大枠の中でサービスが提供されていたが，高齢化社会の到来に伴う社会保障制度の変遷とともに効率的なリハビリテーションサービスの提供が求められるようになった．

1961（昭和36）年に国民皆保険が確立し，すべての国民に医療サービスを提供する体制が整うと，国家の医療費は増加し，その後の人口の高齢化や医療技術の進歩と医療給付水準の向上とあいまって次第に保険財政を圧迫していった．なかでも1972（昭和47）年には老人医療のいわゆる「無料化」が始まり，医療保険の自己負担分を公費で賄うことになり，老人医療費は国民医療費の伸びを大きく上回っていった．

こうした背景のもと，老人医療費の切り分けと，医療にかかることを未然に防ぐために保健事業の推進をはかることを目的として，1982（昭和57）年に「老人保健法」が制定された．この法律により各区市町村では訪問指導事業や機能訓練事業が実施されることとなり，在宅生活の中にリハビリテーションが制度として入っていった．その意味では，このときから地域では，予防と医療終了後のリハビリテーションという維持期のリハビリテーションが位置づけられたといえる．

地域における維持期リハビリテーションは，機能訓練事業の目的や対象者により「40歳以上の者で疾病，負傷などにより心身の機能が低下しているもののうち，医療終了後も継続して機能を維持・回復するための訓練を行う必要があるもの」とされている．訪問指導事業では，「家庭における寝たきり状態にあるものまたはこれに準ずるものや認知症を有する高齢者に対して，保健師や看護師，理学療法士，作業療法士などが個別に，または同伴して訪問し，本人や家族に必要な保健指導を行うことで，対象者の心身の機能低下を防ぎ，健康の保持増進を図ること」を目的としている．機能訓練事業や訪問指導事業は，地域における維持期リハビリテーションの始まりといえる．

また，この老人保健法では，病院や診療所などの医療機関における老人デイケアを定めており，医療行為そのものではないが，医学的な管理のもとに作業療法士や理学療法士が個別訓練を行う仕組みを作り，医療保険からの医療給付ではなく老人保健法に定めた老人医療費から支出する制度として始まった．加えて，老人保健法の中には老人保健施設の創設も明記されており，1987（昭和62）年

表 5.15　維持期リハビリテーションの概念整理（文献 1, p.17）

> 　介護保険における維持期リハビリテーションとは，障害のある高齢者などに対する医学的リハビリテーションサービス（リハビリテーション医療サービス）の一部である．
> 　急性発症する傷病においては，医療機関で行われる急性期・回復期のリハビリテーションにより獲得された機能や能力が低下することを防ぎ，在宅・施設を問わず，身体的，精神的かつ社会的に最も適した生活を獲得するために行われ，慢性進行性疾患においては，発症当初から必要に応じて行われるリハビリテーション医療サービスである．
> 　また，維持期リハビリテーションは，高齢者などの体力や機能の維持向上もしくは改善，障害の軽減などに努め，その自立生活を支援することを目的とする．
> ※急性発症する傷病とは，脳血管疾患などを指し，慢性進行性疾患とは痴呆，難病などを指す．

には老人保健施設におけるデイケアも本格的に始まり，現在の通所リハビリテーションにつながっていった．

その後の社会保障制度の変遷では，2000（平成12）年に介護保険制度が施行され，それに伴い維持期リハビリテーションは大きく変化していった．介護保険制度は，老人保健法だけでは高齢者の医療費増加に歯止めがかからないため，新たな介護保険制度の創設により介護部分を切り離し，「介護」の目的のもとに「医療」とは別にした保険料の徴収と応分の経済的負担を基礎とした「保険方式」を導入した．またこの時期には，回復期リハビリテーション病棟の創設による新たな報酬単価が設けられ，時期別のリハビリテーション過程がいっそう明確となった．

こうした流れの中で，当時の厚生省に置かれた"維持期におけるリハビリテーションのあり方に関する検討委員会"において，維持期リハビリテーションの概念が整理された（表 5.15）．この中で注目すべきことは，急性期，回復期のリハビリテーションが医療として実施されることを受けて，維持期リハビリテーションも医学的リハビリテーション（リハビリテーション医療サービス）の一部であるとしたことである[1]．この点において，医療と位置づけられながらも，社会保障制度の中では医療から切り離すべく創設された介護保険制度にシフトしていくという社会的な流れの中で矛盾をはらむ結果となり，作業療法の実践現場に影響を与えている．

3-3　維持期の作業療法の概要

前述の維持期の作業療法の定義にもあるように疾病や障害の再燃・再発予防や，要介護状態に陥ることを予防することは，作業療法の重要な目的であり内容となる．例えば，老人保健施設における維持期リハビリテーションの内容とプログラムの項目としては，「健康管理」や「廃用症候群の予防改善」「基本動作能力の維持・改善」「ADLの維持・改善」「生活環境の改善」「介護負担の軽減」などが挙げられる（表 5.16）．ただし，これらの項目の中には急性期や回復期と重複する項目も含まれている．また，急性期や回復期では主に特定の対象者と作業療法士との二者関係で治療・訓練のプロセスが進められていくが，維持期では，「対人・社会交流の維持・拡大」などを目的として，作業療法士と対象者を含む三人以上の成員による集団作業療法の実施も重要となる．また，回復期リハビリテーションを経て，在宅生活が可能となった障害を有する者でも，在宅でのサービス提供が不十分なことにより生活機能の低下を招いて再入院するといった例もあり，ケアマネジメントを中心とした社会的な環境調整も重要といえる．

維持期リハビリテーションの基本的アプローチは，能力障害レベルに対するアプローチとICFで

表 5.16　維持期リハビリテーションの内容とプログラム（文献 4, p.32）

目的	プログラム
健康管理	・症状（合併症を含む）や障害の経過観察, 管理 ・健康維持のための助言, 指導
リスク管理	リスク確認 　・主治医からの情報収集 　・血圧, 脈拍, 自覚症状等のチェック 　・運動許容量の検討 事故防止 　・疲労, 転倒, 疼痛等への配慮
廃用症候群の予防改善	身体機能面 ・軽度障害者に対して 　　自主訓練やグループ訓練による疼痛の治療, 　　関節可動域訓練, 筋力や全身持久力の維持・増強訓練等 ・中～重度障害者に対しては 　　個別訓練による褥瘡予防法の指導, 疼痛の治療, 　　関節可動域訓練, 筋力維持・増強訓練, 車椅子座位等 精神機能面 ・作業活動（個別, グループ） ・レクリエーション
基本動作能力の維持・改善	・基本動作訓練（特に, 実際の生活場面を考慮した寝返り, 起き上がり, 立ち上がり, 歩行訓練）
ADLの維持・改善	・日常生活動作訓練（実際の生活場面での食事, 排泄, 移動, 更衣, 入浴, 整容訓練, "している動作"訓練） ・自助具や補装具の作成, 再作成 ・屋内の環境整備
対人・社会交流の維持・拡大（QOLの向上）	・屋外（家屋周辺）の環境整備 ・外出や仲間づくりの機会提供, 誘導 ・趣味活動の発掘, 機会提供
生活環境の改善	・屋内・外の環境整備
介護負担の軽減	・屋内・外の環境整備 ・家族への介助・介護方法の指導 ・介護軽減のためのマネジメント

いう"活動"と"参加"へのアプローチが中心といえる．したがって作業療法士は，"心身機能・身体構造"の要因のみならず，それ以上に活動や参加といった要因を考えることが重要である．"活動"の場の提供が生活の自立支援につながり，介護負担の軽減は家族支援につながる．また，作業療法士は，新たな合併症で自立生活が困難となる対象者や，年齢とともに生活機能が低下する対象者も多いことに注意を払わなければならない．具体的な作業療法の過程はそれぞれの領域で異なるが，医療領域の作業療法過程は概ね表5.17のようになる．

また，維持期という時期別の区分でリハビリテーションを括ることには留意しなければならない．それは疾患によってリハビリテーションの様相は異なり，脳血管障害ではその回復プロセスが直線的

表 5.17　医療領域における作業療法の過程 (文献 5, p.11. 一部抜粋)

	処方	評　価	治　療	作業活動
維持期	医師の指示のもとに行う	外来・地域社会での生活上必要な応用的・社会的適応能力，環境要因	応用的活動遂行能力の維持・促進	機能・能力維持のための作業活動 対象者・家族への指導
終末期		対象者自身の人生を意味あるものと受け止められるよう，その時々の本人の要求や，出来ることでの考慮	対象者の欲求にあわせた働きかけ 精神的な安定を図る	対象者自身の欲求に応じて選択

に理解しやすいので急性期，回復期，維持期という区分で捉えやすいが，神経・筋疾患や精神疾患など慢性的に様相を呈する場合や力動的（ダイナミック）に様相が変化する場合には，必ずしも直線的な回復プロセスを呈するものではないということである．維持期においても急性症状を呈する場合もあれば，維持期といわれる中にも回復のプロセスを残している場合もある．

加えて，維持期という表現から想起される「維持すれば十分」といった関係者の意識改革を促す意味も含めて，日本作業療法士協会では，「(社会)生活適応期リハビリテーション」あるいは「(生活)充実期リハビリテーション」といった名称への変更意見を示している．

3-4　作業療法の目的，評価，手段・方法

実践されている維持期のリハビリテーションに該当するであろう身体障害の保健・福祉・介護領域の作業療法の目的，評価，手段は前節（Ⅲ.2）に示した通りである（p.155, 表 5.7 右, p.156, 表 5.9 を参照）[8]．

老年期障害の保健・福祉・介護領域でも，作業療法の評価としては，ICF の"心身機能・身体構造"の要因である「関節可動域」「筋力」の項目が多く，「姿勢」への関わりとともに「認知機能」が前回の調査と比べて増加してきている．このことから，施設での身体拘束ゼロへの取り組みや認知症における作業療法への期待がうかがえる．また"活動"の要因に関する項目としては，「起居移動」「身辺処理能力」や作業活動の選択や高齢者の活動性を高めるための「趣味・興味」が挙げられている．作業療法の手段としては，「徒手的訓練」「器具を用いた訓練」「各種運動療法」など"心身機能・身体構造"へのアプローチに関する項目が上位を占め，次いで「移動・移乗」「起居」「食事」「排泄」「更衣」「外出・散歩」などの"活動"に関する作業種目が選択されていた[6]．

3-5　身体障害領域における維持期リハビリテーションの効果

再燃・再発予防，適応能力の回復・獲得，社会参加の促進といった点での効果は広く示されているが，身体障害領域の中でも，脳血管障害による片麻痺の維持期における機能回復の効果測定には難しい面がある．日本作業療法士協会では，急性期から維持期まで，脳血管障害者がどのような回復の経過をたどり，どのような作業療法の効果を得たかといった縦断的な2カ年にわたる追跡調査を行った．それによると高齢者の通所型福祉機関では，18 カ月経過したその時点において「車椅子（利用の自立度）」や「上肢機能」に改善がみられたと，機能水準に変化があったことを報告している[7]．また他の研究報告では，脳損傷者 26 名（CVA 23 名，外傷 3 名）に対し，入院時（発症から平均約 1 カ月）とフォローアップ時（発症から平均約 1 年 6 カ月）で高次脳機能スクリーニングテスト（HBF

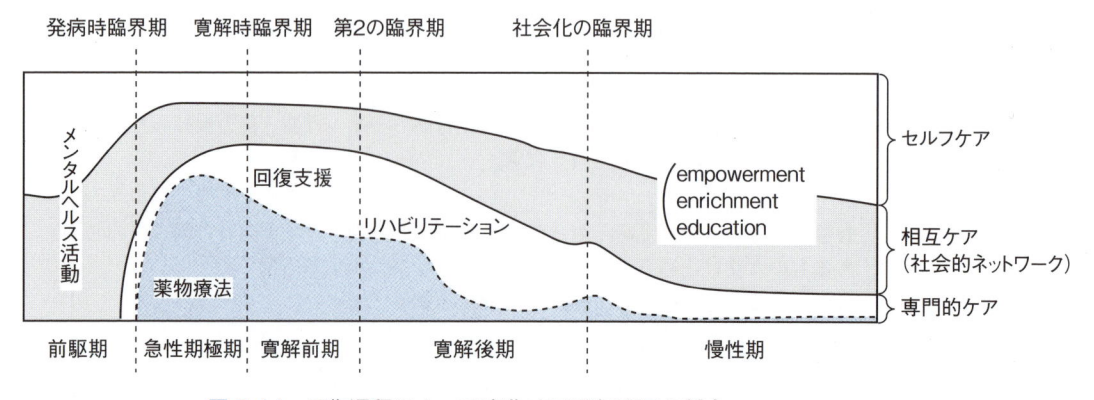

図 5.11　回復過程によって変化する関与因子の割合（文献 12, p.417）

テスト）を実施したところ，入院時の平均点よりフォローアップ時のほうが改善し，ADL（Barthel Index）も改善を示したという報告がある[8]．これらの報告が示すように，上肢機能においても，疾患・障害レベルに対するアプローチでは，著明な改善は比較的早い段階にみられるが，その後，発症から 6 カ月以降も改善の可能性が示されており，維持期においても，上肢機能の改善に向けて関わる作業療法士の役割は大きいといえる[9]．

脳卒中片麻痺者の維持期における心身機能の回復，改善の可能性は，対象者の年齢や発症初期の疾患，障害の重症度によるところも大きいが，維持すなわち，「維持期＝機能回復は平坦（プラトー）」という図式は必ずしも正確なものではない．精度の高い評価方法を用いる，評価尺度の期間を長くとることなどにより，改善の変化を反映させることが課題となっている[9]．

3-6　精神障害領域における維持期

病態像に対し"治癒"ではなく"寛解"という用語が使われる精神障害領域では，慢性期という用語が使われ，最近では，精神障害の中でも統合失調症の回復過程においては，その状態に応じた作業療法として，「急性期」「回復期前期（休息期）」「回復期後期」「維持期（慢性期）」という病期別の捉え方が示されている[10]．

しかし，維持期という捉え方は，先にも述べたように回復過程が直線的に示される脳血管障害モデルで一般化された表現である．したがって，多様で力動的な回復プロセスを示す精神障害では当てはまりにくい場合も多い．環境が体験としての障害に影響し，さらには再発にまで至る影響力をもつ場合がある．こうした悪循環を断ち切り，良循環に転換させることが個別援助の実践となる[11]．

したがって，その回復過程の治療と援助は，生物・心理・社会的な理解と介入が統合されたものであり，維持期という長い過程になればなるほど，相互ケア（社会的ネットワーク）の関与が重要となってくる（図 5.11）．回復期を経た維持期の段階においては，作業療法士に評価，治療，訓練の担い手としての専門家的態度が前面に現れると，むしろ援助の妨げとなる場合が多くなる．生物学的な疾病の消失や障害の克服よりも当事者の視点から見た社会生活の水準の向上が重要となる．

3-7　維持期の作業療法の課題

維持期の作業療法の目的と実践内容を比較してみると，"活動"と"参加"に重点を置きながらも，"心身機能・身体構造"に関わることも多い臨床現場の実際がうかがえる．前述したように疾患の重症度や評価方法，評価時期を改めて見つめ直すと，維持期といえども機能回復に視点をもつ重要性を残している．

また，視点を作業療法の実践と社会保障制度に

定めてみると，介護保険制度が始まる以前は，身体障害領域の医学的リハビリテーションの場においても，集団による作業療法が行われていた．しかし，医学的リハビリテーションの短期集中と個別化の方針のもと，診療報酬の改定により集団療法に関わる評価は廃止され，個別療法のみに関わる評価がなされた．2006（平成18）年度には医療におけるリハビリテーション料の算定日数の上限が設けられ，早期退院を促し，通院による医学的リハビリテーションは実質制限された．その結果，介護老人保健施設や通所リハビリテーションにおいて個別機能訓練の比重が増大し，作業療法のもつ多様性や活動の広がりを妨げる要因ともなった．

このように維持期リハビリテーションの目的と社会保障制度の枠組みが十分に整理されないまま，"心身機能・身体構造"という科学的な視点と"活動""参加"といった生活の視点をもって対象者の支援にあたらねばならないところに，作業療法の難しさがある．しかし，「21世紀は科学の世界と生活世界がバランスをとって共存する世紀である」[13]という現代は，作業療法と時代を一にするものであり，その意味で日々の作業療法実践の積み重ねが，この課題を乗り越えるための道標を作っていくといえる．

▶引用文献
1) 大田仁史，浜村明徳，下斗米貴子，大熊 明：地域リハビリテーション学．三輪書店，2000，pp.16-17.
2) 日本作業療法士協会学術部・編：作業療法ガイドライン（2006年版）．日本作業療法士協会，2006.
3) 日本作業療法士協会学術部・編：作業療法ガイドライン実践指針（2008年版）．日本作業療法士協会，2008，pp.7-8.
4) 全国老人保健施設協会・編：老人保健施設における維持期リハビリテーションについて．1998.
5) 日本作業療法士協会学術部・編：作業療法ガイドライン（2002年版）．日本作業療法士協会，2003.
6) 日本作業療法士協会企画調整委員会・編：作業療法白書（2005年版）．日本作業療法士協会，2006.
7) 日本作業療法士協会脳血管障害作業療法調査委員会：脳血管障害者に作業療法士は何を行っているか―2か年の追跡調査に見る作業療法士の役割と機能．（その5）18カ月経過後の状況．作業療法 15（5）：463-482，1996.
8) 能登真一，中館美保子，毛利史子，他：当院におけるHBFテストのフォローアップの結果とADLとの関係．第32回日本作業療法学会誌，1998，p.189.
9) 金子 翼：脳卒中慢性期における作業療法の有効性．OTジャーナル 34：646-654，2000.
10) 岩﨑テル子・編：標準作業療法学 作業療法学概論，医学書院，2004，p.139.
11) 佐藤久夫：精神障害者における障害構造の意義．OTジャーナル 31：203-206，1997.
12) 野中 猛：精神分裂病の回復段階とその治療戦略．OTジャーナル 28：412-419，1994.
13) 日本作業療法士協会・監（鷲田孝保・編）：作業療法学全書 改訂第2版 第2巻 基礎作業学，協同医書出版社，1999，pp.35-36.

4. 終末期の作業療法

4-1 終末期の作業療法の定義

日本作業療法士協会による「作業療法ガイドライン」[1]によれば，作業療法が関わる時期として，予防期から始まり急性期，回復期，維持期を経て終末期が示されている．終末期の内容としては，「死と対面する時期ではあるが，人生の仕上げの時期でもある．ホスピスケアを含み，対象者の心身機能，活動，参加能力の維持を図るとともに尊厳ある生活への援助を行う．家族への支援も行う」[1]時期であるとされている．この定義から理解されることは，終末期はホスピスケアに限られたことではなく，他の臨床場面でも展開されるということである．また心理面への支援だけではなく，心身機能への働きかけも行われるべきであるとしている．けっして人生の最終場面という消極的な捉え方ではなく，作業療法の意義として実存的存在であるヒトに「共生」という立場から関わるべきことを示唆している．

また，日本老年医学会では終末期の定義を「病状

が不可逆的かつ進行性で，その時代に可能な最善の治療により病状の好転や進行の阻止が期待できなくなり，近い将来の死が不可避となった状態」[2,3]としている．その意味において，死というものは絶対的なものではなく，ヒトの存在が時間軸によって規定され，死を迎える時間は，その時代とともに変化する相対的なものであることが理解される．すなわち終末期に関わる作業療法士は，「共生」という概念の根本にある，「場」と「時間」をともにしているということを理解しなければならない．単に医学的なアプローチにとどまるのではなく，生命の意味，生活の意味，人生の意味を考える上での人間の魂（スピリチュアリティ：spirituality）を核にもつ，作業療法の哲学が求められてくる．江藤は，「作業療法で作業と訳されたオキュペーションは，ヒトについてみれば生の営みそのものであり，生の時間と空間の内容の充実を目指すことを支援する取り扱いあるいは処遇（トリートメント）のひとつが作業療法であろう」[4]と述べている．

4-2　ターミナルケアと緩和ケア

　一般的に終末期医療は，ターミナルケア（terminal care）とも言い換えられる．類似の用語として「緩和ケア」「ホスピスケア」がある．ターミナルケアは"死期の近い人の苦痛や死の恐怖を和らげる医療"の意味があり，末期がんだけでなく神経難病や進行性疾患，感染症などによる終末期も含めて考えなければならない．

　WHOの「緩和ケア」の定義では，治癒を目的とした治療に反応しなくなった疾患をもつ患者に対して行われる積極的で全人的なケアであり，その最終目標は，患者とその家族にとってできる限り良好なクオリティ・オブ・ライフ（Quality of Life；QOL）を実現させることであるとしており，この考え方は終末期に関わる作業療法と共通するものである[5]．

　「緩和ケア」では，痛みのコントロールが特徴のひとつとして挙げられるが，その特徴をまとめると，①生きることを尊重し，誰にも例外なしに訪れることとして，死にゆく過程にも敬意を払う心で行われる．②死を早めることも，死を遅らせることにも手を貸すことがない．③痛みのコントロールと同時に，痛み以外の苦しい諸症状のコントロールを行う．④心理面のケアや霊的な，すなわちスピリチュアルな面のケアも行う．⑤もし死が訪れるとしても，その時までこれらの医療技術によって患者が積極的に生きていけるように支援する．⑥患者が病気で苦しんでいる間も，そして患者と死別した後も，家族が苦難に対処できるよう支援する[6,7]などが挙げられる．末期がんの「緩和ケア」では具体的な除痛が課題となり，モルヒネなどの薬物を使用し，そのほかに放射線治療や神経ブロックなどの除痛法が用いられる．痛みが緩和されることにより身体的苦痛が改善され，生きる意欲も高まり延命効果もある，といわれている．

　こうした緩和ケアを専門とする施設として「ホスピス」や「緩和ケア病棟」がある．「ホスピス」は，末期がんやエイズなど積極的な治療法がなくなった終末期の患者に対してQOLを支えるケアを行う施設として位置づけられている．最近では，こうしたケアが行われているのは施設だけではなく，診療所やかかりつけ医と連携をとり，住み慣れた地域や自宅で緩和ケアを行う「在宅ホスピス」の取り組みが広がってきている．身体的苦痛を和らげながら精神的な支援を行う総合的な医療である「緩和ケア」の中で，作業療法士が積極的に関与する役割は大きい．

4-3　緩和ケアの流れと作業療法

　緩和ケアの主な対象となるがん治療についていえば，その治療法の目覚しい進歩によって著明な延命効果がみられるようになり，これと並行してこれらの患者に対する全人的ケアが重要になってきた．しかしまだ，わが国のがん対策は，社会通念的にも制度的にも十分とはいえず，2006（平成18）年6月に「がん対策基本法」がようやく成立し

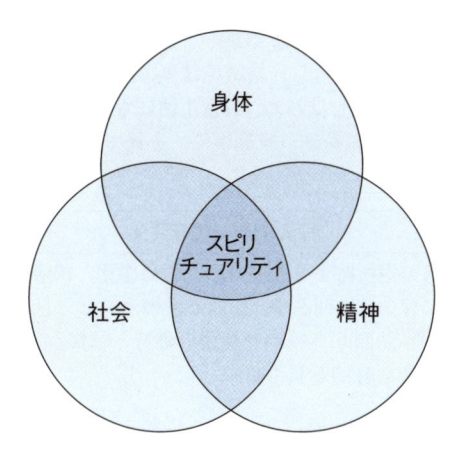

図 5.12　スピリチュアリティとは（文献 8，p.1182）

た．がん克服を目指し，がんに関する研究を推進するなどの基本理念を掲げ，がん予防の推進，がん検診の質の向上，専門的な知識および技能を有する医師の育成などを盛り込んだ．今後はさらにターミナルケアといった広い範囲への体制確立が急がれる．

また，医療構造にも変化がみられ，医療に関わる様々な専門職が対等のパートナーとして医療に参加するチーム医療が発展してきている．ターミナルケアも例外ではなく，1990（平成 2）年には，「緩和ケア病棟」の施設基準が設けられ，定額制の「緩和ケア病棟入院料」が導入され，医療スタッフの総力をあげてアプローチすることが求められている．また，「緩和ケア」の中心となる痛みの中に，スピリチュアル・ペインがある．これは，宗教的な痛みという意味ではなく，人間の存在を構成している「身体」「精神」「社会」の三つの輪が重なり合った中心に位置する「スピリチュアリティ」の痛みである（図 5.12）．人間はいろいろな困難や危機に直面して困惑すると，もともともっていたスピリチュアリティがそれを乗り越えようとする．乗り越えられないときや困難なときに，それがペインとして現れてくる[8]．後述するように，作業療法は人間のスピリチュアリティを核として作業遂行を捉える職業として，積極的にターミナルケアの臨床場面にパートナーとして参画し，一つひとつの事例を積み重ね，専門職の位置を作り上げていくことが求められている．

4-4　終末期における作業療法の実践と役割

アメリカ作業療法協会は，2004 年に改定見解書「作業療法とホスピス」を発表し，ホスピスケアにおける作業療法の過程やその効果を公式に説明し，作業療法の果たす役割が社会に十分に認められるよう取り組んでいる[9]．

表 5.18 は，「作業療法ガイドライン」で示された認知症のある対象者の終末期までの作業療法の経過である．入所した施設から退所し，維持期（家庭復帰）を経て，その後在宅療養となり終末期（臥床）を迎えた事例である．ここからも身体機能面への働きかけと精神機能面への働きかけ，および家族支援を含む環境調整の役割がうかがえる．

また，過去 10 年間（1996-2005）に国内の専門誌に発表されたターミナルケアに関する論文あるいは関連学会の抄録を対象とした文献研究[9]によれば，"作業適応"としての作業への参加は，主に気晴らし・気分転換・楽しみ・活動性の向上などを目的として実施され，その種目は対象者の興味・希望や生活歴などを考慮して選択されていた．作業療法士は，対象者が自らにとって有意味な作業に主体的に参加するよう状況を整え，参加を促すことで，自らの意思によって作業を通して活力を生み出し，環境に働きかける"作業的存在"としての役割を獲得するよう援助していた．また，環境調整は「可能な限り自分のことは自分でしたい」「少しでも長く自宅で生活したい」という対象者と家族の希望をかなえる方法のひとつとして多く実施されていた．その他，身体機能訓練には関節可動域訓練，筋力訓練，浮腫の改善，排痰訓練，利き手交換が含まれていたが，これらは機能改善よりはむしろ対象者の身体機能の維持，安楽の確保，身体的苦痛の緩和を目的として行われていた[9]と報告されている．

作業療法士の役割は，在宅においてターミナル

表 5.18　事例紹介―老年期障害（文献 10, p.21, 一部抜粋・改変）

対象者の概要：65歳，女性．アルツハイマー型認知症．無職．夫との二人暮らし．結婚後は専業主婦．元来健康．明朗で趣味も多彩．数年前から記銘力障害，徘徊等種々の認知症症状が出現しはじめ，日常生活にも支障をきたす．夫の負担を考え，近所の老人保健施設に入所する（以下は，その後退所し維持期（家庭復帰）を経て，終末期（臥床）に至った事例である）．

	作業療法評価　開始時（終末期）	介入過程（終末期）
心身機能・身体構造	見当識機能：見当識は依然高度に障害 知的機能：HDS-R 8 点 注意機能：興味・関心のあった事物にも注意維持が困難になった 記憶機能：短期記憶・長期記憶共に障害（＋）免疫系の機能：免疫反応の低下 呼吸器系の機能：呼吸数・呼吸リズムの不安定さ，身体的耐容性の低下，易疲労性	前回の退所時よりも心身の状態は悪化．状態の悪化に伴い，訪問医療，訪問看護のサービス量を増やす．訪問リハは心身機能の維持と精神/心理面の支持を目的として継続
活動	コミュニケーション：訪問スタッフや，夫との意思の疎通も制限 セルフケア：整容・更衣・食事・移動も全介助．介助への協力度も低下 対人関係：夫を訪問スタッフと間違うことがある．個人の判別が非常に困難な様子	全身状態の悪化によって，活動レベルが著しく低下．ギャッジベッド上で，食事摂取，排泄も介助
参加	コミュニティライフ・社会生活・市民生活：訪問リハにて，呼吸機能へのアプローチを兼ねた短い小節の歌唱には時折関心を示し，訪問リハ以外は終日臥床，訪問看護で身体面のチェックと清拭	本人の興味・関心が認められる「音楽番組」を30分程見て，ギャッジベッドで穏やかな表情を示す．週末に訪れる，娘家族の声かけにも個々の識別が出来，穏やかな表情
環境	夫の負担が激増している．家事及び体位交換にかける労力で手一杯な様子．現時点では出現していないが，体調不良の出現の可能性大	夫の健康状況の悪化が予想されたため，居住自治体の担当者と相談の上，ホームヘルプサービスを導入．夫の負担はやや軽減された．さらに，ホームヘルプサービスの量も増加
		結　果
		その後もフォローを続けるが39.1℃の発熱，呼吸困難の症状出現．かかりつけ医の往診頻回となるも，全身状態の改善が認められず，夫と家族に看取られて死亡

表 5.19　在宅でターミナルケアを実践するために必要な知識（文献 3, p.238）

1. 症状管理・症状コントロールの基本
   - 終末期の主な症状と対応
   - 疼痛コントロールの方法
   - 急変時の対応
   - 家族，介護者への指導と支援
   - 環境整備
2. 死と向き合う人への対応
   - 人が死ぬということへの理解（死の準備教育）
   - 共感的理解と対応
   - コミュニケーションについて
   - チームアプローチについて

ケアを実践するために必要な知識（表 5.19）からもうかがえる．対象者の人生最後の時間をできるだけ満足のいく，納得できる時間となるように援助する[3]という視点に立つことが重要である．

以上のことから，終末期の作業療法は，他の作業療法の領域とは異なった特別なアプローチを行うわけではなく，身体機能面へのアプローチも重要であると同時に，精神機能面へのアプローチや環境調整，家族支援といった作業療法が本来もって

いる多面的な役割が求められている．その目的や関わる時期によって，作業療法の意義と作業療法士の役割が変化するといえる．疼痛がコントロールされ，看取りの間際まで日常性を維持できるようになった現在，チームの中での作業療法士の果たす役割は重要になってきている．

4-5　終末期の作業療法の実践場面

　ターミナルケアの場は，ホスピスや緩和ケア病棟などの"施設"と訪問などで支援している"在宅"の場に大きく分けられる．その割合は，"施設"の占める割合が8割と圧倒的に多く，"在宅"は少ない現状がある．しかし今後は，入院していた対象者が，一時的に全身状態がよくなり，在宅生活を送る条件が整い自宅に戻るケースや，長期にわたり在宅にて訪問による治療，訓練，緩和ケアを受けて死に至る事例が増えてくると予測される．また，通所系サービスを利用しながら治療，訓練を受け，数日間の入院あるいは入院直前に自宅で死に至る場合もある．

　このように，現在では施設内での作業療法にとどまらず，訪問作業療法や通所系サービスでの作業療法場面においても，終末期の対象者と関わる場面が増えてきている．特にALS（筋萎縮性側索硬化症）やパーキンソン病など慢性に症状が進行していく疾患においては，医療機関における医療的サービスとしてのリハビリテーションを受ける機会が少なく，そのまま在宅生活を余儀なくされている対象者も多い．こうした対象者は，介護保険によるサービスとしての通所リハビリテーションや通所介護を利用することになる．こうした現状を勘案して，厚生労働省においても，2006（平成18）年度の介護報酬の改定に際して，新たに通所系サービスのひとつとして「療養通所介護費」を創設した．これはいわゆる難病や末期がんの要介護者など医療ニーズと介護ニーズを併せもった在宅の中重度者等の通所ニーズに対応するもので，医療機関や訪問看護サービス等との連携体制や，安

表5.20　在宅療養に対する不安（文献11，p.1256）

```
1. 病状の進行，症状コントロール
2. 緊急時の対応
3. 医学的管理方法（人工呼吸器，在宅酸素，褥瘡，経管栄養，人工肛門・人工膀胱・尿留置カテーテル，点滴などの管理について）
4. 生活環境の整備（ベッドなどの準備）
5. 介護方法，介護力不足（おむつ交換・食事などの身体的・精神的負担など）
6. 社会資源の利用（制度利用，訪問担当者など）
7. 経済的負担
8. その他
```

全かつ適切なサービス提供のための体制を強化した通所介護事業所のサービス提供について，介護報酬上の評価を設けたものである．

4-6　終末期作業療法とリスクマネジメント

　終末期作業療法において最も重要となる事項にリスクマネジメントがある．合併症や廃用症候群を含めた身体状況の管理は不可欠であり，重篤な場合の呼吸管理や，訓練時の血圧・脈拍などの管理が重要となる．特にレスピレーター（respirator：人工呼吸器）などを装着している場合もあり，医学的管理が重要となる．訪問の場面でも，レスピレーターを装着した対象者に拘縮予防のための関節可動域訓練やベッドサイドでの端座位保持の訓練を実施する場合がある．呼吸が荒くなると機器のブザーが鳴るので，医療機器の仕組みと操作方法についての基本的な知識が必要とされる．こうした知識は，対象者および家族がもっている在宅療養に対する不安（表5.20）と一致しているので，その不安をやわらげることも重要となる．

　リスクマネジメントは，作業療法士が一人で行うことは困難であり本来的ではない．日頃から緊急時に対応できる関係機関のネットワークを構築しておくことが重要であり，臨機応変に対応できるよう定期的に関連職種とのケアカンファレンス

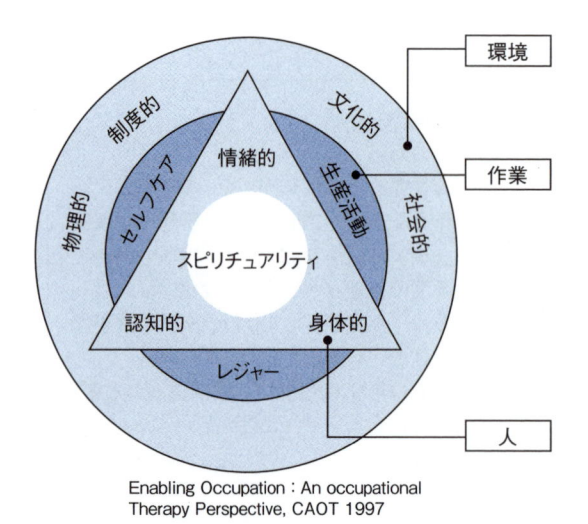

図5.13 カナダ作業遂行モデル（Canadian Model of Occupational Performance；CMOP）（文献12, p.38）

をもつことが必要である．リスクをただ管理するというだけでなく，リスクを予測した上で，他職種との連携のもとに，事態発生を未然に防ぎ，発生した場合にはすみやかに対処できるようにしておく，というマネジメントの指向が重要といえる．

4-7　終末期と作業療法の核

　ターミナルケアを通して作業療法を考えると，そこに作業療法の核がみえてくる．身体機能へ働きかけることの意味がなくなったとき，作業療法士の役割や目標もまたなくなるのかといえば，むしろそこから作業療法のもつ本来的な核がみえてくる．カナダ作業遂行モデルにおいては，日常生活活動や労働，余暇といった作業活動の領域を構成し，その核においては，スピリチュアリティを置いている（図5.13）．カナダ作業遂行モデルでは，スピリチュアリティを人が生まれつきもっている本質的なものとして，人をまさに人たらしめるものであると捉えている．また，作業への本能的欲求，動員（drive），意志の力（volition）を表現させるもので，自分で選んだ作業に意味を与えるものである[13]とした．

　これは，作業療法が対象とするものは，身体的，物質的世界だけではなく，精神世界やそれらを含んだ生活世界[14]を対象としているからである．対象者の精神世界はドラマを作り，生活世界の中で展開されていく．そこでは対象者の残された時間は，他者と比較できる時間や空間ではなく，その個人にとっての絶対的な時間であり空間である．作業療法士はその中で対象者とともにドラマを作り上げていくのである．日本作業療法士協会の25周年記念誌で取り上げられた，シリーズ「作業療法の核を問う」の中でも，"「生活」があればそこにOTはあるのです．どんな高度な文化生活を営んでいる人でも，先ずは自分自身の，身のまわりの世話が自分で出来ることによって真にその人の文化生活は始まります．これには，精神生活と身体生活の統合された状態が強く要求されてきます．人間はいうまでもなくこの両面をもって生きている生物だからです．両面の関連性を重視して，その統合性を絶えず尊重していくことを高くかざしているのはOTです"[15]と述べられている．すなわち作業療法は，生活世界における精神と身体の統合性を重視していくことに専門性があるといえる．

▶引用文献

1) 日本作業療法士協会学術部・編：作業療法ガイドライン（2006年版）．日本作業療法士協会, 2006.
2) 日本老年医学会：「高齢者の終末期の医療およびケア」に関する日本老年医学会の「立場表明」．HP〈http://www.jpn-geriat-soc.or.jp/〉,（accessed 2008-11-7）．
3) 矢谷令子・監，小川恵子・編：標準作業療法学専門分野　地域作業療法学．医学書院, 2005, pp.234-243.
4) 江藤文夫：ターミナルケアと作業療法—特集にあたって．OTジャーナル33：1119, 1999.
5) 日本作業療法士協会学術部・編：作業療法ガイドライン実践指針（2008年版）．日本作業療法士協会, 2008, p.8.
6) 香川優子：ターミナルケアにおける作業療法の役割と課題—緩和ケア施設（ホスピスでの経験から）．OTジャーナル33：1131-1137, 1999.
7) 河野博臣，神代尚芳：サイコオンコロジー入門．日本評論社, 1995, pp.146-147.

8) 山崎章郎, 守口恭子:対談―在宅での看取りをどのように支えるか. OTジャーナル 38(13):1177-1186, 2004.
9) 三木恵美, 清水 一:わが国における終末期作業療法の関わりとその効果の文献による研究. 作業療法 26:144-154, 2007.
10) 日本作業療法士協会学術部・編:作業療法ガイドライン(2002年版). 日本作業療法士協会, 2003.
11) 高橋晴美, 岡部 健, 堀尾とみゑ:在宅ホスピスケアにおける作業療法の実践. OTジャーナル 36(11):1255-1261, 2002.
12) カナダ作業療法士協会(吉川ひろみ・監訳):作業療法の視点―作業ができるということ. 大学教育出版, 2000, p.38.
13) Barbara J. O'Shea(山崎せつ子・訳):カナダ作業療法の展望―クライアント中心の実践を通しての作業の可能化. OTジャーナル 34(1):27-32, 2000.
14) 日本作業療法士協会・監(鷲田孝保・編):作業療法学全書 改訂第2版 第2巻 基礎作業学. 協同医書出版社, 2005.
15) 日本作業療法士協会・編:日本作業療法士協会25周年記念誌, シリーズ 作業療法の核を問う. 1991, p.22.

V. 圏域別作業療法の実際

1. 圏域とは

　圏域とは,「ある一定の性質を有する地域単位」として定義される. 例えば, 英語圏やユーロ流通圏などのように同じ何かを共有する地域, そして, 経済圏や通勤通学圏などのように人や物, 自然環境などの結びつきが強い地域を指す.

　行政的には, 住民のニーズに対して包括的なサービスを提供するための地域的単位として設定される. 具体的には, 単一区市町村圏域, 上下水道・交通・ゴミ処理・医療・消防・観光など広域行政のための複数区市町村圏域(広域区市町村圏域), そして, 都道府県圏域などである. これらの圏域がうまく機能を分担し相互に連携することによって, 住民へのきめこまかなサービスが実現する.

　まず, これら行政的な圏域について, 作業療法に関わりの深い領域ごとに概観する.

1-1 医療における圏域

　「医療法」では, 各都道府県に対し, 質の高い効率的な保健医療提供体制の確保をはかるため「医療計画」の作成を求めている(医療法第30条の4). また, 病院や診療所の病床数, 特殊な医療を提供する病院の病床数などを整備するため, 区域(圏域)の設定を行っている.

　基本的に,①診療所やクリニックなどのように初期の診断・治療を担当し, 住民の日常生活に密着している一次保健医療圏,②一般病院や回復期リハビリテーション病棟などのように, 健康増進から予防, 診断, 治療, リハビリテーションなどの包括的なサービスを担う二次保健医療圏(高度・特殊な医療は除く),③特定機能病院などのように, 特殊な医療需要に対応する三次保健医療圏の三つに区分されている. また, 一次保健医療圏は区市町村, 二次保健医療圏は複数区市町村, 三次保健医療圏は各都道府県単位とする自治体が多い(図5.14).

　地域によっては保健医療圏域と住民の日常生活圏や消防本部圏域などが一致していないところもあり, 圏域の分け方については議論が交わされている.

1-2 福祉における圏域

　2006(平成18)年4月より,「障害者自立支援法」(以下, 自立支援法)が施行された. これにより, 障害種別(身体障害者, 知的障害者, 精神障害者)や年齢に関わりなく共通の福祉サービスを利用できるようになった. また, 身近な区市町村が一元的にサービスを提供することになり, 利用する人々もかかった費用の一部を負担することになった.

　自立支援法では, 都道府県および区市町村が福祉サービスの量と提供体制を確保するため, それ

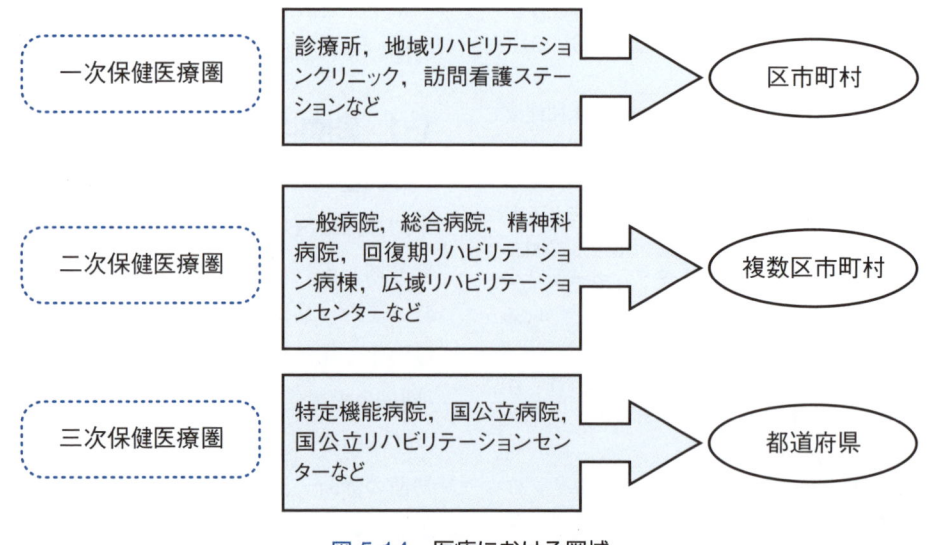

```
一次保健医療圏 ── 診療所，地域リハビリテーションクリニック，訪問看護ステーションなど ──▶ 区市町村

二次保健医療圏 ── 一般病院，総合病院，精神科病院，回復期リハビリテーション病棟，広域リハビリテーションセンターなど ──▶ 複数区市町村

三次保健医療圏 ── 特定機能病院，国公立病院，国公立リハビリテーションセンターなど ──▶ 都道府県
```

図 5.14　医療における圏域

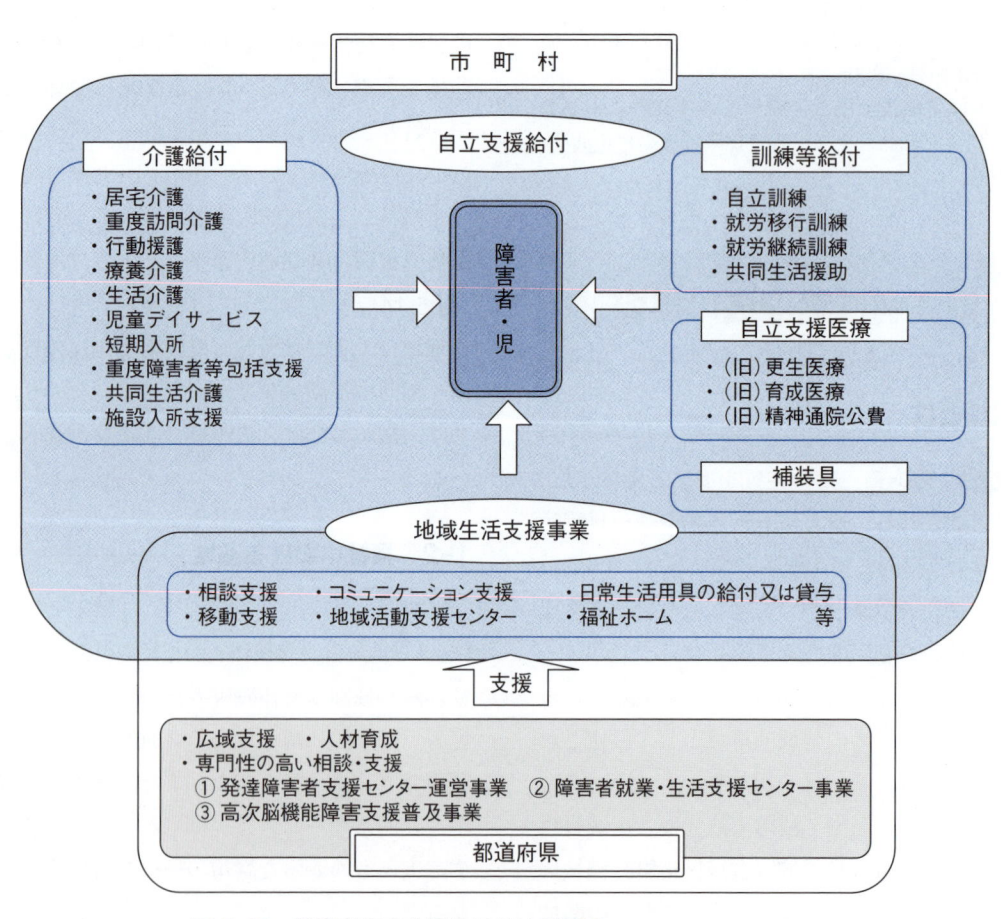

市　町　村

自立支援給付

介護給付
- 居宅介護
- 重度訪問介護
- 行動援護
- 療養介護
- 生活介護
- 児童デイサービス
- 短期入所
- 重度障害者等包括支援
- 共同生活介護
- 施設入所支援

訓練等給付
- 自立訓練
- 就労移行訓練
- 就労継続訓練
- 共同生活援助

自立支援医療
- （旧）更生医療
- （旧）育成医療
- （旧）精神通院公費

補装具

→ 障害者・児 ←

地域生活支援事業
- 相談支援
- コミュニケーション支援
- 日常生活用具の給付又は貸与
- 移動支援
- 地域活動支援センター
- 福祉ホーム　等

↑ 支援

- 広域支援　・人材育成
- 専門性の高い相談・支援
  ① 発達障害者支援センター運営事業　② 障害者就業・生活支援センター事業
  ③ 高次脳機能障害支援普及事業

都道府県

図 5.15　障害者自立支援法における圏域（文献1より．一部改変）

ぞれ「障害福祉計画」（自立支援法第88・89条による）を作成する．都道府県はその中で区域の設定を求められている．

自立支援法では，単一区市町村圏域での取り組みがより重視されている．自立支援給付や相談支援，移動支援などの地域生活支援事業は単一区市町村圏域で担う．格差を生じる場合は複数区市町村圏域で調整する．都道府県圏域は，事業システムづくりや人材育成などの基盤整備のほか，地域生活支援事業のうち高い専門性や広域的な対応を要する事業（高次脳機能障害者への支援や発達障害者支援センターなど）を担当する（図5.15）．

1-3　介護における圏域

「介護保険法」が2000（平成12）年4月に施行されて以来，在宅サービスを中心に急速に利用が拡大している．2006（平成18）年4月，法律の一部が改正され，介護予防や地域密着型サービスの推進，中・重度者への支援強化，地域支援事業の創設などが盛り込まれた．

介護保険サービスは単一区市町村圏域での取り組みが主であったが，2006（平成18）年の改正によって区市町村をさらに細かく分けた日常生活圏域（中学校区，小学校区，公民館区域など）が設定された．区市町村は，この日常生活圏域を単位として，小規模多機能型居宅介護や夜間対応型訪問介護などの地域密着型サービスの事業量を介護保険事業（支援）計画に盛り込むことが求められている（表5.21）．

1-4　教育における圏域

教育は医療，福祉などとの柔軟な協業がより必要とされている領域である．特に，発達障害など長い間，法制度もなく制度の谷間に置かれ，十分な対応がなされてこなかった障害に対してはなおさらである．

2005（平成17）年4月，「発達障害者支援法」が施行された．これは，発達障害の定義と法的な位置づけの確立，乳幼児期から成人期までの地域における一貫した支援の促進などを目的としている．単一区市町村圏域および複数区市町村圏域では，早期発見，早期発達支援体制の構築を行い，都道府県圏域では教育行政との連携を密に行いながら，発達障害者（自閉症・発達障害）支援センターの整備や地域支援体制の強化が義務づけられた．

また，この領域では，新しい「教育基本法」が2006（平成18）年12月に，「改正学校教育法」が2007（平成19）年4月に施行された．これにより，2003（平成15）年から取り組みが開始された特別支援教育が法的に位置づけられ，地域の各学校は，校内委員会の設置や実態把握，特別支援教育コーディネーターの指名，個別支援計画の策定と活用などの取り組みや体制整備が義務づけられた．

そして，区市町村および都道府県には，特別支援教育を推進するための基本計画を立案し，各学校の支援体制や学校施設整備の充実などをはかり，それぞれの圏域で医療，福祉，労働等の関係部局，大学，保護者などからなる特別支援連携協議会を設置することが求められている．さらに，都道府県には，特別支援教育コーディネーターの研修や専門家チームの設置，各学校への巡回相談の実施が，また，特別支援学校となる広域の盲・聾・養護学校には特別支援教育のセンター的機能を担うことが求められている（図5.16）．

1-5　就労支援における圏域

この領域も福祉，雇用，教育などとの協業や連携がより必要とされる領域である．これまでの就労支援はそれぞれの領域で別々に取り組まれてきた．このため，ライフステージごとに支援が分断されがちで，最初に支援を求めた領域によって支援の方向性が規定される傾向にあった[4]．また，福祉領域では知的障害，精神障害，身体障害など障害種別ごとに取り組まれることが多かった．自立支援法や「改正障害者雇用促進法」（2006（平成18）年4月施行）などの法律が整備される中，領

表 5.21 介護保険法における圏域 (文献 2 より．一部改変)

	予防給付のサービス	介護給付のサービス
広域型サービス（都道府県が指定・監督を行うサービス）	介護予防サービス ・介護予防訪問介護 ・介護予防訪問看護 ・介護予防通所介護 ・介護予防通所リハビリ ・介護予防福祉用具貸与 　　　　　　など	居宅サービス ・訪問介護 ・訪問看護 ・通所介護 ・通所リハビリ ・短期入所 ・福祉用具貸与 　　　　　　など 施設サービス ・特別養護老人ホーム ・老人保健施設 ・介護療養型医療施設
地域密着型サービス（市町村が指定・監督を行うサービス）	地域密着型介護予防サービス ・介護予防小規模多機能型居宅介護 ・介護予防認知症対応型共同生活介護 　（グループホーム） 　　　　　　など	地域密着型サービス ・小規模多機能型居宅介護 ・夜間対応型訪問介護 ・認知症対応型共同生活介護 　（グループホーム） 　　　　　　など
事業市町村が実施する	地域支援事業 ・介護予防事業 ・包括的支援事業 ・任意事業	

域にとらわれない就労支援機関のネットワークが構築されるようになった．

主な取り組みを圏域ごとに整理すると，単一区市町村圏域および複数区市町村圏域では，障害者就労支援センターなどによる就労相談支援，自立支援法による就労移行支援・就労継続支援（雇用型・非雇用型）施設などを中心とした就労準備訓練や就労継続支援，また，ハローワークなどが中心になり職業相談，職場紹介，公共職業訓練などが行われる．

都道府県圏域では，障害者就業・生活支援センター，地域障害者職業センターなどによる職業評価，職業カウンセリング，ジョブコーチ派遣，事業主への雇用管理に関する専門的な相談・助言，高度な職業リハビリテーション技術の研究などが行われる（図 5.17）．

以上のように，医療，福祉，介護，教育，就労支援などの領域においては，ここ数年，法改正や新法の制定により国の施策自体が大きく動いている．この中で，領域間の協業や連携がより重要視されるようになり，取り組みの中心が国や都道府県から住民に最も身近な区市町村に移行されつつある．いずれの領域でも今後ますます単一区市町村圏域が中心的な役割を担う事業が増えるだろう．

☆ なぜ，圏域が必要なのか？

2. 圏域別作業療法

次に，圏域という捉え方をしたときの作業療法の実際を示す．圏域を考えることは，作業療法を必要としている人たちに，そのニーズに合った作業療法を，効果的に提供するための包括的システ

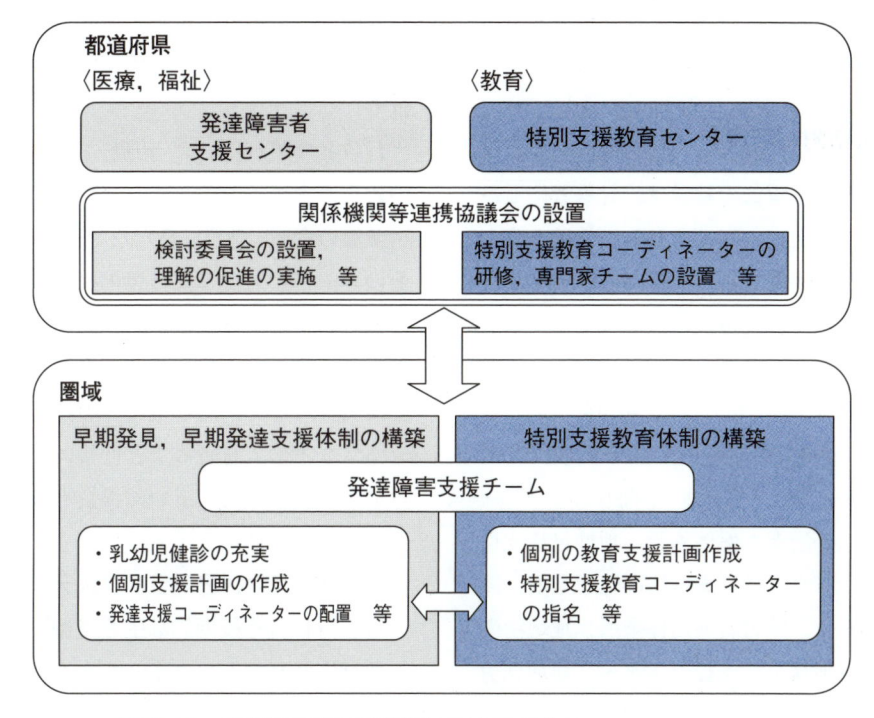

図 5.16　発達障害者支援体制における圏域（文献 3 より．一部改変）

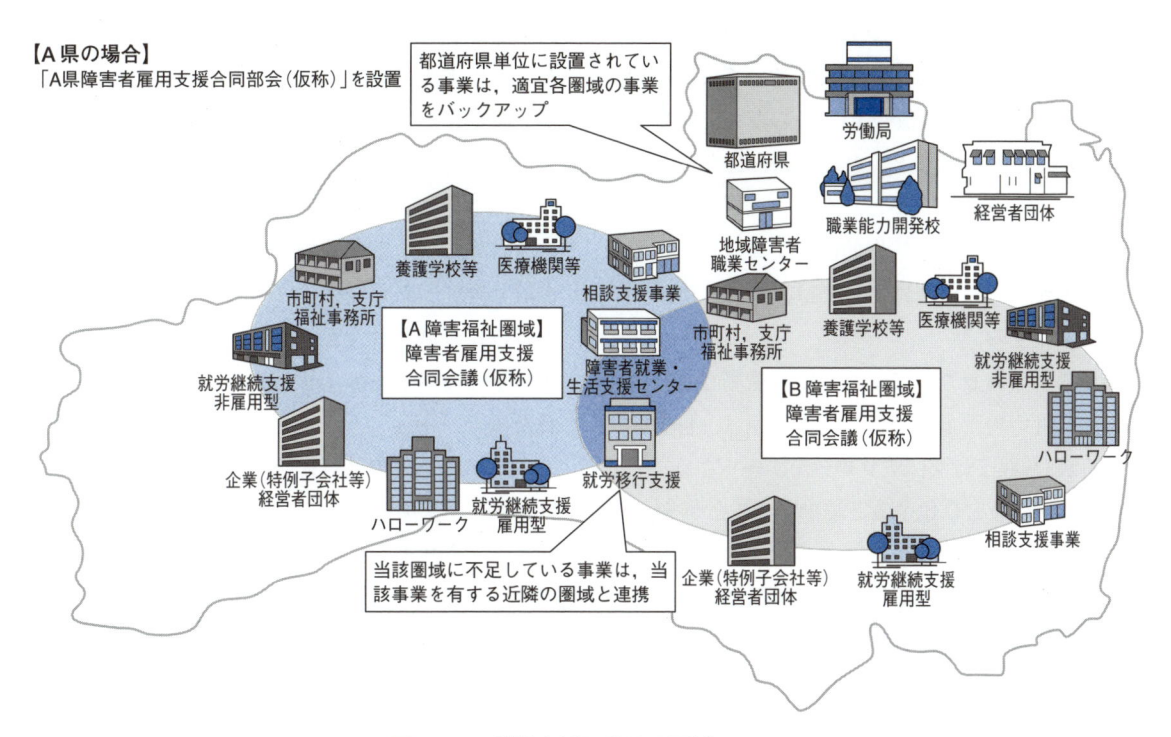

図 5.17　就労支援における圏域（文献 5）

ムの構築につながる．このシステムが機能するためには各圏域間の分担や連携が重要な鍵となる．

2-1 単一区市町村圏域

この圏域での作業療法の特徴は，対象者にとって慣れ親しんだ環境の中で，なじみの活動や人との関係性を通して展開されることである．単一区市町村圏域における作業療法は「より生活に密着した支援」といえる．

作業療法士が働く場としては，区市町村等の行政機関，診療所，地域リハビリテーションセンター，通所リハビリテーション事業所，訪問リハビリテーション事業所，介護老人保健施設，地域包括支援ケアセンター，障害者自立支援法関連事業所，障害者福祉センター，障害者共同作業所，地域活動支援センター，地域生活支援センター，地域就労支援センターなどが挙げられる（図 5.18）．

この圏域の対象者の特徴は，病院などと比べると，疾患，障害，年齢，現病歴，生活歴，ニーズなどが多岐にわたることである．維持期の対象者が多く，必要なところに手を入れていくような問題解決型のアプローチが多い．このため，対象としたニーズが解決すると，ひとたび，関わりが終了することもある．しかし，次のニーズが生じると再び介入するため，結果的に，期間は長期にわたることが多い．場合によっては，ターミナルケアまで継続する．

実施場所は施設だけでなく家庭や職場など，より生活に近い場が多くなる．実施形態は，目的にもよるが，施設では集団アプローチが多くなる．実施頻度は病院などに比べると減少することが多い．

この圏域の作業療法の目的は，社会的適応能力の維持・改善，障害適応，経験や生活圏の拡大などを中心に，機能維持・回復，ADL・IADL維持・改善，就労支援，生きがいや趣味活動の開発，住宅改造などの環境調整，家族支援などとなる．これらの目的に対して，運動・心理・高次脳機能などの基本的能力，ADL・IADLなどの応用的能力，対人関係などの社会的適応能力，人的・物理的な環境資源などの相談・評価・治療・援助・指導を行う．

行政との関わりでは，治療・指導より相談・評価の比重が大きくなる．また，住民向けの健康増進事業等の企画・運営，新たなニーズの掘り起こし，そのニーズに対する支援策の検討，その実現に向けての取り組みなども重要な役割である．さらに，障害のある人や介護が必要な人などへの直接的な支援だけでなく，関係機関への技術支援，ボランティアなどの人材育成など間接的な支援によって対象者の生活を支えていく機会も多くなる．

以下に，具体例を示す．

【事例1：身体状況やライフステージの変化に応じて行われる長期的な生活支援】

進行性筋ジストロフィーのAさんに対して，養護学校在学中より車いすのシーティング，拘縮予防のための介護者指導，スイッチ導入を含むパソコン指導などを実施してきた．卒後数年後，関節拘縮と心肺機能の低下が進行し，寝たきりになった．ベッド上で電話やパソコンの操作をしたいという希望があり，家庭に訪問して設置場所や操作方法等の工夫を行った．その後，人工呼吸器を装着することになり，ナースコールを希望．緊急時の入院先である特定機能病院の作業療法士と連絡を取り合い，新たなスイッチを導入した．その数カ月後に永眠されたが，Aさんへの支援は身体状況やライフステージの変化に応じて10年以上にわたった．

ここでの単一市区町村圏域の作業療法士の役割は，身近な支援者として，QOL維持のための介入をニーズが生じたときにタイムリーに行い，病院でなくてもサービスが受けられる安心感を提供できたことである．これにより，Aさんは希望する在宅生活を継続することができた．

【事例2：政策提言への関わり】

B区には，住民，当事者，家族，支援者などが中心になり地域の福祉や介護の課題に対して区長

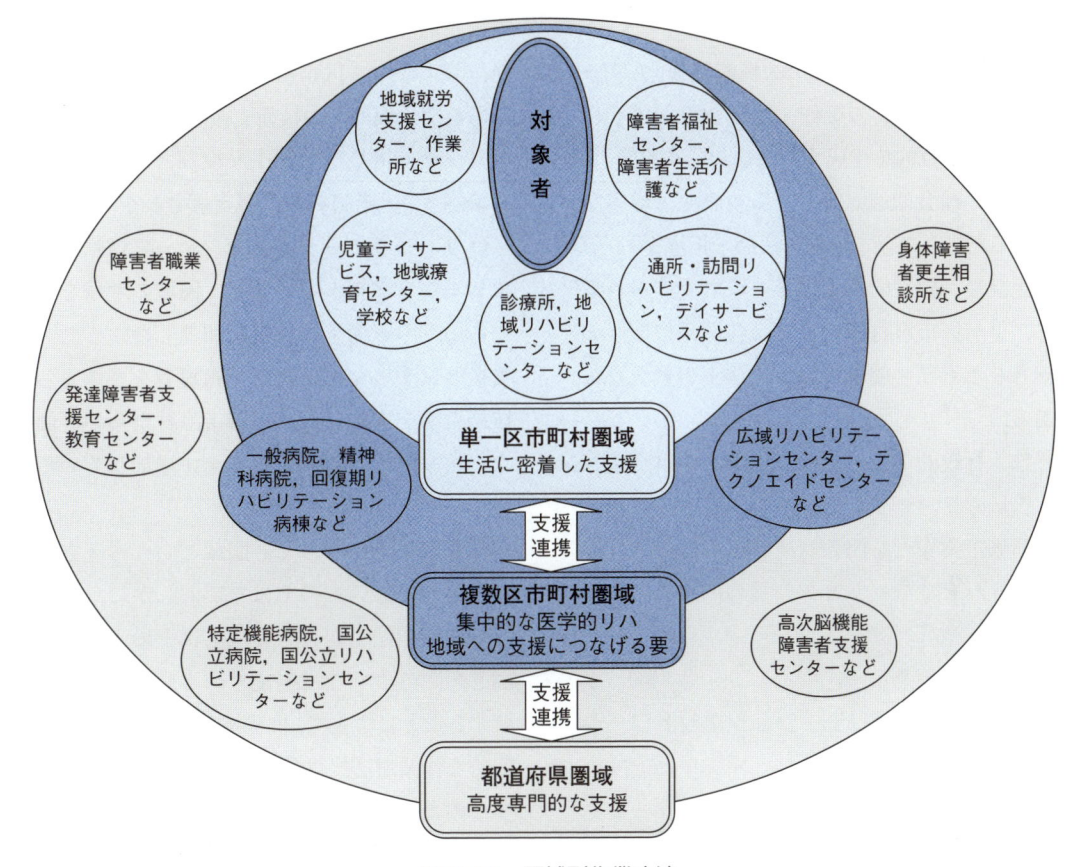

図5.18 圏域別作業療法

へ政策を提言する会がある．「高次脳機能障害者が安心して地域で暮らせる支援」についての提言を行う際は，区内で働く作業療法士や言語聴覚士などの専門職も加わり，当事者・家族へのアンケートや24時間生活調査などを行い，生活上のニーズに沿った政策を提言した[6]．

提言した政策のうち，専門的な相談窓口の設置などいくつかが実現した．新たな制度が作られたことで対象者の生活は直に変わっていった．当事者や家族の身近な場所にいて，日頃から様々な課題を感じているからこそできる政策立案もある．

2-2 複数区市町村圏域

この圏域の作業療法を一言で表すならば，「集中的な医学的リハビリテーションの場，地域への支援につなげる要」となるだろう．それは，多くの対象者にとって，この圏域でのリハビリテーションが，集中的な医学的リハビリテーションを受けられる最後のチャンスとなるからである．また，この圏域でのリハビリテーションの効果や単一区市町村圏域の各関係機関への引き継ぎ方が，対象者の今後の地域生活・在宅生活に大きな影響を及ぼす場合が多いからである．

作業療法士が働く場としては，一般病院，総合病院，精神科病院，回復期リハビリテーション病棟，広域リハビリテーションセンター，テクノエイドセンターなどがある（図5.18）．病院がこの圏域に属するため，この圏域で働く作業療法士数は最も多い．

この圏域の対象者には，急性期・回復期の患者が多い．作業療法の実施場所は家庭より病院などの施設が多く，実施頻度は高い．また，基本的に，

一対一のマンツーマンで行われる.

この圏域の作業療法の目的は, 機能回復, ADL・IADL の改善, 補装具の製作・適合などが中心になる. これらの目的を達成するため, 基本的能力, 応用的能力, 社会的適応能力, 環境資源, 職業などに関する相談・評価・治療・援助・指導を行う. また, 退院後, 継続的な支援を地域で受けられるように, 単一区市町村圏域などの各関係機関への引き継ぎなどもこの圏域の作業療法士の重要な役割である.

さらに, 行政的な視点では, 地域の中核病院として, 広域のリハビリテーションネットワークの構築や研修事業などを関係職種とともに行い, 圏域全体のリハビリテーションの質の向上をはかる役割がある.

以下に, 具体例を示す.

【事例 3:地域リハビリテーションネットワークの構築】

地域リハビリテーション広域支援センターである C 病院では保健所と協力して, 回復期病院と急性期病院間の連絡会, 病院群と維持期サービスをつなぐための検討部会やシンポジウムなどを開催した. こうした活動を通して, 病院職員間, 維持期分野の専門職間, 病院・維持期分野間のコミュニケーションが向上し, 互いに顔の見える関係が築かれた[7].

2-3 都道府県圏域

専門的かつ高度な医療やリハビリテーション機能をもつ施設, 専門性の高い相談支援や情報提供を行う施設, 研修・研究機関などがこれにあたる. 作業療法士が働く場では, 特定機能病院, 国公立病院, 国公立リハビリテーションセンター, 高次脳機能障害者支援センター, 発達障害者支援センター, 身体障害者更生相談所, 教育センター, 障害者職業センターなどである(図 5.18).

この圏域の作業療法の特徴は, 高度専門的な立場にある. こうした立場からの相談・精密評価・モデル的な援助・指導, 新たな支援方法の研究開発, および単一区市町村圏域や複数区市町村圏域にある関係機関への技術支援, 情報提供, 支援ネットワークの構築などが主な役割となる.

【事例 4:区市町村や広域支援センターへの支援】

D リハビリテーションセンターでは転倒予防のモデルプログラムを開発し, 圏域の地域を巡回して住民への転倒予防教室を開催した. また, 広域支援センターなどに対して指導者を養成するため技術指導を実施した. 近隣市町村からの評価は高く, 教室開催の依頼がますます増加している[8].

作業療法士にとって, 圏域という考え方はあまりなじみの深いものではない. しかし, 一人ひとりの作業療法士が自分の職場はどのような圏域に属し, どのような役割を求められているのかを理解することによって, 関係機関との連携や適切で効率的な作業療法提供体制を作ることが可能になる.

このためにも, 特に行政に関わる作業療法士はそれぞれの現場で力をつけること, また, 多くの作業療法士が医療だけでなく福祉・介護・教育・就労支援などの各領域に進出していくことが重要である. 今後は, 病院などのある複数区市町村圏域から, 障害者自立支援法や介護保険法などの関連事業が集まる単一区市町村圏域への職域拡大が期待されている[9].

☆ 圏域による作業療法の役割をひとりの対象者を通して考えてみよう.

▶引用文献

1) 厚生労働省社会・援護局障害保健福祉部:障害者自立支援法による改革―「地域で暮らす」を当たり前に. 2005 (on line, 〈http://www.mhlw.go.jp/bunya/shougaihoken/jiritsushienhou02/3.html〉, accessed 2007-8-19).
2) 厚生労働省老健局総務課:介護保険制度改革の概要―介護保険制度と介護報酬改定. 2006 (on line, 〈http://www.mhlw.go.jp/topics/kaigo/topics/0603/dl/data.pdf〉, accessed 2007-8-19).
3) 厚生労働省社会・援護局障害保健福祉部:発達障害

者支援施策について．2006（on line,〈http://www.mhlw.go.jp/topics/2005/04/tp0412-1a.html〉, accessed 2007-8-19）．
4) 厚生労働省社会・援護局障害保健福祉部：福祉・雇用・教育のネットワーク，障害者の雇用・就労促進のための関係行政機関会議資料1（文部科学省・厚生労働省主催）．2006（on line,〈http://www.mhlw.go.jp/bunya/shougaihoken/shingikai01/pdf/1.pdf〉, accessed 2007-8-19）．
5) 厚生労働省社会・援護局障害保健福祉部：障害者自立支援法における就労支援と障害福祉計画．2006（on line,〈http://www.mhlw.go.jp/bunya/shougaihoken/shigikai01/pdf/3-1.pdf〉, accessed 2007-8-19）．
6) 世田谷区政策提言の会：高次脳機能障害グループ「高次脳機能障害者が安心して地域で暮らせる支援」．政策提言の会報告集：1-32, 2005.
7) 逢坂悟郎, 藤本哲雄, 江頭　誠, 中川美幸, 末次芳恵, 他：大阪府豊能二次医療圏における地域リハビリテーション推進事業　保健・医療・福祉のまちづくり6年の軌跡．月刊総合ケア 16（4）：53-63, 2006.
8) 矢野高正, 佐藤浩二, 尾方英二, 近藤真智子, 伊藤結衣子, 他：地域リハビリテーション支援体制整備推進事業における転倒予防事業への取り組み．Osteoporosis Japan 14（1）：91-93, 2006.
9) 杉原素子：老人保健施設へ行こう, 市町村圏域で働こう．作業療法 23（5）：398-403, 2004.

演習問題

❶ 作業療法の3項目の基本的原理を具体的に説明しなさい．（Ⅰ）
❷ 自分にとって今重要であると考える作業を挙げ，理由を説明しなさい．（Ⅰ）
❸ 人間の成熟過程について例を挙げて説明しなさい．（Ⅰ）
❹ 水平的発達とは何かを説明しなさい．（Ⅰ）
❺ 自分の例で適応的変化について説明しなさい．（Ⅰ）
❻ ノーマライゼーションとは作業療法士の活動のどのような側面をいうか説明しなさい．（Ⅰ）
❼ 環境調整の具体例を挙げなさい．（Ⅰ）
❽ 作業療法理論に共通する概念とは何かを述べなさい．（Ⅱ）
❾ 一人の理論家の足跡を通じて，理論が成立するまでの軌跡をたどりなさい．（Ⅱ）
❿ 一つの治療技術を選んで，その背景にある理論の前提（assumption），概念（concept），定義（definition）を調べなさい．（Ⅱ）
⓫ 作業療法理論に関する文献を一つ選んで読んでみなさい．（Ⅱ）
⓬ 作業療法理論で使われる概念について説明しなさい．（Ⅱ）
⓭ 医療領域の作業療法の対象の中で多い障害名を述べなさい．（Ⅲ）
⓮ 医療領域の作業療法の主な目的を述べなさい．（Ⅲ）
⓯ 医療領域で行われている評価を基本的能力に関する評価と，応用的能力に関する評価に分けてまとめなさい．（Ⅲ）
⓰ 医療領域の作業療法で用いられている主な手段を述べなさい．（Ⅲ）
⓱ 福祉領域の作業療法が提供するサービスを述べなさい．（Ⅲ）
⓲ 福祉領域の作業療法の対象の中で多い障害名を述べなさい．（Ⅲ）
⓳ 医療領域と福祉領域の作業療法の内容の違いを述べなさい．（Ⅲ）
⓴ 福祉領域の作業療法の主な目的を述べなさい．（Ⅲ）
㉑ 福祉領域でよく行われている作業療法評価を述べなさい．（Ⅲ）
㉒ 福祉領域の作業療法でよく用いられている手段を述べなさい．（Ⅲ）
㉓ 特殊教育と特別支援教育の違いについて説明しなさい．（Ⅲ）
㉔ 教育支援領域における作業療法の意義を説明しなさい．（Ⅲ）
㉕ 今後の教育支援領域における作業療法士の役割を説明しなさい．（Ⅲ）
㉖ 雇用就労と福祉的就労の違いを述べなさい．（Ⅲ）
㉗ 就労を目指す人たちに対する作業療法士の役割を述べなさい．（Ⅲ）
㉘ 実雇用率を法定雇用率に近づけるための手立てについて述べなさい．（Ⅲ）
㉙ 作業療法を提供するための起業について述べなさい．（Ⅲ）
㉚ 国際協力における作業療法士の活動を述べなさい．（Ⅲ）
㉛ 様々な領域で作業療法士が活動できることを説明しなさい．（Ⅲ）
㉜ それぞれの病期の作業療法の特徴を説明しなさい．（Ⅳ）
㉝ それぞれの病期の障害に対する作業療法の特徴を説明しなさい．（Ⅳ）
㉞ 病期による作業療法の一連の流れと連続性の重要性を説明しなさい．（Ⅳ）

㉟ 圏域とは何かを説明しなさい．（Ⅴ）
㊱ 単一区市町村圏域の作業療法の特徴を述べなさい．（Ⅴ）
㊲ 複数区市町村圏域の作業療法の特徴を述べなさい．（Ⅴ）
㊳ 都道府県圏域の作業療法の特徴を述べなさい．（Ⅴ）
㊴ 作業療法において圏域という捉え方をすることの意義を説明しなさい．（Ⅴ）

第6章

作業療法過程

✎ 学習課題
1. 作業療法の流れについて，各過程を説明できる．
2. 評価時の留意事項を説明できる．
3. 作業療法の目標と治療方針について説明できる．
4. 作業療法実施時の留意事項を列挙し説明できる．
5. 実践過程の管理運営事項を理解し説明できる．

🔔 キーワード
作業療法過程　　指示箋　　スクリーニング　　作業療法評価
フォローアップ

📖 この章の概要
　作業療法の実際を理解する場合，作業療法過程の熟知が核となる．すなわち，作業療法実践の流れを理解することが重要となる．本章では，作業療法実践の場における事例を示し，作業療法過程（処方，スクリーニング，評価，作業療法計画立案，作業療法実施，作業療法計画の修正，作業療法の終了）を解説し，作業療法の基本的技能の修得を促す．

I. 作業療法の流れ

　本論に入る前に，仮想の事例を提示して作業療法実践過程の大まかな流れを示す．

《一般情報》
- 事例：Aさん，67歳，男性．
- 診断名：脳梗塞，右片麻痺，構音障害．
- 現病歴：x年x月x日，自宅での夕食後ろれつが回らず手が動かないため救急車にて入院，内科的治療を受け，1カ月後症状が安定しリハビリテーションを目的に本院へ転院となった．
- 家族構成：現在は妻との二人暮らし，妻は健康，子ども二人は独立．
- 生活歴：高校卒業後市役所に勤め，60歳で定年退職．趣味は旅行と写真撮影．

《実施過程》
　入院後主治医より，リハビリテーションスタッフへの処方がなされた．作業療法への処方は，「右上肢機能回復促進を中心とし，ADL能力の向上を目標とする」であった．

　Aさんに作業療法指示があり担当することになったことを伝えるために出向き，作業療法の紹介と自己紹介を行った．その際，カルテから入院時に看護師，医療ソーシャルワーカー（以下MSWとする）により聴取された情報（本人・家族の状況，入院への期待や今後の希望，障害の告知の状況など），現状のバイタルや服薬内容，CT所見などの医学的情報を確認し，担当看護師に病棟での生活の様子を聞いた．翌日から作業療法を開始．面接では，Aさんが不自由に感じていること，作業療法に希望すること，これからの生活への希望などを尋ねたところ，「身の回りのことは自分でできるようになりたい，病前の趣味が少しでもできるようになりたい」とのこと．面接中の態度や話し方から，将来の生活に不安を感じている様子であった．これまでの観察で必要と思われた麻痺の回復段階の検査や簡単な認知課題（パズル）から技能レベルを評価した．順次，治療と並行して必要な検査・測定を行う中で，Aさんは回復への強い希望をもっているものの，早く自宅に帰って生活したいと思い焦っている様子がみられた．約1週間の初期評価の結果から問題点・利点を抽出し，心身機能と活動の制限因子について考察し，短期目標を，①右上肢機能の回復，②左手での書字動作の一部獲得，③洗面動作の自立とし，長期目標は，環境調整をはかり自宅復帰とした．目標に見合った各機能の基本動作訓練と病棟での自主訓練，右上肢を補助的に用いる作業活動の実施を計画し，治療の形態を作業療法士との一対一の場面だけでなく，他のケースとも交流できるような環境で行うこととした．ADL訓練は，方法を担当看護師にも伝え，週1回病棟に確認に行くように計画した．

　1週間後のリハビリテーションカンファレンスにおいて，担当の医師，理学療法士，言語聴覚士，看護師，MSW，作業療法士の各々の初期評価の結果に基づいた，各部門の治療目標，治療方針の報告がなされ，討議された．その結果，「段差をなくす，手すりを設置するなどの環境調整をはかり，ADL自立での自宅復帰」というリハビリテーション目標（リハビリテーションゴールともいう．以下リハ・ゴールとする）が設定され，3カ月間行うこととなった．目標の達成に向けて，医師は家族への説明，MSWは社会資源の活用についての説明・指導，理学療法士は杖歩行の自立，看護師は病棟ADLの支援，言語聴覚士は構音障害の改善，作業療法士はADL自立をそれぞれ担当して行っていくこととなった．

　リハビリテーションカンファレンスは定期的に開催され，本人の機能回復・能力向上に基づいて目標を見直し，必要に応じてそれぞれ担当のプログラムも変更された．

　リハ・ゴール達成に向けて，作業療法での目標と計画を改めて見直し，その結果を本人に説明し，

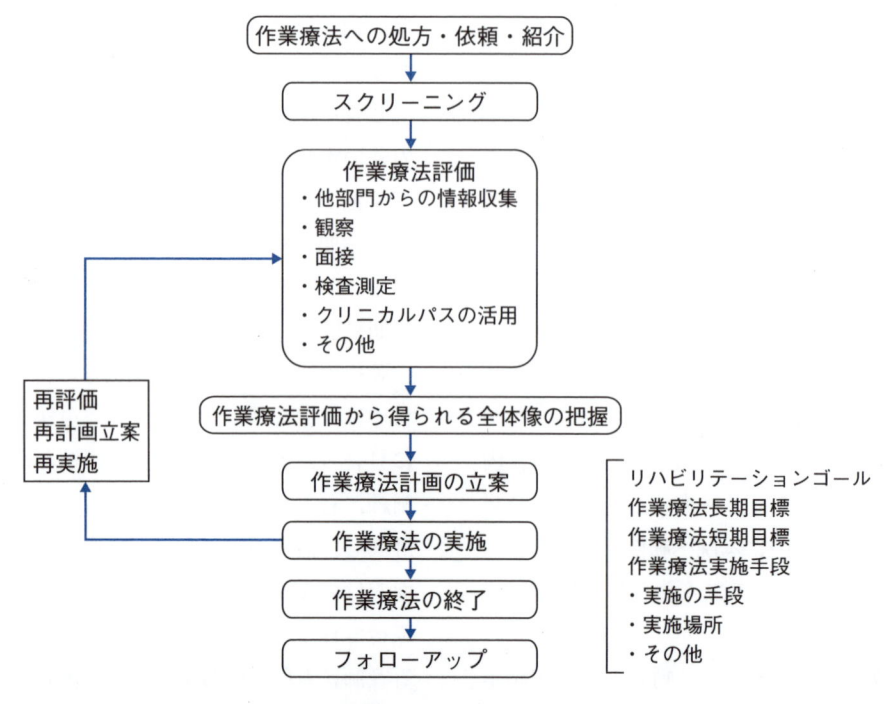

図 6.1 作業療法の流れの図 (文献 1, p.10)

本人の同意を得て開始した．1 カ月後には短期目標である洗面動作は自立し，排泄，入浴動作へと自立可能な ADL 範囲が拡大した．3 カ月後には，屋外歩行が可能となり ADL は自立，右上肢は実用手レベルには至らなかったが，補助手程度に改善した．非麻痺側である左手使用と自助具の工夫で，カメラ操作が可能となった．退院に向けて，住宅改修の進行状況を確認しながら外泊訓練を実施し，生活上の問題をチェックした．退院前に介護保険の利用申請を行い，週 2 日程度自宅近くの通所施設の利用を決め，退院することとなった．施設担当者に宛てて入院中の治療内容や経過を記載した報告書を作成し，MSW に託し，病院での作業療法は終了となった．

退院後は，医師の外来通院時に作業療法室を訪ねてくれ，機能状態や生活状況を聞くことができた．半年後にはデイケアでの友人もでき，地域行事にも参加するようになったとのことであった．

紹介事例は，医療領域での回復期の身体障害例である．基本的に，どの領域，障害区分であっても大まかな流れは変わりがなく，作業療法への処方・依頼・紹介に始まり，初期評価，治療計画，実施，再評価，終了，フォローアップという過程を経て行われる（図 6.1）．

各過程の概要について，図 6.1 に基づいて紹介事例の流れも参考にしながら，述べる．

II. 作業療法の開始：処方，依頼，紹介

作業療法は，従来多くは医療領域，つまり病院・診療所といったところで行われ，医師の指示箋（または処方箋）に基づいて行われてきた．現在，作業療法は，福祉や保健，教育分野にも広がりをみせ，対象者の住む地域や福祉センター，介護老人保健施設，学校など様々な場所で実施されるようになり，介護支援専門員（ケアマネジャー）や教師からの依頼という形で開始されることもある．

> **コラム** クリニカルパス
> 　クリニカルパスとは，主に入院時に患者さんに手渡される，病気を治す上で必要な治療・検査やケアなどを縦軸に，時間軸（日付）を横軸にとって作った，診療スケジュール表のこと（日本クリニカルパス学会）．作業療法においても，脳卒中の急性期，心疾患，手の外科などの領域においては，評価内容や実施の手順が決められ用いられている．

　指示箋には，対象者の氏名，生年月日，疾患・障害名，疾患・障害の発症日，合併症，禁忌，指示箋の有効期間などが基本情報として必要とされている．事例のように，具体的な作業療法目標が提示されることもある．

　開始にあたって，対象者と初めて会うときには，対象者の理解を得るための作業療法の目的や内容についての説明や紹介，作業療法士自身の自己紹介を行うなど，相互の信頼関係を築くための手順を踏むことが大切である．

Ⅲ. 情報収集，作業療法適応の判断（情報の解釈とニーズ把握）

　作業療法過程（図6.1）の「スクリーニング」は，当該対象者の作業療法適応の可否について検討することを意味している．処方・依頼・紹介の段階で対象者の基本情報（氏名，生年月日，疾患・障害名，疾患・障害の発症日，合併症，禁忌）に加えて，面談や簡便な検査を通して対象者の背景因子（現病歴，既往歴，生活歴など）を把握する．その上で，対象者のニーズや依頼内容が作業療法で提供できるサービス範囲にあるものなのか否かを判断することになる．多くは開始となるが，作業療法の範囲にないような場合，依頼主と相談し，実施しないこともある．このときは書面で報告を行うが，必要が生じたら，改めて指示してもらう旨も併せて報告し，切り捨てにならないよう対象者との信頼関係の構築に努める．

Ⅳ. 作業療法評価計画立案と評価実施

1. 作業療法評価計画

　評価計画では，心身機能・身体構造面の障害ばかりに目を奪われず，対象者の活動・参加の状況や背景因子を含む対象者の全体像が把握できるように立案することが大切である．国際生活機能分類（ICF；International Classification of Functioning, Disability and Health）を参考にすると，全体像をまとめやすい（p.53，図6参照）．

　具体的には，領域や病期にかかわらず，① 対象者，家族，介護者の期待，希望，要求などを把握し，評価の目的を明確にすること，② 対象者がもっている作業遂行能力（基本的能力，応用的能力，社会的適応能力）を明らかにすること，③ 対象者にとって意味や価値のある評価を行うこと，④ 対象者のライフサイクルや生活環境等，作業活動の遂行に影響を及ぼす要因を考慮すること，⑤ 治療・指導・援助の方法に結びつく具体的な情報を入手すること，を意識して評価計画を立案する[1]．また，疾患・障害によっては，クリニカルパス（時間経過に伴って行うべき内容手順）を活用して計画立案することも有効である．

2. 作業療法評価の実施

　作業療法評価の実施は，他部門や家族などからの情報収集，観察，面接，検査・測定を手段とし，それらの結果を整理し，分析し，統合し，解釈し，対象者の全体像を捉える過程である．全体像を捉

えるためには，数量化されて得られる情報だけでなく，その過程で得られる観察情報も重要である．評価は，治療実施場面においても並行して行っていくものである．

2-1　他部門からの情報収集

Aさんの事例に示したように，リハビリテーションは作業療法士だけでなく，医師，看護師，理学療法士，言語聴覚士など他の様々な職種が一人の対象者に関与する．そのため，評価を円滑に迅速に進めていくためには，他部門からの情報が必要になる．情報収集を有益なものにするには，どの職種がどのような情報をもっているかを知っていること，作業療法にとって必要な情報は何であるかを明確にしておくことが大切である．

事例では，本人・家族の状況，入院への期待や今後の希望，障害告知の状況などの情報，医学的情報を確認し，担当看護師から病棟での生活状況の情報などを得ていた．これらの情報から観察の視点を決めたり，面接で聴取する内容を決めたり，言葉がけの内容や方法を決めたりしていた．このように，実施にあたっては，他部門からの情報は欠かせないものである．

2-2　観察

観察は，対象者の現状を把握していく上で面接や検査中，治療中，普段の生活において常に必要な基本的過程である．事例では，挨拶に行ったとき，作業療法室に迎えたとき，話を聞いているとき，課題を行っているときなどに観察を行っていた．体の動きや表情，働きかけに対する反応の状況などを観察することにより，障害像の概要を把握していた．

このように観察は，簡便でかつ重要な手段であるが，ただぼんやりと見ていても何も見えてこない．作業療法士は対象者を生活する主体者として捉え，治療・指導・援助を行うという基本的視点をもっていることから，課題遂行にとっての阻害要因を意識して観察に臨むことが大切である．見ていることが見えるようになるには，解剖学や生理学，運動学，発達学などの専門的基礎知識，一般臨床医学などの疾患や障害に関する知識，精神医学や臨床心理学などの人の心理に関する知識，および作業遂行に関する知識に裏づけられた経験で培った技能が必要になる．

2-3　面接

面接は，対象者と直接会う場面である．面接での応答の仕方や態度，表情など状況をみながら，会話することを通して，対象者を知る手段とする．事例のAさんでは，不自由に感じていること，作業療法に希望すること，これからの生活への希望などを聴取し，「身の回りのことは自分でできるようになりたい，病前の趣味が少しでもできるようになりたい」という期待，希望，要求を自身の言葉で語ってもらっている．

面接の際は，単に対象者の語る言葉のみにとどまらず，非言語的に表される表情や仕草，まなざしからも重要な情報が得られる．言葉だけを聞いていても対象者の思いや願いをくみとることは難しい．対象者の感情をくみとる感性が求められる．

対象者がありのままの思いを語るためには，安心できる場面づくり（部屋の明るさ，静けさ，対象者との距離や方向などの位置関係）や話しやすい雰囲気づくり（傾聴の姿勢，作業療法士の表情や相槌のタイミングなど）をさりげなく行いながら，信頼関係を構築していくことが必要である．

2-4　検査・測定

検査・測定は標準化されたものだけでなく，問題を明らかにするために独自に用意したものも含まれる．どの順番で何を行うのかは，疾患・障害から決められるのではなく，対象者の問題やニーズから選択する．無数にある検査法を順次行うのでは，不必要に時間を要し，対象者への負担も大きい．検査法選択の優先順位は，観察・面接を通

して得られた対象者の不自由さの原因あるいは要因を明らかにすることを考慮して決める．

検査・測定の結果は，現在の能力と経時的変化の把握および改善度（効果判定）の指標として活用される．変化の指標として，信頼に値する結果を得るための注意点は，①標準化された検査法を用いる場合にはマニュアルに記載された方法を遵守し，同じ手順・方法で実施する，②問題を明らかにするために用意した独自の検査法を用いる場合にも，道具や手順などの設定を同一にし，定期的に実施する，③行動観察においても，問題を捉える視点から定めた指標を利用することである．

検査・測定は，対象者の目的を理解した上での協力がないと，信頼性のある正確な結果は得られない．協力を得るために，実施する検査・測定の目的と得られた結果をどのように治療に反映するのかを，対象者にも理解できるように説明することが大切である．理解が得られれば，自分の能力を知りたいという積極的姿勢も生まれることになり，信頼できる結果につながる．

検査・測定を行う際は，痛みや疲労など身体的・精神的反応に注意し，手際よく無理のない範囲で行う．検査内容をよく理解し，事前に一通り練習するなどの準備をしておくことが大切である．そうすることで余裕をもって対象者の反応に注意を向けて検査に臨むことが可能となる．

2-5　全体像の把握

これまでに得られた他部門からの情報・観察，面接，検査・測定の結果を集約して，全体像をまとめることが，治療計画の前提として必要になる．

事例のAさんの場合，医師・看護師・MSW・言語聴覚士・理学療法士からの情報，各種場面の観察，面接および検査・測定の結果を集約して，「年齢が比較的若い」「回復期である」「麻痺は右上肢中等度，体幹・下肢軽度」「理解・意欲良好」「軽度構音障害」「ADL未自立」「家族の支援体制良好」など問題点・利点を整理し，Aさんの活動・参加の制限要因について考察し，治療の方向性を決めている．

このように生活機能と背景因子の現状の問題点および利点を抽出し，それらの構造と相互関係を総合的に判断することが必要である．その上で何に焦点を当ててアプローチしていくのかを決め，治療方針へと結びつけるのである．

V．作業療法計画立案と作業療法実施

1．作業療法計画

作業療法計画には，目標設定，治療方針，実施計画が含まれる．対象者の全体像をまとめる過程を経て計画されるものである．

1-1　リハビリテーション目標と作業療法目標

作業療法目標は，作業療法士による対象者の評価結果に基づいて作成されるが，チーム全体のリハ・ゴールとかけはなれた関係ない目標であってはならない．紹介事例では作業療法目標を仮に立て，その後リハ・ゴールを関係職種によるリハビリテーションカンファレンスにおいて設定している．このようにチームとしての全体目標を共有し，各職種はその目標達成のためのそれぞれの目標を設定し，分担して各役割を実行していく．

疾患によっては，チームアプローチを必要とせず，作業療法単独で対応する疾患・障害（手の外科疾患，脳血管障害等による単麻痺など）もある．

1-2　長期目標と短期目標

長期目標と短期目標が設定されるが，両者の関係は，短期目標を達成することにより長期目標に近づく，さらには短期目標の達成が繰り返されることにより長期目標が達成されるような，関連性のある目標立てでなくてはならない．事例では，リハ・ゴールは「段差をなくす，手すりを設置す

> **コラム　ボトムアップとトップダウン**
> 本来は，経営学で用いられてきた言葉である．ボトムアップは従業員からの声を集約して経営に活かすことで，トップダウンは経営者の意向重視で経営を行うというのが本来的な内容である．この言葉は経営の分野のみならず，様々な分野で使われている．作業療法においても，従来から実践されていた治療の考え方をこの言葉で表すようになっている．

るなどの環境調整をはかり，ADL自立での自宅復帰」とされ，作業療法の短期目標を，①右上肢機能の回復，②左手での書字動作の一部獲得，③洗面動作の自立とし，長期目標を，環境調整をはかり自宅復帰とした．長期目標は多くは生活活動レベルで表されるものであり，その長期目標に向けて短期間で達成しうる機能や活動についての具体的事項を短期目標として設定する．短期目標は作業療法士，対象者本人が達成の可否を確認でき，共有できる目標立てが必要である．定期的な再評価により，長期目標も短期目標も見直される．

目標立ての期間は，事例では長期目標を3ヵ月としたが，対象者の疾患・障害や病期によって異なる．またクリニカルパスで決まることもある．

1-3　作業療法治療計画

作業療法の治療計画は，目標達成のための方針を決め，治療方法を具体的に立案するものである．

治療の基本的な考え方として，ボトムアップアプローチとトップダウンアプローチがある．ボトムアップアプローチとは，まず対象者の機能障害に注目し，その回復をはかることで生活技能が（再）獲得されることを期待してアプローチする手法である．トップダウンアプローチとは，その対象者がもつ生活上の支障を最初に取り上げ，それに対して直接的に働きかけ，役割遂行の実現を目指してアプローチする手法である．

どちらの手法を選択し行うかは，本人・家族の希望，アプローチする時期，予後を含む疾患・障害の特性，発達期などにより選択される．事例の場合は，右上肢の利き手としての機能回復は高いレベルは望めないと考えられ，左手を主として用いたADLの自立を目指し，必要に応じて段差解消，手すりの設置といった環境調整をはかり，目標達成に向けて行っていた．これはトップダウンのアプローチに準じた進め方と考えられる．もし，体幹・下肢機能および右上肢機能の回復の可能性が高く予測され，ADLもそれに見合って自立するものと考えられるならば，機能回復訓練を中心とした進め方をとるであろう．この場合はボトムアップのアプローチに準じた進め方といえる．

作業療法は，対象者の心身機能の障害を改善・軽減するのみでなく，対象者を「生活者」＝「生活する主体」として捉え，その生活障害の軽減をはかり，本人がより満足のできる生活を構築（再編）していけるように，様々な治療・指導・援助を行うという特徴がある[2]．このことから，作業療法はトップダウンの考え方で進めることが多い．

生活障害の改善・軽減をはかるためには，ICFで示される「生活機能」への働きかけ，「背景因子」への働きかけがある．事例においては，目標に見合った各機能の基本動作訓練と病棟での自主訓練，右手を補助的に用いる作業活動などにより，心身機能・身体構造面（生活機能）への働きかけを行っている．また面接中の態度や話し方から将来の生活に不安を感じている様子がみられたことから，治療の形態を作業療法士との一対一の場面だけでなく，他のケースとも交流できるような環境で行うこととした．すでに障害をもって生活をしている人の体験や思いを共に感じ取れるような場面を設けることで，将来の生活への想像が可能となり，思いを共有することを通して対象者の不安が解消され，前向きにリハビリテーションに取り組む意欲を引き出すことにもつながる．このように背景

> **コラム** **PDCA サイクル**
> 「方針の策定（plan），実施（do），確認（check），および処置（action）のプロセスを1つのシステムとして明確にし，目標を達成するように，重点志向の下で運営管理することによって，マネジメントシステムのパフォーマンスを改善する」という産業界では古くから用いられている管理のサイクルである．よりよい品質を保つために必要とされる取り組み方を簡潔に表している．作業療法は，評価と治療が並行して進むものであり，その過程は，この管理のサイクルと同様な考え方として理解できる．

因子のひとつである個人因子への働きかけを同時に計画している．また，自宅復帰に向けての段差解消や手すりの設置は，物理的環境を整えて活動状況を変化させるためのものであり，環境因子への働きかけである．

このように，治療計画においては，評価に基づいて目標を立て，それを実現するための方針と実施方法を決めなければならない．治療計画は，いつ，どこで，何を，どのくらい，どのように実施するのかを具体的に計画する必要がある．

2．作業療法実施

作業療法の実施は，目標に向けて計画に基づいて日々繰り返し行われていくものである．実施にあたっての留意事項を表6.1に示す．また作業療法士として，過去に公表されている臨床例の知見にあたる，先輩の話などを参考とする姿勢が求められる．

実施は，基本的に治療の目的を常に意識した対象者への接近から始まる．作業療法士は，対象者のやる気を引き出す言葉がけ，対象者との距離のとり方，位置関係など自己の活用をして治療を実施する．

治療は対象者にさせるものでも，治療者がやってあげるものでもない．対象者自らが自分の課題として自分から取り組めるように援助する日々の関わりが大切である．また，対象者の現状を評価の視点をもって観察し，そこでの反応をみて，次の治療を検討していく，Plan-Do-Check-Action[3]を実践して，対象者の現状の改善をはかっていく．

日々の実践は，常に記録に残さなければならない．記録を通して，考えを整理しまとめる技術が養われる．実践記録は，正確で簡潔な記述でなければならず，対象者および作業療法士の法律的保護にも大切なものとなる．また他部門への報告のためにも必要である．

2-1 準備

実施にあたっては，計画に基づいた準備が大切である．準備には，治療に用いる場所や道具といった物理的準備だけでなく，治療者の心の準備や知識の準備も重要である．対象者への説明も十分に行い，対象者の心の準備を促すことも大切である．

2-2 時間：いつ・どのくらい

実施する時間は，1日のいつ，どのくらい行うかを決める必要がある．それは，本人の希望，他職種との関係，実施機関のプログラム（入院・外来，入所・通所など），治療目的（臥床傾向の改善のため昼食後の時間に設定するなど），疾患特性（日内

表 6.1 作業療法実施における留意事項
（文献4, pp.15-16 より作成）

1. チームアプローチと連携
2. 説明責任
3. 個人情報の保護
4. 対象者による自己選択・自己決定の支援
5. ケースマネジメントとケアマネジメント
6. リスクマネジメント
7. 根拠に基づく実践（EBOT）と事例報告登録制度

変動のある疾患，易疲労性の高い疾患など）に応じて，決められる．

2-3　場所：どこで

実施される場所は，対象となる障害の種類や病期，発達期によって異なる．

日々の臨床における実施場所の選択は，治療目的や対象者の状況に応じてなされる．事例においては，目標に見合った各機能の基本動作訓練，右上肢を補助的に用いる作業活動は作業療法室で実施し，自主訓練とADL訓練は病棟でも実施するように計画され実施されている．その他，感染症や様々なリスクがあり病室から動かせない対象者はベッドサイドでの治療，社会的技能の向上を目的とした場合は外出・外泊先での治療となる．

3. 作業療法再評価

再評価は，一定期間の治療実施を経て再び評価し，その結果を前回の結果と比較し治療計画を見直すことである．前回に比べ，改善しているか後退しているか，目標の達成度はどのくらいか，治療計画の内容や実施方法は妥当だったのか，これまでの経過から今後どの程度の改善が見込めるのかなどを検討する．単にデータとしての結果だけを比較してみるのではなく，再評価時点での対象者の全体像を改めて把握して，目標設定を見直し，治療計画を修正することまでが含まれる．

再評価で得られた結果は，対象者にも説明し，確認してもらい，納得を得てから次の治療につなげていく．

VI. 作業療法の終了と成果

終了の判断は，①作業療法の長期目標または短期目標が達成された，②対象者の状態像の悪化，合併症等により一時的に実施が困難になった，③他施設への転院や入所等のため継続が困難になった場合[4]に行う．終了時には，最終的な評価を行い，治療の振り返りと成果の確認を行う．終了時の要約（サマリー）として，必ず実施記録に残さなければならない．

成果は，最終的な治療効果について評価・目標立て・実践した内容に対する結果を総合的・客観的に見直し，治療の是非を検討して判断する．

得られた成果について事例検討会で意見を交わし，次に活かしていくことが，専門職として求められる．事例を積み重ね，その検討結果から得られた知見をまとめ，学会や研究会などで発表し，実践していく姿勢が大切である．日本作業療法士協会事例登録制度を利用し公表することは，作業療法成果の蓄積に貢献することにつながる（第9章参照）．

VII. フォローアップ

作業療法の終了後も対象者の生活は継続しているが，対象者のフォローアップは施設間の連携によるものとなってきている．その後の対象者の生活状況を把握することができれば，作業療法士にとっては，障害をもって生活することの実際や障害の長期的予後を学ぶ機会となり，次の事例に向けての貴重な参考資料を得ることができる．対象者にとっては，生活状況を報告することで，自身の状況を再確認し，知らない情報や生活のヒントを得ることもできる．

フォローアップは必ずなされるものではないが，このように，作業療法士・対象者相互に意味のあるものである．

Ⅷ. 作業療法過程上の管理事項

作業療法過程で必要となる事項について述べる．

1. 緊急事態への対応

実践過程では，対象者の移動時の転倒や道具使用時の外傷などの事故や，血圧の異常な上昇や降下，てんかん発作，呼吸困難など，対象者の急激な変化が起こりうる．また地震や火災といった災害など緊急な事態も発生しうる．そのような事態に備えて，日頃から対処できるようなシステムづくりが必要となる．緊急事態時の連絡先・方法の確認とその確立などがそれにあたる．このような緊急事態への対応は，作業療法部門のみでできることではないため，施設全体での取り組みが必要である．作業療法の立場から，施設全体でのシステムづくりに向けて積極的に参画することが必要である．

また，一人の医療従事者としてリスク管理，救命救急の知識と技術の習得も忘れてはならない．

2. 報告・連絡・相談

円滑な実践のためには，日頃からの部門内，他部門，他施設への報告・連絡が重要である．

報告には，文書を用いて行うものと，口頭によるものがある．公式な文書報告は，例えば，紹介事例で示したような，退院後利用する施設担当者に宛てた対象者に関する評価結果，治療内容や経過などを記載したものである．

またリハビリテーションカンファレンスやサービス担当者会議のような場での報告は，公式な口頭報告の例である．その他，簡単なメモや実践しているその場での会話などによる非公式な報告・連絡などもある．

多職種間のチームワークで実施されるリハビリテーションは，情報共有のために，互いの報告連絡相談（ホウレンソウ）が，欠かせない．

他職種にもわかりやすい文章を書く能力や，わかりやすい言葉で説明する能力を身につけるように日頃の努力が必要となる．いずれにしても，他者とのコミュニケーションを重視して実践する姿勢が大切である．

3. 関連法制度

作業療法は，実施日数や時間，報酬について，介護保険，医療保険，障害者自立支援法などの法制度により制約を受けている．対象者はどのような法制度のもとにあるのかを理解して対応する必要がある．リハビリテーションを取り巻く法制度の改定などの変化には，日頃から関心をもっていなくてはならない．

「個人情報の保護に関する法律」に基づき，実践過程で必要になる情報収集，伝達，公表にあたっては，注意が必要である．また記録の管理についても同様である．

4. 作業療法の質的向上に向けて

作業療法の実践の場は，医療のみならず，保健・福祉・教育の場へと広がり，対象者の支援は，多職種で構成するチームでの実践が多くなっている．よりよい支援がなされるためには，相互理解が欠かせない．またそれぞれの職種には適応と限界があることを自覚して互いに協力することが大切である．作業療法も他職種の理解が得られるように実践しなくてはならない．

また，作業療法士同士においても，担当事例に関する互いの情報を職場内で交換できる場や雰囲気が大切である．対象者との人間関係や治療の進め方，他の患者から誤った情報が流れているときなど，気づいたことを互いに気軽に話し合うこと

で解決の道筋がみえてくることは多い．作業療法の知識や技術は経験から得られることが多いため，後輩は先輩に教えを請い，先輩は後輩に教えるという職場環境が質的向上に欠かせない．

　医学的知見や治療技術，福祉制度などは日々進歩，変化している．日頃から関心をもって本や資料を読む，研修に参加するなど自己研鑽に努めなければならない．

▶引用文献
1) 日本作業療法士協会学術部・編：作業療法ガイドライン（2006年度版）．日本作業療法士協会，pp.10-11, 2006.
2) 同上，pp.3-4.
3) 日本規格協会・編：JISハンドブック57 品質管理 2006. 日本規格協会, 2006, p.510.
4) 日本作業療法士協会学術部・編：作業療法ガイドライン（2006年度版）．日本作業療法士協会，pp.15-16, 2006.

演習問題

❶ 作業療法の流れを参考に，事例を想定し，まとめなさい．
❷ 評価の各手段について，それぞれ得られる情報を整理し，まとめなさい．
❸ 短期目標と長期目標の違いと関係を説明しなさい．
❹ 作業療法方針についてどのような考え方があるか，整理し述べなさい．
❺ 作業療法実施の時間や場所はどのように決められるか述べなさい．
❻ 作業療法の終了の基準を列挙し説明しなさい．
❼ よりよい作業療法実践を行うために求められることをまとめなさい．

第7章

作業療法部門の管理運営

✏️ 学習課題
1. 作業療法部門の管理運営方法の基本を説明できる．
2. 作業療法部門・士の役割・機能について説明できる．
3. 地域貢献の必要性について説明できる．
4. 作業療法部門としての質の確保の必要性について説明できる．
5. 組織構成の基本について説明できる．
6. 職業人としての責任について説明できる．
7. 職業人として必要な倫理，責任について説明できる．
8. なじみの薄い「倫理」について，興味・関心を深め，日頃の言動や自分自身の人権意識や倫理意識と照らし合わせ，加えて職業倫理について理解できる．

🔔 キーワード
組織　　管理運営　　目的・目標　　PDCA　　役割・機能
縦・横の関係　　地域貢献　　連携　　職業人　　責任　　倫理　　規範
専門職　　人権の尊重　　自己研鑽　　個人情報保護

📖 この章の概要
　作業療法士の大部分は，病院等，各種のサービス機関で働いている．そして，専門職として役割を果たすために他の専門職とともに一つの部門としての組織に所属する．将来作業療法士となり，組織の中で働く場合，所属する部門の管理運営に携わり，責任を委ねられることも生じる．本章では，組織人として，管理運営の基本的な考え方，組織のあり方，組織の目的，組織としての責任などの基本を学習する．

I．組織：目的，機能・役割，地域貢献

　作業療法部門は，病院や診療所，介護保険下事業所，障害者自立支援法下事業所，養成教育機関などいろいろな組織内にある．その組織の違いにより，作業療法部門の構成員や成員数，位置づけや使命，役割などが大きく異なる．よって，ここでは一般的な作業療法部門としてイメージしやすい，「病院」内の作業療法部門を中心に説明する．

1．組織

　一般社会では，契約や報酬（金銭の授受）が伴う行為（サービス）については社会的責任が伴う．社会保障制度下で作業療法を提供する場合も，その社会的責任を履行するためには組織的な事業を展開することが必要である．

1-1　集団と組織の違い

　組織とは，一定の共通目標を達成するために，成員間の役割や機能が分化・統合されている集団をいうが，具体的には，表7.1の①～⑤が未整備状態にあるものが集団，整備されているのが組織である．さらに⑥の法人登記をもって初めて一般社会の中で一法人組織として認められる．

1-2　組織区分

　組織には利益追求を主目的とする「営利組織」と，社会的貢献を主目的とする「非営利組織」がある[1]．営利組織は株式会社に代表されるようないわゆる一般企業をいう．非営利組織は公益法人（社団，財団など）や非政府組織（NGO）や特定非営利活動法人（NPO）などをいう．作業療法士が勤務する医療機関や介護事業所等は，多くが非営利法人である．よってその組織内にある作業療法室は，社会的貢献を目的とする非営利組織となる．

表7.1　集団・組織の要件

> ① 明確な使命や目的があるか（例：理念，使命など）．
> ② 規約・規定など決まりごとがあるか（例：就業規則，内規など）．
> ③ 組織図，階層性，業務（役割）分掌が定まっているか．
> ④ 構成員となるための雇用契約・入会等の手続きはあるか（例：雇用契約，入・退会手続き）．
> ⑤ 事業計画や総括など計画的な事業展開がされているか（例：中期事業計画，短期（年度）事業計画，実績評価など）．
> ⑥ 社会的に認知されるための登録手続きをとっているか（例：登記など）．

2．目的

2-1　組織には目的が不可欠

　非営利組織で働く人々は報酬（賃金）のほかに自己実現や社会貢献感を求める傾向が強い．このような特性をもつ人たちの集まりである作業療法室において，どのように組織をマネジメントすれば個人・作業療法室として最大の結果を出すことができるかを考え実行するのがリーダーの役割である．

　組織マネジメントのひとつに目的設定（柱を立てる）がある（図7.1）．

　目的（柱）は職員や作業療法室に強力な磁場をかけ，職員各々の力を集団の力へと結集させる力をもっている．目的を明確にせずに運営すれば職員は各々勝手に仕事をしはじめ，職員間で不平不満が発生し，最小の結果どころかマイナスの結果を産出する組織になる．その積み重ねは負の職場風土を形成し負の職員を作り出してしまう．

　ちなみに作業療法室・士の最終目的は顧客満足の追求にある．顧客とは，①患者・利用者・社会，②職員，③法人組織である．そして組織（作業療

第7章　作業療法部門の管理運営　225

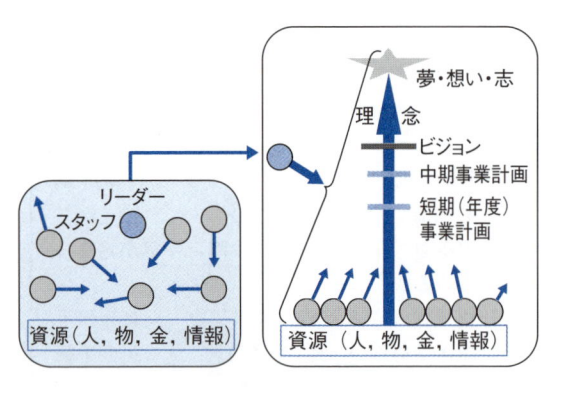

図 7.1　目的・目標設定（柱を立てる）

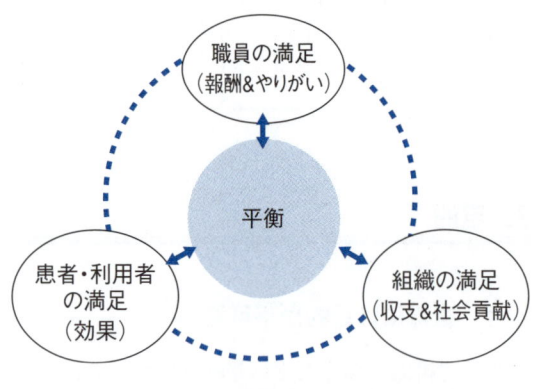

図 7.2　経営管理は満足の追求

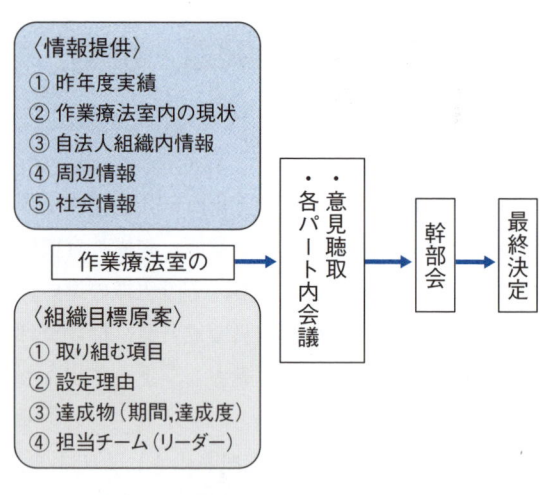

図 7.3　組織目標を決めるときの手順

法部門）の長の役割は作業療法室の経営管理であると自覚する必要がある（図 7.2）.

2-2　目的を達成するには計画的事業展開が必要

目的を達成するためには計画的事業展開が必要である．ビジョン（約 10 年先の姿），中期事業計画（約 3 年）と短期事業計画（単年度）を立てるとよい．さらに短期（年度）事業計画を上・下半期に分け，それぞれの期間でより具体的な達成目標を設定するとよい．

2-3　具体的な目標設定

目的と目標は違う．目的は「目指す方向，進むべき的」．目標は到達すべき「標」．ゆえに目標はより具体的であるべきである．① 取り組み項目（〜を），② 設定理由（〜のために），③ 達成基準（いつまで，どこまで），④ 達成方法（誰と誰が担当）を明示すべきで，通常これを「組織・個人目標」という．

組織目標は職員各位に十分に説明し，納得してもらう必要がある．理由は，納得しないままの実践ではやる気が湧かないし，職員間の相乗効果も発揮されないからである．

組織目標を決める際の作業の進め方の一例を図 7.3 に示す．

組織の長は，① 昨年度の実績（質：効果判定結果，顧客満足度など．量：患者・利用者数，新患者・利用者数など），② 作業療法室内の現状（需要と供給のバランス度，事故発生件数，雰囲気，研究発表数など），③ 自法人組織内情報（年度の事業計画，収支実績，社会貢献度など），④ 周辺情報（顧客の動向や他法人組織の動向など），⑤ 社会情報（特に社会保障制度情報）などを作業療法室所属職員に文書で提供すると同時に，組織の長としての組織目標の原案を提示することが必要である．次に職員から意見を聞きつつ幹部会議で協議し，組織の長として最終判断をするという手順で進めるとよい．

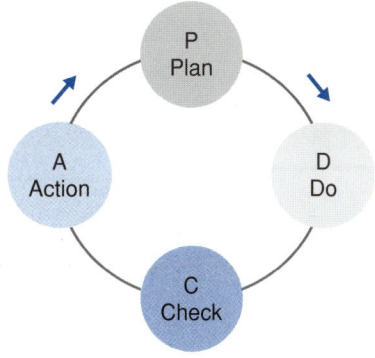

図 7.4　計画的業務遂行（PDCA サイクル）

図 7.5　地域

2-4　実施計画書に基づいて実行する

組織目標を受けた各担当チームはさらに詳細な実施計画書を作成し，その実行計画書に沿って皆で実行する．定期的な点検や状況に合わせた修正等を行いつつ，目標達成に向け柔軟に対応する．

実行にあたっては，「PDCA サイクル」という，より計画的な事業展開の流れに基づいて行うとよい（図 7.4）．

P（Plan）は実行計画書．アセスメントも含まれる．

D（Do）は実行．より効果的に実行するためには，多職種との連携，定期的チェックと修正，柔軟に対応することに留意して進めるとよい．

C（Check）は点検・振り返り．

A（Action）はチェックの結果をもとに，実行計画書の見直しをすること．

3．役割と機能

3-1　役割について

昨今の医療・福祉領域においては「病院完結型から地域完結型へ」，組織内においては「一専門職完結型から多職種連携型へ」が推奨されている．作業療法室・士も，①その存在する地域社会，②所属する組織，③チーム内における作業療法室・士の役割を自覚し，関係機関や関係者と連携・協力しその役割を遂行することが不可欠となっている．

1）地域社会における役割

地域保健・医療・福祉・リハビリテーション医療提供体制における自組織の位置づけと役割，その中での作業療法室・士の役割を明確にし，職員間で共通認識化することが重要である．

地域保健・医療・福祉・リハビリテーション医療提供体制という地域には，①人口 20〜30 万人を一地域とする二次医療圏域（≒保健・福祉圏域）と，②一行政区（市町村など）を単位とする一次医療圏域，③人口 2〜3 万人（2〜3 小学校区）を一地域とする介護保険制度下の日常生活圏域とがある．入院医療機関内作業療法室は二次医療圏域を，介護 3 施設や訪問・通所リハビリテーションにおける作業療法室は当該の一次医療圏域を，介護保険制度下の地域密着型事業所における作業療法室は日常生活圏域をその対象地域とし，その対象地域における自組織の役割を自覚する必要がある（図 7.5）．

2）所属する組織における役割

所属する法人内組織における作業療法室の役割を認識し行動することが必要である．

急性期入院医療機関と介護老人保健施設の中の

第 7 章　作業療法部門の管理運営　227

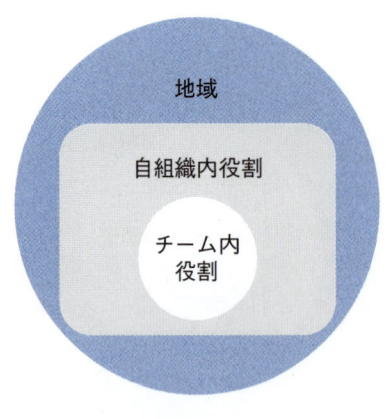

図 7.6　自組織内・チーム内役割

図 7.7　チーム内役割

作業療法室では役割が違う．同じ介護老人保健施設でも方針の違い（例：在宅生活支援施設か入所療養施設か）によって役割が違う．よって，それぞれの役割に即した機能を果たすことが肝要である（図 7.6）．

3）チーム内における役割

作業療法士のチーム内における役割には二つある．一つは一専門職としての役割，二つ目にはチームマネジャーとしての役割である（図 7.7）．

チームマネジメントの方法には，統制型マネジメントと調整型マネジメントがある．作業療法士は調整型マネジメントが得意である．特に業務を遂行する上で発生する非公式なチームのマネジメントは，作業療法士が担うことが多い．

関係者が連携・協力しあうことで，より効果的な支援を提供できる．多様で複数の要因が絡み合って成り立つ生活活動の自立化を支援する作業療法士は，このチームマネジメントにおけるリーダーを積極的に担うべきであり，それを作業療法士の役割のひとつとして自覚すべきである．

3-2　機能について

機能には二つある．①作業療法士一個人としての機能と，②作業療法室としての機能である．一作業療法士の機能として大切なことは，一つの優れた機能（手）をもつことより，ある程度の機能を千の数ほどもつことと，他職種と連携・協力してこれにあたる機能をもつことである．作業療法室としての機能として大切なことは，より多様な機能を有し柔軟に対応できる体制を整えておくことである．

4．地域貢献

作業療法室・士にとって地域に貢献することは，対象者貢献とともに最も重要なことである．なぜなら作業療法は作業療法士のためにあるのではなく，対象者と地域社会のために存在するからである．対象者や地域社会が，作業療法士が提供する作業環境のもとに，より主体的でより健康的な作業体験を繰り返すことによって，対象者自身が，地域社会そのものが，より健康な個人・集団へと変容していくことをもって作業療法士は存在でき，認められるのである．そのためには，①対象者や組織・地域社会は何を求めているのか，②何を期待しているのか，③何に満足するのかなどについて常に問い続ける必要がある．また作業療法士個々人は，より高い地域貢献ができるための技術を向上するとともに，作業療法室の機能向上に努めておく必要がある．

II. 組織の構成：縦の関係・横の関係，職種間連携のあり方

1. 縦の関係・横の関係

1-1 縦の関係

縦の関係には三つある．一つはいわゆる上司と部下の関係である．通常，科長，係長，班長，一般職員など役割ごとに階層化されている．階層化するということは，階層ごとに職務分掌でその職務範囲と権限と責任を明確にすることである．縦の関係は業務を滞りなく遂行するために不可欠な仕組みである（図7.8）．

縦の関係をうまく機能させるには，①職員各位が立場と役割を認識すること，②各自が責任ある役割遂行をすること，③双方向性（トップダウン＆ボトムアップ）の意思疎通をはかること，④協力しあう組織体制にすることである．

二つ目は先輩・後輩の関係である．この非公式な縦の関係は，職員教育におけるOJT（On the Job Training）において非常に重要な力を発揮する．作業療法室内の組織マネジメントにおいては，公式な縦の関係と非公式な縦の関係をうまく機能させることである．

三つ目は，法人組織内における作業療法室の位置づけと，組織の長・上司の位置づけである．このことは組織運営を行っていく上で重要なことである．

1-2 横の関係

横の関係には三つある．一つは同じ作業療法室内の横の関係で，通常は同期入社・同年代の関係である．職場や私生活のことを含む相談・協力関係としてなくてはならない関係である．二つ目は同法人内職種間関係である．保健・医療・福祉に関する業務を遂行するのは「職種間連携」が不可欠である．特に生活支援をその主なる役割とする作業療法士にとっては重要である．三つ目は他組織間あるいは他組織に勤務する専門職種との連携である．これは「地域内・組織間連携」ともいえる．対象者一人ひとりの在宅・地域生活を支援するには不可欠な連携である（図7.8）．

2. 連携

連携には三つある．一つ目は「共同作業」という連携である．これは対象者の実際の生活場面において，複数の職種でケアの方法等について話し合い，確認をすることである．二つ目は「協業」と

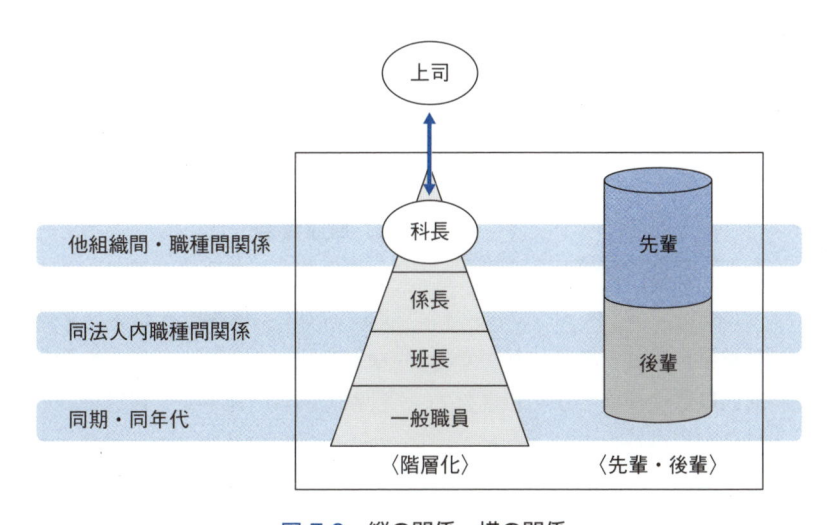

図7.8 縦の関係・横の関係

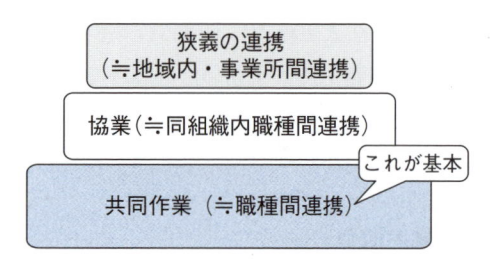

図7.9 連携

(図内)
狭義の連携（≒地域内・事業所間連携）
協業（≒同組織内職種間連携）
共同作業（≒職種間連携） ← これが基本

表7.2 作業療法室の管理運営項目

項目	内容
① 人事管理	職員の採用，配置，教育に関すること
② 財務管理	収支に関すること，予算に関すること
③ 物品管理	器機や物品の購入や保守点検に関すること
④ 情報管理	顧客や組織，社会保障制度などに関すること
⑤ 業務管理	日常業務に関すること（記録，報告・連絡・相談） 法的遵守，満足度調査，機能評価など

いう連携である．会議がこれにあたり，生活の現場を離れた場所に関係職種が一堂に会し，話し合い，決めごとをすることである．三つ目は「いわゆる（狭義の）連携」である．これは「地域内・事業所間連携」といわれるものである（図7.9）．

連携を進めるには各職種や各事業所が，①互いの役割を知っていること，②互いを認め合うこと，③専門職・事業所として責任をもって役割を遂行すること，④批判・否定より協力とよりよいものを作り上げる価値観を基本に据え進めることである．

Ⅲ. 部門管理と運営

1. 管理運営

作業療法室の管理運営には以下のことが必要である．なお，処遇制度等労務管理（就業規則）や人事管理（制度や仕組みなど）に関することは，組織内の専門部署で行うことが多いので，ここでは作業療法室における日常的な管理運営に関して説明する（表7.2）．

1-1 人事管理

1) 勤怠管理

勤務開始5分前には就業に向けた準備体制ができているか，勤務時間内は怠けることなく仕事をしているか，無断欠勤はしていないか……などに関する管理をすることである．

規律を守らない職員がいた場合は厳しく注意・指導すべきである．管理者が態度を曖昧にすると職場の規律は崩れ職場風土は堕落する．注意が必要である．

2) 勤務評定

仕事の中身や成果に関する評価をすることである．近年医療・福祉業界でも従来の年功序列賃金支払い制度を基本としつつ，勤務評定結果をもって賞与や昇給に差をつける組織が多くなってきている．勤務評定に関わる制度や仕組み，評価手法等は人事担当部署が作成するので，組織の長はその運用が適切に実施できるよう練習すべきである．また勤務評定はノルマ管理でなく部下育成のためでもあることを深く認識し，運用することが大切である．

3) 健康管理

健康なくしてよい仕事はできない．定期健康診断とは別に，組織の長は日々職員の表情や態度などを観察し，ちょっとした変化に気づくことが役割である．ストレス耐性の弱い現代人，ストレスの強い現代社会においては，心に不具合を抱えやすい傾向にあるので職場の雰囲気なども併せて，気を配っておくことが必要である．

4) 採用計画

採用計画は以下の手順で行うとよい．

Q：「作業療法士数に見合った量（実施件数など）と質（効果）は提供できているか」

（いいえ）→ 原因を分析し，体制や業務遂行方法などの見直しをする．

（は　い）→ 採用計画（増員）作業に着手する．

① 業務拡張するべき領域に優先順位をつける（必要度）．
② 上位 3 項目に必要数と配置後の効果予測（収支予測，顧客満足）を作成する．
③ 総合的な最優先項目を判断する．
④ 採用計画書を作成する（現状の評価結果，配置領域と理由，増員数，増員後の収支予測と顧客満足度など）．
⑤ 上司に提出・申請する．

5) 配置（人事異動）

適正な人事配置をする際の基本的視点は，① 業務が滞りなく遂行できること，② その領域の業務が発展すること，③ 職員の育成に寄与すること，④ 職員の希望が実現できることである．判断基準の優先順位は①②③④である．

6) 教育

職員一人ひとりは「人財」である．負の財産にするか，正の財産にするかは職員教育にかかっている．教育の機会は三つある．一つは OJT であり，職員教育の基本である．これには先輩・後輩の関係が重要となる．二つ目は作業療法室・法人組織内の計画的な職員研修である．三つ目は組織外研修である．組織の長は，「職員教育は投資」として位置づけ計画的な研修の機会提供と公平な機会提供に努める必要がある．なお「チャンスは平等，評価は個別」を忘れてはいけない．

1-2　財務管理

1) 収支管理

組織の長は月・半期・年度の実績（件数）と収支を確認し職員に報告すべきである．当然分析結果と改善策も報告するとよい．

2) 予算管理

作業療法室における予算管理は，年間の材料費や研修出張のみが予算化がされているのがほとんどであろう．今後は収支全体の予算管理が要求されてくるであろうことが予想される．組織の長は財務部の指導を仰ぎつつ，作業療法室の予算管理化に着手する必要があろう．

1-3　物品管理

物品を管理するとは，① 物品台帳の整理，② 保守点検，③ 整理整頓をすることである．

① 物品台帳の整理は，法人組織の基準に基づき治療・訓練器具等の物品に番号を付け，整理しておくことである．② 保守点検は，治療・訓練器具の使用の際の安全性を確保するために管理担当者，点検頻度（例：1回/月）や点検項目を決め，定期的に実施するとよい．実施した場合には点検日時，点検者名，点検結果を記録しておく必要がある．③ 整理整頓は，事故防止や業務の効率化や経費削減のために効果的である．昨今医療や介護においても「5S活動」が導入されはじめている．ちなみに5Sとは，「整理」：不必要な物を捨てること，「整頓」：置く場所を決め表示すること・元に戻すこと，「清掃」：定期的に掃除をすること，「清潔」：より美しくすること，感染を予防すること，「躾」：習慣化すること，である．

1-4　情報管理

情報管理には二つある．一つは「情報収集と情報提供」である．組織の長が収集すべき情報には，① 作業療法室内・リハ科内情報，② 法人組織

内情報，③周辺情報，④社会情報（特に社会保障制度に関する情報），⑤専門職情報（知識や技術など）がある．収集した情報をより効果的な情報とするには，組織の長が整理し，組織の長の言葉として伝達することである．また単に情報を伝達するよりは，「○○である，だから自作業療法室はこの項目について取り組んでいく」というように，より具体的で業務遂行と連動する形で提供するとよい．また，作業療法室の取り組みや成果を他部門に対しより積極的に発信するとよい．部下の働きや結果を正確に提供するのは組織の長の役割であり，それは作業療法室や部下の他部門からの理解と評価につながる．

1）個人情報の保護

後出の「V．職業人としての倫理」を参照．

1-5 業務管理

1）記録

記録には二つある．一つは診療録など毎日の業務に関する記録である．記録の基本は5W1H（what, where, who, whom, when, how）であるが，通常はいつ，どこで，誰に・誰が（最後に記録者のサインで事足りる），何をして，どうなったかを記載する．何のために（目標）や，変化・効果という意味でのどうなったかは，定期的な評価の時点でもよい．また作業療法による直接的な事柄でなくとも，その他本人に関する情報は必要に応じて記録しておく必要がある．二つ目の記録として業務日報がある．これは作業療法室としての記録である．いずれにせよ，業務は"記録"をもって「終わり」となる．よって記録はその日のうちにすることが重要である．

2）法的遵守

医療保険や介護保険における作業療法を実施する場合少なくとも，①施設基準（人員配置，場所，器具等）や②運営基準（記録や計画書，評価や説明・交付など）に則って業務遂行がなされなければならない．この基準をクリアし，認可・指定されて初めて診療・介護報酬を請求することができる．未達成箇所があれば不正請求とみなされ返還命令，改善命令が下される．命令に従わなければ指定取り消しとなる．

3）苦情解決制度

福祉系の事業所では苦情解決制度が導入されている．ここでの苦情には，①要望（法的責任を伴わない・契約にない要望・要求），②請求（責任を伴う契約違反，契約不履行，説明要求，改善要求，謝罪要求），③責任追及（法的責任の追及，賠償要求）がある．苦情をマイナスと捉えず，対象者や家族からの意見として捉え，特に①の要望の段階で即時対応・再発防止策を講じることで，作業療法の質を高めることができる．

4）事故処理

毎日のミーティングでヒヤリハットの報告を推奨すべきである．同内容のヒヤリハットが複数回起きた場合は，分析と改善に向けた取り組みが必要である．放置すれば事故につながる．事前に対応すれば事故発生防止になる．

事故が起きた場合は，まず，①利用者の生命・身体の安全の確保，次に，②関係者への連絡・報告，その後，③事故分析と再発防止策を立て・実行するとよい．事故は事故を起こした当事者だけの問題として処理してはいけない．当事者への対応とは別にその事例を客観化し，再発防止のために活用するという対応が必要である．理由は，事故を起こすということは職場環境自体が事故を発生する状況下にあり，今回たまたまA職員が事故発生の当事者になってしまったのであり，その職場環境では誰しもが事故を起こしかねないからである．

5）機能評価・満足度調査

医療機関においては病院機能第三者評価，福祉サービス事業所においては福祉サービス第三者評価や情報公表制度がある．作業療法室においては日本作業療法士協会の機能評価表（臨床作業療法部門自己評価表）があるので，それで年に1回程度評価し，その結果をもとに次年度改善に取り組むとよい．

機能評価は基本的実施項目と実施基準から構成されているので，より質の高いサービスを提供するには，さらに満足度調査等利用者の声を聞く取り組みが必要である．

Ⅳ．作業療法士の職業人としての責任

1．技術の維持・向上

作業療法士は国家資格取得者である．しかし，国家資格＝専門家ではない．国家資格＝「専門家になるために『作業療法士の"道"に入ってもいいですよ』という通行手形を交付された」と理解してほしい．また，作業療法士の提供する作業療法には診療報酬・介護報酬単価という公定価格が付与されている．以上の理由から私たち作業療法士は，自分が提供する作業療法をひとつの商品として位置づけ，その商品に責任をもつ必要性と同時に，その商品の質（知識＋技術＋行使力＝技能）の向上に努めなければならない．

このことは一作業療法士だけでなく，作業療法室や日本作業療法士協会という職能団体においても同じである．日本作業療法士協会では，平成10（1998）年度から生涯教育制度を実施しているので計画的に受講するとよい．

2．研究

日々実践している作業療法を論理的に振り返り，文字化し公にすることは，自分を育成するためにも，作業療法の実践と理論そのものを発展させるためにも必要不可欠な行為である．臨床家は臨床家らしい，研究者は研究者らしい研究をすればよい．

しかし一人の職場や職場に先輩等の研究指導者が不在のため，どのように研究活動を進めればよいかわからずに悩んでいたり，遠のいていたりする人も多いであろう．職場内研究支援体制や日本作業療法士協会や県士会内の研究支援体制など，教育機関としての研究支援体制の整備と活用をもって，一人ひとりの作業療法士が研究活動を進められるような状況になることを望む．

3．広報・普及

作業療法は品物を提供することではなく，作業活動（≒行為，事）を提供する．よって目に見えにくいサービスであり，理解より実感をもって受け入れられるサービスであるから，どうしても当事者やその周囲の関係者という狭い範囲にしか広まらない特徴がある．ゆえにより多くの関係者や国民に知っていただく取り組みが必要なのである．文字や映像による広報という手段もあるし，体験の場の提供という方法もあろう．作業療法の特徴を考えると，体験の場を提供するという広報手段に力を入れるべきである．

4．後輩の育成

後輩の育成には，職場での①後輩育成と②学生の指導（臨床実習や講義等），③職場外での後輩育成がある．後輩育成は先輩としての義務でもあるが，実は後輩を育成することは自分を育成するための最有効手段であることを理解し，その上で「後輩育成は作業療法士としての社会的責任」として位置づけてほしい．理由は，他人に教える・指導するということは，教える内容の5倍・10倍の勉強が必要だからである．

後輩育成で一つ注意しておきたい．それは自分のコピーを作るような指導をしてはいけないということである．後輩一人ひとりが有している力や望みを引き出し，伸ばすような指導を基本とすべきである．

▶引用文献
1) P.F. ドラッカー（上田惇生，他・訳）：非営利組織の経営．ダイヤモンド社，1997．

V．職業人としての倫理

1．倫理について

倫理とは，『広辞林 第5版』（三省堂）によると，「人生の道義（人として守るべき正しい道），道徳，あるいは，社会における人と人との関係を定める規範・原理・規則の総体である」．倫理には，日常的な時間や約束ごとや規則を守る，人と出会ったら挨拶をかわす，言葉づかいや話し方を必要に応じて使い分ける，時と場にふさわしい身だしなみを心がけるなどの人間関係を円滑にするための常識的な倫理から，人としてどう生きるのがふさわしいか，自分の生きがいとは何かなど哲学的な問題まで広範な意味が包含されている．

2．学生としての倫理

作業療法士としての倫理を述べる前に，その前段階として，養成機関の学生の倫理について述べる．障害者を対象として働く作業療法士になる前に，必ず要求され，かつ，身につけなければならないことであるからである．例えば，養成課程に必須の臨床実習では，挨拶ができない，遅刻や無断欠席が多い，対象者と上手にコミュニケーションがとれない，指導者への報告・連絡・相談が臨機応変にできない，注意や指導を受けると感情的になるなどの，実習生に対する実習指導者からの指摘は，実習以前の一般常識に欠けた大きな問題である．本来なら，一般常識や社会性は，入学以前に十分に身につけておくべき当然の行動や行為であるが，臨床実習施設においてこれらの指摘がある限り，作業療法を学ぶ学生は，一人ひとりが自分の一般常識や社会性などについて自己点検をする必要がある．年長者には自分のほうから挨拶をしているか，年長者にはどのような言葉で話し敬語を使っているか，対人的距離のとり方は適切か，授業中の私語は慎んでいるか，遅刻・早退・欠席の連絡は人に依頼せず自分で行っているか，場にふさわしい立ち居振る舞いを心がけているか，課題提出の期限や規則を守っているか，自己中心的な言動をしていないかなど，自分を振り返って確認すること．自己点検の結果，身に覚えがあるとすれば，毎日の生活の中で，意識的に努力を重ね，少しずつ，獲得していってほしい．臨床実習直前に行動の修正を試みようとしてもそれは間に合うことではない．好感のもてる行動や行為を獲得するには，日々の小さな努力の積み重ねに優るものはない．それは，人としての最低限の倫理性を身につけることと同時に人としての品性を培うことでもある．在学中に倫理観を養うことが，作業療法士としての最初の倫理的基盤になることは間違いない．

3．日本作業療法士協会の倫理綱領

作業療法士は人を対象とする専門職である．寺山[1]は専門職としての条件を9項目挙げ，作業療法士は，これらの条件を満たさなければならないとしている．すなわち，①理論的知識に基づく技術があること，②高度の教育・訓練を要すること，③職能団体・学術団体としての組織をもち，そこに加入すること，④倫理綱領をもつこと，⑤奉仕的サービス活動であること，⑥能力の審査があること，⑦決められた報酬基準があること，⑧クラ

表 7.3　日本作業療法士協会倫理綱領

1. 作業療法士は，人々の健康を守るため，知識と良心を捧げる．
2. 作業療法士は，知識と技術に関して，つねに最高の水準を保つ．
3. 作業療法士は，個人の人権を尊重し，思想，信条，社会的地位等によって個人を差別することをしない．
4. 作業療法士は，職務上知り得た個人の秘密を守る．
5. 作業療法士は，必要な報告と記録の義務を守る．
6. 作業療法士は，他の職種の人々を尊敬し，協力しあう．
7. 作業療法士は，先人の功績を尊び，よき伝統を守る．
8. 作業療法士は，後輩の育成と教育水準の高揚に努める．
9. 作業療法士は，学術的研鑽及び人格の陶冶をめざして相互に律しあう．
10. 作業療法士は，公共の福祉に寄与する．
11. 作業療法士は，不当な報酬を求めない．
12. 作業療法士は，法と人道にそむく行為をしない．

イアントとの契約関係を結ぶものであること，⑨社会的地位が承認されたものであること，の9項目である．言い換えれば，高度な専門教育課程を経て，作業療法士となり，行動指針となる倫理綱領を有する職能団体に加入し，担当の対象者とは契約関係に基づいた専門的サービス活動を実践し，かつ，その実践が，社会的に専門職として周知されること，これらを満たして初めて作業療法士として認知されるということである．寺山が掲げた専門職の条件はどの項目も重要条件であるが，特にこの項では作業療法士の行動規範となる倫理綱領について説明する．

日本作業療法士協会（以下，協会）の倫理綱領[2]は，1986年6月12日の第21回総会において承認された（表7.3）．12項目からなる倫理綱領は，人との関わり合いが必須である作業療法士にとって必ず遵守すべき行動規範である．

倫理綱領については，協会の倫理委員会が発行した倫理綱領解説[3]の冊子に詳しいが，ここでは，項目ごとに冊子から抜粋した要点のみを記しておく．協会に入会すると，この冊子が送られてくるので，倫理綱領解説を精読してほしい．

1. 作業療法士は，人々の健康を守るため，知識と良心を捧げる．

保健・医療・福祉に携わる専門職としての自覚をもち，自らの人格を高め，高い水準の知識と技術を保ち，良心をもって公共に奉仕する．

2. 作業療法士は，知識と技術に関して，つねに最高の水準を保つ．（知識と技術の維持・向上）（自己研鑽）

知識と技術の更新および自己研鑽を行い，専門職としての質の向上をはかることは重要な社会的責務である．

3. 作業療法士は，個人の人権を尊重し，思想，信条，社会的地位等によって個人を差別することをしない．

対象者の社会的地位や国籍，民族，宗教，疾病，障害，経済状態などにより，差別的言動やサービス提供の拒否を行ってはならない．

4. 作業療法士は，職務上知り得た個人の秘密を守る．（守秘義務）

職務上知り得た対象者の個人の秘密を守ることは，「理学療法士及び作業療法士法」で課せられた義務である．正当な理由がない限り他人に漏らしてはならない．

5. 作業療法士は，必要な報告と記録の義務を守る．（情報の管理）

関係者に対して必要な報告を行う責任がある．

記録は適正な報酬請求の根拠であり，開示命令や法廷での審議にも耐えられる記録作成を心がけなければならない．

6. 作業療法士は，他の職種の人々を尊敬し，協力しあう．（協業）

他の専門職の業務内容などを理解し，相互に尊重しあってリハビリテーションサービスを提供しなければならない．

7. 作業療法士は，先人の功績を尊び，よき伝統を守る．

先人のたゆまぬ努力と業績を理解・尊重し，それを基盤として，時代のニーズに応えるための専門的知識と技術を高めることが大切である．

8. 作業療法士は，後輩の育成と教育水準の高揚に努める．（教育水準の維持・向上）

作業療法士の養成機関と臨床現場の両者が，教育活動にあたって有機的に連携しあいながら，後進の指導を効果的に実践し，作業療法全体の質を高める．

9. 作業療法士は，学術的研鑽及び人格の陶冶をめざして相互に律しあう．（学術基盤の推進）

充実した生涯学習により学術的知識を習得する必要がある．また，それ以外の教養も深め，社会的常識を十分培っておく必要がある．

10. 作業療法士は，公共の福祉に寄与する．（社会貢献）

よりよい社会づくりに貢献し，社会の変化と人々のニーズに対応できる制度への変革の推進に努める．

11. 作業療法士は，不当な報酬を求めない．（利潤の正当性）

不当な高額報酬の要求，利害関係者からの不当な報酬や接待，対象者からの金品の受け取りや要求など，不当な行為をしてはならない．

12. 作業療法士は，法と人道にそむく行為をしない．（法の遵守）

他者の人権を尊重する精神を常に育み，人道に則ること，法を遵守することは，人としての豊かな生活と社会秩序とを守るために欠かせないものである．

4. 作業療法士の職業倫理指針

協会が1986年に策定した倫理綱領は，作業療法士の倫理性を支える行動規範として，作業療法士をはじめ，学生の教育にもその重要性が説かれてきた．しかしながら，作業療法士の職業倫理が問われる問題，例えば，「赴任しない新設校に対する名義貸し」「教員不在のまま開校した養成校」「教員や実習指導者の学生に対するパワーハラスメントやセクシャルハラスメント」などの憂慮すべき倫理問題が散見するようになり，ここで改めて，倫理綱領を基本理念にしながら，より具体的な行動を示す職業倫理指針を作成するに至った．作業療法士の職業倫理指針は，職業倫理上の行動指針16項目から構成されている（表7.4）．

以下に16項目の職業倫理指針[4]を項目ごとに抜粋し，説明するが，詳細については前述した協会の入会時に配布される倫理綱領解説を熟読していただきたい．

第1項 自己研鑽

作業療法士として就業する限り，生涯にわたって，自己研鑽しなければならない．学会，講演会や研修会への参加，書物や視聴覚資料の利用など，自らの知識や技術および実践に関する水準の維持・向上に努めなければならない．

第2項 業務上の最善努力義務（基本姿勢）

作業療法士は，対象者の利益のために最善の努力を払うこと，また，作業療法業務の遂行にあたっても最善の努力を払わなければならない．

第3項 誠実（良心）

作業療法士は，質の高いサービスが提供できるよう常にその資質の維持・向上に努めなければならない．また，作業療法士には，対象者に対する誠実さや良心が求められる．

第4項 人権尊重・差別の禁止

表7.4 作業療法士の職業倫理指針

第1項	自己研鑽	第9項	記録の整備・保守
第2項	業務上の最善努力義務（基本姿勢）	第10項	職能間の協調
第3項	誠実（良心）	第11項	教育（後輩育成）
第4項	人権尊重・差別の禁止	第12項	報酬
第5項	専門職上の責任	第13項	研究倫理
第6項	実践水準の維持	第14項	インフォームド・コンセント
第7項	安全性への配慮・事故防止	第15項	法の遵守
第8項	守秘義務	第16項	情報の管理

　この項は，倫理綱領の第3項に「作業療法士は，個人の人権を尊重し，思想，信条，社会的地位等によって個人を差別することをしない」と規定されている．人格の尊重，人権の尊重，セクシャルハラスメント・パワーハラスメントの防止など，様々な人権問題に対する理解と認識を深める努力が必要である．

　特にセクシャルハラスメント・パワーハラスメントの防止について詳述する．

① 対象者に対するセクシャルハラスメントの防止
　作業療法士は対象者とは対等な関係であるが，ともすれば作業療法士が優位な立場にあるかのような錯覚に陥りかねない．作業療法士としての立場を悪用したセクシャルハラスメントは，対象者の人権を無視した卑劣な行為である．言葉に配慮し，人格を尊重した行動をとらなければならない．

② 教育現場でのセクシャルハラスメント・パワーハラスメントの防止
　学校教育や臨床教育現場におけるセクシャルハラスメントやパワーハラスメントは，重大かつ卑劣な行為であり，厳に戒めなければならない．暴言・暴力・差別はもちろんのこと，性的関係を強要する，実習や卒論などの指導に学生を長時間拘束する，土日の休日や宿直日に学生を呼び出して指導するなど，学生が拒否できず，それが大きな苦痛を伴うものであれば，それはセクシャルハラスメントやパワーハラスメントである．学生は弱い立場にあると思いがちだが，当事者である学生は，客観的に不当な扱いを受けたと思えるなら，勇気を出して信頼できる関係者に速やかに相談することである．学生にも人権意識が求められる．協会のホームページ[5]には倫理問題に関連した事案が掲載されているので参考にされたい．

③ 同僚等に対するセクシャルハラスメント・パワーハラスメントの防止
　同僚，なかでも目下の者への自分の優位な立場を誇示したセクシャルハラスメントやパワーハラスメントは下劣な行為として戒めなければならない．また，そのような行為を受け入れたりあきらめたりする雰囲気を一掃するよう努めることや，発生する土壌を作らないよう努めることは重要である．

第5項　専門職上の責任

　作業療法士は，社会に貢献する専門職であり，社会規範や規律を遵守し業務を行う責任，専門職業務の及ぼす結果への責任，対象者の人権擁護，自己決定の権利の尊重・擁護など行動への責任が付随する．

第6項　実践水準の維持

　作業療法を取り巻く知識や技術の進歩には著し

いものがある．その進歩を対象者の利益に還元するためには，知識と技術の更新および自己研鑽による質の向上をはからなければならない．

第7項　安全性への配慮・事故防止

事故を未然に防止するための体制の整備やインシデント・アクシデントの報告やその原因分析を病院・施設全体として組織的に行うことは大切である．事故防止マニュアルの作成や事故発生に対する対応など，職員一人ひとりの意識の高揚・維持に努力することが求められる．

第8項　守秘義務

作業療法士は職務上，対象者の様々な個人情報を得る．倫理綱領の第4項は「作業療法士は，職務上知り得た個人の秘密を守る」との原則を掲げている．また，「理学療法士及び作業療法士法」第16条（秘密を守る義務）では，「その業務上知り得た人の秘密を他に漏らしてはならない．理学療法士又は作業療法士でなくなった後においても，同様とする」と規定されている．個人の秘密を漏洩すると，重大な人権侵害に発展する可能性が高いため，十分な配慮が必要である．

第9項　記録の整備・保守

治療・援助・支援の実態に基づいた正確な記録をすることが，作業療法の適正な診療報酬や利用料の請求等の条件である．また，診療録は診察完結の日から5年間，作業療法に関する診療記録などは2年間，その保存が規定されている．法定保存期間に関わりなく，長く保存しておく心づもりが望まれる．

第10項　職能間の協調

作業療法士の職域は，保健・医療・福祉・教育などその分野は拡大しており，リハビリテーションサービスを提供するには，職種間の情報の共有をもとにしたチームの協力が必要不可欠である．それに伴う他職種との連携は重要な職業規範である．

第11項　教育（後輩育成）

作業療法士の後輩育成は，養成校における学内教育と病院施設における臨床教育のほかに，作業療法士としての臨床業務を通しての後輩指導などがある．作業療法士の教育は作業療法士自身が行わなければならない．より高い教育水準を担うために教育現場や臨床現場の作業療法士は，教育方法や指導方法について自己研鑽に努めるべきである．

第12項　報酬

倫理綱領の第11項に規定されているが，作業療法士は，不当報酬収受の当事者になってはならない．対象者からの礼金などの収受を自重しなければならない．また，利害関係者からの贈与・接待を受けてはならない．さらに名義貸しによる不当報酬を受けてはならない．雇用者の弱みにつけこむような高額な報酬を要求してはならない．

第13項　研究倫理

作業療法士が研究するにあたっては，被験者のプライバシーに対して一切の個人情報が漏洩することのないよう十分に配慮する．また，研究に必要な関連文献に対する著作権への配慮も怠ってはならない．2004年に厚生労働省は，「臨床研究に関する倫理指針」[7]の改正版を通達した．人を対象とする研究では，すべてこの「臨床研究に関する倫理指針」に則らなければならない．規定を十分に理解した上で細心の倫理的注意を払い，適正な臨床研究を実施するよう努めなければならない．

第14項　インフォームド・コンセント

作業療法士は，評価，治療・援助・支援に際して，対象者や家族に口頭および文書で説明し，協力への同意を得なければならない．また，臨床研究に際してのインフォームド・コンセントも行わなければならない．インフォームド・コンセントに関する手続きは，「臨床研究に関する倫理指針」に詳細にわたって述べられている．

第15項　法の遵守

作業療法士は，専門の職業人であると同時にひとりの社会人でもある．法を遵守することは最低限の社会規範である．交通マナー違反をはじめ，特に飲酒や酒気帯び運転は犯罪である．同乗者も同罪として扱われるので，飲酒にまつわる行為に

は，厳重な注意が必要である．作業療法士としての法の遵守には，「理学療法士及び作業療法士法」に秘密を守る義務が明記されている．加えて「個人情報の保護に関する法律」（個人情報保護法）による個人情報の保護に対する注意義務も課せられている．「理学療法士及び作業療法士法」には，作業療法士の業務に関し犯罪または不正の行為があった者に対し，免許取り消しや期間を定めて作業療法士の名称の使用停止が命ぜられるとある．公的存在としての自覚や犯罪や不正に巻き込まれないよう，常に自分を律しなければならない．

第16項　情報の管理

この項は，協会における情報の管理について規定している．会員の個人情報は，個人の人格尊重の理念のもとに慎重かつ適正に取り扱わなければならない．また，協会ホームページは，作業療法の情報を社会に提供すると同時に作業療法士を目指す学生や会員に対して最新の情報を配信し，適切な運用に努めなければならない．

5．作業療法士の社会的責任

1966年に最初の作業療法士20名が誕生してから40年余りが経過した．その間，作業療法士は急増し，2008年7月現在の作業療法士数は42,354名となった．約4万2千名の作業療法士が何らかの形で，日本全国のあちこちで活躍していることになる．さて，我々作業療法士は，人にサービスを提供する職業である．人つまり対象者との関係が良好でなければ，作業療法は始まらない．良好な関係とは何か，それは当然信頼関係を基盤とする対象者対治療者関係である．対象者との信頼関係は，どのようにして構築されるのだろうか．高い知識や技術を提供することで信頼関係を得た，良質な作業療法サービスで障害が改善された，親身に相談にのってくれストレスが解消されたなど，信頼関係を形成する要因は様々であろうが，重要な点は，一人ひとりの作業療法士が長年にわたって築き上げた信頼関係が，作業療法士という専門職全体に対する信頼を形成するということである．言い換えると，たった一人の作業療法士の不行跡な行いによって，専門職集団に対する信頼を一瞬のうちに失ってしまう危険性があることを意味している．一作業療法士の行為が作業療法士という職業そのものへの信頼を失わせてしまうことを肝に銘じておくべきである．この専門職に対する高い信頼を形成し，維持することが，作業療法士にとって社会に対する責任のひとつである．

次に必要なのは，作業療法士は，社会に貢献する専門職であるという自覚をもつことである．社会に貢献するとは，一人ひとりの対象者の「よりよい暮らし」に貢献することである．前述したように，協会は，作業療法士の行動の規範となるべく倫理綱領12項目と職業倫理指針16項目を策定した．繰り返しになるが，作業療法士は行動指針となる事柄を真摯に受け止め，対象者を尊重し，謙虚さと優しさで接し，対象者のニーズに即した作業療法サービスを提供しなければならない．社会に対する責任を果たすことは，これに尽きるのである．

6．個人情報保護

社会の情報化に伴い，個人の情報を適正に取り扱うための個人情報保護法が，2005年4月より全面施行された．その主要な原則を抜粋すると，利用目的による制限（本人の同意を得ないで，個人情報を取り扱ってはならない），適正な取得（本人にその利用目的を明示しなければならない），データ内容の正確性の確保（個人データを正確かつ最新の内容に保つよう努めなければならない），安全管理措置（個人データの漏洩，滅失，毀損の防止と安全管理のために適切な措置を講じなければならない），開示（求められたときは個人データを開示しなければならない）である[6]．ここでは，個人情報保護に関する中でもとりわけ，厳重に注意す

べき個人データの漏洩，流失，紛失について言及する．

昨今，患者情報を記録したUSBフラッシュメモリの紛失，ファイル交換ソフト「ウィニー」によるウイルス感染による診療記録の流失，病院診療科所有のノートパソコンの盗難による患者情報の漏洩などのニュースを見聞きするようになった．電子媒体に関連した個人情報の紛失・流失には，電子媒体に対する危機意識をもった厳しい自己管理が要求される．担当対象者に関するデータを個人のパソコンに保存することやUSBフラッシュメモリを外部に持ち出すことは，十分な管理意識がない限り，厳に慎んでほしい．担当患者に関する情報のメモ用紙や作業療法カルテを他者の目に触れる場所に安易に置く，患者に関する話を声高に話し合うなどは，個人情報に対する管理意識が問われる行為である．事例研究などの目的で対象者の情報を個人のパソコンに入力する際は，慎重かつ十分な配慮のもとに扱ってほしい．学生教育のために配布する患者資料の取り扱いも含めて，我々作業療法士は，個人情報保護法に規定された条項を常に守らなければならないという認識は必要である．

次に「臨床研究に関する倫理指針」に触れると，前述したように，アンケート調査，事例研究・報告など，人を対象とする研究は，すべてこの指針に則らなければならない．作業療法士は臨床研究計画書を作成し，その計画書に基づいて被験者に十分な説明を行い，被験者の同意文書を受けるなど諸手続きが必要となる．本指針の詳細については厚生労働省のホームページを参照されたい．

職業人としての倫理について，倫理綱領などを中心に述べてきた．作業療法士の些細な言動が，ときには職業倫理に反する行為になること，さらに倫理に反した言動が作業療法の職業全体の信頼や品性に影響を及ぼすことを再度指摘したい．

▶引用文献

1) 寺山久美子：職業倫理と職場管理．日本作業療法士協会・編著，作業療法学全書 第1巻 作業療法概論，1990，pp.339-341.
2) 日本作業療法士協会：社団法人日本作業療法士協会倫理綱領，規約集．日本作業療法士協会，1986，p.127.
3) 日本作業療法士協会倫理委員会：社団法人日本作業療法士協会，倫理綱領，倫理綱領解説，作業療法士の職業倫理指針．日本作業療法士協会，2005，pp.4-8.
4) 同上，pp.10-24.
5) 日本作業療法士協会倫理委員会：on line，〈http://www.jaot.or.jp/inforinri.html〉，参照日2007-7-31.
6) 内閣府：個人情報の保護に関する法律（on line，〈http://www5.cao.go.jp/seikatsu/kojin/houritsu/index.html〉，参照日2007-7-31）.
7) 厚生労働省：臨床研究に関する倫理指針2004（on line，〈http://www.imcj.go.jp/rinri/main/02.htm〉，参照日2007-7-29）.

演習問題

❶ 組織目標を設定するとき，その手順と明示項目を挙げなさい．
❷ PDCA サイクルについて説明しなさい．
❸ 地域社会における作業療法士の役割を説明しなさい．
❹ 学生同士の交流の中で，どのような言動が「倫理」に反するのか，具体的な言動を列挙し，討論しなさい．
❺ 日本作業療法士協会の倫理綱領および作業療法士の職業倫理指針について，なぜ必要かを考えなさい．

第8章

作業療法士の養成

✎ 学習課題
1. 作業療法士養成課程数の推移の特徴を理解できる．
2. 作業療法士養成課程を枠づける法の存在を認識できる．
3. 日本の作業療法士養成課程に影響を与えたWFOT「作業療法士教育の最低基準」の存在を認識できる．
4. 国内の作業療法士養成課程の変遷の過程を考察できる．
5. 作業療法士になるための課題について考察できる．

🔔 キーワード
厚生労働大臣指定　文部科学大臣指定　　　理学療法士及び作業療法士法
理学療法士作業療法士学校養成施設指定規則
理学療法士作業療法士養成施設指導要領　　世界作業療法士連盟（WFOT）
作業療法士教育の最低基準　　権利擁護　　遵法思想　　倫理綱領
作業療法士業務指針　　患者の権利宣言　　診療報酬　　高齢化　　規制緩和
介護保険法　　需要と供給　　自己研鑽

📖 この章の概要

　専門職としての社会的責任には，作業療法士の質の向上や維持が挙げられる．そのために作業療法士は，たえずその責任を自覚して学習および研究を続けていくことが求められている．したがって，作業療法士を育てる教育課程の質の向上や維持も重要であり，質の高い作業療法士の育成も，作業療法士の社会的責任のひとつになる．本章では，作業療法士の養成課程，作業療法士養成に最低限求められる教育の基準，作業療法士になるために求められる教育課程，そして現在作業療法士を養成している養成校の基準などについて学習する．

I. 作業療法士養成施設

1. 日本における作業療法士の養成

1-1 日本の作業療法士の養成課程

　作業療法士の養成は，「理学療法士作業療法士学校養成施設指定規則」第1条が定めるように高等学校卒業以上の学力のある者が入学できる教育機関で実施されている．養成課程を修了後は，作業療法士国家試験受験資格取得とさらに上の教育機関での学習が可能である．また，国家資格取得後も様々な研修機会を経た後に，日本作業療法士協会が認める「認定作業療法士」や「専門作業療法士」の称号を得ることができる（図8.1）．

　作業療法士の養成課程は，177校に200課程ある（昼・夜間併設23校，夜間のみ1校，定員7,050名，2007.5現在）．養成は，厚生労働大臣指定の専門学校と文部科学大臣指定の短期大学・大学で行われている．その内訳は，専門学校が151校（3年制：69校，4年制82校），短期大学が1校，そして大学は48校となっている．多くが私立で，国公立は大学19校に専門学校7校と少ない．養成課程を設立者別，施設分類，開講時間，教育年限で分類し，学生定員と教員数（日本作業療法士協会会員のみ）を加えたのが表8.1である（比較しやすいように1996年と2007年の数値を入れた）．在籍する学生数には，日本国籍の者だけでなく海外からの留学生も含まれている．

1-2 養成課程数の動向

　養成課程数の動向を振り返ってみると，「理学療法士及び作業療法士法」が施行される2年前に最初の養成課程が，国立療養所東京病院に附設された．その後設立された養成課程は，1970年代までは国公立専門学校が主であった．1977年日本学術会議が総理大臣にあてた「リハビリテーションに関する教育・研究体制等について（勧告）」の中で，3年制各種専門学校の3年制短期大学への昇格，4年制大学，大学院課程の設置など文部省による教育制度の確立の必要性を述べていた．これを受けて1979年に金沢大学医療技術短期大学部が設置された．続く1980年代には，各地の国立大学に医療技術短期大学部が開設された．1990年代以降は，政府の規制緩和策の影響もあり私立専門

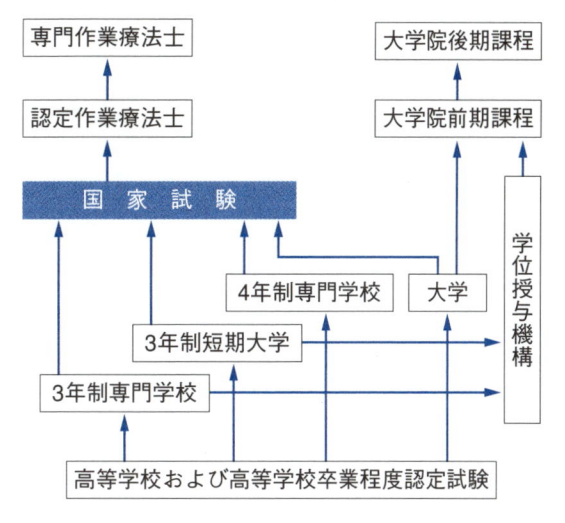

図8.1　日本における作業療法士の養成

表8.1　学校養成施設分類表（1996年と2007年比較）

年	国公立・私立	専門学校・短大・大学	昼間・夜間	3年制・4年制	学生定員	教員数*
1996	28・30	37・13・8	56・2	42・16	1,690	411
2007	26・174	151・1・48	176・24	70・130	7,050	1,165

*教員数は日本作業療法士協会会員のみ

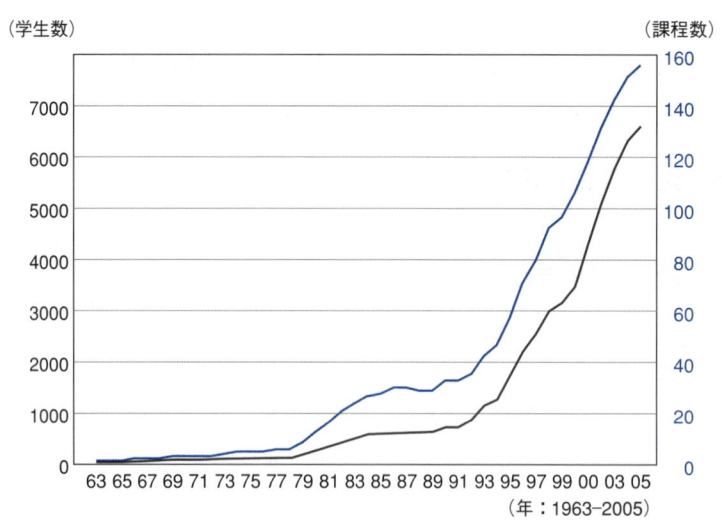

図 8.2 養成課程数，学生数の推移

学校が増えている．そのため，2004 年文部科学省は専門学校の修了者に対する社会的評価の向上と生涯学習の振興を目的として「専修学校の専門課程の修了者に対する専門士及び高度専門士の称号の付与に関する規程」を定めた．これに基づいて高度専門士を賦与できる 4 年制専門学校が増えてきた．また，少子化により大学受験者数が大学入学定員数に近似してきたここ数年は，私立大学に設置される養成課程が増えてきている．経年的に増加数を線グラフで見てみると，1979～1984 年と 1989 年以降に増加する時期が存在している．特に 1989 年以降から 2005 年までの約 15 年間の推移は等比級数的なグラフとなっている（図 8.2）．

☆ この教科書を使って学んでいる年度の養成課程数と定員数を調べてみよう．

1-3 「理学療法士及び作業療法士法」と「理学療法士作業療法士学校養成施設指定規則」

医療に従事する者の資格に関する法律は厳しく定められており，医師でなければ「医業」をなすことはできないし，「医業」を補助したり療養上の世話をするにも「保健師助産師看護師法」で定められた者と同法の除外項目を明記した身分法で定められた者しかできない．作業療法士も医療に従事する者であるから，医療法のもとにその資格や業務範囲が定められている．作業療法士を目指す者は，法で定められた業務の定義や範囲を熟知し，法を逸脱しない行為が求められていることを知っておいてほしい．

作業療法士の業務は，1965 年に成立した「理学療法士及び作業療法士法」第 15 条で定められている．また，作業療法と作業療法士の定義については第 2 条で述べられている．同法は，作業療法士になるための国家試験やその受験資格も定めている．第 12 条では「学校教育法第 56 条の規定により大学に入学することができる者で，文部科学省令・厚生労働省令で定める基準に適合するものとして，文部科学大臣が指定した学校又は厚生労働大臣が指定した作業療法士養成施設において，3 年以上作業療法士として必要な知識及び技能を修得したもの」が国家試験を受験できるとしている．

「学校教育法第 56 条の規定により大学に入学することができる者」は前節で述べたので省略するが，「文部科学省令・厚生労働省令で定める基準」は，同法施行令，同法施行規則や理学療法士作業療法士学校養成施設指定規則で決められ，当時の

表 8.2 理学療法士作業療法士学校養成施設指定規則（別表第2）
（文献 25, p.946）

教育内容		単位数
基礎分野	科学的思考の基盤 人間と生活	14
専門基礎分野	人体の構造と機能及び心身の発達	12
	疾病と障害の成り立ち及び回復過程の促進	12
	保健医療福祉とリハビリテーションの理念	2
専門分野	基礎作業療法学	6
	作業療法評価学	5
	作業治療学	20
	地域作業療法学	4
	臨床実習	18※
合　計		93

※臨床実習に係る備考：実習時間の3分の2以上は病院または診療所において行うこと．

　厚生省健康政策局長通知「理学療法士作業療法士養成施設指導要領について」により各都道府県知事に知らされている．このように作業療法士の養成教育は法律によってその要件（枠組み）が定められているので，養成課程数が増加したといっても，定められた枠組みを踏み外したものは存在していないと考えたい．また，修得すべき「3年以上作業療法士として必要な知識及び技能」については，「理学療法士及び作業療法士法施行規則」第8条（試験科目）で，解剖学，生理学，運動学，病理学概論，臨床心理学，リハビリテーション医学，臨床医学大要と作業療法を課すとしてある．その内容の具体的項目は，同法に基づいた厚生労働省医政局医事課試験免許室発表の「国家試験出題基準」に明示してある．そのため，作業療法士を目指す者は以下で述べる教育内容を修得しなければならない．

　法律が定めた「教育内容」は10項目あり，大きく三分野に分かれている（表8.2, 表8.3）．表8.4は，過去の「理学療法士作業療法士学校養成施設指定規則」や「理学療法士作業療法士養成施設指導要領」に記載された授業科目と時間数を比較したものである．総授業時間数が徐々に減ってきていること，その中でも臨床実習が減ってきている

のがわかる．一方で専門分野の講義・実習時間数が増えている．臨床実習が減る傾向は，同じ医療関係職である看護師養成に関わる法律においても同様の傾向をみることができる．

　表8.2と表8.3は1999（平成11）年に改正されたものである．改正には，日本社会の構造変化に対応した教育大綱化と規制緩和策が影響を与えている．教育の大綱化の動きは，文部省高等教育局医学教育課の「医学・医療懇話会」1996年6月報告の三つの視点からうかがえる．一つは長寿化，国際化，情報化，環境問題の大きく変化する社会への視点．二つは人権や生命の尊厳を尊重しQOLを重視し，高齢慢性疾患型の拡大などの疾病構造の変化に伴う介護・福祉と連携する医学・医療の視点．三つはよき医療人育成の観点からの人材選考と医療人に求められる態度・技能・知識を修得させる教育の視点であった．特に医療人育成に関しては，患者に学ぶ臨床教育の充実と医療人が地域の中で育つことの重要性を述べていた．よって表8.2と表8.3は，三つの大きな教育分野（基礎分野，専門基礎分野，専門分野）で示されている．そして，各分野は教育内容と教育の目標で説明され，各科目名では示されていない．さらに，改正前は教育時間数で示されていたものが単位数に変

表 8.3 理学療法士作業療法士養成施設指導要領について （別添 1）（文献 24, p.947）

教育内容		単位数	教育の目標
基礎分野	科学的思考の基盤 人間と生活	14	科学的・論理的思考を育て，人間性を磨き，自由で主体的な判断と行動を培う内容とする．生命倫理，人の尊厳を幅広く理解できるようにする． 国際化及び情報化社会に対応できる能力を育成する．
	小　計	14	
専門基礎分野	人体の構造と機能 及び心身の発達	12	人体の構造と機能及び心身の発達を系統立てて理解できるようにする．
	疾病と障害の成り立ち 及び回復過程の促進	12	健康，疾病及び障害について，その予防と回復過程に関する知識を習得し，理解力，観察力，判断力を培う．
	保健医療福祉と リハビリテーションの理念	2	国民の保健医療福祉の推進のために作業療法士が果たすべき役割について学ぶ． 地域における関係諸機関との調整及び教育的役割を担う能力を育成する．
	小　計	26	
専門分野	基礎作業療法学	6	系統的な作業療法が構築できるよう，作業療法の過程について必要な知識と技術を習得し，職業倫理を高める技術・態度を養う．
	作業療法評価学	5	作業療法過程における作業療法評価（職業関連評価を含む）の枠組みについての知識と技術を習得する．
	作業治療学	20	保健医療福祉とリハビリテーションの観点から，各疾患，各障害への作業の適応について知識と技術を修得し，対象者の自立生活を支援するために必要な問題解決能力を養う．
	地域作業療法学	4	家庭生活，地域生活，職業関連生活等における作業行動の形成について，各障害に即した地域ケア活動を展開するための能力を養う．
	臨床実習	18	社会的ニーズの多様化に対応した臨床的観察力・分析力を養うとともに，治療計画立案能力・実践力を身につける．学内における臨床演習を行った後に，各障害，各病期，各年齢層を偏りなく行う．
	小　計	53	
合　計		93	

更されて示されている．これにより，各学校・養成施設はその教育理念や教育目標，アドミッションポリシーに従った特色ある教育科目を構成できるし，単位を上乗せした教育も自由となった．そして，講義・演習・実習の1単位を何時間に設定するかも大綱化されているので，各学校養成施設によって提供される総教育時間数も異なってくる．一方で，関連する諸団体が，教育科目の指針をいくつかのモデルとして提示することも可能となった．社団法人日本作業療法士協会は2003年に「臨床実習の手引き―第3版―」と「作業療法士教育の最低基準」を発表し会員に配布した．これらは日本作業療法士協会が対外的に指し示した教育水準となっている．

規制緩和策は，1998年3月に閣議決定された規制緩和（3カ年）推進計画に基づいている．規制緩和推進計画は，省庁所轄の権限などの規制に関わる緩和をはかるものであった．当時の厚生省および文部省の所轄下にある規制緩和事項のひとつとして，医療関係資格に関わる規制が掲げられていた．この規制緩和措置の内容で理学療法士と作業療法士に関係したものは，「理学療法士及び作業

表 8.4 指定規則対照表

昭和41 (1966) 年		昭和47, 51, 53, 57 年		平成元 (1989) 年				平成11 (1999) 年	
基礎科目 (1,080 時間)		基礎科目 (345 時間)		基礎科目 (360 時間)	講義	実習	計	基礎分野 (14 単位)	
		人文科学	90	人文科学 (2科目以上)	90		90	科学的思考の基礎	14
物理学	45	社会科学	90	社会科学 (2科目以上)	60		60	人間と生活	
化学	45	自然科学	90	自然科学 (2科目以上)	90		90		
医学用語	30	保健体育	75	保健体育	15	45	60		
				外国語	60		60		
		専門科目 (795 時間)		専門基礎科目 (855 時間) (※はMD)				専門基礎分野 (26 単位)	
解剖学	255	解剖学	195	解剖学	75	90	165	人体の構造と機能	
生理学	150	生理学	120	生理学	75	45	120	及び心身の発達	12
運動学	45	運動学	90	運動学	45	45	90		
病理学	60	病理学	45	病理学概論※	30		30	疾病と傷害の成り立ち	
医学的心理学	45	臨床心理学	45	臨床心理学	30		30	及び回復過程の促進	12
公衆衛生	30			リハビリテーション概論	30		30	保健医療福祉とリハビリ	
				（含地域保健学，地域福祉学）				テーションの理念	2
				リハビリテーション医学※	30		30		
				（含精神科リハ）					
医学一般	60	一般臨床医学	90	一般臨床医学※	30		30		
整形外科及び				内科学 (含老年医学)※	60		60		
一般外科概論	60	整形外科学	60	整形外科学※	60		60		
神経筋系障害	120	臨床神経学	60	神経内科学※	60		60		
救急法消毒法	45			（含外傷・腫瘍）					
精神障害	90	精神医学	90	精神医学※	90		90		
				小児科学※	30		30		
				人間発達学	30		30		
作業療法 (540 時間)		作業療法 (510 時間)		専門科目 (795 時間)				専門分野	
(うち適当な時間数を実習にあてること 医師又は作業療法士が教授すること)		作業療法原理	45	作業療法概論	90		90	（臨床実習含み 53 単位）	
		作業療法技法	105	基礎作業学	30	135	165	基礎作業療法学	6
				（含作業技術実習）					
				作業療法評価法	30	45	75	作業療法評価学	5
				作業治療学	195	90	285	作業治療学	20
		身体障害のOT	120	（身体障害，精神障害，					
		精神障害のOT	120	発達障害及び特論（老年期障害，高次神経障害を含む））				地域作業療法学	4
				作業療法技術論	90	90	180		
				（義肢装具学，リハ関連機器，日常生活活動，職業前関連活動）					
		日常生活動作	60						
		職業前評価と訓練	60						
臨床実習 (1,680 時間)		臨床実習 (1,080 時間)		臨床実習 (810 時間)		810	810	臨床実習	18
				小計	1,425	1,395	2,820		
				選択必修科目 (200 時間)			200		
合計 3,300 時間		合計 2,730 時間		合計 3,020 時間				合計 93 単位	

療法士の養成課程について，既に履修したと認められる科目を免除する指定科目制の導入を図るほか，一方の資格保有者について，その履修をふまえ，さらに履修に係る負担の軽減を図る方向で検討し結論を得る」と「カリキュラム等を規制している国家試験受験資格付与のための養成施設の指定制度を見直し，各大学等が社会のニーズに適切に対応した多様な医療技術者等の養成ができるようにする」であった．これを踏まえて1999年改正の「理学療法士及び作業療法士法」は，第12条第

2項に「理学療法士その他政令で定める者で，文部科学省令・厚生労働省令で定める基準に適合するものとして，文部科学大臣が指定した学校又は厚生労働大臣が指定した作業療法士養成施設において，2年以上作業療法に関する知識及び技能を修得したもの」とされ「理学療法士作業療法士学校養成施設指定規則」には別表第2の2が記載され，理学療法士やその他政令に該当する人が2年以上学習すれば作業療法士の国家試験を受験できるようになった．一方で国家試験の合否基準や合格者数公表の見直しがなされ，各学校・養成施設の合格者数が2002年（第37回）から毎年公表されるようになっている．さらに，国の障害者施策推進の方針（障害者対策に関する新長期計画，障害者プラン—ノーマライゼーション7か年戦略—）に基づき，国家試験受験資格の欠格条項見直しも検討された．これにより「理学療法士及び作業療法士法」第4条は，絶対的欠格ではなく相対的欠格として表現されている．

☆ 自分が在籍している学校・養成施設のアドミッションポリシーを調べてみよう．

1-4 国家試験

国家試験は年度末に実施されている．前節で述べたように試験結果は各学校・養成施設ごとの合格者数とともに毎年公表（ほかに合格基準と採点除外問題も開示）されている．ここ数年の受験者数と合格者数（表8.5）をみると9割弱程度の合格率であるが，受験願書を提出しているにもかかわらず受験していない者も受験願書提出者数の1割強存在する．試験期日や試験場所，受験願書に関する事項などは毎年官報で公告されているので，作業療法士を目指す者は留意してほしい．過去に実施された試験会場は，厚生労働省各医政局管轄地区ごとに設けられ，北海道，宮城県，東京都，愛知県，大阪府，香川県，福岡県および沖縄県の8箇所であった．試験科目は，「理学療法士及び作業療法士法施行規則」第8条の2で，解剖学，生理学，運動学，病理学概論，臨床心理学，リハビリテーション医学（リハビリテーション概論を含む），臨床医学大要（人間発達学を含む），作業療法と定められている．そして，同法施行規則第11条に基づき国家試験に合格すると合格証書が交付される．国家試験の出題形式は，時代とともに変化してきている．初期には口頭実技試験も実施されていたが現在は質問紙による試験である．また，2003年には，出題形式を見直すことや領域別出題割合を検討することが厚生労働省から通達されている．

☆ 自分が受験する国家試験会場の都道府県名を調べてみよう．

1-5 資格等

第1回理学療法士作業療法士国家試験は，1966年に実施され20名が合格した．以降の有資格者数は，累積で38,097名（死亡等による免許登録消除者は含まない）に達している（2007.7現在）．前節で述べたように，国家試験に合格すると合格証書が交付されるが，そのまま放置していては作業療法士としての業務に従事することはできない．合格証書とともに必要な書類を用意して免許を申請し，厚生労働省が管理する作業療法士名簿に登

表 8.5 国家試験受験者数・合格者数推移（2004年以降）

発表年月日	2004.4.14	2005.4.13	2006.4.12	2007.4.10	2008.4.7	2009.3.31
受験者数	3,469	3,893	4,571	5,131	5,783	6,675
合格者数	3,313	3,442	4,185	4,400	4,257	5,405
合格率	95.5%	88.4%	91.6%	85.8%	73.6%	81.0%

録する必要がある（理学療法士及び作業療法士法第3条から第8条，理学療法士及び作業療法士法施行規則第1条，第2条 参照）．ここで注意しなければならないのは，同法第7条に記載されている免許の取り消しや名称の使用停止と第17条の名称の使用制限である．第17条第2項では「作業療法士でない者は，作業療法士という名称又は職能療法士その他作業療法士にまぎらわしい名称を使用してはならない」と記載され，業務上の守秘義務違反や国家試験漏洩・不正とともに罰則規定が厳しく定められている．医療人としての倫理は法以上に厳しいものなので，医療人倫理に則って生活している限りは罰則規定を心配する必要はない．しかし，社会人として法遵守ができない場合は，同法第4条欠格事由に該当するとして罰則規定が使用される場合があることを記憶すべきである．

☆ 作業療法士免許を所持している人数を日本作業療法士協会ニュースで調べてみよう．

2. 世界作業療法士連盟による作業療法士教育の最低基準

科学史家のトーマス・クーンは『科学革命の構造』で，特定の科学者集団はその集団に属そうとする学生に対してその分野を学ぶに必要な基礎的考え方，研究作法や流儀を伝達する具体的な教育課程を用意する旨のことを述べている．作業療法士の先達も「作業療法」を科学とするために，作業療法士になろうとする学生に対して，必要な（履修すべき）科目を用意した．それが，作業療法士教育の最低基準である．

世界作業療法士連盟（World Federation of Occupational Therapists；WFOT）の設立理念のひとつに，作業療法士の質の維持と向上がある．そのため，WFOTは作業療法士養成カリキュラムの最低基準を設定し，その基準を守ることがWFOT加盟条件のひとつとなっている．ちなみに加盟条件は，①12名以上の有資格作業療法士（WFOT基準を満たした学校・養成施設の卒業生）が存在すること，②WFOTの認可を受けた作業療法士協会が定款を有すること，③WFOT最低教育基準を満たした学校・養成施設が1校あることとなっている．

WFOT「作業療法士教育の最低基準」の歴史は，半世紀以上前にさかのぼる．作業療法士の専門性を国際的に発展させるために，1952年に教育基準概説を作成した．その後，当時の日本のように作業療法が未確立だった国々のために教育プログラム開発の指標「作業療法士教育プログラムの制定」が1958年に出版された．その後，数度の改訂がなされたが，作業療法教育プログラムの一般的な要件と構成，カリキュラム内容の概説と臨床実習仕様書がその主な内容であった．また，WFOT加盟国のための5年ごとのプログラム・モニタリング結果の報告書様式なども含まれていた．最新の「作業療法士教育の最低基準」は，国際的な二つの要請に対応するために着手された．一つは，作業療法士養成教育を確立したい国々のためのもので，教育プログラムを開発する方法と明確なプログラム・モニタリングに取り組む方法からなる．二つ目は，世界各国の教育政策・制度の違い等による作業療法教育プログラム要件・構成への配慮，特に臨床実習要件の柔軟な対応である．このため，作業療法教育の理念（哲学）・教育目標に重点を置いた解説がなされ，作業療法士に必要な知識・技能・態度が説明されている．改訂前は講義・演習時間数や臨床実習時間数が詳細に決められていたが，現在は教育制度の地域的文脈や地域的文化的環境に配慮して大枠で示されている．

学校・養成施設の認定手続きは，さほど難しくはない．一つは，正会員加盟時点でWFOT教育委員会が1校の審査を行い認定されることとなっており，日本の場合は，1972年に九州リハビリテーション大学校が審査を受け認定され，日本作業療法士協会の加盟が認められている．二つ目

は，加盟後は各国のOT協会にWFOT養成校認可委員会の設置を要請し，審査を委託することになっている．日本の場合は，日本作業療法士協会WFOT認定等教育水準審査委員会がその任務を担っている．毎年，日本作業療法士協会議案書にその年に審査した結果が掲載されている．そして，日本作業療法士協会WFOT代表を通して，WFOT事務局に報告している．何か課題があれば，WFOTの指導を仰ぐこともできる．WFOTに認定された学校・養成施設名は，日本作業療法士協会ホームページ (http://www.jaot.or.jp/) 上で公表されているとともに，WFOTホームページ (http://www.wfot.org/) 上で毎年WFOT認定校のリストが掲載されている．

WFOTに認定された学校・養成施設で学ぶことと卒業生であることのメリットは，いくつかある．一つは，有資格作業療法士であることを国際的に認知される唯一の方法である．二つ目は，諸外国で作業療法士として雇用される場合や大学や大学院で教育や研修を受ける際にチェックされることが多いのであるが，この時にスムースにクリアできる．昨今，諸外国で仕事を求める人や大学院教育を目指す人が増えているが，WFOT認定校リストに学校・養成施設名が掲載されていることについて，日本作業療法士協会（協会担当部署：WFOT代表）に確認し協会の推薦状を取ることが多くなっている．また，外国の作業療法士資格者がわが国において作業療法士として働く場合，厚生労働省はWFOT認定校の卒業生であるかどうかをチェックしている．

II. 卒後教育：生涯教育制度

医療人として職務を遂行し生活していくためには，職務に関する知識と技術を常に向上していく必要がある．医療過誤・事故の裁判判例では，医療人が知識・技術の水準を保つ努力をしていたか否かが問われるし，注意義務も一般の人が払う水準以上の注意義務が求められている．医療専門職としての職務上の責任は重いのだと考えてほしい．医療過誤・事故を引き起こす以前から一人ひとりの日常的な研鑽努力が必要になる．

しかし，日進月歩する医学の知識・技術を個人の努力のみで更新・向上させることは困難である．そのため，医師会など医療従事者の職能団体は，その団体に所属する会員の知識・技術向上のための研修（卒後教育）システムを提供している．このシステムを生涯教育制度という．

社会の情勢も患者や障害者の権利擁護（アドボカシー：advocacy）に強く動いており，アドボカシーに関連する法律が成立している．また，病院や施設の玄関ロビーに患者の権利宣言を病院・施設理念目標とともに掲示するようになっている．インフォームドコンセントや情報開示，遵法思想（コンプライアンス：compliance）を求める社会的要請に作業療法士が応えるためには，いっそうの自己研鑽を積む必要がある．日本作業療法士協会は会員だけでなく社会一般に向けて，「倫理綱領」(1986) と「作業療法士業務指針」(1989) にて生涯教育の必要性を発信（プロフェス：profess）している．倫理綱領2と9では，「作業療法士は，知識と技術に関して，つねに最高の水準を保」ち「学術的研鑽及び人格の陶冶をめざして相互に律しあう」と述べられているし，作業療法士業務指針4では，「作業療法士は，作業療法に関する分野は勿論，基礎医学，臨床医学，その他の関連分野の知識及び技術の習得・研鑽に積極的に励み，専門領域の技術の向上・開発に努めるものとする」とされている．

自己研鑽を行うのは個人の責任であるが，自己研鑽を個人で継続しつづけるには限界がある．日本作業療法士協会は，第2次長期活動計画で会員の「生涯教育の充実」を謳い，「卒後研修の機会を組織的に提供する必要がある」とし「研修修了の

際の認定制度の問題を具体化」するとした．1992年からは，会員の質的向上に資するために実施されていた各種研修会を統合した生涯教育関連研修会（A，Bコース）が開始された．この研修会は，開設講座数・参加者数が年々増加したが（**表8.6**），協会会員数の急増に対して十分ではなかった．Aコースの開催主体を各都道府県士会へ移行すること，衛星放送やインターネットなどを利用した各種の教育機会・媒体を拡幅すること，協会による認定制度の早期確立などが課題として残されてい

表 8.6 生涯教育講座年度別参加人数推移
（1992 年～2000 年）

	講座開設数	総定員数	参加人数
1992	6	740	320
1993	11	440	376
1994	11	430	386
1995	13	550	532
1996	13	530	519
1997	17	769	641
1998	18	715	681
1999	18	779	874
2000	20	834	833

表 8.7 大学院とその開設（予定）年度（協会養成教育部・調査部 2008 年調査より作成）

大学院[1]	修士課程	博士課程
札幌医科大学大学院保健医療学研究科	2001	2001
北海道大学大学院保健科学院	2008	
東北文化学園大学大学院健康社会システム研究科	2003	2007
弘前大学大学院保健学研究科	2005	2007
山形県立保健医療大学大学院保健医療学研究科	2003	
茨城県立医療大学大学院保健医療科学研究科	2001	2010
神奈川県立保健福祉大学大学院保健学研究科	2007	
国際医療福祉大学大学院医療福祉学研究科	2001	2003
埼玉県立大学	(2009)	
首都大学東京大学院人間健康科学研究科	1998	2000
昭和大学大学院保健医療学研究科	2007	
帝京平成大学大学院健康科学研究科	2005	2005
新潟医療福祉大学大学院医療福祉学研究科	2005	2007
信州大学大学院医学系研究科	2007	開設予定
星城大学大学院健康支援学研究科	2008	開設予定
藤田保健衛生大学大学院保健学研究科	2008	
大阪府立大学総合リハビリテーション学研究科	2007	(2009)
京都大学大学院医学研究科	2007	(2009)
神戸学院大学	(2009)	
神戸大学大学院医学系研究科	1999	2001
金沢大学大学院医学系研究科	2000	2002
川崎医療福祉大学大学院医療技術学研究科	1999	2001
吉備国際大学保健科学研究科	2000	2005
県立広島大学大学院総合学術研究科	2005	
広島大学大学院保健学研究科	1996	1998
鹿児島大学大学院保健学研究科	2002	2004
九州保健福祉大学大学院（通信制）保健科学研究科	2002	2004
長崎大学大学院医歯薬学総合研究科	2006	

[1] 2008 年度以降開設予定は 2007 年度の大学の名称とした．
＊ 開設予定だが年度不明の大学については「開設予定」とのみ記載した．

た．そこで，1998年に生涯教育単位認定システムを構築し，2003年に認定作業療法士制度を発足させ，1,458名（2007.5現在）の認定作業療法士が存在している．さらに，専門作業療法士制度を確立させる準備が進行している．

また，卒後教育のひとつである大学院教育は1996年に始まった．2008年現在日本には，修士課程26，博士課程15が養成課程のある大学に設置されているため（**表8.7**），大学院に在籍し修士・博士の取得を目指している者も増えてきている．

☆ 日本作業療法士協会倫理綱領を書き写してみよう．

III. 作業療法士養成のこれまで

1. 養成施設設置以前

作業療法の歴史で学んだように，欧米から伝播した影響だけで日本に作業療法士養成施設が設置されたわけではない．日本にもリハビリテーションそして作業療法を障害児・者に提供することが必要であると考えた医療関係者が存在した．

彼らは，戦後リハビリテーション専門職の必要性を訴え，医療や福祉の現場に作業療法の魁（さきがけ）的な療法室を開設した．そして，魁的な作業療法に従事する人もかなり存在していた（戦前・戦後の作業療法の歴史は第3章を参照して知識を整理すること）．そして，専門に従事する人に対する職業研修もいくつか実施されていた．1962年に整肢療護園（現 心身障害児総合医療療育センター）で開始された職能療法士コースもそのひとつである．1965年に作業療法士の身分法が確立する以前から作業療法に従事する人がいたので，1964年以降は厚生省（当時）の主催による国家試験受験資格取得講習会が開催された．

2. 理学療法士及び作業療法士法の施行後（需給計画含む）

日本における作業療法士養成は，社会の需要に応えるために国が政策として供給をはかる形で開始された．もとになったのは年限をきったリハビリテーション事業拡大計画であるが，これは第二次世界大戦後世界各国が戦後復興のためにとった政策達成と同様である．そのため，作業療法士の養成は国家機関に附設され養成も国の予算でなされた．そのため，以降は定期的な年限で政策を見直す作業がなされている．

1965年に「理学療法士及び作業療法士法」が施行され，翌1966年に第1回理学療法士及び作業療法士国家試験が実施され20名が合格した．その後，毎年二桁の数の供給をみるが，1974年診療報酬点数が新設され作業療法士の仕事に報酬が伴うことにより需要が増した．しかし，学校・養成施設から輩出される作業療法士数は，全国の医療機関で必要とされる数値に遠いものであった．

法施行後10年経った1976年に厚生省は，「理学療法士及び作業療法士の需要と供給の計画」を策定した．当時の国家試験合格作業療法士の累計数は614名であったが，需要が供給を大きく上回っていた．そこでこの計画では，養成施設数5校，養成定員100名であったものを1985年までに19校新設し，作業療法士数を4,000名にする目標を立てた．

その後，1983年に「需給計画」を見直した．背景には，福祉領域，研究・教育機関，その他の領域における理学療法士と作業療法士の需要が高まってきた日本社会の変化があった．この時の国家試験合格作業療法士の累計数は1,435名となり，学校・養成施設も24校となり，定員は500名に増加していた．医療機関だけではなく保健・福祉・行政等領域すべての分野で推計を実施し，1995年までに作業療法士数7,100名とする目標を立てた．

しかし，目標通りには進行せず，1985年の国家試

> **コラム**　「理学療法士及び作業療法士の需給の推計に関する意見書」に関するリハビリテーション関連団体の作業療法士の需給予測．
> - 日本精神病協会：精神科入院病床数の減少により 35 万人の精神障害者が外来へ移行．そのフォローにさらに 6,000 人の作業療法士が必要．
> - 日本リハビリテーション病院・施設協会と介護療養型医療施設連絡協議会：人口の高齢化により病院内リハビリテーションの充実が必要．加えて，病床数の減少によって外来患者のリハビリテーションが増加．そのため，約 8 万人の作業療法士が必要．

験合格作業療法士の累計数は 2,129 名にとどまっていた．学校・養成施設は 28 校で，定員は 585 名であった．一方で，日本社会の高齢化現象が切実な社会問題となってきた．老人保健法の一部が改正され老人保健施設が設置され，1995 年には老人保健施設の病床数が 170,000 床になるとの試算がなされた．老人保健施設のマンパワー不足を受ける形で，1988 年に「需給計画」を再見直しした．この時の国家試験合格作業療法士の累計数は 3,510 名，学校・養成施設は 29 校，定員数 615 名であった．再見直しで試算された 1990 年の作業療法士の需要見込みは 5,100 名，供給目標は 4,300 名，1995 年の作業療法士の需要見込みは 7,500 名，供給目標は 6,700 名とされた．ちなみに，1990 年の国家試験合格作業療法士の累計数は 4,677 名であった．

第 4 回目の「需給計画」の策定は 1991 年になされた．目標年度に達する前に需給計画策定に着手した理由は，日本社会の高齢化率の急増傾向とリハビリテーションサービスの提供対象者の増加と対象疾患の拡大現象がある．政府は，「高齢者保健福祉推進十か年戦略」（人口の高齢化への対処）を立案し，その戦略の一環として老人保健施設，社会福祉施設への理学療法士・作業療法士の配置を進めるとした．この時の試算では，1995 年の作業療法士の需要見込みは 13,200 名，供給目標は 7,700 名，1999 年の作業療法士の需要見込みは 15,800 名とし，供給目標ではなく養成目標として入学定員 700 名を 2,300 名に増やすとしている．1995 年の国家試験合格作業療法士の累計数は 7,690 名，学校・養成施設 58 校，定員は 1,690 名となっている．

そして，1999 年には，国家試験合格作業療法士の累計数が 12,627 名，学校・養成施設 97 校，定員数 3,113 名と需要見込み数に近似してきた．

以上の「理学療法士及び作業療法士の需要と供給の計画」は，日本社会の発展や人口変動等とそれに伴う諸制度の変化を配慮して見直しがされている．その後，国の社会構造変化に伴ってなされた保健・医療・福祉政策は，1995 年の「障害者プラン」策定，1999 年の「ゴールドプラン 21」策定や介護保険法施行などがある．これら新たな需要因子は作業療法士養成数に影響するとともに作業療法士を取り巻く諸状況を変化させた．また，規制緩和政策の影響もあって，2000 年になされた「理学療法士及び作業療法士の需給の推計に関する意見書」では，国が主導して作業療法士の需給計画を立案し配置を示していくという姿勢が変化する．

この意見書では，第 4 回目の「需給計画」について，需要はほぼ計画通りであるが，供給は計画を上回っているので，理学療法士・作業療法士の養成に関して「適切に行われるよう関係者への周知徹底をすること」と述べている．需要と供給が均衡に達するのは 2004 年以降 2～3 年以内，それ以降は過剰になることが予測されるとも述べている．また，「医療に従事する理学療法士・作業療法士については，地域差が認められる」ことや「医療以外に従事する理学療法士・作業療法士についても同様の傾向」が認められるので，「その養成に当たっては，地域の実情に十分配慮しながらすすめる」ようにと述べている．その上で，「ゴールドプラン 21」の目標年次である 2004 年の作業療法

表 8.8　平成 3 年理学療法士作業療法士の需給計画と就業している人員の比較
（就業者数は病院報告，老人保健施設報告，社会福祉施設調査から作成）

	理学療法士		作業療法士	
	需給計画数	就業者数	需給計画数	就業者数
病院	12,018	15,647	6,241	7,027
診療所	533	538	—	—
老人保健施設	2,602	1,785	2,602	1,306
老人福祉施設	5,079	1,414	3,927	524
身体障害者福祉施設	1,322	663	1,166	326
児童福祉施設	774	989	550	662
知的障害者援護施設	—	52	123	59
精神障害者社会復帰施設	—	2	347	94
その他の社会福祉施設	—	90	—	23
行政機関	793	349	480	110
教育機関	454	639	296	443
研究機関	53	11	53	15
その他	150	53	—	—
計	23,778	22,232	15,785	10,589

士需要数は 33,000 名，供給数は 24,200 名，養成定員目標は 5,200 名としている．

しかし，医療とそれ以外の分野ごとに 1991（平成 3）年策定の需給計画と就業している人員を調査し比較すると表 8.8 の通りとなる．厚生省の 1991 年需給計画が，ほぼ計画通り推移しているとはいえない．「老人保健施設及び事業」では目標値 6,529 人に対しての達成値は 1,830 人であるし，「福祉施設及び事業」では目標値 2,186 人に対しての達成値は 1,164 人にすぎない．理学療法士・作業療法士ともに医療法および教育関連施設では需給計画数を超過した者が就業しているけれども，老人保健法および社会福祉法関連施設は未充足であるし，行政機関への就業者数は需給計画目標より大幅に低い（理学療法士 44％，作業療法士 23％）状況である．この要因のひとつは，関連する各法規に作業療法士の配置基準が明記されていないことにある．日本作業療法士協会は，当時「高齢者の増加率を配慮すると作業療法士の数は，現在の 3 倍が必要であること」や「高齢者の増加や病床数の減少は外来通院・通所や在宅療養の場での作業療法へのニーズを増大させる」と述べている．

2000 年に「需給計画」から「需給の推計」と変わったことは，作業療法士養成数について国が主導し医療政策を進める方向ではなくなったといえる．日本社会の変遷に応じて養成数も変化してきたので，将来も変化していくと思われる．現在の作業療法士養成数が社会の状況に合っているものなのかどうかは，今後関わる皆さんも含め作業療法に従事している人たちによって定期的に検討されることが望まれる．

☆ 医療機関に勤務している作業療法士の数と日本作業療法士協会会員総数に占める割合を調べてみよう．

Ⅳ．作業療法士養成におけるこれからの課題

教育には二つの側面がある．社会が必要とする技能や知識を有する人材や労働力を養成し社会の発展に供しようとする面と，一人ひとりの市民が

己の能力を高め知識を涵養して豊かで質の高い生活を送るための側面である．日本における作業療法士養成は，前者の要因が強く作用していた．しかし，少子化した日本の社会構造下では，夫婦一組に一人の子どもという家族が大多数を占める．親は自分の子が質の高い生活をするために必要な教育を受けさせたいという希望をもち，経済的にも教育を受けさせる余力がある時代になっている．このような社会的背景の中で提供される作業療法士養成教育サービスは，教育を受ける人の気持ちを無視した内容では受け入れられない．提供される教育の理念・目標，基礎分野と専門基礎分野・専門分野教育との関係性，国家試験出題基準のしばりはあるが履修すべき必須の学習内容がコアカリキュラムとして精選されているか，教育・学生生活指導に従事する人材の質とその内容等を開示し，教育を受ける人の選択を受けなければならない．

一方，教育を受ける人たちは，選択権を行使するために教育関連情報を集め，自らの責任で取捨選択し決定する必要がある．さらに，選択して学んだ先に自らが率先して情報開示し患者にインフォームドコンセントの機会を提供する義務のある職務に就くとの覚悟が求められる．よき医療人となるためのトレーニングが，作業療法士養成教育の中にあることを理解する必要がある．地域社会の中で生活していた人としての患者の生活史や地域文化・習慣の影響に配慮した，患者の権利を侵害しない行動やコミュニケーションをとるためには，厳しく己を律することを厭わない人格の形成と優れた能力が求められると考えてほしい．

☆ 自分が学んでいる養成施設が，自分たち学生や保護者（両親など）に提供している教育に関する情報を列記してみよう．

▶参考文献
1) 日本作業療法士協会10周年記念事業実行委員会・編：日本作業療法士協会10周年記念誌．日本作業療法士協会・清瀬園，1975．
2) 日本作業療法士協会20周年記念誌編集委員会・編：日本作業療法士協会20周年記念誌．日本作業療法士協会，1986．
3) 日本作業療法士協会30周年誌編集委員会・編：日本作業療法士協会30周年記念誌．日本作業療法士協会，1996．
4) 日本理学療法士協会30年史編集委員会・編：日本理学療法士協会30年史．日本理学療法士協会，1996．
5) 日本作業療法士協会作業療法白書編集委員会・編：作業療法白書1985．作業療法 4（2），1985．
6) 日本作業療法士協会白書委員会・編：作業療法白書1990．作業療法 10（Suppl.1），1991．
7) 日本作業療法士協会白書委員会・編：作業療法白書1995．作業療法 15（Suppl.1），1996．
8) 日本作業療法士協会白書委員会・編：作業療法白書2000．作業療法 20（Suppl.1），2001．
9) 日本作業療法士協会企画調整委員会・編：作業療法白書2005．作業療法 25（Suppl.1），2006．
10) 日本作業療法士協会教育部：作業療法専門科目の授業内容．作業療法 2：66-90，1983．
11) 日本作業療法士協会長期展望委員会：日本作業療法士協会の長期活動について．作業療法 4：61-74，1985．
12) 砂原茂一：チーム医療における国境問題．作業療法 5（3）：5-11，1986．
13) 芳賀敏彦：作業療法の守備範囲．作業療法 5（3）：12-15，1986．
14) 三島博信：作業療法の守備範囲．作業療法 5（3）：16-20，1986．
15) 日本作業療法士協会作業療法学研究委員会：作業療法学の構造について．作業療法 6（2）：62-69，1987．
16) 杉原素子：作業療法士の需要及び供給の見直しにあたって．作業療法 10：192-202，1991．
17) 杉原素子：「理学療法士及び作業療法士の需給計画の見直しに関する意見書」と今後の課題．作業療法 10：280-284，1991．
18) 荻原喜茂：作業療法士の需給見直しをめぐって．作業療法 16：324-328，1997．
19) 岩瀬義昭：作業療法教育カリキュラム大綱化について．作業療法 18：86-93，1999．
20) 岩瀬義昭：生涯教育単位認定システムの理念と展望．作業療法 19：198-201，2000．
21) 岩瀬義昭：作業療法と国家試験．作業療法 20：102-105，2001．
22) 杉原素子：作業療法における卒後教育の意義．理・作・療法 14：265-268，1980．
23) 鷲田孝保：作業療法教育の現状と展望．理・作・療

法 22：222-228，1998.
24) 岩瀬義昭：作業療法カリキュラム大綱化の理念と展望. OT ジャーナル 33：944-949, 1999.
25) 日本作業療法士協会学術部：作業療法ガイドライン. 日本作業療法士協会, 2006.
26) 日本作業療法士協会養成教育部・調査部：作業療法教育関係資料調査報告（2007年度調査）―大学院調査. 作業療法 27：698-699, 2008.
27) トーマス・クーン：科学革命の構造. みすず書房, 1971.

演習問題

❶ 作業療法士養成課程数の推移の特徴を列記しなさい．

❷ 臨床実習時間数が減る傾向にある理由を考え，同級生と討論しなさい（討論形態は，賛否に分かれての討論形式でもグループディスカッションでも他の方法でもかまわない）．

❸ 作業療法士養成課程を規定する法律名を記述しなさい．

❹ 「理学療法士及び作業療法士法」で罰則規定の対象となっている行為を三つ述べなさい．

❺ 在籍する学校養成施設の教育理念，教育目標と学んでいるカリキュラムとの関係を整理し，カリキュラムと教育理念，教育目標を関係づけなさい．

❻ 卒業後も学び続けなければならないことについて，賛成もしくは反対の立場を述べなさい．また，その理由も述べなさい．

❼ 日本作業療法士協会ホームページのWFOT認定校リストで，在学している学校・養成施設が掲載されているかどうかを確認しなさい．

❽ 需給計画が立てられた理由を，立案時期別に述べなさい．

❾ 作業療法士になるために，あなたが考える自分の課題を述べなさい．

第9章

作業療法の知見（研究）と公表

学習課題
1. 作業療法士が研究する意義と必要性について説明できる．
2. 質的研究と量的（実験的）研究の概要について理解できる．
3. 研究の方法と実際について理解できる．
4. 作業療法の学術研究の概要を理解できる．
5. 日本作業療法士協会の学術活動の取り組みを理解できる．

キーワード
研究　　研究倫理　　研究様式　　研究分類　　質的研究
量的（実験的）研究　　事例研究　　エビデンス　　ナラティブ
クリニカルリーズニング　　事例報告登録制度　　課題研究助成制度

この章の概要
　専門職としての社会的責任には，作業療法士としての質の向上や維持が挙げられる．たえず進歩する作業療法の実践現場において，作業療法技術の向上も求められる．また作業療法技術に必要とされる科学的な根拠やその効果を示すことも求められる．したがって作業療法士はいつでも自分たちが行っている内容を検証し，その成果を世に示していく責任がある．本章では，作業療法研究についての概要を述べ，研究の実際について学習する．また，これまで行われている研究内容の概要や，日本作業療法士協会が行っている研究促進事業について学習する．

I. 作業療法と研究

研究という言葉から読者はどのような印象を受けるだろうか．臨床経験年数の浅い作業療法士のみならず，多くの作業療法士にとって研究は，特別あるいは難しい，といった感情を想起させる言葉かもしれない．

研究という言葉を『広辞苑』で引くと，「よく調べ考えて真理をきわめること」とある[1]．「真理をきわめること」は容易なことではないが，「よく調べ考えること」は，作業療法士にとって常に求められていることである．そういった意味では，作業療法や作業療法士は研究とは無縁ではいられないといえる．

社団法人日本作業療法士協会（以下，協会）の倫理綱領第9項[2]には，「作業療法士は，学術的研鑽及び人格の陶冶をめざして相互に律しあう」とあり，作業療法士の職業倫理指針[3]でも第1項の自己研鑽で，「知識・技術・実践水準の維持・向上，生涯研鑽，継続的学習，能力増大のための機会追求，専門職としての資質向上，専門領域技術の向上・開発」が，さらに第13項の研究倫理では，「作業療法士は研究や実践を通して，専門的知識や技術の進歩と開発に努め，作業療法学の発展に寄与しなければならない」と述べられている．

専門職としての様々な指針を示されるまでもなく，日々の臨床現場において目の前の対象者に質の高い作業療法を提供したいと考え，そのための努力を惜しまないことが，作業療法士に求められる倫理であり責務といえる．

作業療法実践の中に研究疑問はあり，その疑問に対する答えを見出すために，自ら文献を調べ，経験者から学び，実践し，その結果について考える姿勢が作業療法の臨床の質を向上させることにつながるのである．また，一人の作業療法士の経験をその胸にとどめずに，その一連の作業過程や推論の過程と結論を文章化・言語化することにより多くの作業療法士に公表することが望まれる．

II. 研究の様式

個々の作業療法士がもっている研究疑問を解決するためには，研究の様式を知ることが不可欠である．本項では研究の分類と方法，研究を実施する際の留意点等について述べる．作業療法士のための研究法の入門書としては，協会の「作業療法研究法マニュアル」[4]をはじめ優れたテキスト[5-7]が出版されており，研究デザインや統計解析の詳細，あるいは質的研究の各種方法論についてはそれらの文献や専門書を参照していただきたい．

研究の様式には何に視点を置くかで多種類の分類がある[8]．研究の様式を理解することは，研究の方法論や結果の解析，解釈に影響するため重要である．本項では山田[9]による，研究のデザインと研究の形（類型）を紹介する（表9.1）．

研究の具体的な形による分類には文献研究，調査研究，実験研究，事例研究があり，研究デザインによる分類には，探索的デザイン，記述的（説明的）デザイン，実験的デザインがある．さらに，質的・量的区分として，質的研究，実験的研究がある．

表9.1 研究のデザイン，研究の形（研究の類型）
（文献9, p.4）

研究の具体的な形	文献研究　実験研究　調査研究　事例研究
研究デザイン	探索的－記述的－実験的
質的・量的区分	質的研究／実験的研究

1. 研究の具体的な形による分類

1-1 文献研究

文献研究には，自らの研究テーマに関連する文献を調査する「文献レビュー」と，特定のテーマ領域に関して今までになされてきた研究論文を総括して分析・評価した論文「文献研究（総説）」があり[10]，文献レビューは研究の第一歩であり，意味のある研究をするためには不可欠である[11]．

文献レビューの手段には，自ら雑誌や単行本にあたるマニュアル検索（用手的検索）とインターネット検索がある．インターネット検索には，米国国立医学図書館による医療文献データベースMEDLINEのインターネット版であるPubMedや，国内で発行されている医学およびその関連領域の定期刊行物を収録している医学情報雑誌のインターネット版がある．これらの検索サービスに習熟することにより，文献レビューを効率的に行うことができる．文献検索に関連する文献[12,13]を入手して，実際に検索してみることを勧める．

1-2 調査研究

調査とは，疑問や仮説に答えるために，対象となる集団から情報を集めるものであり[14]，作業療法の調査対象は対象者のみならず，作業療法の臨床に関わる人，物，制度など広範囲かつ多岐にわたる．

調査研究には，あらかじめ質問項目を決めてアンケートなどによってデータを得る調査（サーベイ：survey）と，前もって枠組みを決めることをせず，直接現場へ出かけて観察をしたり当事者から生の情報を得る野外調査（フィールドワーク：fieldwork）に分けることができる．サーベイは定量的研究（量的調査）であり，データを統計的に処理することができるが，フィールドワークは定性的研究（質的調査）で，これは統計処理にはなじまず，エスノグラフィー（ethnography：民族誌）という形で発表される[15]．

調査研究は，① 目的を明確にする，② 文献レビューする，③ 研究計画立案，④ 調査の実施，⑤ データの集計・分析・考察，⑥ 報告書の作成・発表・協力者への報告，という手順で行われる[15]．

調査の方法には面接法，留置法，郵送法，集合調査法および電話調査法があり，作業療法の臨床では主に面接法と郵送法が用いられることが多い[16]．

1-3 実験研究

実験研究とは，仮説（hypothesis）の真偽を検証（テスト）する様式の研究のことを意味し[17]，一定の条件を定め（条件統制），測定尺度の変動からそれらの条件による違いを検討し，研究疑問に答えようとする研究を，広く「実験（的）研究」と呼ぶ[18]．

実験研究の実施には，検証可能な研究命題の設定，実験の統制，研究命題で問われている変数の性質と標本への統制の程度にマッチした実験研究のデザインの採用，統計的仮説検定が必要となる．

1-4 事例研究

事例研究は，臨床活動の中では「症例報告」や「事例報告」，または「事例検討」「症例研究」「ケーススタディ」という形で行われ，事後的に作業療法経過を振り返り，そこから得られた新たな経験や成果を考察し，対象者の理解を深め，解決されていない課題を明らかにし，今後の治療・援助に活かしていくなどの目的で行われる[19]．

鎌倉は，このような事例研究を伝統的事例研究（事例報告）と位置づけ，より研究的性格の大きい質的事例研究と区別している．また事例報告は後方視的（後ろ向き），質的事例研究は前方視的（前向き）研究とし，前者は個々の臨床家の"心の図書館"を補強する大きな役割をもち，後者は予想もしなかった答えを得る可能性が大きく，その包括性と多要素性にその長所がある[20]とそれぞれの意義について述べている．また村田は，事例報告

を事例研究の前段階として位置づけ，事例報告は臨床という文脈で生じる具体的事象を構造化した視点から詳細に記述し，実践的，研修的意図をもって検討と報告を行うアプローチであり，事例研究は臨床という文脈で生じる具体的事象を構造化した視点から記述し，全体的に，あるいは焦点化して検討を行い，何らかの新しい概念を抽出するアプローチである[21]と述べている．

2．研究デザインによる分類

山田は，すべての研究デザインの目的別類型として以下の四つの分類を紹介した[22]．

目的1：精密な調査により研究上の疑問（問題）を形成したり仮説を展開すること，今後の調査が必要と思われる現象に研究者を慣れ親しませること，あるいは経験的世界から新たな知見を見出すこと．

目的2：特定の個人，状況，集団の特徴を正確に描き出すこと．

目的3：ある事柄が生じる頻度，あるいは他の事柄と結びついている頻度を決定すること．

目的4：変数間の因果関係に関する仮説を検証すること．

そして，目的1を達成する研究は"探索的デザイン"あるいは"形成的研究（formal study）デザイン"，目的2と3を達成する研究は，"記述的（説明的）デザイン"，目的4を達成する研究は，"実験的デザイン"と呼ばれる[22]としている．

3．質的・量的区分による分類

質的・量的区分による分類としては，質的研究と実験的研究（量的研究）がある．

量的研究とは，特定の現象を数量的に表し，その現象の成り立ちや変化，他の現象との関係性（影響）などを明らかにしようとする研究である．医学や科学の専門誌に発表されている研究論文等は，多くがこのような研究方法を採用している．作業療法の分野においても，活動分析，評価法の妥当性・信頼性の検討，および治療・援助効果の証明などは，この研究方法によるものがほとんどである[16]．

量的研究（実験的研究）の限界として，①変数間の関係を仮説として表現するに至っていない疑問には使えない，②研究疑問から仮説を立てるとき，操作的定義が必要になる．そのため，疑問の一部を切り取ることになり，リアリティの喪失を招く，③変数の定義やグループの統制が必要なため，等質のサンプルを得るのが大変である，④統制や変数の操作的定義が倫理的に許されないことがある，などが挙げられる[17]．

質的研究とは，人の行動，感情，思考などのありのままを観察・記録し，あるいは対象者や関係者の語る言葉を書きとめ，それらを材料として，そこから見出された事象の意味を解釈（考察）し，結果を文章に記述する研究方法である．自然主義的研究とも呼ばれ，主に社会学，教育学，人類学などの領域で発展してきたが，近年，看護領域や作業療法領域においても対象者の主観性（動機，価値，意味，満足，興味，心情など）への配慮が重視されるようになり，これらを扱う質的研究への関心が高まっている[23]．質的研究にはグラウンデッド・セオリー，ケーススタディなどが含まれ，また，日本ではKJ法を用いた分析も広く知られている．それらの特徴を表9.2に示す．詳細な研究手法については，それぞれの書籍から学んでいただきたい[24-28]．

質的研究の長所と短所は，①包括的に状況を理解することに役立つ，②価値観や考えを深く理解できる，③予想もしなかった答えを得ることもある，④研究者の解釈能力やインタビュー技術が要求される，⑤結論は客観性に欠けるようにみえてしまう，そのため，どのような手続きで分析，解釈したかを明示する必要がある，とまとめられる[20]．

鎌倉は，研究の方法とは本来，二義的な問題の

表9.2 質的研究の種類 (文献23, p.25)

	種類	特徴
1	伝記研究	個人の人生を探るもので，その人生の肖像が詳しく記述される
2	現象学的研究	個人の経験の本質を理解するもので，現象観察と叙述から対象者の経験の本質を引き出そうとする
3	グラウンデッド・セオリー	フィールドデータの分析を繰り返し，概念を生成し，理論的なモデルが提出される
4	エスノグラフィー	個人または集団の文化的社会的な行動の解釈を記述する
5	質的事例研究	単一事例または複数の事例の綿密な分析を記述する

はずであるとし，どちらか一方へ傾くのでなく，質的研究も量的研究もともに充実させていくのがあるべき姿である[29]と述べている．

我々にとって重要なことは，研究疑問を解決するためには，どのような方法論があるかを知り，採用すべき方法論を選択・決定できる力量を身につけることだといえる．

Ⅲ. 研究の実行

1. 研究の進め方

研究は，①研究疑問（研究課題）の設定，②現在までにわかっていることの整理，③研究計画（Plan）の作成と吟味，④研究の実施（データの収集），⑤データの整理，解釈，結論づけ，⑥研究成果の報告，という順で進められる（図9.1）．その中でも研究疑問（研究課題）を明確にすることは，その良し悪しがそのまま研究の良し悪しにつながるといわれるほど研究の成否を左右する重要なことであり[30]，自分の疑問に関連する文献をレビューすることは大きな意味をもつ．

2. 研究計画立案に必要な知識

研究計画に必要な知識には，クリニカルリーズニング，エビデンスに基づく実践，ICF，量的研究

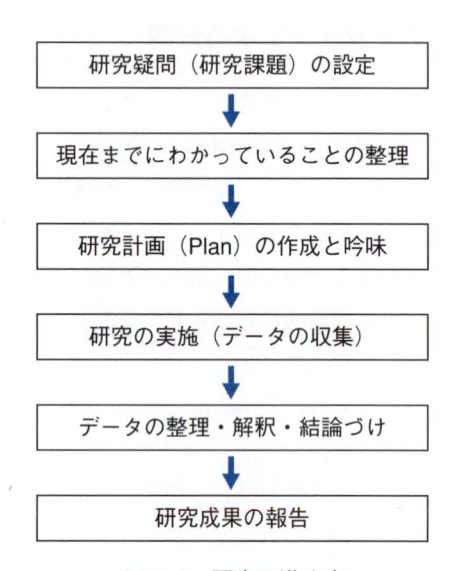

図9.1 研究の進め方

（統計の論理と基礎的な事項），質的研究の知識，研究上の倫理などが挙げられる[9]．これらは，作業療法士が作業療法を実践し，その実践の中から生じた研究疑問を明確化し，研究計画を立案していくときの，作業療法士の思考や判断，意思決定に役立つとともに，倫理的な手続きを踏まえた適切な研究方法を選択するために重要な知識といえる．本項ではクリニカルリーズニングとエビデンスに基づく実践について説明する．ICFについては，本書の第4章を参照されたい．

2-1 作業療法におけるクリニカルリーズニング

作業療法におけるクリニカルリーズニングは，作

業療法士がある特定の対象者と接する臨床場面において，作業療法士の判断や行動を導く思考，その道筋である．作業療法実践のサービスを効果的なものとするためには，クリニカルリーズニングを明らかにし，それを説明することが必要である[31]．

2-2 エビデンスに基づく実践と作業療法

作業療法におけるエビデンスに基づく実践（Evidence-Based-Practice；EBP）は，「個々の対象者の作業療法的援助方針に関する意思決定の際に，その時点で入手可能な最良のエビデンスを把握したうえで，実際の作業療法援助を行うこと」であり，EBPを理解するためには，①疫学・生物統計学，②各種研究デザイン（ランダム化比較試験，ケースコントロール研究，コホート研究，症例研究，システマティックレビュー），③エンドポイント（効果判定のための指標），④バイアス，⑤エビデンスのレベル，⑥メタアナリシス，についての知識が必要となる[32]．

吉川は，日本の作業療法では，量的質的ともに批判的吟味に耐えうる研究エビデンスが非常に不足していることを報告し，根拠に基づいた作業療法（Evidence-Based Occupational Therapy；EBOT）を行う作業療法士が増えるような教育や環境整備が必要[33]としている．

また近年，ナラティブに基づく医療（Narrative-Based-Medicine；NBM）の重要性についても，強調されるようになってきた[34]．ナラティブとは，物語や語りを意味し，NBMがその特徴を最もよく発揮するのは，いわゆる一般医療，総合医療（general practice）の分野においてであり[35]，対象者の個別性を尊重するという作業療法の特徴と親和性が高い．EBMとNBMは，ともに「目の前の患者の最大幸福に焦点をあてる医療の方法論」であり，この二つの方法論は患者と現実の対話の場面においてこそ統合されるものとされている[35]．

作業療法の分野でも，ナラティブやナラティブに基づく実践（Narrative-Based-Practice；NBP）

が研究においても臨床においても取り上げられるようになってきており[36]，臨床実践の質を向上させるために，EBPとNBPの概念と方法論の習得を目指した，卒前・卒後の教育・研修が必要と思われる．

Ⅳ．研究の公表

研究は何らかの形で公表されなければならない．個人的な研究疑問からスタートした研究への取り組みは，学会発表や論文発表等により公表されて一区切りつくといえる．ただし，発表するためには一定の水準に達している必要がある[37]．

作業療法学会は全国学会以外にも都道府県作業療法士会レベル，ブロックレベルでも開催されており，まずは身近な地域学会で発表することを勧めたい．学会発表では，自分の研究成果について，聞き手や座長と相互交流できるという利点がある．

学会発表と論文発表との関係について宮前は，研究が一段落するごとに学会で簡潔に発表し，詳しくは論文としてまとめ直して学術雑誌に投稿することが多い[37]と述べ，論文としての発表を勧めている．

研究成果の公表は，作業療法学会や機関誌「作業療法」だけではなく，各種研究会（Special Interest Group；SIG）における発表や関連雑誌への投稿においても行うことができる．各種研究会（SIG）に関する情報は，機関誌「作業療法」で毎年第2号誌上に掲載されるほか，協会ニュースや協会ホームページ（以下HP）等にて得ることができる．

Ⅴ．作業療法の学術研究の概観

作業療法に関連する学術研究の動向は，機関誌

「作業療法」をはじめとする作業療法関連雑誌，リハビリテーション関連雑誌，リハビリテーションおよび作業療法関連書籍，インターネットによる文献検索等から得ることができる．最近では，「作業療法白書2005」における「学術研究活動」[38]，「作業療法ジャーナル」における創刊40周年企画「作業療法研究・作業療法の理論的枠組みに関するこの10年と今後」[33]，機関誌「作業療法」における「過去10年間に掲載された論文の概観と機関誌『作業療法』への投稿のすすめ」[39]，「特集：過去10年間に掲載された論文の分析と投稿のすすめ」[40-43]において，系統的，分析的にその動向が報告されている．

1. 学会発表にみる研究活動

2001年から2006年の日本作業療法学会の学会テーマ，大会長，開催県，発表演題数，参加者数を表9.3に示す．開催県による多少の差はあるものの，演題数，参加者数ともに増加し，学会規模も大型化している．ただし，会員総数の10%以上が参加してはいるものの，研究発表者数が2%強という割合は，まだまだ少ないといえよう．

吉川[33]による日本作業療法学会の過去10年（1996-2005）の障害領域別の演題数の割合の分析では，各障害領域の演題数の割合はほとんど変化がなく，平均（最小〜最大）は，身体障害42（34〜50）％，精神障害13（12〜17）％，老年期障害21（14〜25）％，発達障害8（6〜9）％となっている．

学会演題の分類は石川・福岡・長野では従来分類が用いられ，広島学会で初めて国際生活機能分類（ICF；International Classification of Functioning, Disability and Health）に沿った演題分類が試みられた．また，長野学会では従来分類とICF分類の対応作業が試みられ，茨城学会で再検討された．こうした経過を経て，学会評議委員会では従来分類とICF分類を統合した新たな演題枠組み案[44]を作成し，2006年の京都学会で採用されている．

作業療法の国際学会としては，2002年に13th World Congress of Occupational Therapists（WFOT 2002, Stockholm），2003年に3rd Asia Pacific Occupational Therapy Congress（APOTC 2003, Singapore）が開催された．詳細は省くが，国際学会においても徐々に日本の会員による演題発表が増えている．また，2014年のWorld Congress of Occupational Therapistsの日本開催が2008年9月に決定した．協会では特設委員会を中心に準備が進められており，国際学会における日本からの学術的情報発信が求められている．

表9.3 日本作業療法学会のテーマ，大会長，開催県，発表演題数，参加者数

	学会テーマ	大会長	開催県	発表演題数	参加者数
2001 (35回)	新世紀の創造 —作業療法技術科学の研究と展開—	生田宗博	石川	525	2,087
2002 (36回)	現代作業療法全図 —作業療法21世紀への指針—	宮前珠子	広島	573	2,468
2003 (37回)	ノーマライゼーション —作業療法の挑戦—	大丸 幸	福岡	548	3,025
2004 (38回)	くらしを創る —作業療法の技と心—	冨岡詔子	長野	591	3,384
2005 (39回)	「生活世界」と「科学」の世界の統合 —21世紀の眺望—	鷲田孝保	茨城	604	3,396
2006 (40回)	ひとと作業活動 —コミュニケーションとしての作業，身体—	山根 寛	京都	718	5,010

表 9.4 領域別掲載論文数（文献 39, p.383）

発行年	1996	1997	1998	1999	2000	2001	2002	2003	2004	2005	計
1. 身体障害	9	9	3	10	6	16	7	10	15	4	89
2. 精神障害	7	6	5	4	4	8	4	7	3	5	53
3. 発達障害	1	2	6	4	6	8	3	2	3	9	44
4. 老年期障害	6	2	4	1	1	1	5	3	6	6	35
5. 在宅・地域	0	0	1	1	0	3	3	5	0	4	17
6. 基礎・一般	4	2	7	4	9	4	2	2	0	3	37
7. 管理運営	0	0	0	0	0	0	1	0	0	0	1
8. 教育	1	1	2	2	3	0	0	1	0	0	10
9. 機器	2	1	0	0	2	0	0	1	1	0	7
計	30	23	28	26	31	40	25	31	28	31	293

領域分類は，社団法人日本作業療法士協会に基づく．

2. 機関誌「作業療法」にみる論文の概観

協会では作業療法の学術的財産を蓄積，発信する目的で，機関誌「作業療法」を発行している．1982年に第1巻第1号を発行以来，多くの作業療法士が機関誌「作業療法」に臨床現場から得られた様々な知見を投稿し，それらは協会および会員の財産となってきた．第25巻第5号において機関誌編集委員長の簗瀬は，1996年から2005年までの10年間に掲載された投稿論文293編を発行年別，領域別，研究様式別に概観し，さらに作業療法実践のエビデンスを得る研究と作業療法の新たな領域を探る研究について，研究様式の観点から概観している[39]．以下に概要を紹介する．

2-1 発行年別，領域別論文数

表9.4に10年間に掲載された論文293編の発行年別，領域別の論文数を示す．

発行年別の掲載論文数をみると，2001年が最も論文数が多く40編，1997年が最も少ない23編であり，一定の傾向は認められないが，1年間（各巻）に掲載される投稿論文数は約30編，各号平均5編となっており，簗瀬はその数値の評価は難しいとしながらも，学術的財産の蓄積という機関誌「作業療法」の重要な役割から考えると，さらに多くの論文掲載と，論文投稿を期待したいとしている[39]．

領域別では身体障害領域が89編と最も多く，さらに精神障害領域53編，発達障害領域44編，基礎・一般37編，老年期障害35編などとなっており，最も少ない領域は管理運営の1編である．簗瀬は質の高い作業療法提供のためには，作業療法を提供するシステムの改善が必要とし，優れた管理運営システムを多くの作業療法士に伝えるために「実践報告」としての投稿を勧めている[39]．

2-2 研究様式別論文数

表9.5に研究様式別の論文数を示す．研究様式の分類は，清水[8]の示した分類を一部改変したものである．

過去10年間の掲載論文をみると，量的研究は質的研究より多く，量的研究では事例研究より集団研究が，質的研究では集団研究より事例研究が多くなっている．量的集団研究では，関連性の研究が102編と多く，次いで記述研究が35編，実験的研究は12編にとどまっている．12編の中にはランダム化（無作為化）比較試験（RCT；Randomized Controlled Trial）による研究はみられず，比較対照群を設定した研究は2編であり，他は対照群を設定しない研究であった．量的事例研究には11編のシングルシステムデザイン（SSD；Single System Design）による研究が含まれているが，量的研究

表 9.5　研究様式別掲載論文数 (文献 39, p.384, 一部改変)

研究様式 \ 発行年	1996	1997	1998	1999	2000	2001	2002	2003	2004	2005	計
1. 量的研究											
1) 量的集団研究	14	14	20	15	12	18	18	12	14	12	149
(1) 記述研究（調査研究など）	(3)	(3)	(6)	(4)	(6)	(2)	(5)	(2)	(2)	(2)	(35)
(2) 関連性の研究（調査研究,実験的研究など）	(10)	(9)	(12)	(10)	(6)	(15)	(12)	(9)	(10)	(9)	(102)
(3) 実験的研究	(1)	(2)	(2)	(1)	(0)	(1)	(1)	(1)	(2)	(1)	(12)
2) 量的事例研究（単一事例研究など）	6	6	1	4	5	7	1	4	6	6	46
2. 質的研究											
1) 質的集団研究（グラウンデッド・セオリーなど）	1	0	0	2	0	4	0	4	1	1	13
2) 質的事例研究（単一または複数の事例研究など）	7	3	5	4	10	8	4	7	5	7	60
3) その他（歴史研究,理論研究など）	2	0	2	1	2	1	0	0	0	2	10
3. その他（技法や機器の紹介など）	0	0	0	0	2	2	2	4	2	3	15
計	30	23	28	26	31	40	25	31	28	31	293

研究様式は，清水[8]の示した分類に基づき作成した簗瀬[39]の表を一部改変．( )内数

全体に経年的増加傾向は認められていない．

　質的研究では，質的集団研究，質的事例研究ともに経年的な増減の傾向は認められていない．

　これらの結果を受けて簗瀬は，信憑性の高いエビデンスが得られる研究様式を採用することを目指しつつも，実施可能な研究様式を用いて作業療法に使えるエビデンスを数多く蓄積することが重要であり，そのためには，作業療法士が研究様式を含む研究方法についてさらに理解を深め，エビデンスの蓄積を意識した研究に積極的に取り組む必要性を強調している．また，作業療法の発展のためには，エビデンスの蓄積を目的とした研究と同様に，作業療法の新たな領域での可能性を探る研究も重要であるとし，そのためにも研究法を文献や先達から学ぶこと，プロトコール（研究計画書）を作成して研究を開始することを勧めている．

　さらに簗瀬は，機関誌「作業療法」には，「論考」「総説」「研究論文」「実践報告」「短報」の論文種目があることから，日本作業療法学会における会員の演題発表の内容に最もふさわしい論文種目を選んで投稿することとともに，臨床や教育の場での実践を論文として投稿しやすい「実践報告」として積極的に投稿するよう訴えている．

3. Asian Journal of Occupational Therapy

　Asian Journal of Occupational Therapy は，日本の優れた研究や臨床実践がほとんど海外に知られていないという状況を打開し，国際的な視点から日本を含むアジアの作業療法の質的向上をはかることを目的とし，2000 年に札幌で開催された

表 9.6 Asian Journal of Occupational Therapy（文献 38, p.75）

	2001	2002	2003	2004	2005	total
Original Article	1		2	2	1	6
Professional Trends in Asia			1		1	2
WFOT Symposium	5					5
total	6	0	3	2	2	13

WFOT代表者会議にて日本が提案し，発刊が決まった英語版電子ジャーナルである．表9.6に第4巻（2005）までの論文掲載数を示す（2002年は刊行せず）．このうち日本からの掲載論文は原著論文（original article）が3編と，シンポジウムの講演論文1編であり，積極的な投稿が求められている[38]．

VI. 学術研究活動のさらなる発展のために

近年のわが国の少子・高齢化と長期的な経済状況の低迷は，社会保障制度の改革という形で作業療法の現場にも大きな影響を与え，作業療法士の活躍する場は，医療から保健，福祉領域へと拡大してきている．これに伴い，病院中心の医学モデルから，地域社会で生活している人々を対象とする地域生活支援モデルへの転換が進み，作業療法サービスを利用する対象者（本人，家族など）や地方自治体，協業する他専門職等に対して，作業療法の根拠や効果を明示することが責務となり，作業療法の治療・援助・支援の妥当性や根拠を示すEBOTの実践が要請されている[45]．

根拠に基づく作業療法を示していくためには，医療から保健・福祉領域へと拡大されつつある様々な対象者への作業療法介入の成果を集積し，これを検討・吟味し，公開していくこと[46]が望まれ，卒前卒後教育の一環としてエビデンスを収集・吟味・利用できる技能の習得を位置づけ，エビデンスを作るための研究助成，結果を伝えるための資料やデータベースの作成といった組織的な取り組みが必要[47]である．

こうした中，協会は，作業療法成果の根拠を示す枠組みの提示を目的に，平成13（2001）年度に作業療法成果検討委員会（森山早苗委員長）を設置し[48]，同委員会は平成15（2003）年度に，① 事例報告の蓄積化（事例報告登録制度），② 目的を明確にしたプロジェクト研究の実行化（プロジェクト研究補助金制度）の2点を答申した[49,50]．

協会学術部では成果検討委員会の答申を受けて，「事例報告登録制度」を平成17（2005）年9月から，平成18年度からは「課題研究助成制度」を開始した．

1. 事例報告登録制度

図9.2に事例報告登録制度の概要を示す．事例報告登録制度は，① 会員による事例報告の登録とそれに関わる審査，② 会員および協会による事例報告データベースの閲覧・活用，という二つの機能をもつ．

会員は報告事例の登録に先立ち，所定の書類を協会学術部HP，事例報告登録制度画面[51]より入手し，「事例報告書作成の手引き」に基づいた報告書作成と，事例対象者（または代諾者）および所属施設からの同意を得ることが求められている．

事例報告登録制度における一連の登録手続きと審査手続き，会員によるデータベースの閲覧手続きはすべてweb上で行われるため，会員が本制度を利用する際には，協会の会員管理システム用IDとパスワードが必要となる．

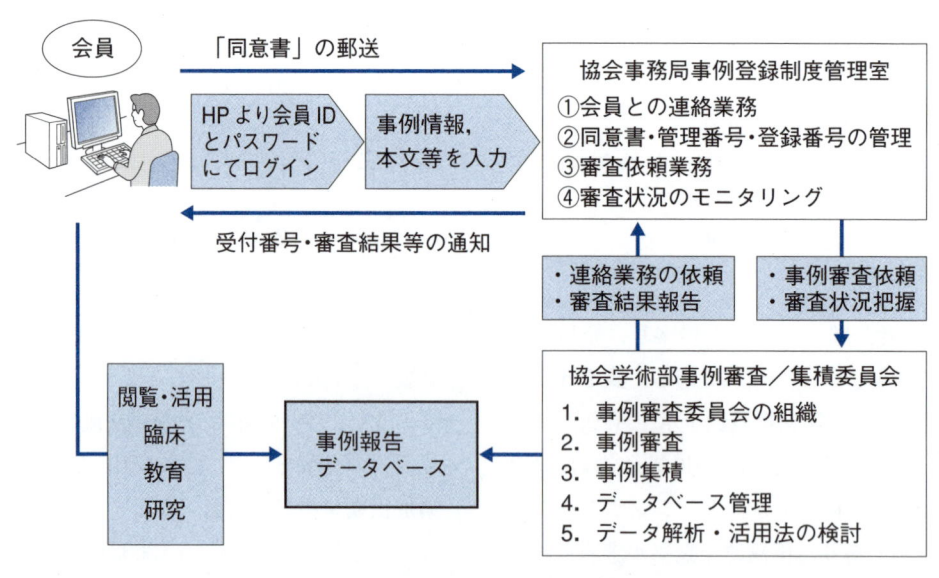

図9.2　事例報告登録制度の概要

登録された事例報告は，①作業療法の各種根拠資料の作成，②登録事例数の定期的な集計と報告，③「事例報告集」の編纂，④課題研究助成制度指定課題のテーマ決定資料，⑤認定作業療法士の資格審査資料，等にも活用される．

2. 課題研究助成制度

図9.3に課題研究助成制度の概要を示す．課題研究助成制度は，作業療法の成果根拠を作成していくことを目的に，作業療法効果を検証する研究に対して研究費を助成することを目的に創設された．課題研究助成制度によって蓄積される研究成果は，作業療法の学術的基盤を強化し，実践技術の向上を促進することによって，広く国民の健康増進に寄与するものであることが期待されている．

課題研究助成制度の助成課題は毎年公募されているので，応募者は協会HPや協会ニュースにて公開された募集要領を参照し，応募書類を協会学術部HPの課題研究助成制度画面[52]より入手し，必要事項を記入の上，定められた応募期間内に応募することになる．

採択された助成課題の研究成果は，機関誌「作業療法」の論文として投稿することが義務づけられている．

VII. 研究の倫理

研究の倫理についての協会の取り組みについて，澤田ら[53]の文献より以下に紹介する．

協会は情報化社会の進展によってプライバシーと個人情報を保護する厳粛かつ組織的な取り組みが必要となっている．わが国では個人情報の有用性に配慮しつつ，個人の権利・利益を保護することを目的とした「個人情報の保護に関する法律」（最終改正：2003年7月16日法律第119号)[54]が施行されており，個人情報の匿名化の必要性についてもここで明確に規定されている．また，2004年には保健医療福祉の事業者が遵守すべき「医療・介護関係事業者における個人情報の適切な取扱いのためのガイドライン」[55]と「臨床研究に関する倫理指針」[56]がそれぞれ厚生労働省より示されており，一読を勧めたい．

作業療法の臨床研究を行う場合にも倫理的配慮

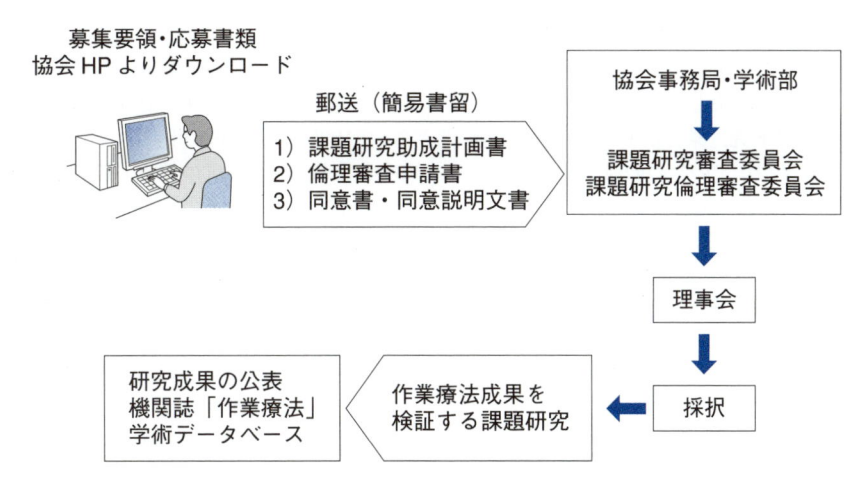

図 9.3　課題研究助成制度の概要

は必要不可欠であり，協会では，倫理的な取り組みをより具体化するために，2005年に「作業療法士の職業倫理指針」[3]を作成し会員に配布した．職業倫理指針の第13項「研究倫理」では，作業療法研究における被験者に対する配慮と著作権に対する配慮を定め，第14項では「インフォームド・コンセント」の手続きを示している．

協会が主体となって進めている研究活動には，①日本作業療法学会，②機関誌「作業療法」の発行，③事例報告登録制度，④課題研究助成制度，などがある．これらの学術研究活動に関する倫理的配慮は，日本作業療法学会の場合は演題募集要項の「演題内容に関わる倫理的事項について」として示され，機関誌の場合は執筆要領の「倫理上の配慮について」として明記されている．

事例報告登録制度と課題研究助成制度においても，報告や研究の対象となる人々の人権擁護や個人情報保護等のための手続きが定められている．

▶引用文献
1) 新村　出・編：広辞苑　第5版．岩波書店，1998.
2) 日本作業療法士協会学術部・編：日本作業療法士協会：倫理綱領．作業療法ガイドライン（2006年度版），日本作業療法士協会，2006, p.28.
3) 日本作業療法士協会学術部・編：日本作業療法士協会：作業療法士の職業倫理指針．作業療法ガイドライン（2006年度版），日本作業療法士協会，2006, pp.29-42.
4) 日本作業療法士協会学術部・編：作業療法研究法マニュアル―量的研究と質的研究．日本作業療法士協会，2006.
5) 鎌倉矩子，宮前珠子，清水　一・編：作業療法士のための研究法入門．三輪書店，1997.
6) 山田　孝・編：作業療法研究法．医学書院，1995.
7) 渡邊宗孝，寺見春恵，金子　翼・編：PT・OTのための統計学入門．三輪書店，1997.
8) 清水　一：研究疑問と研究の様式．鎌倉矩子，宮前珠子，清水　一・編，作業療法士のための研究法入門，三輪書店，1997, pp.23-32.
9) 山田　孝：作業療法研究法を学ぶ皆さんへ．山田孝・編，作業療法研究法，医学書院，1995, pp.1-5.
10) 湯浅孝男：文献レビューと文献研究．山田　孝・編，作業療法研究法，医学書院，1995, pp.41-48.
11) 宮前珠子：文献レビュー．鎌倉矩子，宮前珠子，清水　一・編，作業療法士のための研究法入門，三輪書店，1997, pp.54-60.
12) 諏訪邦夫：文献検索と整理―パソコンとインターネットをどう利用するか 改訂第2版．克誠堂出版，2002.
13) 讃岐美智義：文献管理 PC ソリューション 第2版―PubMed/医中誌検索から論文執筆まで．秀潤社，2007.
14) 長谷龍太郎：調査研究．山田　孝・編，作業療法研究法，医学書院，1995, pp.49-66.
15) 宮前珠子：調査的研究．鎌倉矩子，宮前珠子，清水　一・編，作業療法士のための研究法入門，三輪書店，1997, pp.71-82.

16) 澤田雄二：量的研究．日本作業療法士協会学術部・編，作業療法研究法マニュアル―量的研究と質的研究，日本作業療法士協会，2006, pp.6-16.
17) 清水 一：実験的研究．鎌倉矩子，宮前珠子，清水 一・編，作業療法士のための研究法入門，三輪書店，1997, pp.83-107.
18) 奈良進弘：実験研究．山田 孝・編，作業療法研究法，医学書院，1995, pp.67-76.
19) 小林正義：事例研究．日本作業療法士協会学術部・編，作業療法研究法マニュアル―量的研究と質的研究，日本作業療法士協会，2006, pp.34-37.
20) 鎌倉矩子：事例研究．鎌倉矩子，宮前珠子，清水 一・編，作業療法士のための研究法入門，三輪書店，1997, pp.123-141.
21) 村田和香：事例研究：一般．山田 孝・編，作業療法研究法，医学書院，1995, pp.77-86.
22) 山田 孝：概観．山田 孝・編，作業療法研究法，医学書院，1995, pp.34-40.
23) 八田達夫，小林正義：質的研究．日本作業療法士協会学術部・編，作業療法研究法マニュアル―量的研究と質的研究，日本作業療法士協会，2006, pp.24-33.
24) Pope C, Mays N（大滝純司・訳）：質的研究実践ガイド．医学書院，2001.
25) Strauss AL, Corbin J（南 裕子・監訳）：質的研究の基礎．医学書院，1999.
26) 川喜田二郎：続・発想法．中央公論社，1970.
27) 木下康仁：グラウンデッド・セオリー・アプローチの実践．弘文堂，2003.
28) 木下康仁・編著：分野別実践編 グラウンデッド・セオリー・アプローチ．弘文堂，2005.
29) 鎌倉矩子：作業療法と研究．鎌倉矩子，宮前珠子，清水 一・編，作業療法士のための研究法入門，三輪書店，1997, pp.9-21.
30) 山田 孝：研究疑問を立てること．山田 孝・編，作業療法研究法，医学書院，1995, pp.21-22.
31) 村田和香：クリニカルリーズニング．山田 孝・編，作業療法研究法，医学書院，1995, pp.155-161.
32) 鈴木久義：エビデンスに基づく実践と作業療法．山田 孝・編，作業療法研究法，医学書院，1995, pp.162-171.
33) 吉川ひろみ：作業療法研究・作業療法の理論的枠組みに関するこの10年と今後．OTジャーナル40：257-265，2006.
34) 斎藤清二，岸本寛史：ナラティブ・ベイスト・メディスンの実践．金剛出版，2003.
35) 斎藤清二：ナラティブ・ベイスト・メディスンとは何か．斎藤清二，岸本寛史，ナラティブ・ベイスト・メディスンの実践，金剛出版，2003, pp.13-36.
36) 湯浅孝男：文献研究：ナラティブという概念の背景．山田 孝・編，作業療法研究法，医学書院，1995, pp.123-126.
37) 宮前珠子：研究の発表．鎌倉矩子，宮前珠子，清水 一・編，作業療法士のための研究法入門，三輪書店，1997, pp.143-153.
38) 日本作業療法士協会学術部：学術研究活動．日本作業療法士協会・編，作業療法白書2005，2006, pp.71-76.
39) 簗瀬 誠：過去10年間に掲載された論文の概観と機関誌「作業療法」への投稿のすすめ．作業療法25：382-386，2006.
40) 清水 一：身体障害領域論文の分析と投稿を期待したいテーマ．作業療法26：225-238，2007.
41) 簗瀬 誠：精神科作業療法に関連する論文の分析と投稿のすすめ．作業療法26：239-245，2007.
42) 辛島千恵子：発達障害領域の論文から学ぶ実践とこれからの研究．作業療法26：246-252，2007.
43) 村田和香：老年期領域のこの10年と明日のためにしなければならないこと．作業療法26：253-261，2007.
44) 日本作業療法士協会学会評議委員会：学会演題枠組み．2005（on line,〈http://www.jaot.or.jp/endaibunrui.html〉, accessed 2008-10-1）
45) 浅井憲義，小林正義：作業療法におけるエビデンス．作業療法24：106-110，2005.
46) 鎌倉矩子：核心へ―新しい作業療法誌の発刊に寄せて．精神認知とOT 1：5，2004.
47) 吉川ひろみ，山下由美：根拠に基づいた作業療法（EBOT）の実践と課題．OTジャーナル36：419-424，2002.
48) 日本作業療法士協会ニュース第239号．
49) 日本作業療法士協会ニュース第265号．
50) 日本作業療法士協会・作業療法成果検討委員会：作業療法成果の根拠を示す枠組みについて．作業療法23(2)：166-171，2004.
51) 日本作業療法士協会：「事例報告登録制度」について．2005（on line,〈http://www.jaot.or.jp/info-jirei-toroku.html〉, accessed 2008-10-1）.
52) 日本作業療法士協会：「課題研究助成制度」と平成20年度研究課題募集について．2007（on line,〈http://www.jaot.or.jp/info-kadaikenkyu.html〉, accessed 2008-10-1）.
53) 澤田雄二・小林正義：研究の倫理．日本作業療法士協会学術部・編，作業療法研究法マニュアル―量的研究と質的研究，日本作業療法士協会，2006, pp.38-39.

54) 内閣府：個人情報の保護に関する法律（平成15年5月30日法律第57号）最終改正：平成15年7月16日法律第119号（on line, 〈http://www5.cao.go.jp/seikatsu/kojin/houritsu/index.html〉, accessed 2008-10-1）.
55) 厚生労働省：医療・介護関係事業者における個人情報の適切な取扱いのためのガイドライン．2004 (on line, 〈http://www.mhlw.go.jp/houdou/2004/12/dl/h1227-6a-pdf〉, accessed 2008-10-1）.
56) 厚生労働省：臨床研究に関する倫理指針．2008 (on line, 〈http://www.mhlw.go.jp/general/seido/kousei/i-kenkyu/rinsyo/dl/shinshin.pdf〉, accessed 2008-10-1）.

演習問題

❶ 作業療法士が研究をする意義について説明しなさい．
❷ 文献レビューが研究にとってなぜ重要であるか述べなさい．
❸ 質的研究と量的（実験的）研究の特徴について説明しなさい．
❹ 研究計画立案に必要な知識について説明しなさい．
❺ 研究を公表することの意義について説明しなさい．
❻ 日本作業療法士協会の学術的取り組みについて説明しなさい．
❼ 研究における倫理の重要性について述べなさい．

第10章

職能組織・専門職組織

📝 学習課題

1. 職能組織の歴史を理解できる．
2. 社団法人日本作業療法士協会の存在を認識できる．
3. 社団法人日本作業療法士協会の組織構成を理解できる．
4. 公益活動の必要性を認識できる．

🔔 キーワード

プロフェス　　　パラダイム　　　世界作業療法士連盟（WFOT）
社団法人日本作業療法士協会　　　公的医療保険　　　公益活動　　　倫理綱領
作業療法士業務指針　　　作業療法5・5計画

📖 この章の概要

　一定の体系的な理論，社会的承認，倫理綱領，そして権威を備える専門職としての作業療法士について学ぶ．また，人々の健康を守るために知識と良心をささげる，常に知識と技術に関して最高の水準を保つ，個人の人権を尊重する，などの作業療法士が掲げる倫理綱領の意味を学ぶ．社会における作業療法士の貢献を，より推し進めるために大切な役割を担う職能団体（社団法人日本作業療法士協会）の機能と組織を知る．

I. 作業療法士の組織：
その目的と機能

　同一職に従事する者たちが集まり組織を作ることは古からなされている．地名として残る銀座は，通貨管理のために為政者が貨幣の鋳造に従事する者たちを集めた場所の名に由来する．銀座は銀吹職人の集会する場所もしくは市で，占有する権利をもつ場という意味であるから，ほかにも「座」を用いる職能集団は中世から数多くあった．海外でも中国の「行」や欧州の「ギルド」などがあり，同一職の利益や権益を保持したり追求する活動が行われてきた．ある職能集団が利益追求のみを行うと他集団との軋轢を生んだり，他の人々の生活上の不利益が大きくなるため，為政者の圧迫を受ける場合も歴史的にはあった．そのため，職能集団を存続させる活動として，他の人々の役に立っていることや自分たちの技能が一定水準に達していることを広報したり，他の人々に役立つことを実行した．この広報活動を行うことをプロフェス（profess）といい，専門技術者やその集団をプロフェッション（profession）というようになった．コラム（次ページ）で紹介した例はオペラからの引用であるが，人々に対し日常的に奉仕する技術があることと，社会的危機に襲われた場合に人々を守る意志・慣習をもつことを表明する集団がいたことを裏づけている．その時代は王権とそれを賦与する神官が支配者階級であったので，技術者集団に先行して神学・法学・医学の専門家がプロフェッションを構成していた．

　☆「○○座」と「座」を用いる言葉を調べてみよう．

　そのため現在の職能集団（組織）も，医療や法律などの専門資格をもつ専門職従事者によって構成されている組織が多い．職能組織の目的は，構成員の専門性の維持・向上，処遇や利益の保持・改善，学術・研究活動の奨励，後輩の育成と構成員の研鑽，親睦と情報交換，一般社会への広報・公益活動などとされている．日本の職能組織には，日本医師会，日本看護協会や日本弁護士連合会などがあり，様々な業種に数多く存在する．

　目的とされる内容の重みづけは社会情勢や歴史的性格によって異なる．学術・研究活動の奨励を主な目的とする科学者集団（組織）に関して，トーマス・クーンは『科学革命の構造』の中で以下のように述べている．「（前略）…このようなパラダイムを学んで学生は，将来仲間入りして仕事をしようと思う特定の科学者集団のメンバーになる準備をする．…（中略）…共通したパラダイムにもとづく研究をする人々は，科学の仕事に対する同じ規則，基準をとっている．その基準の採用と，それから生ずるものについての意見の一致は，通常科学，つまり特定の研究伝統の派生と継続のための必要条件となっている」．そして，所属する科学者たちは，現象を測定し，測定結果と仮説の調和をはかり，理論を整備することにより業績を残していく．

　後輩の育成と構成員の自己研鑽をまず主な目的とする例は，初期のアメリカ作業療法協会（American Occupational Therapy Association；AOTA）の活動や，世界作業療法士連盟（World Federation of Occupational Therapist；WFOT）に認めることができる．S. Tracy, E.C. Slagle, W.R. Dunton, G. Burton らが集まり作業療法に携わる者たちの組織を第一次世界大戦中の1917年に設立した．アメリカで専門職組織として活動を始めた集団は，1920年に現在の「アメリカ作業療法協会」と名乗ることになり，教育コースやテキストの開発を手がけてきている．また，1952年に世界の10ヵ国の作業療法士組織が集合して結成したWFOTも同年に「作業療法士教育の最低基準」の概説を作成し，作業療法が未確立である国々における教育プログラムを開発するための指標とし，現在も更新しつづけている．このように職能組織が作られた初期には，組織の構成員である専門家を育成す

> **コラム** Zunft（Guild）によるプロフェスの例（「ニュルンベルクのマイスタージンガー」第3幕第5場より抜粋（R. Wagner, 1868．バイエルン宮廷歌劇場初演））
>
> （靴屋組合）
>   聖クリスピンを称えよう
>   偉い聖者であり　靴屋の腕前もみせた方
>   貧乏人に　暖かい靴を作ってあげた
>   だれも革をくれないときは　盗んでまでも取ってくる
>   小言にこだわらぬ　この靴屋
>   万難を排して靴を作る
>   毛皮から靴が出来さえすれば
>   トントントンとすぐにのす
>   それぞれ役に立たせるのだ
>
> （仕立屋組合）
>   ニュルンベルクが包囲され
>   町に飢餓が迫ったとき
>   町も市民も死にかけた
>   勇気ある仕立屋が　もしいなかったら
>   山羊の皮を着て　城壁を歩いたり
>   飛び上がったり
>   それを見た敵は総退却
>
>   奇妙な山羊が鳴いている
>   メエエ　メエエ
>   山羊の中に仕立屋がいるとは　だれも気づかぬ
>
> （パン屋組合）
>   腹がへって　死にそうだ
>   たまらぬ苦しみだ
>   パン屋が　毎日　パンを売らなけりゃ
>   この世はすべて死にたえる
>   焼くぞ　焼くぞ
>   毎日パンを焼け
>   お腹をみたしておくれ
>   …………（略）…………
>   トントントンとのす
>   革はそれぞれ役に立つ
>   …………（略）…………
>   メエエ　メエエ
>   山羊のお腹に仕立屋がいるとは
>   …………（略）…………
>
>   歌会（聖ヨハネ祭）

ることに力を注ぐ現象が認められる．

　法律では，このようにある目的のために人が集まって組織化した集団を「社団」といい，その中には法人格を取得する団体がある．法人とは，「自然人」以外のもので法律上の権利義務の主体とされているものである．社会的レベルで活動している集団を国家が法的レベルで承認するという手続きがとられる．法人格を取得した社団を「社団法人」といい，構成員を社員（会員）という．社員は，仲間うちの約束ごとを決めて，目的達成のための事業をしなければならない．この約束ごとを「定款(ていかん)」といい，決める際の集まり（最高議決機関）を社員総会という（株式会社の場合は，構成員を株主といい，社員は雇用されている人を指す）．

　社団法人日本作業療法士協会も定款でその目的と機能（事業）を定めている．目的はその第3条で述べられ，「作業療法士の学術技能の研さん及び人格資質の陶やに努め，作業療法の普及発展を図り，もって国民医療の向上に資することを目的とする」とされている．事業（機能）は，第4条で「…目的を達成するために次の事業を行う」として(1)学会，研修会，講習会等の開催，(2)調査研究，(3)刊行物の発行，(4)普及指導，(5)教育の向上，(6)社会的地位の向上，(7)内外関係団体との提携交流，(8)その他必要と認められること，と定められている．

　公益とは公共の利益である．人の行為には個人の利益追求の際に公益を侵さないことが求められるし，正当な目的と手段をもって公益をはかるためになされた行為は違法性阻却事由に該当するとされる場合がある．法人も法律上の権利義務主体であるので，同様に公益に尽くす必要がある．法人の中で，祭祀・宗教・慈善・学術・技芸などの公益を目的として，営利を目的としないものを「公

益法人」という．営利とは外部的経済活動によって得た利益を社員に分配することであるので，法人の活動に付随的に利益が上がっても分配目的がなければ営利とされない．社団法人日本作業療法士協会も定款の目的と機能（事業）から考えると公益法人とされる．

> ☆ この章は，法人に関する法律が改正されて各職能団体がどのような対応をとるかを決めつつある2009年春に書かれている．皆さんが学んでいるときに日本作業療法士協会はどのような法人になっているか，調べてみよう．

II. 社団法人日本作業療法士協会の歩み・発展と活動

1. 職能組織としての発足とその目的の達成

作業療法士の職能組織としての日本作業療法士協会（以下，協会）の発足は，1966年9月25日である．第1回国家試験合格者20名と外国免許所持者2名に対して，日本初の養成施設である国立療養所東京病院附属リハビリテーション学院の卒業生5名が呼びかけ，18名（組織率81.8%）で結成された．どのような経緯であったのかについては，先達が遺した種々の記録を読んでほしいが，協会創立20周年記念誌に，発足時国立療養所東京病院附属リハビリテーション学院長であった砂原茂一が「Professionの団体として責任を」と題して寄稿している．この内容から推測するに，職能組織を発足することには砂原の大きな影響があったであろうと思われる．また，10周年記念誌には，初代の会長である鈴木明子が「私はOTです，と云える蔭に厚生省，養成校，病院施設，医学会，賛助会員の温かい思い遣りと協力がございました」と述べており，協会を取り巻く様々な人の援助を得て歩み始めたことがわかる．

発足の翌年には，第1回学会を開催し職能組織の目的のひとつである「学術・研究活動の奨励」を果たしている．また，1972年には，「作業療法士教育の最低基準」を満たす国としてWFOTに認められて正会員国として加盟している．しかし，「処遇や利益の保持・改善」に関しては遅れ，10年間の地道で粘り強い活動によって「作業療法が公的医療保険の診療報酬制度の対象となること」は1974年2月に達成された．その陰には役員である会員が，作業療法を実施する上で必要となる材料費などの原価計算を詳細に記した書類を作成し，個人のポケットマネーで上京して厚生省（当時）を訪問するなどの活動があった．また，10周年記念誌で松本妙子は別の目的である「後輩の育成と構成員の研鑽」に関して，「治療の場において絶えず求めるのは，より高度な，より新しい専門的知識であり技術であ」るから「卒後教育コース」を準備しなければならないと述べている．このような会員の意志を反映するように，1974年10月に厚生省主催第1回理学療法士・作業療法士養成施設等教員講習会が大阪で，翌年1月東京で開催されている．

この時期の組織的課題は，矢谷令子が「会員皆で考えたい5つの課題」とした「セラピスト，教育者としての自覚．協会員としての自覚の具現化と活動への参加．支部，理事会の活発でのびのびした活動と会員への横のつながりの強化．協会として医療界への躍進と横の連絡強化．国のOT教育機能への関与と顧問的役割で質と量の充実化」であった．

2. 公に認められた組織として―法人格の取得

社会的レベルで活動している組織として協会が法的に承認を受けるためにはいくつかの課題があった．法人は法律上の権利・義務の主体とされるので，権利が賦与される前に，義務を遂行できる能力があるかが問われる．法人格を取得する前の協

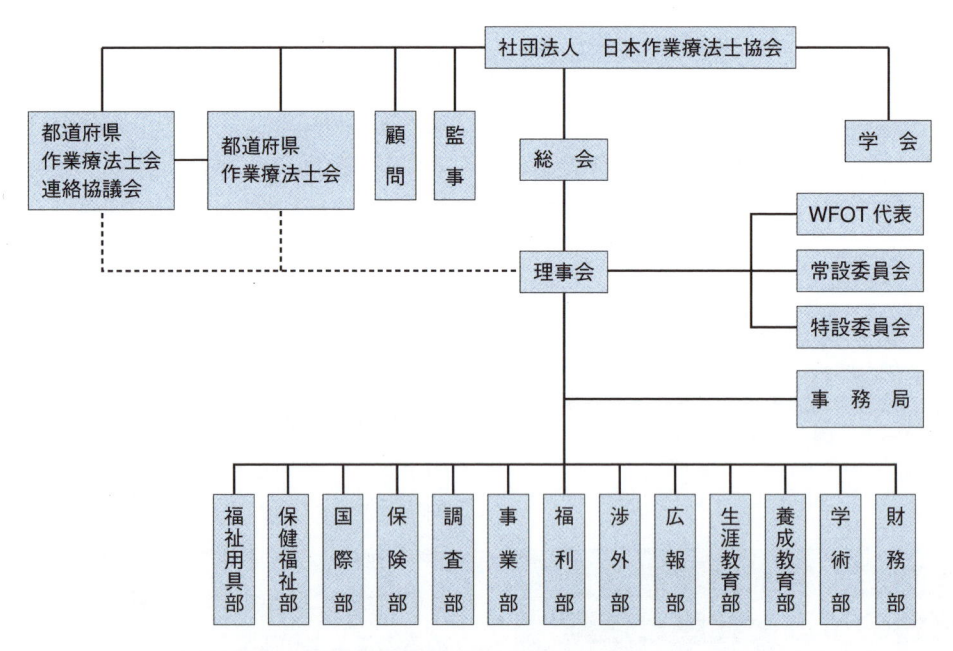

図 10.1　日本作業療法士協会，協会組織図（2009年現在）

会の課題は，国に依存することのない自立した組織であること，職能組織の目的である「親睦と情報交換」から「一般社会への広報・公益活動」へ重心をシフトした組織・活動内容とすること，公益事業を継続して実施するために必要とされていた，ある数以上の組織員数（当時は通例千人とされていた）を超すことであった．課題を解決するためにとられた措置は，事務局の移転（1980年国立東京病院附属リハビリテーション学院から専門学校社会医療技術学院へ），学会・研修会事業の充実に加え，地域社会におけるリハビリテーション関連事業への参画を事業計画に網羅し，法人運営にふさわしい経理計画の立案（公認会計士事務所との契約締結）などであったが，組織員数の増加は当時の学校・養成施設の学生定員数からみて，すぐには難しい課題であった．しかし，国際連合によって1981年を国際障害者年として全世界規模で活動することが決まっていたことや，所轄官庁である厚生省医務局に日本作業療法士協会を理解し応援する官僚が存在していたことが追い風となり，1981年3月に「社団法人日本作業療法士協会設立許可書」が交付された．

定款第4条に記された目的達成のため，特に公益事業の展開のため，組織体制（図10.1）と事業を展開するためのルールである施行規則・諸規定などの規約も整備された．しかし，役員を構成する理事は，会務処理にあたる各部・委員長も兼務することが多く，理事会審議に臨み部活動の企画立案・実施・報告など多くの会務を担っていた．

☆ 現在の日本作業療法士協会の所在地を調べてみよう．

3．社団法人としての発展と公益活動

会員の調査・研究を発表し内外に問うものとして，機関誌「作業療法」が1982年に創刊された．当初は年1回の発行から始まり講演録や特集寄稿が多かったが，現在は年6回刊行され研究論文が多くを占めるようになっている．研究発表のもうひとつの場である学会は1967年から毎年開催されているが，近年は開かれた学会として他職種や外国籍作業療法士に発表の機会を提供するだけで

表 10.1 組織率と就業率

年度	会員数	有資格者数	組織率（％）	就業者数	就業率（％）
1966年	18	22	81.8	–	–
1971年	263	360	73.1	–	–
1976年	427	621	68.8	–	–
1981年	842	1,088	77.4	–	–
1986年	2,046	2,581	79.3	–	–
1991年	4,391	5,287	83.1	–	–
1996年	7,488	8,748	85.6	6,366	85.0
2001年	15,193	17,229	88.2	13,150	86.6
2006年	29,532	33,696	87.6	25,498	86.3
2008年	35,961	42,354	84.9	31,045	86.3

注：数値は作業療法白書 2005 と OT 協会会員統計資料（各年度 3 月 31 日現在）による

なく，一般市民向けの公開講座を実施している．その他，数多くの他職種や一般市民向けの研修会が，事業部によって毎年実施されている．学会は構成員の研鑽と専門性の維持・向上のためのものであるが，ほかにも作業療法士の臨床技術を磨く各種の研修会を実施している．構成員の研鑽による専門性の維持・向上のための各種研修会をシステマティックに整備したものが協会の生涯教育制度であり，1998 年に開始され，2003 年には「認定作業療法士制度」，2009 年に「専門作業療法士制度」を加えて発展している．臨床技術は単にテクニカルなものだけではないので，協会は専門家としての資質維持に努力している姿勢を外に向けプロフェスするために 1986 年に 12 項目からなる「倫理綱領」(p.235，表 7.3 参照）を発表するとともに，業務を適正にかつ円滑に進めるために「作業療法士業務指針」(1989)，臨床的基準の確保および向上のために「作業療法ガイドライン」(1991) を作成している．後輩の育成に関しては，法人化する以前の 1973 年に「臨床教育手引書」が発行され，1987 年，2003 年と改訂されている．教科書・参考書は協会によって 1984 年『四肢・脊柱の機能解剖』の翻訳，1985 年『作業・その治療的応用』が刊行されていたが，1987 年「作業療法書刊行について（答申）」と「作業療法学の構造に関する答申」が出され，1990 年に日本語で著わされた教科書「作業療法学全書」を刊行するに至った．作業療法士養成教育の水準を示す本書は，改訂第 3 版となる．また，WFOT による「作業療法士教育の最低基準」の経年的改正を受け，翻訳して会員に伝達するとともに WFOT 認定校の審査を実施し，国民に提供される作業療法士養成教育の質担保に努力している．そして，2003 年には協会による「作業療法士教育の最低基準」を発刊するに至っている．処遇や利益を保持・改善する活動では，1974 年以降，診療報酬改定年ごとに関連する職能団体と連携して働きかけを実施し成果を上げているが，それとは別に，診療報酬対象ではない福祉領域などへの作業療法士配置を目指す「作業療法 5・5 計画」を 2008 年から開始している．作業療法士が安全・安心に働けることは，対象者が安全・安心にサービスを受給できることでもある．今後は，福祉領域などでの処遇や利益を保持・改善する活動が課題となる．

このような活動を実施してきた協会は，高い組織率を維持してきており，就業率も他職種と比較すると高い水準となっている（表 10.1）．

☆ 現在の日本作業療法士協会の組織率と会員の就業率を調べてみよう．

Ⅲ. 職能組織としてのこれからの課題

前述したが1975年に矢谷は「会員皆で考えたい5つの課題」を挙げている．また，1985年の長期活動計画立案では，作業療法士が直面している諸問題を四つの大項目に分類した．それらは，①学術としての作業療法，②作業療法士の養成，③作業療法士の需要と供給，④職能団体としての課題である．その課題は多様で「対外諸活動の必要性に比し，実際に活動出来る会員の数が少なく，地域的偏在という事情も重なって，一部に負担をまねく結果となっている」と述べている．2008年の「作業療法5・5計画」では，六大項目のひとつとして「協会組織の機能再編」を挙げ，そのための「協会体制の基盤強化」「協会機能の評価と効率化」「協会関連情報の管理・運用」「公益法人制度改革への対応」「人材活用に関する対応」の行動計画を方針として打ち出している．

職能組織としての課題は，時代・社会の変化という外部要因と会員数・会員の背景因子の変化という内部因子によって流動性をもつと考えられる．課題を考える上で必要なのは現状を客観的に分析する態度であろう．前出した砂原は作業療法について「医療の目標はどこまでいっても…（中略）…"まるごとの人間"でなくてはならないはずです．そしてOTは医学の中でも，そしてリハビリテーション医学の中でも，"まるごと性"の濃度のもっとも高い分野である」とし，組織について「どうも団体というものは小柄なうちはそうでもないのですが少し人数が増えるとProfession活動そのものよりも政治的動きに興味をもったり権力にあこがれる人が出て来て派閥が発生しがちです」と述べている．その上で，社団法人日本作業療法士協会に対して「先輩の団体の真似をしないでどこまでも団体内民主主義を徹底し，みんなが言いたいことをフランクにいいあえる雰囲気，しかし一度決まったことには文句を言わないというしきたりを持ちつづけていただきたい」と希望を述べている．職能組織としての課題を考えるときは，「OTのためのOTではなく」（傍点引用者）という砂原の助言を忘れるべきではない．

▶参考文献

1) 日本作業療法士協会10周年記念事業実行委員会・編：日本作業療法士協会10周年記念誌．日本作業療法士協会・清瀬園，1975.
2) 日本作業療法士協会20周年記念誌編集委員会・編：日本作業療法士協会20周年記念誌．日本作業療法士協会，1986.
3) 日本作業療法士協会30周年誌編集委員会・編：日本作業療法士協会30周年記念誌．日本作業療法士協会，1996.
4) 日本作業療法士協会作業療法白書編集委員会・編：作業療法白書1985．作業療法4（2），1985.
5) 日本作業療法士協会白書委員会・編：作業療法白書1990．作業療法10（Suppl.1），1991.
6) 日本作業療法士協会白書委員会・編：作業療法白書1995．作業療法15（Suppl.1），1996.
7) 日本作業療法士協会白書委員会・編：作業療法白書2000．作業療法20（Suppl.1），2001.
8) 日本作業療法士協会企画調整委員会・編：作業療法白書2005．作業療法25（Suppl.1），2006.
9) 東京病院附属リハビリテーション学院同窓会「清始会」編：閉校記念誌，2008.
10) 鈴木明子：日本における作業療法教育の歴史．北海道大学図書刊行会，1986.
11) トーマス・クーン：科学革命の構造．みすず書房，1971.

演習問題

❶ 本文に記載されている以外の職能組織を10調べなさい．
❷ 作業療法が診療報酬対象となった年度を述べなさい．
❸ 社団法人日本作業療法士協会の設立年を述べなさい．
❹ 公益に尽くすべき理由を考えなさい．

キーワード説明

■第1章■

職域
ここでは作業療法士が行っている職務の範囲を指す．具体的には，作業療法士として活動している領域によって医療，福祉，保健等に分類されることが多い．

障害領域
疾病ではなく作業療法で対象とする障害からみた区分を指す．身体障害，精神障害など，四つに分類されていることが多い．

対象疾患
ここでは作業療法の対象となっている疾患を指す．注意が必要なのは，ICD-10分類では，原因疾患を挙げることになっている点である．例えば「切断」では，原因疾患が，糖尿病による壊疽ならば内分泌・栄養及び代謝疾患の「糖尿病」が対象疾患となるし，外傷性ならば損傷，中毒及びその他の外因の「その他」が対象疾患になる．脳腫瘍では，「新生物の悪性新生物」か「良性新生物及びその他の新生物」が対象疾患となる．

診療報酬制度
健康保険制度における保険診療を実施する際の，診療の対価としての報酬基準（施設基準および報酬点数等）を定めた制度である．保険医療機関および保険薬局は報酬としてその基準に従って保険者から受け取ることになる．これには，医療従事者の医療行為に対する対価である技術料，薬剤師の調剤行為に対する調剤技術料，薬剤の薬剤費，医療材料費，検査費用などが含まれる．診療報酬は，物価や人件費などの変動に合わせ，2年に一度の頻度で改定が行われ，中央社会保険医療協議会等の議論を踏まえ厚生労働大臣が決定している．

急性期
急性発症また受傷した疾病・外傷およびその合併症を治療する医学的管理が優先される時期で，この時期のリハビリテーションはベッドサイド中心に行われ早期離床が当面の目標となる．

回復期
急性期を脱し，疾病・外傷による障害に対して積極的にリハビリテーションを行う時期で，主に回復期リハビリテーション病棟で行われる．

回復期リハビリテーション病棟
回復期リハビリテーション病棟は2000年度に，ADLの向上による寝たきり（廃用症候群）防止と家庭復帰の推進を目的として制度化され，医療におけるリハビリテーションの中心的存在となっている．リハビリテーション医・作業療法士・理学療法士・言語聴覚士・医療ソーシャルワーカー・看護師等の関連職種によるチームアプローチが重要となる．

移動手段
移動手段は回復状況に応じて，車いすから歩行へと移行していく．

日常生活動作（ADL）
ADLとは，一人の人間が自立して生活するために行う基本的な，しかも各人ともに共通して毎日繰り返される一連の身体的動作群をいう．この動作群は，食事，排泄などの目的をもった各作業（目的動作）に分類され，各作業はさらにその目的を達成するための細目動作に分類される．（日本リハビリテーション医学会）

チームアプローチ
対象者に関わるリハビリテーション医・作業療法士・理学療法士・言語聴覚士・医療ソーシャルワーカー・看護師等の関連職種が協働してリハビリテーションにあたることでより高い効果が望める．従来は医師がリーダーとなり他の専門職がその指示に従って対象者のリハビリテーションを行うようなイメージであったが，近年では対象者・家族を中心にして同心円状に各専門職が協力しあうイメージになっている．

慢性化などの二次障害
亜急性期は，幻覚妄想などの陽性症状，それに伴う不安や興奮などの急性期症状がおさまった後で，刺激に対しては敏感な時期である．そのため刺激に配慮しながらも，具体的な活動を通して，現実的な体験による現実感の回復を促すことが求められる．この時期の遷延化は長期在院につながりやすいといわれている．

統合失調症
schizophrenia．内因性の精神病のひとつ．わが国では2002年，精神分裂病から統合失調症に変更された．発生頻度は高く，一般人口の0.7〜0.9％，約100人に一人といわれ，青年期に好発する精神医学領域で最も重要な疾患とされている．代表的症状には幻聴，妄想知覚などが挙げられる．

地域活動支援センター
障害者等を通わせ，創作的活動又は生産的活動の機会の提供，社会との交流の促進その他の厚生労働省で定める便宜を供与する施設をいう．（障害者自立支援法第5条21項）

ホームヘルプサービス（居宅介護）
障害者自立支援法第5条2項に，訪問系サービスとして位置づけられている介護給付のひとつである．入浴，排泄または食事の介護など，居宅での生活全般にわたる援助サービスのこと．

ケアマネジメント会議
ケアマネジメントは，生活に困難さをもっている人々を対象にし，様々な種類の支援を適切に組み合わせて，ひとそろいのパッケージとして提供する技法である．ケアマネジメント会議は支援プラン作成のため，利用者本人とそれを取り巻く状況を共有し，協

働して実行するための会議である．

障害者自立支援法
障害者の地域生活と就労を進め，自立を支援する観点から，それまで障害種別ごとで異なる法律に基づいて提供されてきた福祉サービス，公費負担医療等について，共通の制度のもとで一元的に提供する仕組みに改めた法律．平成17（2005）年11月に公布され，平成18年4月から実施された．

ピアサポーター
ピアサポートとは同じ問題や環境を体験した人が，対等な関係性で仲間を支え合うことをいう．ピアサポーターは自らの体験を活かしながら仲間を支援する人たちのことである．

超高齢社会
高齢者の増加により，人口構造が高齢化した社会のこと．指標としては総人口に占める高齢人口（65歳以上）の比率が21%以上になっている状態．

介護保険制度
保険料を徴収して高齢者に介護サービスを提供する社会保険制度．第1号被保険者は65歳以上，第2号被保険者は40歳以上65歳未満の者とされ，いずれも要介護状態になると給付（居宅介護サービスと施設介護サービス）を受けることができる．

介護老人保健施設
介護保険制度における施設介護サービスのひとつであり，介護を必要とする高齢者の自立を支援し，家庭への復帰を目指すために，医師による医学的管理のもと，看護・介護によるケア，作業療法士，理学療法士，言語聴覚士によるリハビリテーションを提供する施設である．

■第2章■

Well-being
wellの語源wel-は，to wish, will であり，望むことや意志であることを考えると，主観的なことも包括していると考えるべきである．

障害者
ICFで用いられている用語でいえば，心身機能・身体構造障害，活動制限，参加制約を経験している個人．

応用的動作能力または社会的適応能力
応用的動作能力とは，寝返り・立つ・歩く等の身体的基本的な動作能力と対をなし，食事や更衣，家事等の日常生活関連動作や職業生活に関連する動作能力を指す．社会的適応能力とは，主に精神障害を念頭に置いた対人関係能力や広く社会参加のための能力を指す．

ライフサイクル
ライフサイクル（生活環）とは，人が生まれてから死ぬまでに通過する段階のことである．この前提として，① 発達は連続的で明確に定義された段階をもち，その段階は前後の段階と十分に区別しうる特徴をもっていること，② 発達が円滑に進むためには，上記の段階の課題が十分に達成されること，が挙げられる．ライフサイクル論としては，フロイト，エリクソン，ピアジェ，レヴィンソン等がある．

健康生成的，疾病発生的
salutogen, pathogen．健康生成的とは個人が健康を維持・増進する上で助けとなる諸要因，疾病発生的とは疾病が発現する上で必要な諸要因を指している．注意しなければならないのは，例えば疾病の予防という場合には，健康増進は求められてはおらず，健康生成と疾病発生は同一次元では考えられていないということである．

生命システム
人間は約60兆個の細胞から構成されているが，その細胞を1個の全体へと「有機的に構成」（organization）しているのが生命（life）である．また複数の構成要素が有機的に組み合わされ，まとまりをもつ全体をシステムという．このように生命システムという場合は，生命を物質（細胞）より構成される機械論として考える立場をとる．

自然治癒力
spontaneous cure．生命体は，傷などを元に戻す再生機能とウイルス等の外部の有害物質から自身を守る防衛機能をもっている．これらの働きを自然治癒力という．けっして超自然的な働きを意味しているものではない．

健康生成論
salutogenesis．salus（ラテン語で健康な，正常な状態にある，無傷の，無事な，安全な等の意味）と genese（ギリシャ語で生成を意味する）の合成語である．健康生成論の基本的な視点は，病気はさほど珍しい逸脱ではなく，人々はなぜ健康（health ease）と健康破綻（dis-ease）を両極とする「健康－健康破綻の連続体」（health ease/dis-ease continuum）上の望ましい極，つまり健康の極側にいられるのか，あるいは，ある時点でたとえどこの位置にいようとも，人々はなぜ健康の極側に移動しうるのか，と問うことである．

健康志向と疾病志向
health-oriented, disease-oriented．健康志向の人たちは，人々の健康を保ち，病気になるのを予防することに注意と資源を割り当てようとし，疾病志向の人たちは死や疾病の慢性化を防ぎ，可能ならば健康を回復させようとして，病人の治療に焦点を据える．

リスクファクター（危険要因）
疾病や障害が作られるために必要な構成要因．

サリュタリーファクター（健康要因）
健康が維持，回復あるいは増進するために必要な構成要因．

作業（作業活動）
狭義には，作業療法の手段として用いられる作業（作

業活動）のこと．ただし，作業療法では作業（作業活動）を目的として用いることもある．また，作業療法（occupational therapy）の作業という語は，英語の occupation を訳し当てている．このことから広義は生活を構成しているものすべてを作業（作業活動）と捉えている．

目的としての作業
occupational as ends. 対象者がもっている能力を使って，活動，課題，役割を達成するために用いる作業．

手段としての作業
occupation as means. 障害のある遂行要素に対して変化をもたらすような治療を行うために用いる作業．

作業分析
作業の力学的，心理的，工程等の成り立ちを明らかにし，人がその作業を行うために必要な運動学的機能および能力を明らかにすること．作業分析をすることで，その作業の治療的な効果を見出す．

分類
ある基準に従って，物事を似たものどうしにまとめて分けること．

生活
① 生存して活動すること．生きながらえること．② 世の中で暮らしてゆくこと．また，そのてだて．くちすぎ．すぎわい．生計．（『広辞苑 第 6 版』，岩波書店）

発達課題
人生にわたる各発達段階（時期）において，その発達段階を進むために習得されなければならない諸々の課題．発達課題は，各時期における発達の特徴の単なる記述ではなく，社会や文化から要請され，期待されている発達の目標である．

生活時間
生活時間の研究では一定の時間（通常 1 日 24 時間）を個人がどのように消費したかを記録し，時間配分の主要な傾向を分析したり，集団間の比較検討を行っていく．日本人の生活時間に関する代表的調査として，国民生活時間調査（NHK）と社会生活基本調査（総務省）がある．

健康
「完全な肉体的，精神的及び社会的福祉の状態であり，単に疾病又は病弱の存在しないことではない」（WHO）．基本的な生活習慣がバランスよく遂行されることで自然と人間は健康になる．

作業欲
人間は健康でいたいと望み，何かしら目的のある作業に従事していたいと望むものである．菅修によれば「作業欲」とは食欲や性欲などと同じように，本来人間の基本的欲求のひとつ．

環境
個人の生活・人生の背景となる人，物，自然，社会で，相互作用を及ぼし合うもの．

障害
疾病あるいは健康状態により心身機能・身体構造の障害，活動制限および参加制約を指し，環境や個人の特性に左右される．

相互作用
互いに働きかけ，影響を及ぼすこと．

生活者
患者（対象者）が本来住む場所（家族および物理的環境の中）で生きていくという行為を続ける人．主体を失わないで生きていく人．

理学療法士及び作業療法士法
1965 年 6 月に制定された理学療法士と作業療法士の身分法．第 1 章「総則」では目的と理学療法と作業療法の定義が明記されている．以下，第 2 章「免許」，第 3 章「試験」，第 4 章「業務等」，第 5 章「理学療法士作業療法士試験委員」，第 6 章「罰則」からなる．数回の改定が行われているが，刑法や保健師助産師看護師法改正に伴って平成 13（2001）年そして最近は平成 19（2007）年に改正された．

国際生活機能分類（ICF）
International Classification of Functioning, Disability and Health. 人間の生活機能と障害の分類法．以前の分類である国際障害分類（ICIDH）に対し，生活機能というプラス面からみるように視点を転換し，さらに環境因子等の観点を加えた．2001 年 5 月，世界保健機関（WHO）総会において採択．

健康状態
ICF で用いられている用語で，病気（急性期あるいは慢性期），変調，傷害，外傷を含む包括的な用語である．さらには，妊娠，加齢，ストレス，先天性異常，遺伝的要素のような状況も含んでいる．

心身機能
ICF で用いられている用語で，脳や精神機能から四肢や内臓の機能まで人間全体の生理機能．

身体構造
ICF で用いられている用語で，身体系に沿って分類される器官，肢体とその構成部分の身体の解剖学的構造．

活動
ICF で用いられている用語で，課題や行為の個人による遂行，個人の生活機能に関することがら．

参加
ICF で用いられている用語で，生活・人生場面への関わりのこと．生活機能の社会的観点を表す．

環境因子
ICF の構成要素であり，個人の生活・人生の背景を形作る外的あるいは外在的な世界のすべてを指す．これらは個人の生活機能に影響を及ぼす．

個人因子
ICF の構成要素であり，年齢，性別，社会的状況，人生経験など個人に関係している背景因子．

圏域
「ある一定の性質を有する地域単位」と定義される．ここでは，住民のニーズに対して包括的なサービスを提供するための行政的な地域単位を指す．

治療計画
評価によって得られた情報に基づき，患者のニーズを満足させるための方法と順序（治療プログラム）．

生涯学習
作業療法士資格取得後も生涯学習として継続的に自己研鑽を進めることによって，作業療法士としての一定水準を維持することを目的にした学習をいう．日本作業療法士協会では様々なプログラムを設けている．

事例報告登録制度
事例報告の作成によって会員の作業療法実践の質的向上をはかり，事例報告の分析によって作業療法成果の根拠を集積し，事例報告の提示によって作業療法実践の成果を内外に示していくことを目的にした制度．平成17（2005）年度に開始された．

課題研究助成制度
日本作業療法士協会が，社会から作業療法の根拠（エビデンス）を求めるという要請に応え，作業療法の科学的な成果および根拠を示していくことを目的にした研究に対して研究費を助成する制度．平成18（2006）年度に開始された．

■第3章■

「作業療法」の歴史的定義
軍事保護院（傷痍軍人保護のための国家機関）によって1944年に作成された「作業療法指導要綱」は，独自に「患者に一定の作業を課し速に其の精神力，体力の恢復を図り以て治療効果を促進すると共に自己の病態に適する正しき生活法を会得せしむるもの」と定義している．すなわち，「作業療法」が心身を対象とし，治療のみでなく，生活に関わることをすでに明確に把握している．

「作業療法」と外国体験
戦前においても「作業療法」の導入には欧米で医師がそれを実地に見聞し，患者が社会的に活躍していることに感銘を受けたことが強く影響している．その代表例はドイツに留学し，帰国後巣鴨病院の開放病棟化に取り組んだ呉秀三であるが，英国に学び，傷痍軍人療養所で「作業療法」を積極的に推進した濱野規矩夫もその一人である．

国立身体障害者更生指導所
現国立障害者リハビリテーションセンターは1949年，国立身体障害者更生指導所として，戦時中に陸軍が戦傷者の社会復帰を目的に設立した臨時東京第三陸軍病院のあった場所に，戦後の身体障害者福祉法による初の施設として設立された．その理念は当時の厳しい世相を反映して，「その残存能力をいかに開発し，いかにその適する職場について社会活動に参加していくかという自力更生の積極的指導を行うこと」としている．

養生法
養生の語源は生を養うことを指し，人間の身体を整えることを意味する．それが派生し病気からの回復や健康を維持増進するための健康法としての意味をもつ言葉として使用されている．本文では古代より作業を養生法として用いた歴史から，「作業療法の手段としての起源」と位置づけている．

道徳療法
moral treatment. 精神病者に対し拘束的環境下（収容・監禁）で身体的な抑制による治療が主流であった中，18世紀から19世紀初頭に起こった産業革命とフランス革命の影響を受け，ヒューマニズムの思想を背景に人道的に処遇しようとする機運が高まった．この療法の代表として，フランスのピネルが精神病者を鉄鎖から解放し，規律正しい生活習慣と作業への従事により人間性の回復を促した活動が挙げられる．

アーツアンドクラフツ運動
arts and crafts movement. 19世紀後半に英国の産業革命の中，製品の大量生産によって粗悪な商品があふれることに疑問を感じたウィリアム・モリス（1834-1896）らが起こした美術工芸運動である．産業革命による近代化に逆らうかのように中世イタリアの職人芸の復興をはかり，工芸品を人間の手による芸術として取り戻そうとした．同時にこの運動が，効率性や生産性重視の工業化社会の中で失われつつあった人間の尊厳を取り戻そうとする社会運動にもつながった．

全米作業療法推進協会（NSPOT）
National Society for the Promotion of Occupational Therapy. 現在のアメリカ作業療法協会（AOTA）の前身で，専門職としての作業療法士の成立に大きな役割を果たした組織である．1917年，会の発足には建築家，精神科医，ソーシャルワーカー，教師などが集まり，組織の名称や作業療法の推進，研究・教育の推進などの7項目にわたる目的ならびに活動のための委員会組織を定めた．

作業療法再建助手
reconstruction aides. アメリカでは，第一次世界大戦参戦直後から自国の負傷兵に対するリハビリテーションの必要性から，1918年に学生を教育し再建助手を養成するプログラムを開始した．作業療法再建助手と理学療法再建助手が作られ，負傷兵に対し作業と運動の機会を提供し，作業療法拡大の大きなきっかけとなった．

世界作業療法士連盟（WFOT）
World Federation of Occupational Therapists. WFOTは1952年米国，英国など10カ国が発起国と

なり作業療法の啓蒙と発展ならびに資質の維持向上を目的に創設された作業療法の国際的機関で，1959年に世界保健機関（WHO）と連携し，1963年には国連より非政府組織（NGO）として認証された．WFOTの指針や基準は作業療法士における国際基準であり質を保証するものとして用いられ，2008年現在WFOT加盟国は68カ国に上る．

欧州諸国作業療法士協議会（COTEC）
Council of Occupational Therapists for the European Countries. COTECは1986年欧州各国の作業療法の視点を調整し，同地域における専門職としての協調的発展と作業療法理論の発展ならびに教育基準の改善を目的に組織された．2008年現在，同協議会には26カ国が加盟し，10万人前後の作業療法士が同地域に勤務し，この組織が示す基準や指針により同地域内（EU内）での作業療法士の移動を可能としている．

青年海外協力隊（JOCV）
Japan Overseas Cooperation Volunteer. 日本国政府の海外支援として実施されている政府開発援助（ODA）の一環として，外務省所管の独立行政法人国際協力機構（JICA）が行っている海外ボランティア派遣制度である．第二次世界大戦後の日本経済の復興に伴い始められた国際貢献活動であり，2008年までに84カ国に対し約120業種（7分野）に3万人以上の隊員を派遣している．

理学療法士及び作業療法士法（第2章を参照）

日本作業療法士協会
1966年9月に設立された作業療法士の職能団体．作業療法の質の向上や普及活動により国民医療に寄与することを目的としている．

介護保険法（第1章「介護保険制度」を参照）

精神保健及び精神障害者福祉に関する法律の改正
精神障害者の医療および保護，援助，精神障害の予防，精神保健により，精神障害者の福祉の増進と精神保健の向上をはかることを目的とした法律．1995年改正で現在の名称となった．

国際生活機能分類（ICF）（第2章を参照）

心神喪失等の状態で重大な他害行為を行った者の医療及び観察等に関する法律（医療観察法）
心神喪失等の状態で重大な他害行為を行った者に対し，処遇決定の手続き，適切な医療や必要な観察および指導に関することがらについて定めた法律．2001年に大阪府池田市で起こった小学校無差別殺傷事件を契機に制定された．

診療報酬制度（第1章を参照）
障害者自立支援法（第1章を参照）

実践領域
作業療法の実践領域は，障害別分類（身体障害，精神障害，発達障害，老年期障害）や介入時期別分類（急性期，回復期，維持期），圏域別分類（一次，二次，三次圏域）などを用いてきたが，国際的には作業療法の実践が拡大し，司法や教育，産業などに拡大する中で，単一の枠組みで作業療法の実践領域を区分することが困難になってきた．

高等教育化
学校教育の最高段階の教育．日本では，大学・大学院・短期大学・高等専門学校などの教育．高等学校卒業を対象とする専門学校は実質的には高等教育といえる．作業療法が学問的基盤を整備するには，大学教育や大学院教育への移行が必須と考えられており，各国の作業療法士養成教育は高等教育に移行しつつある．

作業療法士教育の最低基準
日本の作業療法士養成校教育の基準には，国内法としての「理学療法士作業療法士学校養成施設指定規則」と世界作業療法士連盟が定める「WFOT作業療法士教育の最低基準2002」（国際基準），および日本作業療法士協会が示す「作業療法士教育の最低基準」（協会基準）の三つの基準が用いられている．国内法は養成校の設立や継続のための法的基準であり，国際基準は世界の作業療法士養成の最低基準を示すことに加えWFOT認可校の名称を与える基準として用いられる．協会基準は国際基準を遵守しながら日本の現状を加味し，作業療法士養成教育の最低基準を示している．

作業療法戦略
各国作業療法士協会やWFOTが設定する作業療法の啓発啓蒙および作業療法士の資質向上，組織強化などのための行動計画がこれにあたる．日本では2008年に作業療法5カ年戦略を提示し作業療法士の人員配置（就職先）を含む行動計画が示されたほか，アメリカでは作業療法士誕生から100年目を迎える2017年に向けての指針が示された．

■第4章■

生活機能
ICFのfunctioningの訳語で，心身機能・身体構造からその障害，活動とその制限，参加からその制約までを含む．

心身機能（第2章を参照）
身体構造（第2章を参照）
活動（第2章を参照）
参加（第2章を参照）
障害（第2章を参照）
環境（第2章を参照）

患者
診断名をもつ個人．

障害者（第2章を参照）

能力
心身機能，活動能力，社会的能力まで幅広く使われる．

日常生活の自立
日常生活を，援助を受けずに行えること，日常生活範囲を家庭内とするか，地域を含めるかなど諸説がある．
作業（第2章を参照）

■第5章■
作業療法の原理
作業療法の中心概念である「作業」についての専門職の共通の認識と，作業療法実践の基本的要素をいう．
内的要因
個人因子を指す．身体機能や精神的機能だけでなく，社会生活を営む上での人や事物に対するその人特有の反応・対応の仕方も含める．
外的要因
人を取り囲む環境要因を指す．人的・物的環境や社会文化的環境，政治経済をはじめ生活を支える社会システムなどが含まれる．
発達的変化
第5章の本文では誕生から青年期までの心身の成長が著しい時期の変化（成熟過程）を指し，成人期以降の発達過程は含めていない．
適応的変化
人は環境に適応して自分の能力を発揮していくだけではなく，環境に働きかけ，環境を変えることによって主体的に変化していくことも適応的変化と捉える．
環境調整
家族や学校，職場や地域社会など個人を取り巻く人的・物的環境や，法律・制度・サービスなど社会環境を障害者や弱者に合わせて調整し改善していくこと．
治療
remediation．作業遂行上の問題を解決するために，個人の身体的・精神的側面やADLや遊び・仕事面などの活動面，または社会的活動への参加で変化を起こす働きかけをいう．
代償
compensation．失われた身体機能を補う（機能代償）もの（義手義足，杖・車いす，自助具などの福祉用具）の発見と開発を指す．
対象者の権利擁護・代弁
advocacy．社会に対する障害者の生きる権利の擁護・代弁で，① 建造物や情報への容易なアクセス，② 共生社会実現のための社会教育，③ 公共施設のバリアフリー化，④ 法律・制度の改変，⑤ サポート・ネットワークの結成などの活動を指す．
作業療法理論
理論とはある現象についての組織立った思考方法をいい，その現象についての相互に関連した前提（assumption），概念（concept），定義（definition）がセットになっている．これらは相互関係や因果関係によって結びつけられ，またその現象も提示する．これらを備えた作業療法理論が数多くある．
理論の四つの役割
① 作業療法のユニークな知識体系を確立し，作業療法アプローチの独自性を示す．② 理論は作業療法の守備範囲を明確にする．③ 理論は実践に妥当性を与えその手引きとなる．④ 理論は診療報酬を正当化する．
理論の四つのレベル
ひとつの専門職の全体像を示すメタ（超）理論（meta theory），専門職が関わる主要な目標や概念を述べたグランド（全体）デザイン理論（grand theory），比較的広範ではあるが専門職の関わるすべての現象を含まない中間理論（middle range theory），特定の疾患・障害に関する治療目標と治療方法について述べた実践理論（practice theory）の四レベルがある．
作業遂行（occupational performance）能力
したい作業，するべき作業，することを期待されている作業を実際に行う能力．作業技術（performance skills）とは，作業遂行能力の技術的側面で，作業を効率よく上手に行う身体的能力をいう．さらに作業パターン（performance patterns）とは，その作業を完成させるまでの手順・方法・時間配分・労力の配分など一般的作業方法が含まれるが，作業をする人の個人的な取り組み方も含む．
公的医療保険
保険制度は，加入者が収入など一定の基準で資金を出し合い，プールされた基金からある目的のため支出する制度である．支出の目的が医療費であるので，医療保険という名称となるが，医療の必要な状態になったときに公的機関が医療費の一部負担をするため公的医療保険となる．日本は，すべての人が公的医療保険制度に加入することになっているため，「国民皆保険制度」と呼んでいる．ただし，日本の公的医療保険制度は職域などによりいくつかの種類がある．
介護保険制度（第1章を参照）
障害者自立支援法（第1章を参照）
特殊教育
障害の種類や程度「知的，肢体不自由，病弱虚弱，弱視，難聴，言語，情緒」等に応じて盲・聾・養護学校や特殊学級といった特別な場で指導を行うことにより，手厚くきめこまかい教育を行うことに重点が置かれてきた．
特別支援教育
従来の障害のある幼児児童生徒に加えて知的な遅れのない発達障害を対象とし，自立や社会参加に向けた主体的な取り組みを支援するという視点に立ち，一人ひとりの教育的ニーズを把握し，そのもてる力を高め，生活や学習上の困難を改善または克服するため，適切な指導および必要な支援を行うものである．
児童福祉法関連施設
児童福祉施設とは，助産施設，乳児院，母子生活支

援施設，保育所，児童厚生施設，児童養護施設，知的障害児施設，知的障害児通園施設，盲ろうあ児施設，肢体不自由児施設，重症心身障害児施設，情緒障害児短期治療施設，児童自立支援施設及び児童家庭支援センターとする．（児童福祉法第7条）

生活モデル
国際生活機能分類（ICF）の導入に伴い障害をマイナスの視点で捉えるのではなく，生活機能におけるプラスの視点で捉えることである．生活機能と障害は個々の関係因子の相互作用によって異なり，個人としての「社会生活」の視点が重視される．

障害者雇用対策基本方針
「障害者の雇用の促進等に関する法律」に基づき，国のおよそ今後5カ年間の障害者雇用対策の展開のあり方についての基本方針が述べられたもの．事業主，労働組合，障害者その他国民一般に広く示すことによって，障害者の雇用の促進およびその職業の安定をはかることを目的としている．

法定雇用率
「障害者の雇用の促進等に関する法律」に基づき，定められた障害者雇用率をいう．労働者の総数に対する身体障害者，知的障害者または精神障害者である労働者総数の割合を基準として設定され，少なくとも5年ごとに当該割合の推移を勘案して政令で定められる．

福祉的就労
障害者を対象とした授産施設や小規模作業所のような保護された特別な環境下で働く形態の就労のことをいう．

職業リハビリテーション
職業指導，訓練，適職への雇用など，障害者がふさわしい就労を獲得し，またはそれに復帰することができるよう計画された職業的サービスの供与．この場合の就労とは，一般の企業などの雇用就労または特別に配慮されたところへの福祉的就労を指す．

JICA
Japan International Cooperation Agency. 日本語では国際協力機構という．外務省所管の独立行政法人のひとつ．政府の開発途上国に対する支援や技術協力業務，青年海外協力隊事業，開発資金援助などを行う．昭和49（1974）年に特殊法人国際協力事業団として発足，平成15（2003）年新理事長を民間から迎え，独立行政法人国際協力機構となった．（『大辞泉』，小学館）

青年海外協力隊（第3章を参照）

シニア海外ボランティア
開発途上国の公的機関等に所属し，日本のシニア世代のもつ高い技術力を生かし指導，助言，調査を通じて，開発途上国の人材育成をはかり，ひいては国づくりに協力する．過去に派遣されたシニア海外ボランティアは，異なる言語や慣れない生活習慣といった壁を越えて，ボランティア活動に従事してきたことで，開発途上国政府からは高い評価を得ている．

社会資源
「人的資源」「物的資源」「設備的資源」「制度などの狭義の社会的資源」など，すべてを包括する広義の用語．

地域リハビリテーション
「地域リハビリテーションとは，障害のある人や高齢者およびその家族が住み慣れたところで，そこに住む人々とともに，一生安全に，いきいきとした生活が送れるよう，医療や保健，福祉および生活に関わるあらゆる人々や機関・組織がリハビリテーションの立場から協力し合って行う活動のすべてをいう」．（日本リハビリテーション病院・施設協会，2001）

CBR
Community Based Rehabilitation.「CBRとは障害のあるすべての子供と大人のためのリハビリテーション，機会の均等，社会的統合のための総合的な地域開発の中の一つの戦略です．CBRは障害をもつ人や，その家族，地域住民，教育，職業および社会サービスの協力を通じて実行されます」．（WHO, ILO, UNESCO, UNICEFによる合同報告書，2002）

開業権
作業療法の業務のうちには，医行為に属するものとそうでないものとがある．前者については，作業療法士は病院または診療所において医師の管理下で行う．後者については，病院または診療所以外の場でもこれを業とすることができるといえようが，このようなもののみを行う施設というのは，実際問題として営業的に成り立つ余地はほとんどない．

契約関係
ここでは，「委任」という民法第643条「委任は，当事者の一方が法律行為をすることを相手方に委託し，相手方がこれを承諾することによって，その効力を生ずる」行為を根拠とした，「準委任」民法第656条「この節の規定は，法律行為でない事務の委託について準用する」という内容に基づいた関係．

指定事業者・施設
2006（平成18）年4月1日に改定された介護保険法により，新たに「介護サービス事業者・施設」に指定更新制度が設けられた．本指定により，ケアプランに沿って提供されたサービス内容に対して，介護保険の算定請求が可能となる．

NPO法人
特定非営利活動促進法（NPO法）に基づいて法人格（民法上の「法人：民法第33条」）を取得したもの．

保険診療報酬（第1章「診療報酬制度」を参照）

意識障害
脳などの機能障害により起こる徴候．意識の明るさで表現され，異常のない場合を「意識清明」という．異常のある場合は「意識混濁」などと表し，痛み刺

激などに対する反応などから程度を判定することができる．

ICU症候群
集中治療室（Intensive Care Unit；ICU）における治療中に生じる精神状態の異常．死に対する不安や継続する治療行為により時間的な意識を消失するために，錯乱状態や昼夜逆転などの症状が出現する．

廃用症候群
原因となる疾病や疾患により発生する二次的障害のうち，身体的活動性低下により引き起こされる症状．関節拘縮や筋萎縮，起立性低血圧などの身体的症状以外に，精神的な意欲低下や発動性低下なども含まれる．

早期離床
長期の安静臥床による二次的障害を防止するために，できる限り早い時期からベッド上臥床の状態から活動性を高めるための行為．単に安静臥床を否定するものではなく，病態により調整された中止基準などの管理のもとに推奨される．

高次脳機能障害
脳損傷（脳血管障害，脳外傷など）から生じる認知障害の総称．巣症状としての「失語」「失行」「失認」だけではなく，「記憶障害」「注意障害」などの状態も含む．日常生活や社会生活，社会参加への適応を困難にする原因となる．

安静と休息
精神障害に対する急性期の作業療法介入の原則として用いる用語．急性期では精神症状も多種多彩で混乱状態にあるために，「安心と安全」を確保して安静・休息を提供することで，症状を落ち着かせて，その後の作業療法へ円滑に導入をはかる．

国際生活機能分類（ICF）（第2章を参照）

クリティカルパス
クリティカルパスは，元来は工業の工程品質管理の手法として導入された．医療では，効率的に，かつ安全，適正に良質な医療を提供するために工程管理を応用した診療計画として開発された．

地域連携クリティカルパス（地域連携パス）
地域連携クリティカルパスは，クリティカルパスを1施設内に限定することなく，急性期から回復期を経て，早期に自宅に戻れるように診療計画を作成する．対象者が受診するすべての医療機関で共有して，連携体制に基づく地域完結型医療を目指す．

日常生活動作（日常生活活動）（ADL）（第1章を参照）

手段的日常生活動作（手段的日常生活活動）（IADL）
LawtonとBrodyが最初に使ったといわれる「手段的生活活動のスケール」には，「電話の使用」「買物」「食事準備」「家屋維持」「洗濯」「乗り物利用」「服薬管理」「家計管理」などが含まれている．（伊藤利之，鎌倉矩子：ADLとその周辺—評価・指導・介護の実際．医学書院，2008）

生活関連動作（生活関連活動）（APDL）
日本リハビリテーション医学会のADLとともに，「ADLの範囲は家庭における身のまわりの動作（self care）を意味し，広義のADLと考えられる応用動作（交通機関の利用・家事動作等）は生活関連動作というべきであろう」と付記されている．（伊藤利之，鎌倉矩子：ADLとその周辺—評価・指導・介護の実際．医学書院，2008）

障害受容
広く使われる言葉ではあるが，明確な定義はみあたらない．Graysonは「障害のために深刻な情緒不安定にならないこと」としたが，上田，本田らと合わせて藤田は「障害を適切に認識したうえで，ありのままの自分を受け容れ，心理的にも安定して前向きな態度で生活していること」としている．（三上真弘，他・編：リハビリテーション医療事典．朝倉書店，2007）

包括的アプローチ
「チームアプローチ」と同義語的に使用されることが多い．しかし，「チームアプローチ」の意味合いである職種間の連携によるアプローチよりも，「作業療法」「理学療法」「薬物療法」のようにそれぞれの職種が行う「アプローチ方法（介入方法）」全体で対象者に接するような意味を含んでいる．

国民皆保険
昭和36（1961）年に国民健康保険法が全面実施され，農業者や自営業者も含めて，すべての国民が何らかの医療保険や年金保険に加入することとなった．このことを指して国民皆保険という．それまでは企業労働者の医療保障が優先されていたが，新たに市町村など地域を単位とした社会保険により国民の医療が保障されることになった．

老人保健法
昭和57（1982）年に成立した法律であり，国民の老後における健康の保持と適切な医療の確保をはかるため，市町村が実施主体となり，疾病の予防や治療，機能訓練，訪問指導等の保健事業を総合的に実施するものである．

ホスピス
終末期を迎えた対象者に対するターミナルケア・緩和ケアを実施する施設．在宅でのターミナル・緩和ケアを行う場合には在宅ホスピスという．治癒を目的とした積極的な治療を行うのではなく，身体的な苦痛を和らげながら精神的な支援を行っていく．QOLを支えるという視点から作業療法士が関わる役割も大きい．

リスクマネジメント
医療事故が増加するとともに，作業療法場面でも課題となってきた．血圧や脈拍などの身体状況を管理するだけでなく，医療事故を未然に防止するために施設の各部門の体制を整備するとともに，地域全体で組織的に事故防止や事故対策を行っていくシステ

ムづくりを指す．

スピリチュアリティ
普遍性，論理性，客観性を求められる科学の世界では，この「魂」の問題を対象からはずしてきた．しかし，作業療法がQOLやターミナルケアといった生活の質や意味，生命や人生の意味に関わるとき，身体と精神といった二元論を超えた「魂」を抜きにしては作業療法を考えられない．「American Journal of Occupational Therapy」ではスピリチュアリティの特集を組み，カナダ作業遂行モデルではスピリチュアリティを中心に据えている．

圏域（第2章を参照）

単一区市町村圏域
住民に最も身近な行政主体である区市町村が中心となる地域単位．

複数区市町村圏域
高度で専門的なサービスや単一区市町村圏域では実施できない幅広いサービスを提供するため，複数の区市町村が協働する広域的な地域単位を指す．

都道府県圏域
都道府県全域を対象とした地域単位．高度で特殊な技術や情報の提供，人材の養成，各圏域間のサービス水準の格差是正など，総合的な調整を行う．

■第6章■

作業療法過程
作業療法の処方・依頼・紹介による開始から，適応の可否を判断するスクリーニングを経て，作業療法評価，評価に基づく全体像の把握，作業療法計画の立案，実施，再評価とそれに基づく計画の見直し，結果に基づく終了，フォローアップの一連のプロセスを指す．各作業療法過程には，計画実行し，それを見直し，再度実行するという過程が含まれている．

指示箋
作業療法の開始は，処方・依頼・紹介で始まる．処方箋は，医師が薬剤師に必要な医薬品とその投与量，投与方法，調整方法について指示を行ったものを，一定の方式に従って記載した指示書のことである．作業療法の場合，作業の種類，時間，実施方法などを細かく処方されるものではない．作業療法の視点で評価し，適応と方法を決め実践するものである．そのため処方箋よりも指示箋が使われるようになった．指示箋には，決められた記載内容，医師のサインが必要である．

スクリーニング
処方・依頼・紹介された作業療法の適応の可否について検討することを意味している．「ふるいにかける」という意味で使われているわけではなく，作業療法の開始の際は，この過程を必ず踏んで実施に至っているものである．基本情報や面談，簡便な検査を通して得られた情報をもとに，対象者のニーズや依頼内容が作業療法で提供できるサービス範囲にあるものなのか否かを判断することである．

作業療法評価
評価（evaluation）と類似の用語にアセスメント（assessment）がある．どちらも日本語では「評価」と訳されている．アセスメントは，基礎となるデータの収集，問題の同定，仮説の形成，治療的介入の決定を行う過程である．作業療法の過程でみると，本当に作業療法を必要としているかを同定するスクリーニングの評価，その結果として作業療法対象と決めた後に行う作業療法計画立案のための資料となる詳細な評価がある．アセスメントは両方の評価過程を含み，後者の過程を評価（evaluation）ということが多い．評価（evaluation）は，活動の適切性，有効性および影響を，その目的という観点から，ある基準に従って，できるだけ系統的かつ客観的に判断しようと試みる過程である．evaluationとassessmentは逆の意味で使われることもある．

フォローアップ
作業療法が終了した後も対象者の変化を追い，作業療法の帰結を確認する作業である．作業療法の終了で対象者との関わりを途絶えさせることなく，フォローアップを行うことにより，障害の長期的な推移，生活への影響などを学ぶ機会とする．

■第7章■

組織
一定の共通目標を達成するために，成員間の役割や機能が分化・統合されている集団を組織という．組織は利益追求を主目的とする「営利組織」と，社会的貢献を主目的とする「非営利組織」とに大別される．

管理運営
「管理」とは事（仕事）が円滑に運ぶよう，事務作業を処理し設備などを保存維持していくことである．人事・財務・物品・情報管理などがある．「運営」とは，その組織の「営み」を滞ることなく「運ぶ」ことであり，業務管理などがある．

目的・目標
目的は，組織や職員全員が進もうとする方向をいう．目標は，組織や職員全員が設定した具体的な到達点をいう．

PDCA
Plan：計画（アセスメント含む），Do：実行，Check：点検，Action：見直しの略であり，業務を計画的に進めるための作業遂行方法のひとつである．

役割・機能
リハビリテーション医療提供体制は，保健・医療・福祉領域と幅広くかつ長い期間の支援が必要とされる．よって作業療法士はその総合的なリハビリテーション医療提供体制の中における役割を明確にし，かつその役割を責任をもって果たさなければならない．

縦・横の関係
縦の関係には，上司と部下等の階層間の関係と先輩と後輩の関係がある．横の関係には，通常同期入社・同年代の関係や同法人内職種間関係，他組織の専門職種との関係がある．

地域貢献
障害のあるなしにかかわらず誰にとっても生活しやすい地域になるよう，リハビリテーションの思想と視点をもち，作業療法の知識と技術を活用しながら，地域づくりに貢献すること．

連携
実際の生活場面で複数の職種で行う「共同作業」と現場を離れた場所で関係職種が一堂に会して話し合って決めごとをする「協業」，そして「地域内・事業所間連携」とがある．

職業人
熟練した技の提供や勤勉な労働の提供などにより，報酬を得，生計を立てる者のことをいう．

責任
国家資格取得の作業療法士の責任は，倫理や法の遵守はもちろんのこと，技術の維持や向上，研究活動，広報・普及，後輩の育成に努めることである．

倫理
嘘をつかない，騙さない，盗まない，覗かない，虐めない，隠さないなど，人間が人間として生きていくために最低限守らなければならないことである．

規範
人の行動や行為，あるいは物事の判断や評価などを行う際のよりどころとなる基準をいう．人間関係が円滑に行われるには，人と人との関係を定める基準は重要である．

専門職
専門職とは高度な知識に裏づけられた特殊な技能を社会の利益のために尽くし，それが社会的に認められた職業のことであり，倫理規定を有することが専門職の条件でもある．

人権の尊重
人権とは人が生まれながらにしてもつ誰からも侵されることのない基本的な権利のことである．人権の尊重とは，差別的な言動や行動，不平等や不利益な対応，不当な自由の制限などを行ってはならないことをいう．

自己研鑽
専門職として生涯にわたり，自主的・主体的に勉学に励むことをいう．知識を深め，専門的技術を高め，人間性の涵養に努めることは作業療法サービスの対象者に対する当然の責任と義務である．

個人情報保護
個人情報とは，ある個人を特定できる一切の識別情報をいう．氏名や住所，本籍地など基本的事項，家庭状況，資産や経済，学歴や経歴，支持政党や宗教などの情報である．個人情報に関する取り扱いについては法律で定められている．

■第8章■

厚生労働大臣指定　文部科学大臣指定
「理学療法士及び作業療法士法」第12条（作業療法士国家試験の受験資格）で述べられている．高等学校卒業以上もしくは高等学校卒業程度認定試験で認定された厚生労働大臣または文部科学大臣に指定された学校・養成校で3年以上在籍し，知識と技能を学んだ後，国家試験を受験できる．

理学療法士及び作業療法士法（第2章を参照）

理学療法士作業療法士学校養成施設指定規則
「理学療法士及び作業療法士」第12条の規定に基づいた，学校・養成施設の指定を受ける際の基準が明記された文部科学省および厚生労働省令．第3条に作業療法士養成に関する基準が記載されてあり，別表に教育内容・単位数等が記載されている．なお第6条に学年別学生数，卒業生数や教育の実施状況を報告する義務を定めている．

理学療法士作業療法士養成施設指導要領
理学療法士作業療法士学校養成施設指定規則の具体的な運用基準を示すために，各都道府県知事宛に健康政策局から通知されたもの．教育に必要な教室・実習室（更衣室やロッカールームを含む）や教育機器・図書などが明記されている．また，講義・演習・実習や臨床実習の1単位あたりの時間数も明記されている．

世界作業療法士連盟（WFOT）（第3章を参照）

作業療法士教育の最低基準（第3章を参照）

権利擁護（第5章「対象者の権利擁護・代弁」を参照）

遵法思想
コンプライアンス（compliance）が使われることもある．法律を守ることやその考え方であるが，法令だけでなく，仲間内での決まりごとや人の道（倫）など広くあてはめる場合もある．2005年，日本作業療法士協会は「作業療法士の職業倫理指針」を定め，全16項の第15として「法の遵守」を掲げ，「法と人道にそむく行為の禁止，関連法規の理解と遵守」を謳った．

倫理綱領
1986年第21回日本作業療法士協会総会で承認された．12項からなり，作業療法士自身が己を律する指針であると一般社会に向けプロフェスした．所轄官庁による法人格認定後，専門職集団としての人格の高邁化を推し進めていく過程のマイルストーンである．

作業療法士業務指針
1989年日本作業療法士協会理事会承認．高齢社会の到来と医療の高度化・専門化に対応して医療分野における作業療法士が業務を適正にかつ円滑に遂行していくための指針．業務定型化を意図するものでは

ないので医療の発展や変容に応じて見直すと付言されている．

患者の権利宣言
1981年ポルトガルのリスボンで開催された世界医師会総会で採択された「患者の権利に関する世界医師会リスボン宣言」のこと．医療従事者が知っておくべき患者の権利で，患者は良質の医療を受けるために医療を選択できる自由と自己決定できること，尊厳性や個人の秘密を守られること等々が謳われている．

診療報酬（第1章「診療報酬制度」を参照）

高齢化
「高齢化社会」や「少子高齢化」と組み合わせて使用される．高齢化社会は，高齢者自体が増加することによるか，高齢者は増加しないが若年者の減少によって起こってくる．人口構造年齢分析をする際，65歳以上を老年人口とし，75歳以上を後期高齢者とする．日本での高齢化は，出生数の減少と平均寿命の延長による高齢者の増加による．

規制緩和
政府，国の発展や国民生活への影響に配慮しながら，経済・産業や事業を誘導したり枠をはめたりしながら施策を実施している．誘導も枠も政府の規制といい，これを縮小することを規制緩和という．第二次世界大戦後の政府主導の政策は日本復興には効果的であったが，社会構造が変化するとともに規制撤廃・緩和がいわれるようになった．

介護保険法（第1章「介護保険制度」を参照）

需要と供給
需要と供給は，経済学で扱われる市場における人々の行動をいう．需要はある物品（財）やサービスに対して対価を払って求めようとする買い手の欲望や動きであり，供給はある物品（財）やサービスを提供しようとする売り手の動きである．市場はある物品（財）やサービスの売り手と買い手の集まりであるが，（自由）競争市場と統制市場がある．前者では需要と供給が一致することにより取引量と市場価格が決定される．

自己研鑽（第7章を参照）

■第9章■

研究
よく調べて，真理を極めること．研究疑問を明らかにするために，研究の様式を理解し適切な研究方法を選択すること，対象者への倫理的配慮が必要となる．研究は公表されることでその意義が高まる．

研究倫理
研究に際して研究者が遵守すべき規範．対象者へのインフォームドコンセントの実施，匿名性の確保のほか，研究計画立案から研究結果の公表までのすべての過程において，研究者が遵守すべき倫理的事項が存在する．

研究様式
研究に関する一定の形式．視点を置く対象の違いにより，文献研究と調査研究，基礎研究と臨床研究，質的研究と量的（実験的）研究など多種類の分類ができる．

研究分類
研究様式に基づいて体系づけ区分された種類．研究の具体的形による分類，研究デザインによる分類，質的・量的区分による分類などがある．

質的研究
人の行動，感情，思考などのありのままを観察・記録し，それらを材料として，そこから見出された事象の意味を解釈し，結果を文章に記述する研究方法．グラウンデッドセオリー，ケーススタディー，KJ法を用いた分析などがある．

量的（実験的）研究
特定の現象を数量的に表し，その現象の成り立ちや変化，他の現象との関係性などを明らかにする研究方法．活動分析，評価法の妥当性・信頼性の検討，治療・援助効果の証明などに用いられることが多い．

事例研究
事後的に作業療法経過を振り返り，そこから得られた新たな経験や成果を考察し，今後の治療・援助に活かす目的で行われる事例報告と区別して，臨床の中の具体的な事象を構造化した視点から記述し，全体的あるいは焦点化した検討を行うことにより新しい概念を抽出するアプローチを事例（症例）研究と呼ぶ．

エビデンス
作業療法の臨床実践の根拠となる事実，証拠．作業療法士の経験に基づくエビデンス，臨床疫学研究に基づくエビデンスなどがあり，対象者の利益のためにも，エビデンスに基づく臨床実践が重要である．

ナラティブ
物語や語りを意味し，ナラティブに基づいた医療をNBM（Narrative Based Medicine）という．医療においてNBMがその特徴を最もよく発揮するのは，いわゆる一般医療，総合医療の分野においてであり，対象者の個別性を尊重するという作業療法の特徴と親和性が高いといわれている．

クリニカルリーズニング
臨床の論理，臨床の推論などと訳される．作業療法におけるクリニカルリーズニングは，作業療法士がある特定の対象者と接する臨床場面において，評価から治療・援助に至る一連の過程で行われる判断や行動を導く思考，その道筋である．

事例報告登録制度（第2章を参照）
課題研究助成制度（第2章を参照）

■第10章■

プロフェス
profess. 他の人々の役に立っていることや自分たちの技能が一定水準に達していることを広報する活動. ひいては, 専門技術者やその集団をプロフェッション (profession) というようになった.

パラダイム
paradigm. トーマス・クーンが『科学革命の構造』で,「広く人々に受け入れられている業績, 一定の期間, 科学者に, 自然に対する問い方と答え方の手本を与える」と提唱した造語. 現在は,「思考の枠組み」と広く使われることが多い.

世界作業療法士連盟（WFOT）（第3章を参照）

社団法人日本作業療法士協会（第3章「日本作業療法士協会」を参照）

公的医療保険（第5章を参照）

公益活動
公の利益に資する活動. 私益の対語となる.

倫理綱領（第8章を参照）

作業療法士業務指針（第8章を参照）

作業療法5・5計画
日本作業療法士協会が, 対象者の地域生活移行支援を推進するために作業療法士の5割を身近な地域に配置するとした, 2008年から5年間の長期計画.

索引

■あ■

アーツアンドクラフツ運動　94
亜急性期　13, 179
悪性新生物　179
アメリカ作業療法協会（AOTA）　96, 279
安静　177, 179
　　――臥床　178
安静と休息　178, 184
医学的リハビリテーションに関する現状と対策　73
医業　24
維持期　14, 185
一次医療圏域　227
一専門職完結型　227
医療人　257
医療領域　149
インフォームドコンセント　252, 257
うつなどの気分（感情）障害　179
運動学習　148
運動負荷　179
　　――基準　180
営利組織　225
エビデンス　266, 267, 270
援助　56
欧州作業療法高等教育ネットワーク　99, 115
欧州諸国作業療法士協議会　99, 115

■か■

開業権　172
介護保険サービス　173
介護保険制度　108
介護保険法　153, 255
介護予防システム　153
介護療養型医療施設　153
概念（concept）　143
回復期　13
　　――後期　184
　　――前期　184
回復期リハビリテーション　10
　　――料　181
　　――病棟　10
各種研究会（SIG）　267
学術雑誌　79
臥床　177
家族支援　164
課題研究助成制度　59, 271, 272
学会発表　267
活動　124, 180
加藤普佐次郎　68

株式会社　173
寛解　181, 184
感覚統合理論　148
環境因子　180, 183
環境調整　141, 142
環境への不適応　184
観察　214
管理運営　219
関連法制度　219
緩和ケア　192
機関誌「作業療法」　79, 267, 269
起業・独立　172
技術協力専門家　174
キドナー，トーマス　95
機能　124
　　――訓練事業　186
急性期　175
休息　179
業務管理　230, 232
業務独占　24
ギルド　279
禁忌事項　177
緊急事態への対応　219
勤怠管理　230
勤務評定　230
クーン，トーマス　279
苦情解決制度　232
グラウンデッド・セオリー　265
グランド（全体）理論（grand theory）　144
クリニカルリーズニング　266
呉　秀三　67
ケアプラン作成　173
経営管理　226
契約　173
　　――関係　173
結核作業療法　70
圏域　55
研究　172, 263
　　――疑問　266
　　――計画　266
　　――成果の公表　267
　　――の実施　266
　　――のデザイン　263
　　――の分類　263
　　――（の）様式　263, 269, 270
　　――の倫理　272
健康　26
　　――管理　230
　　――状態（変調または病気）　180
　　――生成論　27
検査・測定　214

299

現実への移行の援助　184
権利擁護　252
行　279
公益法人　280
効果判定　172, 180
構造　124
後天的な（中途）障害　175
行動主義　148
高齢化　255
国際協力　173
　　──専門員　174
国際疾病分類（ICD）　123
国際障害分類（ICIDH）　123, 131
国際生活機能分類（ICF）　52, 56, 123, 131, 180, 183
国立療養所東京病院附属リハビリテーション学院　75, 76
個人因子　180
個人情報の保護　57
個別教育支援計画　158

■さ■

座　279
再建助手　95
在宅サービス　153
在宅生活　181
再燃　181
財務管理　230, 231
作業　134
　　──活動　29
　　──行動　145
　　──・作業活動　177
　　──志向的存在　141
　　──適応　145
　　──的公正　136
　　──ニーズ　136
　　──の治療戦略　142
　　──分析　33
作業療法5・5計画　283, 284
作業療法ガイドライン　52, 283
　　──実践指針　52
作業療法が関わる領域　55
作業療法学　81
作業療法学全書　83, 85
作業療法学会　267
作業療法計画　215
作業療法再評価　218
作業療法士教育の最低基準　248, 251
作業療法士業務指針　252, 283
作業療法実施　217
作業療法実践（の）枠組み　134, 144
作業療法士の職業倫理指針　273

作業療法成果検討委員会　271
作業療法・その核を問う　82
作業療法と倫理　57
作業療法の開始　212
作業療法の原理　141
作業療法の終了　218
作業療法の守備範囲　144
作業療法の対象　53
作業療法の治療手段　56
作業療法の定義　81
作業療法の哲学的基礎　141, 143
作業療法の流れ　211, 212
作業療法の評価　56
作業療法の目的　54
作業療法目標　215
参加　124, 180
シームレス　181, 185
自我同一性　43
時間　217
自己研鑽　252
システム評価　172
施設サービス　153
自然治癒力　27
実験（的）研究（量的研究）　264, 265
実践理論（practice theory）　144
質的研究　265
質的向上　219
指定介護老人福祉施設　153
指定介護老人保健施設　153
指導　56
児童福祉法関連施設　159
シニア海外ボランティア　173
社会的治癒　71
社会保障制度　23
社団　280
社団法人　280
　　──日本作業療法士協会　25, 280, 281, 284
収支管理　231
住宅改修　12
住宅関連機器　172
終末期　191
手段的日常生活動作／生活関連動作　181
手段としての作業　30
守秘義務　102
需要と供給　254, 255
循環器疾患や呼吸器疾患　179
準備　217
遵法思想　252
生涯教育制度　57
障害者雇用対策基本方針　168
障害者自立支援法　108, 153, 173

300

障害受容　181
障害領域　5
情報管理　230, 231
職域　3
職業リハビリテーション　168
職種間連携　229
職能集団（組織）　279, 284
職能療法　74
　　──士　74
ジョンソン，スーザン・コックス　95
自律（最大限の自立）と適応の援助　184
自立した生活　181
事例研究　264
事例報告登録制度　59, 271
神経発達理論　148
人事管理　230
新障害者プラン　158
心身機能・身体構造　180
身体障害　149
　　──作業療法の対象と目的　149
　　──作業療法の評価と手段　153, 158
　　──者更生相談所　154
　　──の対象と目的　154
診療報酬　254
　　──改定　8
　　──制度　108
スクリーニング　213
鈴木明子　281
砂原茂一　63, 87, 281
スピリチュアリティ　196
すべての人　124, 131, 136
スレーグル，エレノア・クラーク　94
生活時間　45
生活モデル　161
生活リズム　179
正義・公正　134
精神科作業療法　12
精神障害　149
　　──作業療法の対象と目的　149
　　──作業療法の評価と手段　153, 158
　　──の対象と目的　154
生体力学理論　148
青年海外協力隊（JOCV）　100, 173
製品評価・開発　172
生命システム　27
世界作業療法士連盟（WFOT）　25, 99, 109, 124, 131, 251, 268, 279, 283
世界保健機関（WHO）　26, 123
セツルメント運動　94
全国作業療法推進協会　94
全体像の把握　215

前提　143
先天的な障害　175
専門作業療法士制度　283
増悪　184
早期離床　178
早期リハビリテーション加算　177
組織目標　226
組織のマネジメント　225

■た■

代償　142
対象疾患　6
対象者のニーズ　56
対象者の擁護・代弁　142
対人関係　180
高木憲次　66
田澤鐐二　70
多職種連携型　227
他部門からの情報収集　214
多面的情況処理アプローチ　148
短期目標　215
ダントン，ウィリアム・ラッシュ　94
地域支援　164
地域生活支援　185
地域に根ざしたリハビリテーション（CBR）　174
地域連携クリティカルパス　181
地域連携パス　185
チームマネジメント　228
注意義務　173
中間理論（middle range theory）　144
中止基準　178
長期目標　215
調査研究　264
調整型マネジメント　228
治療　56
　　──計画　216
　　──的意味　33
定款　280
定義　24, 143
適応行動　184
適応的変化　141
統合失調症　179
統制型マネジメント　228
道徳療法　89
特殊教育　158
特定非営利活動法人（NPO法人）　173
特別支援学校　158, 185
特別支援教育　158
　　──制度　164
独立行政法人国際協力機構→JICAを参照
トレーシー，スーザン　95

■な■

長山泰政　69
ナラティブ　267
　　——に基づく医療　267
二次医療圏域　227
二次的障害　177
日常生活動作（日常生活活動）（ADL）　177，181
日常生活圏域　227
日常生活の自立　134
日本作業療法士協会→社団法人日本作業療法士協会　を参照
入院日数の短縮化　177
人間－環境－作業モデル　145
人間作業　134
　　——モデル　145
認知能力障害理論　148
認知療法　148
認定作業療法士　272
　　——制度　283
ノーマライゼーション　142

■は■

バートン，ジョージ　94
廃用症候群　177
場所　218
発達課題　42
発達障害　159
　　——者支援法　159
発達的変化　141
濱野規矩雄　71
パラダイム　279
バンク－ミケルセン　142
非営利組織　225
ピネル，フィリップ　89
評価　180
　　——計画　213
　　——項目　151
　　——指標　183
　　——の実施　213
不安焦燥感　179
福祉機器　172
福祉的就労　170
福祉領域　153
物品管理　230，231
プロフェス　279
文献研究　264
ヘルスプロモーション　134
包括的なアプローチ　183
報告・連絡・相談　219
法定雇用率　167

保健師助産師看護師法　53
保険診療制度　80
保険診療報酬　175，181
ホスピス　192

■ま■

マイヤー，アドルフ　94
宮本忍　71
民法　173
名称独占　24，102
メタ（超）理論（meta theory）　144
面接　214
目的としての作業　30

■や■

矢谷令子　281
予後予測　183
予算管理　231

■ら■

ライフサイクル　42
　　——論　27
ライフスタイル再構築　136
ライフステージ　42
ラスク　65
理学療法士及び作業療法士法　24，53，245，246，249-251
理学療法士及び作業療法士法施行規則　247，250，251
理学療法士作業療法士学校養成施設指定規則　78，245，250
理学療法士作業療法士養成施設指導要領について　247
リスク管理　180
リスクマネジメント　195
リハビリテーション医療　63
リハビリテーション目標　215
理論とは　143
臨時東京陸軍第三病院　66
倫理綱領　252，263，283
老人保健施設　255
老人保健法　186，255
論文発表　267

■A〜Z■

activity　124
ADL（Activities of Daily Living）→日常生活動作（日常生活活動）を参照
advocacy　142，252
AOTA（American Occupational Therapy Association）→アメリカ作業療法協会　を参照
APOTC（Asia Pacific Occupational Therapy Congress）　268

assumption　143
Borg Scale　179
CBR（Community Based Rehabilitation）→ 地域に根ざしたリハビリテーション を参照
ccupational being　141
compensation　142
concept　143
COTEC（Council of Occupational Therapists for the European Countries）→ 欧州諸国作業療法士協議会 を参照
definition　143
EBM　267
EBOT　267, 271
ENOTHE（European Network of Occupational Therapy in Higher Education）→ 欧州作業療法高等教育ネットワーク を参照
function　124
IADL（Instrumental ADL）　11
ICD（International Classification of Diseases）→ 国際疾病分類 を参照
ICF（International Classification of Functioning, Disability and Health）→ 国際生活機能分類 を参照
ICIDH（International Classification of Impairments, Disabilities and Handicaps）→ 国際障害分類 を参照

ICU 症候群　177
JICA　173
　——事業　174
　——ボランティア　173
KJ 法　265
NBM（Narrative-Based-Medicine）→ ナラティブに基づく医療 を参照　267
NSPOT（National Society for the Promotion of Occupational Therapy）→ 全国作業療法推進協会 を参照
participation　124
PDCA サイクル　227
PT・OT 身分制度調査打合会　74
QOL　134
reconstruction aids　95
structure　124
WFOT（World Federation of Occupational Therapists）→ 世界作業療法士連盟 を参照
　——作業療法士教育の最低基準 2002　114, 115
WHO（World Health Organization）→ 世界保健機関 を参照

■**作業療法学全書　改訂第3版**■

第 1 巻　作業療法概論　（杉原素子　編集）
第 2 巻　基礎作業学　（澤田雄二　編集）
第 3 巻　作業療法評価学　（生田宗博　編集）
第 4 巻　作業治療学1 身体障害　（菅原洋子　編集）
第 5 巻　作業治療学2 精神障害　（冨岡詔子・小林正義　編集）
第 6 巻　作業治療学3 発達障害　（田村良子　編集）
第 7 巻　作業治療学4 老年期　（村田和香　編集）
第 8 巻　作業治療学5 高次脳機能障害　（渕　雅子　編集）
第 9 巻　作業療法技術学1 義肢装具学　（古川　宏　編集）
第10巻　作業療法技術学2 福祉用具の使い方・住環境整備　（木之瀬隆　編集）
第11巻　作業療法技術学3 日常生活活動　（酒井ひとみ　編集）
第12巻　作業療法技術学4 職業関連活動　（平賀昭信・岩瀬義昭　編集）
第13巻　地域作業療法学　（太田睦美　編集）

■**編集委員**■（◎は委員長．以下五十音順）

◎澤田　雄二　　元名古屋大学医学部保健学科
　生田　宗博　　湘南医療大学保健医療学部リハビリテーション学科
　池田　　望　　札幌医科大学保健医療学部作業療法学科
　岩瀬　義昭　　鹿児島大学名誉教授
　太田　睦美　　元竹田健康財団介護福祉本部
　嘉納　　綾　　神戸総合医療専門学校作業療法士科
　木之瀬　隆　　日本車椅子シーティング財団
　小林　正義　　信州大学医学部保健学科
　酒井　ひとみ　関西福祉科学大学保健医療学部リハビリテーション学科
　菅原　洋子　　福岡国際医療福祉大学医療学部作業療法学科
　杉原　素子　　国際医療福祉大学大学院保健医療学専攻作業療法学分野
　田村　良子　　地域リハビリ支援室・タムラ
　冨岡　詔子　　信州大学名誉教授
　永井　洋一　　元新潟医療福祉大学リハビリテーション学部作業療法学科
　早川　宏子　　元弘前医療福祉大学保健学部医療技術学科
　原口　健三　　西九州大学リハビリテーション学部リハビリテーション学科
　平賀　昭信　　株式会社みるら
　渕　　雅子　　九州栄養福祉大学リハビリテーション学部作業療法学科
　古川　　宏　　神戸大学名誉教授，神戸学院大学名誉教授，大阪人間科学大学
　村田　和香　　群馬パース大学リハビリテーション学部作業療法学科

作業療法学全書［改訂第3版］
第1巻　作業療法概論
ISBN978-4-7639-2118-5　　　　　　　　定価はカバーに表示

1990年3月31日	初版発行
1999年4月10日	改訂第2版発行
2010年3月23日	改訂第3版第1刷発行©
2022年2月3日	改訂第3版第9刷発行

監　修　者　　一般社団法人　日本作業療法士協会
発　行　者　　中村三夫
発　行　所　　株式会社　協同医書出版社
　　　　　　　〒113-0033　東京都文京区本郷3-21-10浅沼第2ビル4階
　　　　　　　電話　03-3818-2361　　ファックス　03-3818-2368
　　　　　　　URL　http://www.kyodo-isho.co.jp/
　　　　　　　郵便振替　00160-1-148631

組　　　版　　ウルス
印刷・製本　　横山印刷株式会社

JCOPY〈(社)出版者著作権管理機構　委託出版物〉
本書の無断複写は著作権法上での例外を除き禁じられています．複写される場合は，そのつど事前に，(社)出版者著作権管理機構（電話 03-5244-5088，FAX 03-5244-5089，e-mail：info@jcopy.or.jp）の許諾を得てください．
本書を無断で複製する行為（コピー，スキャン，デジタルデータ化など）は，「私的使用のための複製」など著作権法上の限られた例外を除き禁じられています．大学，病院，企業などにおいて，業務上使用する目的（診療，研究活動を含む）で上記の行為を行うことは，その使用範囲が内部的であっても，私的使用には該当せず，違法です．また私的使用に該当する場合であっても，代行業者等の第三者に依頼して上記の行為を行うことは違法となります．